黄帝内经素问

白话解

第2版

主编　王洪图　贺娟

副主编　李岩　王长宇

编委　（按姓氏笔画排序）

王智瑜　甘贤兵　李岩　李菲

陈子杰　杨风珍　徐江雁　汤巧玲

费占洋　郝宇　秦田雨

协编　张轩　刘忠第

人民卫生出版社

图书在版编目（CIP）数据

黄帝内经素问白话解/王洪图，贺娟主编．—2 版．
—北京：人民卫生出版社，2014
ISBN 978-7-117-18198-3

Ⅰ．①黄…　Ⅱ．①王…　②贺…　Ⅲ．①《素问》-注释
②《素问》-译文　Ⅳ．①R221.1

中国版本图书馆 CIP 数据核字（2014）第 010003 号

人卫智网　**www. ipmph. com**	医学教育、学术、考试、健康， 购书智慧智能综合服务平台	
人卫官网　**www. pmph. com**	人卫官方资讯发布平台	

黄帝内经素问白话解
第 2 版

主　　编：王洪图　贺　娟
出版发行：人民卫生出版社（中继线 010-59780011）
地　　址：北京市朝阳区潘家园南里 19 号
邮　　编：100021
E - mail：pmph @ pmph. com
购书热线：010-59787592　010-59787584　010-65264830
印　　刷：北京铭成印刷有限公司
经　　销：新华书店
开　　本：710×1000　1/16　　印张：28
字　　数：533 千字
版　　次：2004 年 4 月第 1 版　2014 年 2 月第 2 版
　　　　　2025 年 3 月第 2 版第 13 次印刷(总第 25 次印刷)
标准书号：ISBN 978-7-117-18198-3
定　　价：42.00 元

打击盗版举报电话：**010-59787491　E-mail：WQ @ pmph. com**
质量问题联系电话：**010-59787234　E-mail：zhiliang @ pmph. com**

　　《内经》全名《黄帝内经》，与《黄帝外经》、《扁鹊内经》、《扁鹊外经》、《白氏内经》、《白氏外经》、《旁篇》等六部著作同是秦汉时期医经学派的代表作，但由于《内经》之外的其余六部书籍均已失传，因此，《内经》是我国现存最早的一部医学典籍。

　　传说黄帝是远古时代一个部落联盟的首领，姓公孙，名轩辕，是一个极仁德和有才能的人，领导黄帝氏族种植五谷，建盖房屋，创造文字，改变游牧生活，在黄河流域定居下来。黄帝氏族先是打败了前来进犯的炎帝族，并与炎帝氏族合并，称为黄炎部落或炎黄部落，由黄帝担任首领。接着炎黄部落又在中原地带（即现在的河北涿鹿）大战前来侵犯的九黎族，打败了九黎族的首领蚩尤，定居在中原地区，成为中华民族的最早雏形，也是中国人自称为炎黄子孙的原因。由于黄帝是中华民族的始祖，所以后人对他极为尊崇，把著作托为黄帝以示珍重，这几乎是古代的时尚。同样，《内经》的书名虽然冠以《黄帝内经》，并且书中的体裁表现为黄帝与其臣子的问答，但其作者并不是黄帝。从该书所呈现的不同的学术主张、不同的文字特点、不同的文体形式来看，《内经》非一时一人所作，而是数百年间众多医家经验、理论观点的总结和汇编。

　　关于《内经》的成书年代，后世学者一直观点不一，有认为是远古即三代之前成书者，有认为是春秋战国成书者，但如从文献记载和学术思想两方面进行考证，其最晚成书年代应在西汉中后期。

　　《内经》包括《素问》和《灵枢》两部分，各9卷，81篇，合为18卷，162篇，约14万字。《素问》的内容侧重于基本理论与原则，《灵枢》的内容侧重于针灸、经络等。《素问》之名最早见于东汉张仲景的《伤寒杂病论》，后世医家对其书名的含义有不同的解释，马莳、张介宾等认为"素问"之义即"平素问答之书"；胡澍认为"素"即"法"之意，"黄帝问治病之法于岐伯，故名素问"；还有人认为"天降素女，以治人疾，帝问之，作《素问》"。但宋代林亿在《新校正》所作的解释最切合经旨，他据《周易·乾凿度》中，古人根据未见气、气之始、形之始、质之始的不同,把天地的形成划分为四个阶段,即太易、太初、太始、太素,太素即质之始,因此认为"气形质俱,而疴瘵由是萌生……《素问》之名,义或由此"。《素问》在成书后,历经辗转传抄,特别是经历了魏晋时期频繁战乱,到了唐代,不仅第七卷已经遗失,其他部分也非常混乱,使人难以读懂。唐宝应年间,太仆令王冰面对残缺不全的八卷《素问》世传本,对照从其老师张公处得到的秘传本,进行了补亡、迁移、别目、加字和削繁等大量整理工作,使《素问》恢复了八十一篇的数目。王冰并对经文做了认真的注释,重以二十四卷本行于世,为《素问》的流传与研究做出巨大的贡献。也有人认为,《素问》的运气七篇和"六节藏象论"中有关运气的内容,是王冰补入的,因其文体与其他篇章差别较大。至宋代仁宗嘉祐年间,高保衡、林亿等人,奉朝廷之命,校勘医籍,对已是"文注纷错,义理混淆"的王冰注本再行考证,并定名为《增广补注黄帝内经素问》,即今所见的《素问》。

《灵枢》最早称为《九卷》,至魏晋间,皇甫谧称为《针经》,唐代王冰整理《内经》时称为《灵枢》。《灵枢》流传至宋代时,世传版本已经残缺不全,而且也鲜能见到,在南宋绍兴二十五年(公元1155年),四川成都人史崧,参照家藏旧本,对《灵枢》进行了整理、校勘等工作,分为十二卷,八十一篇,卷数与王冰注本《素问》相同。经史崧校正的《灵枢经》,后人未再改动,成为后世研究的蓝本。

《内经》的成书,明确了中医学的基本理论,构建了中医理论体系的基本框架,包含了从阴阳五行、藏象、诊法、治疗、养生等中医学内容的各个方面,成为中医学发展的基石。从东汉张仲景"撰用《素问》、《九卷》、《八十一难》、《阴阳大论》、《胎胪药录》,并平脉辨证"而作《伤寒杂病论》,金元时期刘完素、张从正、李杲、朱震亨各自发挥《内经》有关理论而形成四大医学流派,到清代叶天士、吴瑭创立温病治疗思想,中医学史上每一次理论上的飞跃和治疗技术的重大提高,都起源于《内经》理论的启示,闪烁着《内经》思想的光辉。

但由于《内经》成书于两千多年以前,有些篇章甚至产生于春秋战国时期,文字古奥,语句艰深,使中医初学者较难轻松读懂,给中医学的继承和弘扬带来一定的障碍。虽然人民卫生出版社自20世纪50年代起便有白话本问世,如1958年由周凤梧等主编的《黄帝内经素问白话解》、1963年陈璧琉等编著的《灵枢经白话解》等,均是极好的白话文本,也有其他出版社出版过"语译"、"白话"等读本,这些均为《内经》、《难经》的普及做出了极大贡献。但由于这些白话本距今已有多年,其间的语言习惯、对经文的理解,均发生了一定的变化,因此,应人民卫生出版社之约,参照以上诸版本,我们在2004年对《内经》的白话本进行了重新编写,力求在原来的基础上,使文句更加流畅、反映原旨更加准确。本书的编写内容包括【原文】、【提要】、【注释】、【白话解】、【按语】五部分。【原文】部分,主要以1956年人民卫生出版社出版的《黄帝内经素问》、《灵枢经》影印本为蓝本,用简体字排版,对于原文有明显错误者,根据《黄帝内经太素》、《针灸甲乙经》等进行校改，并以注释的形式加以说明。【提要】部分，简明扼要地概括了每段的中心内容，以便读者对其主要内容有基本的了解。【注释】部分，对难解的字及有深刻内涵的经文，进行字义、读音以及经文含义的解释，目的是使读者读通原文。【白话解】部分，以直译为主，如原文上下文含义不能较好地衔接者，则采用意译的方法。在整体上既力求文字简洁，晓畅易懂，又能说理透彻，完整地反映原文意旨。【按语】部分，主要是针对一些原文对后世中医理论的影响较为深远，或有较大的临床指导意义，或对后世医家存在争议的部分加以说明，但考虑到本书为初学中医的普及本，此部分内容较为简要。以求有详有略，重点突出，给初学者尽可能大的帮助。

这次再版，我们在一版的基础上，又进行了以下工作：一是对一版白话译文、注释部分存在讹误之处进行修订，以尽可能减少文本的不准确；二是对一版白话文不尽简明通晓者，进一步通畅文字，不仅力求中医初学者能够看懂，也希望一般的中医爱好者能够读懂；三是版式变化，由原来的大32开本，变为小16开本，并加大行间距与字体，便于阅读。

其实，《内经》并不仅仅是一部医学典籍，它还包含有古代哲学、天文、历法、地理、气象、物候、社会、风俗等丰厚的文化底蕴，因此，从古至今，众多其他学科专家、文人雅士都研读此书，体会其文义，汲取其精华。尤其在文化大为普及的今天，将会吸引更多的人来阅读它，从而更多地了解中华民族的源头，了解中华民族在认识客观世界的同时，是如何认识人类自身的问题，了解中华民族包容宇宙的胸襟、谦恭礼让的品格、积极进取与勇往直前的精神。这一切正是在民族文化大背景下产生并历经数千年培养、锤炼而成的。我们阅读《内经》对领悟此等重大问题，将大有裨益，并能从中提高我们的文化素养与品位。

《内经》、《难经》白话解编委会

2013 年 12 月于北京

重广补注黄帝内经素问序

【原文】 臣闻安不忘危,存不忘亡者,往圣之先务;求民之瘼,恤民之隐者,上主之深仁。在昔黄帝之御极也,以理身绪余治天下,坐于明堂之上,临观八极,考建五常。以谓人之生也,负阴而抱阳,食味而被色,外有寒暑之相荡,内有喜怒之交侵,夭昏札瘥,国家代有。将欲敛时五福,以敷锡厥庶民,乃与岐伯上穷天纪,下极地理,远取诸物,近取诸身,更相问难,垂法以福万世。于是雷公之伦,授业传之,而《内经》作矣。历代宝之,未有失坠。苍周之兴,秦和述六气之论,具明于左史。厥后越人得其一二,演而述《难经》。西汉仓公传其旧学,东汉仲景撰其遗论,晋皇甫谧刺而为《甲乙》,及隋杨上善纂而为《太素》。时则有全元起者,始为之训解,阙第七一通。迨唐宝应中,太仆王冰笃好之,得先师所藏之卷,大为次注,犹是三皇遗文,烂然可观。惜乎唐令列之医学,付之执技之流,而荐绅先生罕言之,去圣已远,其术晻昧,是以文注纷错,义理混淆。殊不知三坟之余,帝王之高致,圣贤之能事,唐尧之授四时,虞舜之齐七政,神禹修六府以兴帝功,文王推六子以叙卦气,伊尹调五味以致君,箕子陈五行以佐世,其致一也。奈何以至精至微之道,传之以至下至浅之人,其不废绝,为已幸矣。

【白话解】 我听说在安全的时候,不忘记会有危险发生;在拥有的时候,不忘记会有失掉的可能,这是古代圣人首先要考虑的问题。研究民众的疾病,体恤他们的痛苦,是皇上深厚仁慈的表现。古代黄帝在位的时候,用养生防病的理论,来治理天下,坐在明堂之中,观察八方,建立五行学说。认为人生下来,负阴而抱阳,口食五味,目视五色,外有寒暑六气经常侵袭,内有喜怒七情不时困扰,所以各种各样的疾病,在哪个时代都会发生。因此,黄帝要把五福广泛地赐给民众,便与岐伯深入研究天文学、地理学,并且运用取象类比的方法,远取诸物,近取诸身,相互问难,让远古防治疾病的理论与技术万代流传。于是雷公等人,接受这个学术理论,并记载下来而传给后世,这样就形成了《内经》这部书。历代对该书都很珍视,使它没有散失。周朝的兴盛,以及秦医和论述阴、阳、风、雨、晦、明"六气"的理论,具体地记载于《左传·昭公元年》;其后,秦越人将该书学问的十分之一二,发挥著述而成《难经》;西汉时的仓公传授该书的理论;东汉的张仲景,根据该书而撰写了《伤寒杂病论》;晋代的皇甫谧,选编该书中经络、腧穴、刺法的内容,而作《甲乙经》;到隋代,杨上善分类编纂而为《太素》;齐梁时已有全元起开始作《训解》(林亿说元起是隋人,据《南史·王僧儒传》元起为齐梁时人),那时,已缺第七卷;到唐代宝应年间,太仆令王冰非常喜爱该书,并且得到前辈老师所珍藏的书卷,进行了全面地编次注释,而使三皇遗留下来的宝贵文献,成为了明白可读的书籍。可惜在唐代的法令中,把医学仅列为艺技之流,而那时的儒生们,很少研究医学。加之离三皇时代已很遥远,致使其学术不能得到应有的发扬,于是文章注释纷乱错误,义理混淆不清。殊不知在研究三坟(即伏羲、神农、黄帝之书)之余而理政事,那是古代帝王最为高兴的,也是圣贤伟人们最为喜欢的事。唐尧传授春夏秋冬四时,虞舜观察日月七星,神禹建立金木水火土谷六府,从而使帝王的功业兴旺,周文王推演六爻阐明卦气,伊尹调和五味为君王保健,箕子叙述五行来辅佐治理国家,以上这些事例说明,无论治国治民,其道理都是一样的。怎奈把这种最高深、最精微的学问,传授给地位最低、水平最差的人们,所以至今没有让它丢失而断绝流传,那已经是很幸运的了。

【原文】 顷在嘉祐中,仁宗念圣祖之遗事,将坠于地,乃诏通知其学者,俾之是正。臣等承乏典校,伏念旬岁。遂乃搜访中外,裒集众本,窃寻其义,正其讹舛,十得其三四,余不能具。窃谓未足以称明诏,副圣意,而又采汉唐书录古医经之存于世者,得数十家,叙而考正焉。贯穿错综,磅礴会通,或端本以寻支,或泝流而讨源,定其可知,次以旧目,正缪误者六千余字,增注义者二千余条,一言去取,必有稽考,舛文疑义,于是详明,以之治身,可以消患于未兆,施于有政,可以广生于无穷。恭惟皇帝抚大同之运,拥无疆之休,述先志以奉成,兴微学而永正,则和气可召,灾害不生,陶一世之民,同跻于寿域矣。

国子博士臣高保衡
光禄卿直秘阁臣林亿 等谨上

【白话解】 最近,在嘉祐年间,仁宗皇帝念记三圣的伟大事业将要丢失,于是让了解和通晓医学的人,对它加以校正。我们接受校勘任务后,用了十年的时间,搜寻访求宫中以及民间各种传本,研究其内容,改正其错讹,仅能搞清楚其中的十分之三四,其余仍然讲不明白。我们认为,这与皇帝的要求不相符,不能达到皇帝的意愿,于是又采集汉唐以后保留下来的古医经书籍,得到数十部,逐次进行了全面考证。贯穿错综,广泛会通,有的根据其根本而寻找支脉,有的沿着支流而探讨其源头,并确定下来,使人们可以知道其真正的含义,最后仍然按照《素问》原来篇目次序编排。总共纠正谬误六千余字,增加注释两千多条。我们每增加或者删去一个字,都必须有考据,使那些有错误而义理不明的地方能够明确起来。用该书的理论指导养生,可以把病患消除在未发之前;用来教导民众,可以使人们得到无穷的恩惠。惟望皇上安邦定国,天下太平,拥有无限美好的前程,让先人的意志得到发扬光大,使将要衰微的医学得到发展提高,而永远流传。那么,正气旺盛可以克制邪气,而使灾害不生,陶冶天下民众,一齐得到长寿。

国子博士臣高保衡
光禄卿直秘阁臣林亿 等谨上

重广补注黄帝内经素问序

启玄子王冰[1] 撰

【原文】 夫释缚脱艰,全真导气,拯黎元于仁寿,济羸劣以获安者,非三圣[2]道则不能致之矣。孔安国序《尚书》曰:伏羲、神农、黄帝之书,谓之三坟,言大道也。班固《汉书·艺文志》曰:《黄帝内经》十八卷。《素问》即其经之九卷也,兼《灵枢》九卷,乃其数焉。虽复年移代革,而授学犹存,惧非其人,而时有所隐,故第七一卷[3],师氏[4]藏之,今之奉行,惟八卷尔。然而其文简,其意博,其理奥,其趣深,天地之象分,阴阳之候列,变化之由表,死生之兆彰,不谋而遐迩自同,勿约而幽明斯契,稽其言有征,验之事不忒[5],诚可谓至道之宗,奉生之始矣。假若天机迅发[6],妙识玄通[7],蒇[8]谋虽属乎生知[9],标格亦资于诂训,未尝有行不由径,出不由户者也。然刻意研精,探微索隐,或识契真要,则目牛无全[10],故动则有成,犹鬼神幽赞,而命世奇杰,时时间出焉。则周有秦公,汉有淳于公,魏有张公华公,皆得斯妙道者也。咸日新其用,大济蒸人,华叶递荣[11],声实相副,盖教之著矣,亦天之假也。

【注释】 [1] 王冰:号启玄子,唐代医学家。他在宝应年间(公元762—765年)任太仆令(官名)。笃好医方,长于医术和养生。当时《素问》只有八卷,脱漏错简,残缺不全。他先后用了十二年的时间,将《黄帝内经素问》重新编次,加以注释,改编成24卷,并补入有关运气学说的七篇大论。在保存整理古典医籍上做出了贡献。

[2] 三圣:此处指伏羲、神农、黄帝为三圣。

[3] 第七一卷:《素问》原来共九卷,其中第七卷早佚。此即指佚失的那一卷。

[4] 师氏:此处指老师或前辈的意思。

[5] 忒:差错。

[6] 天机迅发:天机,作天资解;迅发,聪敏。天机迅发,天资聪敏之意。

[7] 妙识玄通:能通晓奥妙深远的道理。

[8] 蒇:chǎn,音产,完备的意思。

[9] 生知:智慧出众,有先见之明。

[10] 目牛无全:与"目无全牛"义同。语出《庄子·养生主》。形容技术纯熟。此处比喻对艰深的事理,能够剖析精细,了然于胸中。

[11] 华叶递荣:华,同花。华叶递荣,花叶相继繁荣。

【白话解】 要想解除疾病的痛苦，保障身体的健康，使广大人民都能获得长寿，使衰弱多病的人，也能得到平安，离开了古代圣贤的医学理论，就不可能达到这个目的。孔安国为《尚书》作的序文里说："伏羲、神农、黄帝的书，称为'三坟'，谈论的都是天、地、人的重大道理。"班固《汉书·艺文志》上也记载："《黄帝内经》十八卷"，这部《素问》就是其中的九卷，再加上《灵枢》九卷，就是《黄帝内经》十八卷的数目了。虽然经过了岁月的推移，朝代的变迁，可是由于一代代地传授学习，使《内经》的学术还是保存了下来。在历代医学传授教学中，由于担心会遇到不适当的人，因而对于某些内容，就有秘而不传的情况，例如第七卷这一部分，就是被老师们秘藏了起来。因此，现今流行的《素问》，只有八卷。虽然如此，现存的这些内容，文字精练，含义广博，理论深奥，意味深长。天地间的多种现象被分析到了，阴阳的各种证候被列举出来了，各种变化的原因被表述清楚了，死和生的预兆被叙述明白了。因此，人们掌握了这些理论之后，不用商量，对于远至于天、近至于人的一切事物，认识都自然相同；不用相约，对于无论是隐约无形的事物，还是明显有形的事物，看法就很容易取得一致了。考察它的理论有证据，通过治疗实践来检验它不会有差错，的确可以说它是医学理论的最高典范，养生之学的理论基础。如果天资聪明，那么就可以认识深奥的理论，通晓玄妙的学说。当然，全面周到的见解，虽然是与天资聪明分不开的，但是要正确理解《内经》高深的学术内容，也还要借助于前贤的遗训和注释，如同没有人行走不沿着道路，出入不从门户一样。要专心一意地研究它的精神实质，探求其中微妙的含义，如果认识并掌握了它的精髓要旨，而达到精湛纯熟的境界，那么就能够运用自如了。因而，只要一行动就会见成效，好像有鬼神在暗中相助一样灵验。所以，历代都有举世闻名的杰出医学家涌现出来，周代有秦越人、汉代有淳于意、魏有张仲景和华佗，他们都是能够精通《内经》这门深奥学问的人，并且都在医疗实践中，沿着《内经》的理论体系，有所发现与创新，对于保障人民大众的健康，起到了极大的作用，使得医学事业像鲜艳的花朵和茂密的绿叶那样，不断地发展与繁荣。这些医学家，他们的声誉和他们的实际贡献是相称的。这大概都是《素问》教化的显著成果，也是天资给他们的帮助吧。

【原文】 冰弱龄[1]慕道，夙好养生，幸遇真经，式为龟镜[2]。而世本纰缪，篇目重迭，前后不伦，文义悬隔，施行不易，披会[3]亦难，岁月既淹，袭以成弊。或一篇重出，而别立二名；或两论并吞，而都为一目；或问答未已，别树篇题；或脱简不书，而云世阙；重《经合》而冠针服，并《方宜》而为《咳篇》，隔《虚实》而为《逆从》，合经络而为论要，节《皮部》为《经络》，退《至教》以先针，诸如此流，不可胜数。且将升岱嶽[4]，非径奚为，欲诣扶桑[5]，无舟莫适。乃精勤博访，而并有其人，历十二年，方臻理要，询谋得失，深遂夙心。时于先生郭子斋堂，受得先师张公秘本，文字昭晰，义理环周，一以参详，群疑冰释。恐散于末学，绝彼师资，因而撰注,用传不朽,兼旧藏之卷[6],合八十一篇二十四卷,勒成一部。冀乎究尾明首,寻注会经,开发童蒙,宣扬至理而已。其中简脱文断,义不相接者,搜求经论所有,迁移以补其处。篇目坠缺,指事不明者,量其意趣,加字以昭其义。篇论吞并,义不相涉,阙漏名目者,区分事类,别目以冠篇首。君臣请问,礼仪乖失者,考校尊卑,增益以光其意。错简碎文,前后重迭者,详其指趣,削去繁杂,以存其要。辞理秘密,难粗论述者,别撰《玄珠》[7],以陈其道。凡所加字,皆朱书其文,使今古必分,字不杂糅。庶厥昭彰圣旨,敷畅玄言,有如列宿[8]高悬,奎张不乱,深泉净滢,鳞介咸分,君臣无夭枉之期,夷夏有延龄之望。俾工徒勿误,学者惟明,至道流行,徽音累属[9],千载之后,方知大圣之慈惠无穷。时大唐宝应元年岁次壬寅序。

将仕郎守殿中丞孙兆重改误

朝奉郎守国子博士同校正医书上骑都尉赐绯鱼袋高保衡
朝奉郎守尚书屯田郎中同校正医书骑都尉赐绯鱼袋孙奇
朝散大夫守光禄卿直秘阁判登闻检院上护军林亿

【注释】 [1]弱龄:二十岁称为弱。弱龄,指年轻的时候。

[2]龟镜:龟甲,古代用以占卜吉凶,镜以照物,比喻借鉴以明事理,称为龟镜或龟鉴。

[3]披会:披,此处指翻阅。披会,阅读领会。

[4]岱嶽:岱,即泰山;嶽,同岳,高大的山。泰山为五岳之尊,故称岱嶽。

[5]扶桑:有两说:一指东海中神木,亦名榑桑,据传为日出之处;一指传说东方海中之古国名。

[6]兼旧藏之卷:兼,加增的意思。兼旧藏之卷,指加上第七卷。

[7]《玄珠》:即《玄珠密语》,系王冰自撰之书,今已失传。

[8]列宿:列,众多;宿,指二十八宿。列宿,即众多星宿。

[9]徽音累属:徽,美;徽音,即佳音、福音。累属,连续不断。徽音累属,福音连绵之意。

【白话解】 我年轻的时候,就向往医学,并且爱好养生之术。很幸运地获得这样宝贵的经典,就用它来作为判断是非得失和解决疑难问题的依据。可是,当代世上流行的版本,往往有很多错误,如篇目重复,没有条理,文章的内容前后矛盾而不相连贯,用来指导医疗实践很不容易,理解领会它的精神实质也很困难。年深日久,沿袭下来就造成了多种弊端。有的是同一篇文章重复出现,却立两个篇名;有的是两篇不同的文字合并在一起,而归总在一个题目下面;有的君臣问答之词还未完毕,却把下文另立一个题目;有的地方脱简缺文没有写明,却说历代都是残缺不全。例如《经合》篇重复出现,而加上"针服"二字作为篇名;把《异法方宜论》合并到《咳论》篇中;把《通评虚实论》割裂开,而并入《四时刺逆从论》;把《经络论》篇合并到《玉版论要》篇;把《皮部论》支解,而加到《经络论》之中;把《著至教论》推向后,而把《针解》篇排在前。诸如此类的问题,难以全部列出。况且,要想登泰山,没有路径,怎么能上得去呢?要到扶桑国,没有船只,怎么能去得成呢? 于是,我就精心钻研,广泛地求访当今名流,因而全部地占有了那些切实可靠的资料。经过了十二年的时间,才弄清了它的条理,明白了其中的要妙。反复地考察自己的工作成绩,深深地满足了我一向的心愿。当时,在郭先生的书房里,得到了已故老师张公的秘本,文章的字体清楚明晰,文义道理全面而周密,经过详细参阅,使原来的各种疑难都像冰水一样消融了。由于唯恐它流散到没有才学人的手中,断绝了传授《内经》的范本,因此就撰写注释,使它永远流传于后代而不朽,并把旧藏的卷数,合起来共为八十一篇,二十四卷,汇总集中为一部书。撰注这部书的目的,是希望人们通过研究后面的注释,就能明白前面的经文,使初学者得到启发,让这高深的理论,能够发扬光大。对于文中有错简脱落,意义不相衔接的地方,就搜寻经论中所具有的有关内容,迁移过来补在这里;对于篇名遗失短缺,所指事理不够明白通畅的,就分析它所指真实意思,而增加文字使它通畅明朗;对于两篇合并在一起,但内容不相关联,并且缺漏篇名的,就根据内容另立篇名,而放在文章的前面;对于君臣问答之间,在礼节、仪式上有违背错乱的,就考察出地位的高低,而予以校正,或加以说明而使文义明显;对于文字颠倒错乱,语句零碎不全,或者前后重复的,就详细辨别其所指的意义,削去繁杂的文字,而保存其中的要点;对于文理深奥,难以浅显论述的,就另外撰写《玄珠》一书,专门叙述其中的道理。凡由我所加入的文字,都用红笔书写,使它和古书的原文有明显的区别,不致混杂。这样做,是希望能使远古圣人的意旨清楚明白,使那些深奥的理论得到阐发和推广,就像天空中的众星高悬,次序井然,有条不紊;又像深澈的泉水清净透明,水中的鱼虫鳞介,全都能看得清清楚楚。这样,全国的君臣上下再没有夭折枉死的威胁,华夷各族人民都有延长寿命的希望。使医生们有所遵循,而不致犯错误,学习的人也更容易明白。可以预料,有这种精妙高深的学问流传于世上,人间的福音将会连绵不绝,千年之后,当能知道古圣贤的仁慈恩惠是无穷无尽的。大唐宝应元年岁值壬寅(公元 762年)序。

将仕郎守殿中丞孙兆重改误

朝奉郎守国子博士同校正医书上骑都尉赐绯鱼袋高保衡
朝奉郎守尚书屯田郎中同校正医书骑都尉赐绯鱼袋孙奇
朝散大夫守光禄卿直秘阁判登闻检院上护军林亿

目·录

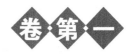

上古天真论篇第一

【题解】 上古,指远古,一般认为是指三代(夏、商、周)以前没有文字记载的时期;天真,指先天之真气或先天之真精,与肾脏所藏的肾精和肾气有密切的关系。本篇着重讨论了上古之人如何养其先天之真气以健康长寿的问题,以及先天之真气对人之生长发育过程的影响,故篇名为"上古天真论"。

【原文】 昔在黄帝,生而神灵,弱而能言,幼而徇齐[1],长而敦敏[2],成而登天。乃问于天师[3]曰:余闻上古之人,春秋皆度百岁,而动作不衰;今时之人,年半百而动作皆衰者,时世异耶? 人将失之耶? 岐伯对曰:上古之人,其知道者,法于阴阳[4],和于术数[5],食饮有节,起居有常,不妄作劳,故能形与神俱,而尽终其天年,度百岁乃去。今时之人不然也,以酒为浆,以妄为常,醉以入房,以欲竭其精,以耗散其真,不知持满,不时御神,务快其心,逆于生乐,起居无节,故半百而衰也。

【提要】 本段通过古今之人长寿早衰之不同,强调养生的重要性,并提出了养生的具体方法。

【注释】 [1]徇齐:徇,xùn,音殉,周遍。齐,迅速。徇齐,此处言黄帝幼时智能发育很快,对事物的理解敏捷迅速。

[2]敦敏:忠诚厚实为敦,聪明颖达为敏。

[3]天师:黄帝对岐伯的尊称。

[4]法于阴阳:法,取法。法于阴阳,指能够效法天地间阴阳变化的规律进行养生。

[5]和于术数:和,调和。术数,修身养性之法,如呼吸、导引、按跻和静坐法等。和于术数,指适当地运用导引、气功等方法以调养精神。

【白话解】 从前有一位轩辕黄帝,生下来就很聪明伶俐,年龄还很小时就善于言辞,幼年时对事物的理解力很强,长大以后,不仅思维敏捷,而且忠厚诚实,成年以后,功德毕具,登了天子职位。有一天,黄帝向岐伯问道:我听说远古时代的人们,大都能活到一百岁,而仍然动作灵活并且不显得衰老。可是现在的人,才五十岁左右,便动作迟缓,呈现出一派衰老的迹象。古代人和现代人的这种差别,是由于时代与环境造成的呢,还是因为人们违反了养生之道造成的呢?岐伯回答说:远古时代的人,懂得养生之道,能够按照天地间阴阳变化的规律,调整体内的阴阳变化;适当地运用导引、气功等方法以调养精神,做到饮食有节制,起居作息有规律,不过度操劳,因此能够使精神与形体相互协调,健康无病,活到人类应有的寿命即一百岁以后才去世。而现今的人则不然,他们把酒当作汤水贪饮不止,生活毫无规律,常酒醉之后又肆行房事,纵情色欲以致精竭阴枯,用不正当的嗜好将体内的真气耗散殆尽。他们不知道保持精气的充满,不善于调养自己的精神,只知贪图一时的快乐,而违背了养生之道,违反了人生真正的乐趣,作息无常,所以活到五十岁左右就显得衰老了。

【按语】 本段的中心内容是提出了养生的五种重要方法:①"法于阴阳":即通过效法自然界阴阳的变化,诸如顺应自然四时的变化"春夏养阳,秋冬养阴",顺应一日之中阴阳的变化"暮而收拒,无扰筋骨,无见雾露"等。②"和于术数":是指使用适宜的养生方法和技术。即根据个人体质的状况,选择适合个人的养生方法。③"食饮有节":强调保护后天之本脾胃的重要性,包括饮食的量要适中,五味不要偏嗜,寒热要适宜。④"起居有常":即起居作息要有规律,因为人体内的脏腑之气、营卫之气等皆与一天中的时段相应。⑤"不妄作劳":包括劳心、劳力、房劳均不要过度。如果不遵从这五种养生法则,便会伤及人体的先天真气或肾精,导致早衰。

【原文】 夫上古圣人之教下也,皆谓之虚邪贼风[1],避之有时,恬惔虚无[2],真气从之,精神内守,病安从来。是以志闲而少欲,心安而不惧,形劳而不倦,气从以顺,各从其欲,皆得所愿。故美其食,任其服,乐其俗,高下不相慕,其民故曰朴。是以嗜欲不能劳其目,淫邪不能惑其心,愚智贤不肖[3],不惧于物,故合于道。所以能年皆度百岁而动作不衰者,以其德全不危[4]也。

【提要】 本段在上段养生方法的基础上,进一步论述了养生的两大纲领。

【注释】 [1] 虚邪贼风:虚邪,也称虚风。虚邪贼风,泛指四时一切反常的气候变化。

[2] 恬惔虚无:恬惔,安闲清静之意;虚无,心无杂念。恬惔虚无,指内心安闲清静,没有杂念。

[3] 愚智贤不肖:愚,指无知的人;智,指多知的人;贤,即品德高尚之人;不肖,不如人,指无才无德之人。愚智贤不肖即泛指各种各样的人。

[4] 德全不危:德,养生之德。德全不危,即指全面掌握了养生之道,才能保全天真之气而不受到伤害。

【白话解】 远古时代,对养生之道有高度修养的人,经常教导人们说:对于一年四季中都可能影响人们身体健康的气候变化,要注意适时回避;思想上要保持清静安闲,不要心存杂念。这样,体外没有邪气干扰,体内无情绪波动,人体和外界环境协调统一,体内的真气调和而没有损伤,精神充足而不外散,病邪还能从何处来侵犯人体呢？所以那时的人们都能够志意安闲而少有嗜欲，心情安逸而不受外界事物的干扰，身体虽然在劳动却不觉得疲倦，人体正气调顺，因为少欲，所以每个人的要求都能得到满足，每个人的愿望都可以实现。在饮食方面，不论是粗糙的还是精制的，人们都觉得美味可口；在衣饰方面，不论是华丽的还是简朴的，都觉得很随便；对于当地的风俗习惯，也很满意；每个人都安于自己的本分，而没有地位的高低贵贱感。这个时代的人们，真可以说是十分的朴实啊！正因为如此，不良的嗜好就不能吸引他们的视听，淫念邪说就不能动摇他们的意志。无论是愚笨的抑或是聪明的，无论是德才兼备的抑或是才能低下的，他们的共同之处，就是能做到不受外界事物的干扰，因而符合养生之道的要求。之所以他们能活到一百岁而仍然不显得衰老，就是因为这些人全面掌握了养生之道，使天真之气得到保护而不受到危害的缘故。

【按语】　本段提出了外避虚邪，内养神气的养生纲领。并在二者的基础上，重点强调了养神的重要性及具体方法，从而形成了《内经》养生学的特点，即养生的重点在于养神。养神包括恬淡虚无、志闲、少欲三个方面。

【原文】　帝曰：人年老而无子者，材力尽邪[1]？将[2]天数[3]然也？岐伯曰：女子七岁，肾气盛，齿更发长。二七而天癸[4]至，任脉通，太冲脉[5]盛，月事以时下，故有子。三七，肾气平均，故真牙生而长极。四七，筋骨坚，发长极，身体盛壮。五七，阳明脉衰，面始焦，发始堕。六七，三阳脉衰于上，面皆焦，发始白。七七，任脉虚，太冲脉衰少，天癸竭，地道不通，故形坏而无子也。丈夫八岁，肾气实，发长齿更。二八，肾气盛，天癸至，精气溢泻，阴阳和，故能有子。三八，肾气平均，筋骨劲强，故真牙生而长极。四八，筋骨隆盛，肌肉满壮。五八，肾气衰，发堕齿槁。六八，阳气衰竭于上，面焦，发鬓颁白。七八，肝气衰，筋不能动，天癸竭，精少，肾脏衰，形体皆极。八八，则齿发去。肾者主水，受五脏六腑之精而藏之，故五脏盛，乃能泻。今五脏皆衰，筋骨解堕，天癸尽矣。故发鬓白，身体重，行步不正，而无子耳。帝曰：有其年已老而有子者何也？岐伯曰：此其天寿过度，气脉常通，而肾气有余也。此虽有子，男不过尽八八，女不过尽七七，而天地之精气皆竭矣。帝曰：夫道者年皆百数，能有子乎？岐伯曰：夫道者能却老而全形，身年虽寿，能生子也。

【提要】　本段讨论了先天真气在人体生长衰老和生育能力变化过程中的主导作用，本段讲述的内容成为后世养生的理论基础。

【注释】　[1] 材力尽邪：材力，即指精力。邪，同耶。材力尽邪意即是精力耗竭了吗？

[2] 将：同"抑"，当"还是"讲。

[3] 天数：指自然之生长发育规律。

[4] 天癸：天，先天之谓；癸，为十干之一，在五行属水，在五脏属肾，故癸指肾水。天癸，一般指藏于肾精之中，能促进生殖功能成熟的物质。

[5] 太冲脉：即冲脉。

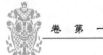

【白话解】　黄帝问道:人到年老时,就失去了生育能力,是由于精力衰竭了呢?还是由于人体生长衰老的自然规律所决定的呢?岐伯回答说:按一般生理过程来讲,女子以七年为一个发育阶段。女子到了七岁左右,肾脏的精气开始旺盛,表现为牙齿更换,毛发渐盛;到了十四岁左右,对生殖功能有促进作用的物质——“天癸”,成熟并发挥作用,使任脉通畅,冲脉气血旺盛,表现为月经按时来潮,开始有了生育能力;到了二十一岁左右,肾气充满,表现为智齿长出,身高也已经增长到最大限度;到了二十八岁左右,筋骨坚实,肌肉丰满,毛发生长极盛,身体也最健全盛壮;到了三十五岁左右,经过颜面部的阳明经脉气血开始衰退,表现为面容开始憔悴,头发也开始脱落;到了四十二岁左右,经过头面部的三阳经脉气血都衰减了,表现为面容焦枯,华发始生;到了四十九岁左右,任脉空虚,冲脉的气血衰弱,天癸竭尽,经闭不行,机体衰老,便没有生育能力了。男子以八年为一个发育阶段。到了八岁左右,肾脏的精气开始充实,表现为毛发渐盛,牙齿更换;到了十六岁左右,肾气充盛,天癸成熟并发挥作用,表现为精满溢泻,体内的阴阳之气调和,从而有了生育能力;到了二十四岁左右,肾气已经充满,表现为筋骨坚实有力,智齿长出,身高也已达到了最大限度;到了三十二岁左右,筋骨更加强盛,肌肉丰满健壮,身体也最健全盛壮;到了四十岁左右,肾气衰退,表现为头发开始脱落而变得稀疏,牙齿也开始松动枯槁;到了四十八岁左右,人体上部的阳气开始衰退,表现为面容焦枯,鬓发斑白;到了五十六岁左右,肝气衰退,不能养筋,则筋骨活动不便,动作迟缓,天癸竭尽,肾脏精气衰弱,形体也显得困惫;到了六十四岁左右,肾气大衰,表现为牙齿毛发脱落。肾主水,其主要功能之一是藏精,精气的来源除与生俱来的“先天之精”外,还需其他脏腑“后天之精”的充养,所以五脏的精气充盛,肾脏的精气才能盈满溢泻;而人到老年,五脏精气不充,功能衰退,天癸竭尽,因此会鬓发斑白,身体沉重,步态不稳,也就不再能生儿育女了。黄帝又问道:然而有的人年龄已老却还有生育的能力,这又是为什么呢?岐伯回答说:这是因为他先天禀赋好,后天调养的合理,因而精力超过普通的人,虽然年纪老了,但气血经脉仍然通畅,并且肾脏功能也没有完全衰退,所以这种人尽管年老,仍然还具有生育的能力。不过,一般来讲,当男子超过六十四岁,女子超过四十九岁时,由于体内的阴精和阳气都已枯竭,他们是不能生育的。黄帝又问:那些懂得养生之道的人,年龄都到了百岁,他们还有生育能力吗?岐伯回答说:那些善于养生的人,能够防止衰老且保持身体健康,他们虽然年寿已高,但仍然具有生育能力。

【原文】　黄帝曰:余闻上古有真人[1]者,提挈天地[2],把握阴阳,呼吸精气,独立守神,肌肉若一,故能寿敝天地,无有终时,此其道生。中古之时,有至人[3]者,淳德全道,和于阴阳,调于四时,去世离俗,积精全神,游行天地之间,视听八达之外,此盖益其寿命而强者也,亦归于真人。其次有圣人者,处天地之和,从八风[4]之理,适嗜欲于世俗之间,无恚嗔之心,行不欲离于世,被服章[5],举不欲观于俗,外不劳形于事,内无思想之患,以恬愉为务,以自得为功,形体不敝,精神不散,亦可以百数。其次有贤人者,法则天地,象似日月[6]。辩列星辰,逆从阴阳,分别四时,将从上古合同于道,亦可使益寿而有极时。

【提要】 本段列举了四种养生方法与成果,说明养生之本在于调养先天真气。

【注释】 [1] 真人:是远古时代对养生修养最高的一种人,能够掌握天地阴阳变化的规律,保全其精神和真气。

[2] 提挈天地:能掌握天地变化规律之意。

[3] 至人:指修养与真人相近之人,也能保精全真,长有天命。

[4] 八风:即东、南、西、北、东南、西南、西北、东北八方之风。

[5] 被服章:被,是穿的意思。服,是衣服。章,是色彩和花纹。被服章,就是说穿着规定的服饰和装饰一定的花纹。

[6] 象似日月:指顺应日月之昼夜盈亏之变化。

【白话解】 黄帝说:我听说在远古时代,有精通养生保健规律和方法的人,他们能够始终保持真精和真气的充盈,因而被称为"真人"。这种人能够掌握天地造化之机,把握阴阳变化的规律,吐故纳新,精神内守,形体肌肉保持协调如一,所以他们的寿命能够长久,且与天地同在,没有终结之时,这是因为他们掌握了养生之道的结果。在中古时代,有一种在养生方面稍逊于"真人"的人,被称为"至人"。他们心性淳朴,全面掌握了养生之道,能够使体内的阴阳变化与宇宙间的阴阳变化协调一致,能够顺应春夏秋冬四时气候的演变,超凡脱俗,保全精神,神游于天地之间,视觉和听觉能达八方极远之处。他们可以延长寿命,形体不衰,获得与真人相同的结果。其次,还有一种略逊于"至人"的,叫做"圣人"。他们安居于天地和气之中,顺从八风变化的规律,将自己的嗜好适应于世俗的习惯,无嗔无怒,他们的行为举止不脱离现实环境,穿着打扮也与其他人没什么两样,在外不让忙碌的事务劳伤身体,在内没有患得患失的思想纷扰,把安静乐观作为自己的任务,把悠然自得作为自己的功劳。这样,他们的形体也不易衰老,精神也不易耗散,其寿命也可达到百岁。还有一种善于养生而德才兼备的人,称为"贤人"。他们能够效法于天地变化的规律,遵循日月运行昼夜盈亏的道理,分辨星辰位置,顺从自然界阴阳变化、四时寒暑变迁的规律,调养身体,以求得符合远古时代的养生之道,他们的寿命也可以延长,但却有一定的极限。

四气调神大论篇第二

【题解】 四气,指春、夏、秋、冬四时的生化特点;调,调理,调摄;神,指精神情志活动。因本篇主要告诫人们要顺应四时气候变化以调摄精神情志,保持机体内阴阳的相对平衡,达到身体健康防病的目的,故篇名为"四气调神大论"。为强调本篇内容的重要性,故称"大论"。

【原文】 春三月,此谓发陈[1],天地俱生,万物以荣,夜卧早起,广步于庭,被发缓形[2],以使志生,生而勿杀,予而勿夺,赏而勿罚,此春气之应,养生之道也。逆之则伤肝,夏为寒变,奉长者少。

夏三月,此谓蕃秀[3],天地气交,万物华实,夜卧早起,无厌于日,使志无怒,使华英成秀,使气得泄,若所爱在外,此夏气之应,养长之道也。逆之则伤心,秋为痎疟,奉收者少,冬至重病。

秋三月,此谓容平[4],天气以急,地气以明,早卧早起,与鸡俱兴,使志安宁,以缓秋刑,收敛神气,使秋气平,无外其志,使肺气清,此秋气之应,养收之道也,逆之则伤肺,冬为飧泄,奉藏者少。

冬三月,此谓闭藏,水冰地坼,无扰乎阳,早卧晚起,必待日光,使志若伏若匿,若有私意,若已有得,去寒就温,无泄皮肤,使气亟夺,此冬气之应,养藏之道也。逆之则伤肾,春为痿厥,奉生者少。

【提要】 本段论述了春、夏、秋、冬四时气候变化特点及自然界相应的征象,提出了人与四时阴阳消长变化相适应的养生方法。

【注释】 [1]发陈:推陈出新的意思。

[2]被发缓形:被,同披。被发缓形,是说将头发披开,衣服要宽松,使形体舒缓。

[3]蕃秀:蕃,茂盛;秀,华丽。蕃秀,就是繁茂秀丽的意思。

[4]容平:容,收容;平,平定。容平,意思是秋天三个月是万物由华秀而结实,处于收容平定的收成季节。

【白话解】 春季的正月、二月、三月,是万物复苏的季节,自然界呈现出一片生机蓬勃的景象,草木生枝长叶,万物欣欣向荣。为了适应这种自然环境,人们应该晚睡早起,起床后到庭院里散步,披散开头发,穿着宽敞的衣物,不要使身体受到拘束,以便使精神随着春天万物的生发而舒畅活泼,充满生机。对待事物,也要符合春天的特点,应当发生的就让它发生,而不要去伤害它;应当给予的就给予,而不要剥夺它;应当培养的就去培养,而不要惩罚它。这就是适应自然环境"春生"的特点,来调养人体中生气的方法与原则。如果违背了这个法则,就会使肝脏之气受到损害,到了夏天还会发生寒冷性质的疾病。这是为什么呢?因为春季所发生的温暖的阳气,是夏天旺盛阳气的基础,如果春天阳气不能生,到了夏天阳气应当长而不能长,就会出现阳气不足的虚寒病证。

在夏季的四月、五月和六月里,自然界呈现出一片繁荣秀丽的景象。在这个季节里,天地阴阳之气相互交通,所以很多植物都开花结果。为了适应这一环境,人们在生活方面,应该晚睡早起,不要厌恶白天太长,抱怨天气太热,应使心情保持愉快而不要轻易激动和恼怒,精神要像自然界的草木,枝叶繁茂、花朵秀美那样充沛旺盛。夏天阳热旺盛,身体应出些汗,使体内阳气能够宣通开泄于外。天气虽然炎热,但也不要长时间在阴凉的环境里休息,而要适当到户外活动,好像对室外的环境特别爱好似的,这就是适应"夏长"之气来调养的方法与原则。如果违反了这个法则,心气就会受到伤害,到了秋天还会发生疟疾。这是为什么呢?因为夏天的"长",是秋季"收"的基础。若夏天养生不当,"长"气不足,供给秋天收敛的能力差了,就会发生疟疾之类的疾病,到了冬至时,病情就可能加重。

秋季的七、八、九月,自然界呈现出一派丰收而平定的景象。秋风渐来,天高气爽,暑湿之气一扫而光。在这个季节里,人们应该早睡早起,起床时间要比春季稍迟些,大体以与鸡活动的时间一致为适宜。精神情绪要保持安定平静,藉以缓解秋凉之气对身体的束缚。但是,怎样才能做到安定平静呢?这就要收敛自己的思绪,控制自己的心情,而不急不躁,平静自然,使秋季肃杀之气不能伤害身体,而使肺气保持通利调畅。这就是与秋季相适应的,可以保养人体"收"气的方法与原则。如果违背了这个法则,肺气就会受到伤害,到了冬季还会发生完谷不化的腹泻病。这是为什么呢?因为秋季的"收",是冬季"藏"的基础,若秋天阳气应当收而未能很好地收,到冬天阳气应当藏也不能藏,于是就会出现阳虚腹泻的病证。

冬季的十、十一、十二月,是万物生命现象潜藏的季节,自然界中的阳气深藏而阴寒之气很盛,表现出风寒凛冽,水结冰,地冻裂的景象。为了适应这个环境,人们也要减少活动,不要扰动体内的阳气,应该早睡晚起,到太阳升起时再起床,才能避免寒气侵袭。要使自己的思想情绪平静,好像有所收获而不肯泄漏机密那样,保持平静而不露声色。还应当躲避寒气注意保暖,不要轻易使皮肤开泄而出汗,以免阳气散失。上面这些,就是适应冬季"藏"气特点的养生方法和原则。如果违反了这个法则,就会伤害肾脏,到了春天,还会发生痿病和厥病。这是为什么呢?因为冬"藏"是春"生"的基础,如果冬天没有很好地养"藏",到春天阳气应当生而不能生,就会发生痿和厥之类的病证。

【原文】 天气,清净光明者也,藏德[1]不止,故不下也。天明则日月不明[2],邪害空窍,阳气者闭塞,地气者冒明,云雾不精,则上应白露不下。交通不表,万物命故不施,不施则名木多死。恶气不发,风雨不节,白露不下,则菀槁[3]不荣。贼风数至,暴雨数起,天地四时不相保,与道相失,则未央绝灭[4]。唯圣人从之,故身无奇病,万物不失,生气不竭。

【提要】 本段说明了四时阴阳失常对万物有严重的危害性,而懂得养生的人可以避免伤害,不生疾病。

【注释】 [1]藏德:藏,隐藏而不显露;德,指自然气候中含有促进万物与人类生化作用的力量。

7

[2] 天明则日月不明：明，显露。天德本应藏而不露，若天不藏德而反显露于外者，即为天明。如果天明，则自然界的正常规律被破坏，而日月为之隐晦不明。这也是比喻人之真气，不可泄漏，否则本元不固，发越于外，而空窍疏，邪气乘虚而入，发为病患。

[3] 菀槁：菀，音义同郁。槁，枯槁。

[4] 未央绝灭：央，即中，一半的意思。未央绝灭，就是说生物未活到其生命的一半就死亡了。

【白话解】 天气是清净光明的，它的规律及其对生物界的强大影响，常是含蓄而不过分显露的，正是由于它含蓄不露，健运不息，所以永生不灭，万古不衰。假如天气的强大力量不含蓄，哪怕是短暂时间的过分显露，也会使日月失去光辉，甚至昼夜不分，使邪气充满天地之间，酿成灾害。因而，使流畅的阳气变得闭塞不通，沉着的阴气遮蔽住光明，出现云雾弥漫，而无晴朗之日，正常的雨露不能按时而下。地气不升，天气不降，阴阳上下不能交通，所以万物生长发育不能进行。这样，即使是巨大的树木也会死亡。像这样，邪气不散，伤害生物的贼风不断刮来，暴雨经常降下，自然界四时的次序紊乱，破坏了万物生长的规律，使得万物的生命未到一半就中途夭折了。但是，懂得养生之道的人，却能够适应这样剧烈的变化，所以不发生疾病。要是万物也能够适应这种变化，那么它们的生命力也就不会衰竭了。

【原文】 逆春气，则少阳不生，肝气内变。逆夏气，则太阳不长，心气内洞。逆秋气，则太阴不收，肺气焦满。逆冬气，则少阴不藏，肾气独沉。夫四时阴阳者，万物之根本也，所以圣人春夏养阳，秋冬养阴，以从其根，故与万物沉浮于生长之门。逆其根，则伐其本，坏其真矣。故阴阳四时者，万物之终始也，死生之本也，逆之则灾害生，从之则苛疾不起，是谓得道。道者，圣人行之，愚者佩[1]之。从阴阳则生，逆之则死，从之则治，逆之则乱。反顺为逆，是谓内格[2]。是故圣人不治已病治未病，不治已乱治未乱，此之谓也。夫病已成而后药之，乱已成而后治之，譬犹渴而穿井，斗而铸锥[3]，不亦晚乎！

【提要】 本段列举了违反四时气候变化规律对人体造成的危害，强调了"春夏养阳，秋冬养阴"的重要养生原则，提出了"治未病"即以预防为主的思想。

【注释】 [1] 佩：通背。

[2] 内格：指体内的功能活动与外界环境不相适应。

[3] 锥：兵器。

【白话解】 如果违背了春季的养生原则，那么人体内的少阳之气便不能生发，从而使肝气抑郁发生病变；如果违背了夏季的养生原则，人体内的太阳之气便不能旺盛，就会发生心气内虚的病证；如果违背了秋季的养生原则，体内的太阴之气便不能收敛，就会发生肺热喘息胸闷的病证；如果违背了冬季的养生原则，体内的少阴之气便不能闭藏，就会发生肾气虚逆的病证。以上所说的四时阴阳之气的变化，是万物生长收藏的根本。所以，懂得养生之道的人，春、夏二季注意调养生、长之气,从而使心肝两脏功能旺盛;秋、冬二季注意调养收、藏之气,从而使肺肾两脏精气充足。这样,就符合四时阴阳变化的根本规律。所以说,懂得养生之道的人,能够同自然界万物一样,生存于四时阴阳变化的环境之中,维持着正常生长发育的规律。如果违背了这个养生的根本原则,就会摧残生命的根本,败坏身体的真气。因此,天地四时阴阳之气的变化,才是决定万物生长收藏、终而复始的周期性变化以及生与死的根本。违背它,就要发生灾害;顺从它,就不会得病。明白了这个道理,便可以说已经精通养生之道了。不过,这种养生之道,只有品德高尚的人才能奉行;而愚昧的人,却往往会背道而驰。要知道,能够顺从阴阳变化的规律,便能生存,而违背了这个规律,必然导致死亡。顺从着它,就可以得到太平;违背了它,必然产生混乱。如果丝毫不注意养生,经常违背四时阴阳变化的规律,就会使身体内的阴阳之气紊乱,而产生十分危险的"内格"之病。由于适应四时阴阳的变化进行养生,是十分重要的,所以智慧超群、品德高尚的人,不主张等到已经发生疾病再进行治疗,而是强调在未病之先就坚持养生,以预防疾病的发生。犹如管理国家一样,不要等到出现动乱才去平定,而是在未出现动乱之先就妥善处理,防止动乱发生。养生与治国是同一道理,假如等到疾病已经发生才用药物治疗,或者国家中动乱已经形成才去治理,那就等于是感到口渴了才去挖井,临阵格斗了才去铸造兵器,不是太晚了吗?

生气通天论篇第三

【题解】 生气,指人体的生命之气,这里主要指人身中的阳气;天,是指自然界;通,相应、贯通的意思。由于本篇阐发了人身阳气与自然界相应贯通的理论,故篇名为"生气通天论"。

【原文】 黄帝曰:夫自古通天者,生之本,本于阴阳。天地之间,六合之内[1],其气九州、九窍[2]、五脏、十二节,皆通乎天气。其生五,其气三[3],数犯此者,则邪气伤人,此寿命之本也。苍天之气,清净则志意治,顺之则阳气固,虽有贼邪,弗能害也,此因时之序。故圣人传精神,服天气,而通神明。失之则内闭九窍,外壅肌肉,卫气散解,此谓自伤,气之削也。

【提要】 本段主要论述了人的生命活动与自然界阴阳运动变化相通的天人相应观。

【注释】 [1]六合之内:六合,指四方上下。六合之内,即天地之间的互词。

[2]九州、九窍:九州,即古时的冀、兖、青、徐、扬、荆、豫、梁、雍;九窍,指上五官七窍和下二阴两窍。

[3]其生五,其气三:其,指天之阴阳;五,指金、木、水、火、土五行;其气三,指阴阳之气各有三,即三阴三阳。

【白话解】 黄帝说:自古以来,就认为人的生命活动是与自然界息息相通的,生命的根本,来源于天地间的阴阳之气。凡是天地之间,四方上下之内的一切事物,无论是地上划分的九州,或者是人体中的九窍、五脏、十二关节,都是与自然界阴阳之气相互贯通的。由自然界阴阳之气变化而产生了木、火、土、金、水五行,并且可以根据五行的性质,将一切事物加以概括和分类;阴阳之气在气候方面,又可以表现为湿、燥、寒三种阴气和风、暑、火三种阳气,共六气。如果人们不善于调养,经常违反自然界五行和三阴三阳之气变化的规律,那么,必然会有邪气伤害身体。因此说,能不能根据自然界阴阳变化进行养生,是能否健康长寿的根本原因。既然人与天气相通,那么人身中的阳气,如果能像天气那样清净光明,就可以使精神情绪和平安静。符合了这个道理,阳气就能充足,发挥保护人体的作用。这样,虽然有贼风邪气,也不能伤害人体,这就是因为顺应了四时气候变化的规律和次序。所以,善于养生的人,能够做到调摄精神,使它不涣散,来适应天气的变化,以保持体内的阴阳之气与自然界的阴阳之气相互贯通、相互协调。如果不是这样,就会使人体中的卫气涣散,内则九窍之气闭塞不通,外则肌肉之气壅滞不利,卫气固护的作用也解散了。这完全是由于人们自己的过错,而使阳气受到削弱的结果。

【原文】 阳气者若天与日,失其所则折寿而不彰,故天运当以日光明。是故阳因而上,卫外者也。

因于寒,欲如运枢,起居如惊,神气乃浮。因于暑,汗,烦则喘喝[1],静则多言,体若燔炭,汗出而散。因于湿,首如裹,湿热不攘,大筋緛短,小筋弛长[2],緛短为拘,弛长为痿。因于气,为肿,四维相代,阳气乃竭。

【提要】 本段借天之日以喻人之阳气,说明阳气在人体生理功能中的重要性,以及阳气失常外邪侵入人体,导致的各种病证。

【注释】 [1]喘喝:喘,呼吸困难;喝,因喘促而发出的一种声音。

[2]大筋緛短,小筋弛长:緛ruǎn,通软,收缩之意;弛,弛缓不收之意。此二句为互文,指湿热内停,损伤筋脉,可引起筋脉或出现拘挛短缩之症,或出现痿软弛长之症。

【白话解】 人体中阳气的作用就好像天体中的太阳一样,如果太阳不能正常运行,自然界中的生物必然不能生存,人体中的阳气如果运行失常,人就会短寿或夭折,生命功能微弱不显著。所以说,天体的健运不息,是借助了太阳才显出光明;而人体阳气的作用,也像太阳那样强大,有向上和向外的特点,从而保卫身体,抵御外邪的侵犯。

处于严寒天气,人们的活动要深居简出,好像户枢藏在门臼内转动一样,以保护阳气;如生活起居失常,神气不能内守而向外浮越,阳气就不能固密了。若由于夏季暑气所伤,就会出现多汗、烦躁不安,甚至喘促气粗,若暑热之气内攻,影响神明,则会出现多言多语,身体热得像炽火燔炭一样,必须出汗,发热才能消退。如果由湿邪所伤,就会出现头部沉重,好像用布包裹着那样的感觉,倘若是湿热邪气长时间不能排除,就会使筋受到损伤,出现筋脉或收缩而短,或松弛而长,肢体关节拘挛或者痿软不能随意运动。如果由风气所伤,就会引起浮肿。如果上述寒、湿、暑、风四种邪气相互交替伤害人体,就会导致阳气衰竭。

【按语】 本段以取类比象的方法论述了人体阳气的重要性,把人体中的阳气比作自然界中的太阳,性主升、主动,具有无可替代的功能。体现了在阴阳理论中重视阳气的主导思想,张介宾据此而撰《大宝论》,提出"天之大宝,只此一丸红日;人之大宝,只此一息真阳"的著名论点。

【原文】 阳气者,烦劳则张,精绝,辟积[1]于夏,使人煎厥[2]。目盲不可以视,耳闭不可以听,溃溃乎若坏都[3],汩汩[4]乎不可止。阳气者,大怒则形气绝,而血菀于上,使人薄厥[5]。有伤于筋,纵,其若不容,汗出偏沮,使人偏枯。汗出见湿,乃生痤痱[6]。高粱[7]之变,足生大丁,受如持虚。劳汗当风,寒薄为皶,郁乃痤。

阳气者,精则养神,柔则养筋。开阖不得,寒气从之,乃生大偻。陷脉为瘘,留连肉腠,俞气化薄,传为善畏,及为惊骇。营气不从,逆于肉理,乃生痈肿。魄汗未尽,形弱而气烁,穴俞以闭,发为风疟[8]。

故风者,百病之始也,清静则肉腠闭拒,虽有大风苛毒,弗之能害,此因时之序也。故病久则传化,上下不并,良医弗为。故阳蓄积病死,而阳气当隔,隔者当泻,不亟正治,粗乃败之。

故阳气者,一日而主外,平旦人气生,日中而阳气隆,日西而阳气已虚,气门乃闭。是故暮而收拒,无扰筋骨,无见雾露,反此三时,形乃困薄。

【提要】 本段进一步论述了由于烦劳恼怒、饮食失调、外邪侵袭等原因,损伤人体阳气而发生的各种病证。

【注释】 [1] 辟积:辟,bì,音壁,同襞,裙褶的意思。辟积,就是重复积累的意思。

[2] 煎厥:病名。是指由于阳气亢盛,煎熬阴精,而致阳盛阴绝的昏厥证。

[3] 溃溃乎若坏都:溃溃乎,形容水流决口;坏都,堤防败坏。

[4] 汩汩:水流不止的样子。

[5] 薄厥:病名。指由于精神刺激,可使阳气急亢,血随气逆,致使气血郁积于头部,发生猝然昏厥的病证。

[6] 痤痱:痤,cuó,音矬,是一种小疖;痱,fèi,音费,指汗疹。

[7] 高粱:同膏粱。膏指油腻的食品,粱指精美的食品。

[8] 风疟:是因夏季阴暑内伏,复感风邪而发的一种疟疾。

【白话解】 人身中的阳气,在精神过度紧张和机体过度疲劳的情况下,都会出现亢盛,而阳气亢盛,必然消耗阴精,如果长期如此,就可以造成阴精枯竭。阴精越虚亏,阳气就越发显得相对旺盛,形成恶性循环,尤其是到了夏季,自然界中的阳气旺盛,又能助长人体内本已亢盛的阳气,使阴精进一步受到煎熬,最终完全干涸，而成为"煎厥"病。它的主要症状是耳朵闭塞听不见，眼睛昏蒙看不清。病势危急，犹如涨满水的河堤崩溃，水流汹涌，不可遏止，一发不可收拾。另外，人体中的阳气，还可因为大怒而运行紊乱。阳气过分上逆，使形体正常的协调关系遭到破坏，血液就会随着阳气上逆而郁于头部，便发生昏厥，成为"薄厥"病。症状还可见筋脉损伤，出现松弛无力，肢体不能运动，如果是半身有汗而另半身无汗的，日久之后可能会发生半身不遂的"偏枯"病。若出汗后受到湿邪的侵袭，则汗液为寒湿之气郁闭，便可以发生痤疮，或者生痱子。凡不能节制饮食，经常偏食膏粱厚味的人，则容易变生疔疮，这种人得病之容易，就像拿着空器具盛东西那样方便。如果劳动时汗出后，又受到风寒邪气的侵袭，寒气郁闭体表的阳气，可以发生酒皶鼻，或者郁积日久，使面部生长粉刺。

阳气对人体来说十分重要，精神靠它的温煦营养，才能有聪明智慧；筋脉靠它的温煦营养，才能柔韧灵活。如果阳气虚，不能掌管汗孔的启闭，使汗孔开合失当，寒邪就可以乘机而入，若寒邪留滞在筋膜之中，则使人体伛偻不能直立；如果寒邪深陷在血脉里，则可以形成瘘疮；若留连于肌肉纹理之间，则通过经络的腧穴而影响内脏，可以出现恐惧和惊骇的症状；如果阳气盛，使营气不能正常运行，逆乱壅滞在肌肉之中，则腐败血肉可以发生痈肿；人体正在出汗之时，皮肤汗孔疏松，阳气也外散，因而抵抗力下降，此时若有风寒侵入，汗孔随之关闭，致使邪气留在体内，就会发生寒热交迫的"风疟"病。

所以说，风邪是引起很多种疾病的原因。但是，懂得养生的人，做到形神清静，善于保持阳气充足调畅固密，所以肌肉皮肤坚固紧密，而能抗拒邪气的侵扰，纵然有巨大的风邪以及毒性很强的其他致病因素，也不会受到伤害，这是由于人们循着自然界四时变化的次序，来调养、保护阳气的缘故。要知道，邪气在体内停留过久，会发生传变，假若疾病发展到了上部之气与下部之气不能相通的地步，那么，即使技术精良的医生，也是治不好的。所以，人身体中的阳气过分蓄积，而导致上下不通的，也是死证。一旦发生阳气蓄积而阻隔不通时，就应当使用泻下法，将它消散。如果不能给予迅速而正确的治疗，那就必然引起死亡，这种悲剧，往往是由水平低劣的医生误事所造成的。

人身体中的阳气，和自然界中的阳气一样，白天运行于身体外表，保卫人体不受邪气侵犯。早晨的时候，人的阳气开始上升；中午的时候，阳气最旺盛；到了日落西山之时，阳气也逐渐衰弱，汗孔也随着关闭。因此，每到日暮黄昏时，人身体中的阳气就应当收敛，为了做到阳气收敛，这时就不要过分做室外活动，也不要冒犯雾露之气。人的活动，如果违反了一天之内这三个时间阳气盛衰规律，那么，就会遭到邪气侵扰，而发生疾病，使身体憔悴衰弱。

【原文】 岐伯曰：阴者，藏精而起亟也；阳者，卫外而为固也。阴不胜其阳，则脉流薄疾[1]，并乃狂。阳不胜其阴，则五脏气争，九窍不通。是以圣人陈阴阳，筋脉和同,骨髓坚固,气血皆从。如是则内外调和,邪不能害,耳目聪明,气立如故。风客淫气,精乃亡,邪伤肝也。因而饱食,筋脉横解[2],肠澼[3]为痔。因而大饮,则气逆。因而强力,肾气乃伤,高骨乃坏。凡阴阳之要,阳密乃固,两者不和,若春无秋,若冬无夏,因而和之,是谓圣度。故阳强不能密,阴气乃绝,阴平阳秘,精神乃治,阴阳离决,精气乃绝。因于露风,乃生寒热。是以春伤于风,邪气留连,乃为洞泄[4]。夏伤于暑,秋为痎疟。秋伤于湿,上逆而咳,发为痿厥。冬伤于寒,春必温病。四时之气,更伤五脏。

【提要】 本段主要强调了阴精与阳气的相互关系,指出阴阳协调是人体健康的关键,并叙述了四时气候变化导致五脏发病的规律。

【注释】 [1]薄疾:薄,同迫。快速急迫之意。

[2]横解:横,放纵。横解,纵缓懈弛的意思。

[3]肠澼:即痢疾。

[4]洞泄:指泻下剧烈,如空洞无底。

【白话解】 岐伯说:阴精和阳气两者之间,既有严格的区别,又有密切的联系。阴精的功能特点是藏蓄于内,但它却又作为物质源泉,不断地支援在外的阳气;阳气的功能特点是保卫体表,但同时也起着保护阴精,使它不至于泄漏损失的作用。阴与阳之间,不仅互用,而且互制,如果阴不能制约阳而阳气亢盛,那么就会出现血流急速,脉象疾数而搏动有力;假如这种亢盛的阳热之气,再影响到心脏、胃腑等部位,还会引起发狂。反之,阳不能制约阴而阴气过盛,就会使五脏之气失调而不能平静,以致九窍也闭塞不通。所以,精通医学道理又善于养生的人,能够调和阴阳,使两者之间相互平衡,而无偏盛偏衰,从而达到筋脉舒和、骨髓坚固、气血畅通。这样,就能够使人体内外阴阳协调,并且与外界环境相适应,不受邪气侵害,耳聪目明,体内的真气始终保持充沛不衰。假如阴阳失调,那么风邪就能侵犯人体,由体表侵淫入里,使阴精受到损害,这是由于风邪伤及肝脏的缘故。肝脏已经受伤,如果再吃得过饱,使肠胃的筋脉由于充满而变得松弛无力,就会出现大便带有脓血的"肠澼"病,或者成为痔疮;如果饮酒过度,可使肺气随酒气上逆,而出现气喘;如果不节制性欲或强用其力,可以伤害肾脏,使腰间的脊柱骨受到损坏。大凡阴阳协调的关键,在于阳气坚固、致密,阴气才能宁静和平。如果阴阳两者不相协调,那就像一年之中,只有春天而没有秋天,只有冬天而没有夏天一样,一切生命将失去生存的条件。因此,保持阴阳协调是养生中最重要的法则。如果阴阳不相协调,阳气过于强盛而不致密,阴精就要衰竭;只有阴气和平,阳气坚固致密,人的精神才能旺盛,身体才能健康;如果阴与阳相互分离而不能相交,那么精气就会枯竭,生命也就停止了。如果阴阳不协调,风、露等外界致病因素就能侵入人体,从而发生寒热的病证。所以,春季受了风邪侵犯,邪气逗留不去,到了夏天,可以发生完谷不化的泄泻病;夏季受了暑邪侵犯,到了秋天,往往发生疟疾;秋天受了湿邪侵犯,到了冬天,可以引起咳嗽,或者形成痿厥之类的病证;冬季受了寒邪侵犯,到了春天,可以发生温病。因此说,如果人体内的阴阳失调,风寒暑湿这些四季的邪气,就会更迭伤害五脏。

【原文】 阴之所生,本在五味,阴之五宫,伤在五味[1]。是故味过于酸,肝气以津,脾气乃绝。味过于咸,大骨气劳,短肌,心气抑。味过于甘,心气喘满,色黑,肾气不衡。味过于苦,脾气不濡,胃气乃厚。味过于辛,筋脉沮弛,精神乃央。是故谨和五味,骨正筋柔,气血以流,腠理以密,如是则骨气以精,谨道如法,长有天命。

【提要】 本段叙述了五味摄取不当导致五脏发病的规律。

【注释】 [1]阴之五宫,伤在五味:阴精藏于五脏,故五脏犹如藏精之宫室,五味原为五脏之本,若五味太过,则反伤五脏。

【白话解】 阴精的产生,来源于饮食五味;但是,贮藏阴精的五脏,也可以因为五味太过而受到伤害。举例来说:过多地吃酸味的东西,会使肝气偏盛,从而克伤脾脏,使脾气衰竭;过多地吃咸味的东西,会使骨质受到损伤,也可出现肌肉消瘦萎缩,或者心气抑郁;过多地吃甘味的东西,可以引起心烦、胸闷、气喘、面色发黑,或者使肾气失去平衡;过多地吃苦味的东西,可以使脾气受伤而不濡润,胃气受伤而胀满;过多地吃辛味的东西,能使筋脉损伤而变得松弛无力,精神也会渐渐颓废萎靡。所以,应当慎重地调整饮食五味,使它不要过多、过少,而调配适当,这样就能使骨骼坚固正直,筋脉柔和灵便,气血充足流畅,肌肉丰满,皮肤致密,身体健康强壮。总之,只要严格地遵守养生保健的原则与方法,就可以享受自然所赋予的寿命。

金匮真言论篇第四

【题解】 金匮,用黄金制成的柜子,这里是指古代帝王收藏珍贵文献和书籍的地方;真言,真切而重要的言论,也就是高深而重要的科学理论。由于本篇是重点阐发"四时五脏阴阳"理论的重要篇章,应当重视,也值得珍藏,故篇名为"金匮真言论"。

【原文】 黄帝问曰:天有八风[1],经有五风[2],何谓? 岐伯对曰:八风发邪,以为经风,触五脏,邪气发病。所谓得四时之胜者,春胜长夏,长夏胜冬,冬胜夏,夏胜秋,秋胜春,所谓四时之胜也。东风生于春,病在肝,俞在颈项;南风生于夏,病在心,俞在胸胁;西风生于秋,病在肺,俞在肩背;北风生于冬,病在肾,俞在腰股;中央为土,病在脾,俞在脊。故春气者病在头,夏气者病在脏,秋气者病在肩背,冬气者病在四肢。故春善病鼽衄[3],仲夏善病胸胁,长夏善病洞泄寒中,秋善病风疟,冬善病痹厥。故冬不按跷[4],春不鼽衄,春不病颈项,仲夏不病胸胁,长夏不病洞泄寒中,秋不病风疟,冬不病痹厥、飧泄而汗出也。夫精者,身之本也。故藏于精者,春不病温。夏暑汗不出者,秋成风疟。此平人脉法也。

【提要】 本段主要论述了四时气候与五脏的关系以及五脏的四时易发病变。并提出冬不按跷的养生法则及藏精的重要性,从而阐明了因时而异的诊病法则。

【注释】 〔1〕天有八风:天,指自然界;八风,指东、南、西、北、东南、西北、东北、西南八方之风。谓八方不正之邪气。

〔2〕经有五风:经,指经脉,经脉连属五脏,故经有五风,是指五脏经脉均可因风邪侵入发生疾病。

〔3〕鼽衄:鼽,指鼻流清涕;衄,指鼻出血。

〔4〕按跷:按跷,即按摩术、导引术等活动。

【白话解】 黄帝问道:自然界的气候有八风的异常,人体的经脉受邪有五风的病变,这是怎么回事呢? 岐伯回答说:八风变化过度,成为致病因素侵犯人体后,首先进入经脉,再通过经脉进一步深入,而触动五脏,于是发生疾病。一年四时的气候之间有相胜的关系,如春气能胜长夏气,长夏气能胜冬气,夏气能胜秋气,秋气能胜春气,这就是一年四时之气相胜的情况。东风常发生在春季,最容易引起肝脏生病,而肝脏的气血盛衰情况,常在颈项部位反映出来;南风常发生在夏季,最容易引起心脏生病,而心脏的气血盛衰情况,常在胸胁部位反映出来;西风常发生在秋季,最容易引起肺脏生病,而肺脏的气血盛衰情况,常在肩背部位反映出来;北风常发生在冬季,最容易引起肾脏生病,而肾脏的气血盛衰情况,常在腰及大腿根部位反映出来;长夏季在春夏与秋冬四季的中间,也就是夏季最后的一个月——六月,这个季节在五行中属土,最容易引起脾脏生病,而脾脏的气血盛衰,常在脊背部的腧穴上反映出来。所以一般认为,春季得病,疾病的症状往往表现在头部;夏季得病,疾病部位常在心脏;秋季得病,疾病的症状往往表现在肩背部;冬季得病,疾病的症状往往表现在四肢。所以说,春季容易发生鼽衄病,夏季容易发生胸胁部的疾病,长夏容易发生脾脏虚寒的腹泻病,秋季容易发生风疟病,冬季容易发生痹病和厥病。因此,若能适应四时的变化,在冬季不做过分的活动,保持体内阴精充沛,阳气潜藏,那么来年春季就不会发生鼽衄及颈项部位的疾病,夏季就不会发生胸胁部的疾病,长夏就不会发生虚寒腹泻病,秋季就不会发生风疟病,冬季就不会发生痹病、厥病、完谷不化的腹泻以及汗出过多等疾病。人身体中的阴精,是生命活动的物质基础,如同树木必须有根那样重要。所以冬季能保养好阴精,春天就不容易发生温病;夏天暑热之气旺盛,人体应该出些汗,但如果应该出汗而不出汗,到秋天就会发展成为风疟病。上述这些道理,可以说都是根据四时而诊断疾病的基本法则。

【原文】 故曰:阴中有阴,阳中有阳。平旦至日中,天之阳,阳中之阳也;日中至黄昏,天之阳,阳中之阴也;合夜至鸡鸣,天之阴,阴中之阴也;鸡鸣至平旦,天之阴,阴中之阳也。故人亦应之。夫言人之阴阳,则外为阳,内为阴。言人身之阴阳,则背为阳,腹为阴。言人身之脏腑中阴阳,则脏者为阴,腑者为阳。肝心脾肺肾五脏皆为阴,胆胃大肠小肠膀胱三焦六腑皆为阳。所以欲知阴中之阴、阳中之阳者何也?为冬病在阴,夏病在阳,春病在阴,秋病在阳[1],皆视其所在,为施针石也。故背为阳,阳中之阳,心也;背为阳,阳中之阴,肺也;腹为阴,阴中之阴,肾也;腹为阴,阴中之阳,肝也;腹为阴,阴中之至阴,脾也。此皆阴阳表里内外雌雄相输应也,故以应天之阴阳也。

【提要】 本段主要阐发了天之阴阳与人体脏腑组织的阴阳属性,进一步论证天人相应的学术观点。

【注释】 [1]冬病在阴,夏病在阳,春病在阴,秋病在阳:冬病多在肾,肾居下焦,为阴中之阴,肾为阴脏,所以说冬病在阴;夏病多在心,心为阳脏,又居上焦,为阳中之阳,所以说夏病在阳;春病多在肝,肝为阴脏,又居下焦,为阴中之阳,所以说春病在阴;秋病多在肺,肺为阴脏,又居上焦,为阳中之阴,所以说秋病在阳。

【白话解】 所以说,阴阳是可以再分的,就是说阴中还有阴,阳中还有阳。例如,拿一天来说,白天为阳,黑夜为阴。而早晨到中午,属于阳中之阳;中午到黄昏,就是阳中之阴;从天黑至鸡鸣,属于阴中之阴;而鸡鸣至天亮,就是阴中之阳。人体和自然界是息息相通的,所以人体的各部分以及内脏,也可以按这个方法划分阴阳。如果把整个人体分成阴阳的话,那么外部就属于阳,而内部就属于阴;如果按躯干前后划分阴阳的话,背部就属于阳,而腹部就属于阴;如果将脏腑划分阴阳的话,那么脏就属于阴,腑就属于阳。就是说,肝、心、脾、肺、肾五脏都属于阴,胆、胃、大肠、小肠、膀胱、三焦六腑都属于阳。为什么要懂得阴中还有阴,阳中还有阳的道理呢?那是因为诊断和治疗疾病的需要,如冬季病在阴,夏季病在阳,春季病在阴,秋季病在阳,而临床上往往是根据疾病所在部位,来使用针刺或砭石等方法进行治疗的。上面虽然说过,背为阳,腹为阴;六腑都属于阳,五脏都属于阴。但是若再把腹背与五脏各自功能特点联系起来,还可以划分阴阳。那就是:背部属阳,心脏属于阳中之阳,肺脏属于阳中之阴;腹部属阴,肾脏属于阴中之阴,肝脏属于阴中之阳,脾脏属于阴中之至阴。以上所说,都是人体阴阳、表里、内外、雌雄相对应的关系,它们与自然界四时昼夜阴阳变化也是相一致的。

【原文】 帝曰:五脏应四时,各有收受乎?岐伯曰:有。东方青色,入通于肝,开窍于目,藏精于肝,其病发惊骇,其味酸,其类草木,其畜鸡,其谷麦,其应四时,上为岁星[1],是以春气在头也,其音角,其数八,是以知病之在筋也,其臭臊。

南方赤色,入通于心,开窍于耳,藏精于心,故病在五脏,其味苦,其类火,其畜羊,其谷黍,其应四时,上为荧惑星[1],是以知病之在脉也,其音徵,其数七,其臭焦。

中央黄色,入通于脾,开窍于口,藏精于脾,故病在舌本,其味甘,其类土,其畜牛,其谷稷,其应四时,上为镇星[1],是以知病之在肉也,其音宫,其数五,其臭香。

西方白色,入通于肺,开窍于鼻,藏精于肺,故病在背,其味辛,其类金,其畜马,其谷稻,其应四时,上为太白星[1],是以知病之在皮毛也,其音商,其数九,其臭腥。

北方黑色,入通于肾,开窍于二阴,藏精于肾,故病在谿,其味咸,其类水,其畜彘,其谷豆,其应四时,上为辰星[1],是以知病之在骨也,其音羽,其数六,其臭腐。

【提要】 本段取象比类地归纳了五脏与自然界事物的五行配属关系。

【注释】 [1]岁星、荧惑星、镇星、太白星、辰星:分别指木、火、土、金、水五星。

【白话解】 黄帝问:既然五脏与自然界四时阴阳是相对应的,那么它们之间有没有同气相求,可以归类的关系呢? 岐伯回答说:有。东方和青色,与肝脏相应。肝脏与九窍中的目关系最密切,并且藏着精神意识活动中的"魂",肝病则魂不安,多见惊骇。木之味酸,在五行为木类,在五畜与鸡相应,在五谷与麦相应,在四时与春季相应,在天与岁星相应。因此,春季得病多在头部,又因为肝脏主管筋,故病变又多累及筋脉。再有,五音中的"角"、五行生成数中的"八"和五气中的"臊",也可归属于这一类之中。

南方和赤色,与心脏相应。心脏与九窍中的耳关系最密切,并且藏着精神意识活动中的"神",心病可影响到五脏,因为心脏有统率其他脏腑的作用。火之味焦苦,在五行为火类,在五畜与羊相应,在五谷与黍相应,在四时与夏季相应,在天与荧惑星相应。因为心脏主管血脉,故夏季得病多反映在血脉中。再有,五音中的"徵"、五行生成数中的"七"和五气中的"焦",也可归属于这一类之中。

中央和黄色,与脾脏相应。脾脏与九窍中的口关系最密切,并且藏着精神意识活动中的"意",由于脾的经络连着舌根,故脾脏有病多在舌上有所反映。土之味甘,在五行为土类,在五畜与牛相应,在五谷与稷相应,在四时与长夏相应,在天与镇星相应。因为脾脏有主管肌肉的功能,所以病变多表现在肌肉中。再有,五音中的"宫"、五行生成数中的"五"和五气中的"香",也可归属于这一类之中。

西方和白色,与肺脏相应。肺脏与九窍中的鼻关系最密切,并且藏着精神意识活动中的"魄",由于肺之俞在肩背,所以若发生疾病多在背部有所反映。金之味辛,在五行为金类,在五畜与马相应,在五谷与稻相应,在四时与秋季相应,在天与太白星相应。因为肺脏有主管皮毛的功能,所以病变多表现在皮毛上。再有,五音中的"商"、五行生成数中的"九"和五气中的"腥",也可归属于这一类之中。

北方和黑色,与肾脏相应。肾脏与九窍中的前后二阴关系最密切,并且藏着精神意识活动中的"志"，由于肾脏主管骨，所以发病多表现在四肢。水之味咸，在五行为水类，在五畜与猪相应，在五谷与豆相应，在四时与冬季相应，在天与辰星相应。因为肾脏有主管骨的功能，所以病变常累及骨。再有，五音中的"羽"、五行生成数中的"六"和五气中的"腐"，也可归属于这一类之中。

【按语】　关于五脏与五官七窍的关系，本篇认为心开窍于耳，肾开窍于二阴，这与"阴阳应象大论"所论心开窍于舌，肾开窍于耳有所不同，此为《内经》是各家学说荟萃的体现，至于心肾两脏开窍不同的论述是不同医家在不同角度对其的阐述。

【原文】　故善为脉者，谨察五脏六腑，一逆一从，阴阳、表里、雌雄之纪，藏之心意，合心于精。非其人勿教，非其真勿授，是谓得道。

【提要】　本段指出全面整体地诊察疾病的重要性。

【白话解】　总之，善于诊治疾病的医生，需要谨慎地观察五脏六腑的变化，并且把它和四时阴阳、五行归类加以联系，进行综合分析，从而判断疾病的预后吉凶，性质属阴、属阳，部位在表、在里、在脏、在腑，做到对疾病认识精确无误，对全部情况了然于胸中，得心应手。这些诊断疾病的道理和方法是非常宝贵的。对于不具备医生应有的高尚品德和才智的人，是不能随便传授的；而对于应该教导的人，则必须把全部的医学精华传授给他，这才叫做对医学事业作出了真正的贡献。

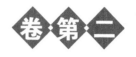

阴阳应象大论篇第五

【题解】　阴阳,是中国古代哲学的一对范畴,是对自然界相互关联的某些事物和现象对立双方的概括,含有对立统一的概念;应,即相应、对应;象,事物可见的现象或摹拟物象的像。本篇以阴阳为理论的主体,论述阴阳与自然之象、人体生理、病理之象的相应,故篇名为"阴阳应象大论"。

【原文】　黄帝曰:阴阳者,天地之道也,万物之纲纪,变化之父母[1],生杀之本始[2],神明之府[3]也,治病必求于本。故积阳为天,积阴为地。阴静阳躁,阳生阴长,阳杀阴藏。阳化气,阴成形。寒极生热,热极生寒。寒气生浊,热气生清。清气在下,则生飧泄;浊气在上,则生䐜胀。此阴阳反作,病之逆从也。故清阳为天,浊阴为地;地气上为云,天气下为雨;雨出地气,云出天气。故清阳出上窍,浊阴出下窍;清阳发腠理,浊阴走五脏;清阳实四肢,浊阴归六腑。

【提要】　本段论述了阴阳的基本概念,并以天地和人体为例,进一步阐述阴阳的基本属性及相互依赖、相互转化的关系。

【注释】　[1]父母:此处作起源或根源讲。

[2]生杀之本始:本始意同父母,就是说阴阳是一切事物生长衰亡的根本动力。

[3]神明之府:变化莫测为神;事物昭著为明;凡物积聚的地方为府。神明之府,就是说宇宙间事物变化是极其复杂微妙的,有的明显可见,有的隐匿难测,但是都出自阴阳。

【白话解】　黄帝说:阴阳,是自然界的一般规律,是分析和归纳千变万化的客观事物的总纲,是万事万物发展变化的根源,也是其发生、发展和灭亡的根本,自然界中的无穷奥妙都是从阴阳对立统一之中变化而来的,所以诊断和治疗疾病也务必求之于阴阳这一根本。再拿阴阳的变化来说,阳气轻清上浮,积而为天;阴气沉浊下降,积而为地。静止属阴,躁动属阳;阳主生发,阴主成长;阳主肃杀,阴主收藏。阳易动散,故能化气;阴易凝敛,故能成形。阴阳之气,在一定条件下,可向其对立面转化,故阴寒至极可转化为阳热,阳热至极可转化为阴寒。寒气凝敛,能生浊阴;热气升散,能生清阳。如果人体中脾脏的阳气下陷而不升,就会产生完谷不化的腹泻病;若胃中的浊阴之气堵塞在上而不降,就会产生胃脘胀满类疾病。这就是阴阳运行失常反映出来的一种病理现象。清阳之气上升蒸腾而为天,浊阴之气下降凝聚而为地;地气蒸发上升为云,天气凝聚下降为雨;雨是由地气上升之云转变而成的,云是由天气下降之雨蒸发而成的。人体的变化也是如此,清阳之气从上窍耳、目、口、鼻而出,如呼吸、声音、听觉、视觉等,都要依靠清阳之气才能维持;而浊阴之气从下窍而出,如大小二便等秽浊之物从前后二阴排出。清阳之气发散于皮肤、腠理和肌肉,如卫气运行到体表,保卫人体,抵抗邪气;浊阴之气内注于五脏,如营气灌溉五脏六腑,起着营养的作用。清阳之气充实于四肢,使四肢温度正常,运动轻便灵活;浊阴之气内走于六腑,饮食水谷中的营养才能被消化吸收,糟粕才能排出体外。

【原文】 水为阴,火为阳,阳为气,阴为味。味归形,形归气,气归精,精归化,精食[1]气,形食味,化生精,气生形。味伤形,气伤精,精化为气,气伤于味。

阴味出下窍,阳气出上窍。味厚者为阴,薄为阴之阳。气厚者为阳,薄为阳之阴。味厚则泄,薄则通。气薄则发泄,厚则发热。壮火之气衰,少火之气壮。壮火食[2]气,气食少火。壮火[3]散气,少火[3]生气。气味辛甘发散为阳,酸苦涌泄为阴。阴胜则阳病,阳胜则阴病。阳胜则热,阴胜则寒。重寒则热,重热则寒。

【提要】 本段论述了药食气味对人体的作用、阴阳属性的划分及不同的功用。

【注释】 [1]食:仰求给养的意思。

[2]食:通蚀,侵蚀消耗的意思。

[3]壮火、少火:本义是承接前文,指药食气味的纯阳和温和,纯阳大热的为壮火,用之可耗伤人体正气;温和的为少火,用之可滋养人体正气。后引申病理之火为壮火,即亢盛的阳气,生理之火为少火,即温和的阳气。

【白话解】 如果把水火分为阴阳,水的性质寒凉,又有润泽和向下流动的特点,属于阴;火的性质炎热,又有向上燃烧的特点,则属于阳。若把药物和饮食的气味分阴阳,那么没有形质的气属于阳,而有形质的味就属于阴。药物饮食的五味滋养了形体,而形体又仰求元气的充养;药物饮食之气生成人体的阴精,人体的阴精又依赖气化而产生。阴精是依赖药物饮食之气产生的,形体是依赖药物饮食的五味而得到充实和生长的;药物饮食经过气化作用转变为人体的阴精,而人体的元气充养着人的形体。药物饮食的五味太过,会损伤人的形体,药物饮食之气太过,则耗伤人体的阴精;阴精能化生人体的元气,药物饮食的五味太过又耗伤人体的元气。

阴性沉降,故味出于下窍;阳性升浮,故气出于上窍。味属阴,味厚者为纯阴或阴中之阴,而味薄者为阴中之阳;气属阳,气厚者为纯阳或阳中之阳,气薄者为阳中之阴。味厚纯阴者则能泻下,味薄阴中之阳者则能通利;气薄阳中之阴者则能宣泄,气厚纯阳者则能生热。气味纯厚热性很大的药物能够使人正气衰弱,气味温和的药物可以使人正气充足。这是因为大热的药物能消耗人体正气,而温和的药物具有补养的作用。药物和饮食的滋味,可以分为阴阳两类:辛甘之味,辛走气而性散,甘入脾以灌溉四旁,均具有发散的作用,属于阳;酸苦之味,酸主内收,苦主泻下,二者合并又能上涌作吐,下行作泻,均属于阴。阴气偏盛的药物使用过多则伤阳气,阳气偏盛的药物使用过多则伤及人体的阴精。阳性药使用过多则表现为发热,阴性药使用过多则表现为身冷。若寒到极点可以出现热的表现,热到极点可以出现寒的表现。

【按语】 本段文字虽然本意是论述药食气味阴阳属性的划分,以及使用太过对人体的影响,但后世常将其引申指人体阴阳平衡失调所导致的病理变化。如"壮火之气衰,少火之气壮",将壮火、少火从药食气味引申为人体的病理之火和生理之火,即亢盛的阳气有消耗人体正气的作用,而温和的阳气有生发人体正气的作用;同样,对"阳胜则阴病,阴胜则阳病"一句经文,也引申指人体阳气偏亢则导致阴精耗伤,阴寒偏胜则导致阳气受伤,阴阳之间存在着互制互胜的关系。

【原文】 寒伤形,热伤气。气伤痛,形伤肿。故先痛而后肿者,气伤形也;先肿而后痛者,形伤气也。风胜则动[1],热胜则肿,燥胜则干,寒胜则浮[2],湿胜则濡泻[3]。天有四时五行,以生长收藏,以生寒暑燥湿风。人有五脏,化五气,以生喜怒悲忧恐。故喜怒伤气,寒暑伤形。暴怒伤阴,暴喜伤阳。厥气[4]上行,满脉去形。喜怒不节,寒暑过度,生乃不固。故重阴必阳,重阳必阴。故曰:冬伤于寒,春必温病;春伤于风,夏生飧泄;夏伤于暑,秋必痎疟;秋伤于湿,冬生咳嗽。

【提要】 本段主要讲述了自然界六淫之气作用于人体而产生的病证特点。

【注释】 [1] 动:动摇,指痉挛、眩晕等症状。
[2] 浮:此处为浮肿的意思。
[3] 濡泻:腹泻而黏滞不爽之病。
[4] 厥气:厥逆不顺之气。

【白话解】 寒邪易伤人的形体,热邪能伤人身之气。气受伤而运行不畅,可以发生疼痛;形体受伤而肌肉壅滞,引起肿胀。故先痛而后肿的,是气伤在先而后及于形;先肿而后痛的,是形伤在先而后及于气。风邪太盛伤害人体,可以引起头晕目眩、肢体痉挛和震摇不定;热邪太盛伤害人体,易生红肿热痛的疮痈;燥邪太盛伤害人体,耗津伤液,表现为各种干燥的症状;寒邪太盛伤害人体,使阳气不能正常运行,可以引起浮肿;湿邪太盛伤害人体,会引起大便泄泻不爽。自然界春夏秋冬四时的推移,促成了生物生长收藏的生化过程;木、火、土、金、水五行生克的变化,产生了寒暑燥湿风的气候更替。与自然界的四时五行相应,人体有心、肝、脾、肺、肾五脏,并有由五脏之气产生的喜、怒、悲、忧、恐五种情志。所以,喜怒等情志变化能伤人五脏之气,寒暑等天地间气候变化自外而入能伤人之形。暴怒伤肝,使气血上逆;暴喜使心气涣散,心阳受伤。如果喜怒等情志太过,会使气血突然紊乱上冲，充满上部的经络，可以导致阳气脱离形体而散失，从而出现昏厥甚或死亡。所以说，倘若人们对情志不加以节制，就会使脏腑气血从内部受伤；对气候变化不善于调摄，就可使邪气从外部侵袭，造成内外夹攻的形势，那么就有性命之忧了。因物极必反，故阴气过盛可以转化为阳，阳气过盛可以转化为阴，所以，冬天受到寒邪的严重伤害，到来年春天可以发生温病；春天受到风邪的严重伤害，到了夏天就易生腹泻病；夏天受到暑邪的严重伤害，到了秋天就容易发生疟疾；秋天受到湿邪的严重伤害，到了冬天就容易发生咳嗽。

【按语】　"风胜则动，热胜则肿，燥胜则干，寒胜则浮，湿胜则濡泻"，概括性地论述了不同邪气侵入人体所导致的主要症状特点，即指出了病因辨证的要点。但后世医家一般认为，在体内脏腑功能失调后，亦可产生类似于六淫的病变特征，而称之为"内生五邪"。

【原文】　帝曰：余闻上古圣人，论理人形，列别脏腑，端络经脉[1]，会通六合[2]，各从其经，气穴[3]所发，各有处名，溪谷属骨[4]，皆有所起，分部逆从，各有条理，四时阴阳，尽有经纪[5]，外内之应，皆有表里，其信然乎？

【提要】　本段提示了人与天地相参的整体观念。

【注释】　[1]端络经脉：端，审察的意思；络，往来联系的意思。端络经脉，即审察经脉之相互联系。

[2]会通六合：会，会合；通，贯通；六合，即十二经脉之阴阳配合。

[3]气穴：经气所注之孔穴，即指穴位。

[4]溪谷属骨：肉之大会为谷；肉之小会为溪；属骨，为与骨相连属处。

[5]经纪：义同纲纪，比喻事物之有纲有目，此处指阴阳变化的常规。

【白话解】　黄帝说：我听说远古时代对医学有很高修养的人，他们研究人体的形态，辨别脏腑的位置；审察经脉的联系，把十二经脉分为阴阳表里相合的六对，并分辨各条经脉的走行路线；各条经脉上的穴位，都有一定的名称和部位；肌肉与骨骼相连接，也都有它们的起止部位；经络系统中的皮部和浮络，虽然有上下左右不同，但都条理分明；四时阴阳的变化，有它一定的规律；外界环境与人体内部的脏腑经络，相互对应，也都有表里相合的关系。以上这些说法是否都是真的呢？

【原文】　岐伯对曰：东方生风，风生木，木生酸，酸生肝，肝生筋，筋生心，肝主目。其在天为玄[1]，在人为道，在地为化。化生五味，道生智，玄生神[2]，神在天为风，在地为木，在体为筋，在脏为肝，在色为苍，在音为角，在声为呼，在变动为握，在窍为目，在味为酸，在志为怒。怒伤肝，悲胜怒；风伤筋，燥胜风；酸伤筋，辛胜酸。

南方生热，热生火，火生苦，苦生心，心生血，血生脾，心主舌。其在天为热，在地为火，在体为脉，在脏为心，在色为赤，在音为徵，在声为笑，在变动为忧，在窍为舌，在味为苦，在志为喜。喜伤心，恐胜喜；热伤气，寒胜热；苦伤气，咸胜苦。

中央生湿,湿生土,土生甘,甘生脾,脾生肉,肉生肺,脾主口。其在天为湿,在地为土,在体为肉,在脏为脾,在色为黄,在音为宫,在声为歌,在变动为哕,在窍为口,在味为甘,在志为思。思伤脾,怒胜思;湿伤肉,风胜湿;甘伤肉,酸胜甘。

西方生燥,燥生金,金生辛,辛生肺,肺生皮毛,皮毛生肾,肺主鼻。其在天为燥,在地为金,在体为皮毛,在脏为肺,在色为白,在音为商,在声为哭,在变动为咳,在窍为鼻,在味为辛,在志为忧。忧伤肺,喜胜忧;热伤皮毛,寒胜热;辛伤皮毛,苦胜辛。

北方生寒,寒生水,水生咸,咸生肾,肾生骨髓,髓生肝,肾主耳。其在天为寒,在地为水,在体为骨,在脏为肾,在色为黑,在音为羽,在声为呻,在变动为栗,在窍为耳,在味为咸,在志为恐。恐伤肾,思胜恐;寒伤血,燥胜寒;咸伤血,甘胜咸。

【提要】 本段用取象比类的方法,按照功能行为相应或相似的原则,将天地人三个领域中的各种事物进行五行归类的联系,提出了以五脏为中心内外相应的整体系统结构。

【注释】 〔1〕玄:比喻天体变化之深远微妙。

〔2〕神:变化出乎自然,非人力所能左右的称为神,即所谓阴阳不测谓之神。

【白话解】 岐伯回答说:东方应春而生风,春风能促进草木生长,木气能产生酸味,酸味能滋养肝脏,肝脏气血营养筋脉,筋有柔韧能屈能伸的特点,与木气相应,在五行关系中,木能生火,而心属火,故说筋生心。肝与目有特殊的内在联系,所以说肝主管目。这种阴阳五行变化的力量,既强大又微妙,可以产生一切事物,它在天为深远无边的宇宙,在人为认识事物的规律,在地为万物的生化;生化然后能产生一切事物;认识了事物的规律,然后能生出智慧;深远无边的宇宙,是变化莫测的。变化在天便是六气中的风,在地便是五行里的木,在人体便是五体中的筋,在内脏便是五脏中的肝,在颜色便是五色中的青,在音律便是五音中的角,在发声便是五声中的呼,在疾病症状便是抽搐痉挛,在孔窍便是五官中的目,在滋味便是五味中的酸,在情志便是五志中的怒。根据情志与五脏的相应关系及五行生克的道理,大怒伤肝,悲可以抑制怒;风邪易伤筋,燥气能抑制风气;酸味也能伤筋,辛味能制约酸味。

南方应夏,阳气旺盛而生热,热盛生火,火气能产生苦味,苦味能够滋养心脏,心能生血,在五行关系中,火能生土,而脾属土,所以说血生脾。心脏与舌有特殊的内在联系,所以说心主管舌。这种阴阳五行变化的力量,既强大又微妙,可以产生一切事物,它在天便是六气中的暑热,在地便是五行里的火,在人体便是五体中的脉,在内脏便是五脏中的心,在颜色便是五色中的赤,在音律便是五音中的徵,在发声便是五声中的笑,在疾病症状便是忧心忡忡,在孔窍便是五官中的舌,在滋味便是五味中的苦,在情志便是五志中的喜。根据情志与五脏的相应关系及五行生克的道理,暴喜伤心,恐可以抑制喜;热能伤气,寒气能抑制热气;苦味也能伤气,咸味能制约苦味。

中央应长夏而生湿,湿能生土,土气能产生甘味,甘味能够滋养脾脏,脾脏能使肌肉生长发达,在五行关系中,土能生金,而肺属金,所以说肉生肺。脾脏与口有特殊的内在联系,所以说脾主管口。这种阴阳五行变化的力量,既强大又微妙,可以产生一切事物,它在天便是六气中的湿,在地便是五行里的土,在人体便是五体中的肉,在内脏便是五脏中的脾,在颜色便是五色中的黄,在音律便是五音中的宫,在发声便是五声中的歌,在疾病症状便是干哕,在孔窍便是五官中的口,在滋味便是五味中的甘,在情志便是五志中的思。根据情志与五脏的相应关系及五行生克的道理,思虑过度伤脾,怒可以抑制思;湿气能伤肌肉,风气能抑制湿气;甘味也能伤肌肉,酸味能制约甘味。

西方应秋而生燥,燥能生金,金气能产生辛味,辛味能够滋养肺脏,肺脏能使皮肤和毛发健康,在五行关系中,金能生水,而肾属水,所以说皮毛生肾。肺脏与鼻有特殊的内在联系,所以说肺主管鼻。这种阴阳五行变化的力量,既强大又微妙,可以产生一切事物,它在天便是六气中的燥,在地便是五行里的金,在人体便是五体中的皮毛,在内脏便是五脏中的肺,在颜色便是五色中的白,在音律便是五音中的商,在发声便是五声中的哭,在疾病症状便是咳嗽,在孔窍便是五官中的鼻,在滋味便是五味中的辛,在情志便是五志中的忧。根据情志与五脏的相应关系及五行生克的道理,过忧伤肺,喜可以抑制忧;热气能伤皮毛,寒气能抑制热气;辛味也能伤皮毛,苦味能制约辛味。

北方应冬而生寒,寒能生水,水气能产生咸味,咸味能够滋养肾脏,肾脏能使骨髓充满,在五行关系中,水能生木,而肝属木,所以说髓生肝。肾脏与耳有特殊的内在联系,所以说肾主管耳。这种阴阳五行变化的力量,既强大又微妙,可以产生一切事物,它在天便是六气中的寒,在地便是五行里的水,在人体便是五体中的骨,在内脏便是五脏中的肾,在颜色便是五色中的黑,在音律便是五音中的羽,在发声便是五声中的呻,在疾病症状便是战栗颤抖,在孔窍便是五官中的耳,在滋味便是五味中的咸,在情志便是五志中的恐。根据情志与五脏的相应关系及五行生克的道理,过度恐惧伤肾,思虑可以抑制恐惧;寒气能伤血,燥气能抑制寒气;咸味也能伤血,甘味能制约咸味。

【原文】 故曰:天地者,万物之上下也;阴阳者,血气之男女[1]也;左右[2]者,阴阳之道路也;水火者,阴阳之征兆也;阴阳者,万物之能始[3]也。故曰:阴在内,阳之守也;阳在外,阴之使也。

【提要】 本段说明了阴阳的含义是十分广泛的,诸如天地、上下、血气、男女、左右、水火等,均可以用阴阳来概括。并指出阴阳之间的关系是相互依赖,相互为用,密切相关的。

【注释】 ［1］男女:此处是借男女形容阴阳相对的意义。

［2］左右:人面向南,则左为东,右为西。古人认为太阳运动方向,由东到西,亦即从左到右。

［3］能始:能,"胎"之借字,胎始,本源之意。

【白话解】 所以说:天在上为阳,地在下为阴,而万事万物便产生在天地之间;气属阳,血属阴,气与血都是由于阴与阳相互作用而生成的;东南为左,西北为右,左与右是阴阳上升与下降的道路;阴阳无形,水为阴,为阴之征,火为阳,为阳之兆,故水火为阴阳之见端。总之,阴阳的变化,是一切事物生成的根本。阴阳两者既相互对立,又相互为用,阴气静而居内,为阳气所镇守;阳气动而居外,为阴气所役使。

【原文】 帝曰:法阴阳奈何? 岐伯曰:阳胜则身热,腠理闭,喘粗为之俯仰[1],汗不出而热,齿干以烦冤腹满死,能[2]冬不能夏。阴胜则身寒汗出,身常清,数栗而寒,寒则厥,厥则腹满死,能夏不能冬。此阴阳更胜之变,病之形能[3]也。

【提要】 本段主要是以阴阳偏胜的病理变化为例,讨论了四时阴阳对人体阴阳之气的影响,以及导致的疾病的轻重变动。

【注释】 ［1］俯仰:是形容呼吸困难的状态。

［2］能:通耐,耐受之意。

［3］病之形能:能,同态。病之形能,即疾病的证候表现。

【白话解】 黄帝问:在医学里,如何具体运用阴阳变化的法则呢? 岐伯回答说:在分析疾病性质方面,阳气偏盛,则身体发热,腠理闭塞,气粗而喘,呼吸时前俯后仰,身体摇动。若阳热耗伤阴精,则汗不得出而发热愈甚,齿干,心烦闷乱,若再有腹满的症状,病情凶险,所以此类患者在冬季或许还能支持,但是却耐受不了夏季的炎热;阴气偏盛,则身冷汗出,全身常觉得发冷,时常战栗恶寒,甚则出现手足逆冷,若再有腹满的症状,同样病情凶险,所以此类患者在夏季或许还能支持,但却耐受不住严寒的冬季。这就是阴阳偏盛各自导致的基本病理变化和它们的主要临床表现。

【原文】 帝曰:调此二者奈何? 岐伯曰:能知七损八益[1],则二者可调,不知用此,则早衰之节也。年四十,而阴气自半也,起居衰矣。年五十,体重,耳目不聪明矣。年六十,阴痿,气大衰,九窍不利,下虚上实,涕泣俱出矣。故曰:知之则强,不知则老,故同出而名异耳。智者察同,愚者察异,愚者不足,智者有余,有余则耳目聪明,身体轻强,老者复壮,壮者益治。是以圣人为无为之事,乐恬愉之能,从欲快志于虚无之守,故寿命无穷,与天地终,此圣人之治身也。

【提要】 本段主要介绍了如何调摄阴阳,以延年益寿。

【注释】 ［1］七损八益:根据长沙马王堆汉墓出土的简书,七损八益为房中术,即有七种方式是损伤人体精气的,有八种方式是补益人体精气的。

【白话解】 黄帝又问:那么怎样调和阴阳,使它们不至于出现偏盛偏衰呢?岐伯回答说:如果懂得了七损八益的原则,则人身的阴阳就可以调摄;如果不懂得这个道理,就会使阴阳失去协调,而引起过早衰老。就一般人来说,年龄到四十岁,肾气已衰减了一半,起居动作也显得衰退了;到五十岁左右,就身体笨重,行动不灵活,耳不聪,目不明了;到六十岁左右,阴痿不用,阳气大衰,九窍的功能减退,下虚上实,眼泪鼻涕也会经常不知不觉地流出来。所以说:懂得调摄的人,身体就很强健;不懂得调摄的人,身体就容易衰老。本来是同样的身体,但却出现了强弱不同的两种情况。聪明的人,注意的是人与天地阴阳之气的一致性,因而在健康无病的时候,就能够注意养生保健;而愚蠢的人,只有在出现了强壮与衰弱的不同结果时,才知道注意。所以愚蠢的人常正气不足,体力衰弱;而聪明的人,正气旺盛,耳目聪明,精力充沛,身体轻快强健。即使是年龄已经衰老,也还能焕发青春,保持强壮;而本来就强壮的人,就会更加强健了。所以明达事理的人,懂得调和阴阳的重要性,不做对养生不利的事,而能顺乎自然,以安闲清静为最大快乐,使自己的精神意志始终保持无忧无虑的境地,因而可以长寿。这就是聪明人的养生方法。

【原文】 天不足西北,故西北方阴也,而人右耳目不如左明也。地不满东南,故东南方阳也,而人左手足不如右强也。帝曰:何以然?岐伯曰:东方阳也,阳者其精并[1]于上,并于上则上盛而下虚,故使耳目聪明而手足不便[2]也。西方阴也,阴者其精并于下,并于下则下盛而上虚,故其耳目不聪明而手足便也。故俱感于邪,其在上则右甚,在下则左甚,此天地阴阳所不能全也,故邪居之。

【提要】 本段根据人与天地阴阳之气相应的道理,论述了人体的某些生理、病理特点。

【注释】 [1] 并:聚合的意思。

[2] 便:便利的意思。

【白话解】 西北方的阳热之气不足,而阴寒之气偏盛,所以说西北方属阴,人的右边耳目不如左边的聪明。相反,东南方阴寒之气不足,而阳热之气偏盛,所以说东南方属阳,人的左边手足不如右边的灵活。黄帝问道:这是什么道理呢?岐伯回答说:东方是阳气升起的方位,所以属阳;人面南而坐,左为东方,所以左侧也属阳。阳有上升的特性,所以人体左侧的精气,上部较盛,相对而言,左侧下部精气较虚。耳目在上,手足在下,所以左侧的耳目比右侧的聪明,但左侧的手足却不如右侧的灵便。西方是阳气下降的方位,所以属阴,人身的右侧也属阴。阴有下降的特性,所以人体右侧的精气,下部较盛,相对而言,上部精气较虚。手足在下,耳目在上,所以右侧的手足较左侧的灵便,但右侧的耳目却不如左侧的聪明。因此,即使是同样受到外邪的侵袭,如果是在上部,身体右侧的病会较重,而在下部,身体左侧的病会较重。天地阴阳之气不能处处均衡,总会有所偏盛或偏虚。同样,人体的左右两侧,也有上下、阴阳、盛虚的区别。所以,邪气能够乘虚而入,停留在那里而成为疾病。

【原文】 故天有精,地有形,天有八纪[1],地有五里[2],故能为万物之父母。清阳上天,浊阴归地,是故天地之动静,神明为之纲纪,故能以生长收藏,终而复始。惟贤人上配天以养头,下象地以养足,中傍人事以养五脏。天气通于肺,地气通于嗌。风气通于肝,雷气通于心,谷气通于脾,雨气通于肾。六经为川,肠胃为海,九窍为水注之气。以天地为之阴阳,阳之汗,以天地之雨名之;阳之气,以天地之疾风名之。暴气象雷,逆气象阳。故治不法天之纪,不用地之理,则灾害至矣。

【提要】 本段通过论述人体与天地之气相通应的理论,说明养生顺应自然的重要性。

【注释】 [1]八纪:指立春、立夏、立秋、立冬、春分、秋分、夏至、冬至八节之大纪。

[2]五里:指东、南、西、北、中五方之分里。

【白话解】 天有无形的精气覆盖宇宙,而包含着无限的生化能力;地有有形的物质,而能与天气相配合。天有立春、立夏、立秋、立冬、春分、秋分、夏至、冬至八个节气,做为时序的划分纲领,地有东、南、西、北、中五方区域,并各有不同的地理环境,与天气相合。天地阴阳相互交通,因而形成了万物。无形的清阳上升于天,有形的浊阴下降于地,天地之所以能够这样不断的运动和相对静止,都是由阴阳变化的规律所决定的。这些升、降与动、静,促使万物具有春生、夏长、秋收、冬藏的变化,并且周而复始,无穷无尽。只有懂得这些道理的聪明人,才能够做到在上部,仿效天气清轻的性质,来调养头部之气;在下部,仿效地气的沉静性质,来调养足部之气;在中部,仿效人事之间协调合作的关系,来调养五脏之气。天地间的各种现象与人体各脏腑经络之气相通应,天空的清气与肺脏相通;地上产生的饮食水谷与咽部之气相通;风气属于五行中的木,因而与肝脏相通;雷霆是火气,因而与心脏相通;山谷之气,能藏蓄和生长植物,具有土的性质,因而与脾脏相通;雨气有水的性质,因而与肾脏相通;人体中的三阴、三阳六经经脉运行气血,犹如地上的河流;肠胃能盛贮饮食水谷,犹如大海,善于容纳百川之水;耳、目、口、鼻和前阴、后阴上下九窍,犹如水气流通的道路。若以天地阴阳来类比人体,则人身阳气所化之汗,犹如天之降雨;人体中的阳气,好像天地间的疾风,流动不止;人怒气暴发,如同天之雷霆;人身中的阳气容易上冲,如同自然界中的阳气向上蒸腾。因此,调养身体,如果不仿效天地间的规律,不懂得天有八节不同的节气,地有五域不同的地理,那么,疾病就要发生了。

【原文】 故邪风之至,疾如风雨,故善治者治皮毛,其次治肌肤,其次治筋脉,其次治六腑,其次治五脏。治五脏者,半死半生也。故天之邪气,感则害人五脏;水谷之寒热,感则害于六腑;地之湿气,感则害皮肉筋脉。

故善用针者,从阴引阳,从阳引阴,以右治左,以左治右,以我知彼,以表知里,以观过与不及之理,见微得过[1],用之不殆。善诊者,察色按脉,先别阴阳;审清浊而知部分;视喘息,听音声而知所苦;观权衡规矩[2]而知病所主。按尺寸,观浮沉滑涩,而知病所生。以治无过,以诊则不失矣。

【提要】 本段论述了有病早治的重要性以及诊法先辨阴阳的道理。

【注释】 [1]见微得过:微,作疾病之微萌解释;过,为过失,即疾病之所在。见微得过,意即在疾病初起的时候,就要通过在外的细微变化、表现,以察知病变之所在。

[2]观权衡规矩:即诊察脉象应结合四时阴阳的变化。

【白话解】 邪气侵犯人体,有如暴风骤雨,不仅随时会引起人生病,而且病情常常很快发生变化。所以,善于治病的医生,能够抓住时机,在邪气刚侵入皮毛时,就及时给予治疗;医术稍差的,到病邪侵入到肌肤时,才知道给予治疗;再差一些的医生,则要到邪气侵入筋脉的时候才治疗;更差的医生,等到邪气已经深入到六腑时,才知道给予治疗;技术水平最差的医生,直到邪气已经进入五脏时,才想到给予治疗。一般来说,邪气所在部位越浅,越容易治疗,人体所受损失也越小;而当邪气深入到五脏时,病势已经相当严重了,这时即使给予治疗,恐怕也只有一半治愈的希望。所以,风、暑、燥、寒、湿五气侵犯人体,可以从皮毛而深入到五脏,作为医生,应该懂得早期治疗的重要性,而给予及时治疗。当然,疾病部位的深浅,也往往和引起疾病的病因性质有关。例如,天之六淫之邪,多由鼻入肺,而易伤及人之五脏;饮食寒热调配不适当,则由口入而伤害六腑;居住和工作环境的潮湿之气侵犯人体,多伤害皮肉和筋脉等部位。

善于用针刺治病的医生,掌握阴阳的道理,当病在阳经时,可针刺阴经,从而引出阳经的邪气;当病在阴经时,可针刺阳经,从而引出阴经的邪气。病在右者治于左,病在左者治于右。以及根据人们正常的生理指标,来衡量病人的病理变化及轻重程度;并从外表出现的症状,去了解内部的病变。通过这种方法,来观察和分析疾病是属于邪气太过的实证,还是属于正气不足的虚证。那么,即使只见到疾病初起时的轻微表现,也可以知道病变的真实部位和性质。能够这样诊断疾病,就不会发生错误。根据正确的诊断给人治疗疾病,当然就不会失败了。善于诊断疾病的医生,无论是观察病人颜色变化,还是切按病人的脉搏,首先必须分辨阴阳。在分析颜色时,要辨别明润光泽与晦暗枯槁,并通过察看异常颜色表现在脸面上的具体部位,而得知病变所在的脏腑;看病人喘息的情况,听病人所发出的声音,从而知道他的痛苦所在;诊察四时的色脉是否正常,就可以知道疾病在哪一脏、哪一腑;察寸口脉的浮沉滑涩,可以知道疾病发生的原因。这样,在治疗上就不会有过失,在诊断上也没有错误。

【原文】 故曰:病之始起也,可刺而已;其盛,可待衰而已。故因其轻而扬之,因其重而减之,因其衰而彰之。形不足者,温之以气;精不足者,补之以味。

28

其高者,因而越之;其下者,引而竭之;中满者,泻之于内;其有邪者,渍形以为汗;其在皮者,汗而发之;其慓悍者,按而收之;其实者,散而泻之。审其阴阳,以别柔刚,阳病治阴,阴病治阳,定其血气,各守其乡,血实宜决之,气虚宜掣引之。

【提要】　本段论述了治疗疾病的法则之一,即"因势利导"。

【白话解】　关于治疗疾病的原则,一般说来,在病初起的时候,可以用针刺的方法而痊愈;如果是病邪很盛的,尤其是那些周期性发作的疾病,可以等到症状缓解、邪气稍退的时候再进行针刺;如果病邪的性质是轻清的,轻者附于表、附于上,可以用扬散的方法治疗;如果病邪性质是重浊的,重者沉于下、沉于里,可以用逐渐削减的方法治疗;如果疾病是属于正气衰弱的虚证,应该用补益的方法治疗,使正气旺盛起来;身体衰弱、怕冷、易患感冒的,可以用温性药来补气;精虚血少的,应该用味厚的药来滋补。根据邪气所在部位,可以采用不同的方法,若邪气在上部,可以用吐法,使它从上排出;邪气在下部,可以用泻法、利法,使它从二便排出;邪气在中部,病胀满的,可用辛开苦降之法,使其消之于内;如果邪气停留在体表部位,可用药物汤液洗浴的方法,来祛除它;若邪气侵犯皮毛,可用汗法来发散它;若起病急暴,邪气很盛,当予以抑制之法;病属于实证的,邪气在表适宜发散法,邪气在里适宜用泻下法。总之,治疗疾病必须详细审察证候属阴、属阳,分别采用滋补法和攻泻法。病在阳者可治其阴,病在阴者可治其阳。要平定气血,使它们按正常规律运行。凡血瘀属实的,当用刺血法治疗;气虚不足的,当用导引法治疗。

【按语】　本段经文所论述的治疗法则,后世一般将其称为"因势利导"。所谓因势利导,是依据疾病过程中机体的抗病趋向,顺势引导,助正驱邪,而达到治疗疾病的目的。这一治疗法则主要体现在以下三方面:一是把握正邪斗争的阶段性,避邪之盛锐,击邪之衰归,择机顺时以驱邪。如本段中"其盛可待衰而已"即是此意,主要应用于周期性疾病,如疟疾、月经病。二是根据邪气的性质和留着的部位,随其性、就其近,以最快的速度,从最简捷的途径导邪外出,以免病邪深入,过多损伤人体正气。本文"其高者,因而越之;其下者,引而竭之;中满者,泻之于内;其有邪者,渍形以为汗;其在皮者,汗而发之"等均是有关论述。三是顺从机体维护精气的本能趋势而扶助之,以防阴阳气血的亡脱。如本文"其慓悍者,按而收之"。

阴阳离合论篇第六

【题解】　离,就是分离;合,就是集合、合并。阳与阴合则为一,分则为二。本篇提出天地万物均可分为阴阳,阴阳之中又无限可分,但总本于一阴一阳。故篇名为"阴阳离合论"。

【原文】 黄帝问曰:余闻天为阳,地为阴,日为阳,月为阴,大小月三百六十日成一岁,人亦应之。今三阴三阳,不应阴阳,其故何也?岐伯对曰:阴阳者,数之可十,推之可百,数之可千,推之可万,万之大不可胜数,然其要一也。天复地载,万物方生,未出地者,命曰阴处,名曰阴中之阴;则出地者,命曰阴中之阳。阳予之正,阴为之主[1]。故生因春,长因夏,收因秋,藏因冬,失常则天地四塞。阴阳之变,其在人者,亦数之可数。

【提要】 本段阐发了自然界一切事物都有阴阳的道理,以及阴阳的无限可分性。

【注释】 [1]阳予之正,阴为之主:正,主之意,与下文的"主"为互文。有阳气,万物才能生长;有阴气,万物才能成形,故曰阳予之正,阴为之主。

【白话解】 黄帝问道:我听说天是属阳的,地是属阴的,日是属阳的,月是属阴的。由于天地日月的运转,而形成了二十九日的小月和三十日的大月,但总的计算是三百六十天为一年,人体也应当与天地日月阴阳相对应。但是,人体中的经脉,却分为三阴三阳,和天地的阴阳数目并不符合,这是什么缘故呢?岐伯回答说:事物的阴与阳是相对的,因而具有可分性,由一可以数到十,由十又可以分到百,由百可以变化到千,由千可以推演到万,由万还可以再推演下去,是数之不尽的。但是,根本在于阴阳二字。天在上覆盖着一切,地在下承载着一切,天上的阳气下交,地上的阴气上迎,阴阳相互交通,才能产生万物。当万物开始萌芽,还没有露出地面的时候,因为它的处所是在地下,地为阴,所以把这种情况叫做"阴处",也叫做阴中之阴;当它们才露出地面的时候,叫做"阴中之阳"。可见,阳气是万物发生的动力,阴气是万物生长的基础。所以,万物的发生,是借着春季天气的温暖;万物的滋长壮大,是借着夏季天气的炎热;万物的收成,是借着秋季天气的清凉;万物的潜藏,是借着冬季天气的寒冷。这是四时气候变化和万物生长收藏相对应的规律。如果四时失序,气候变化无常,那么,天地之间的阴气与阳气就互相阻隔而不能交通,于是一切生息就要停止了。这种阴阳变化的规律对人体来说也是一样的,人体中的阴阳也是既可分离又可合并的,并且相互间保持着协调,从而使人体正常地生长发育。

【原文】 帝曰:愿闻三阴三阳之离合也。岐伯曰:圣人南面而立,前曰广明,后曰太冲,太冲之地,名曰少阴,少阴之上,名曰太阳,太阳根起于至阴,结于命门[1],名曰阴中之阳。中身而上,名曰广明,广明之下,名曰太阴,太阴之前,名曰阳明,阳明根起于厉兑,名曰阴中之阳。厥阴之表,名曰少阳,少阳根起于窍阴,名曰阴中之少阳。是故三阳之离合也,太阳为开,阳明为阖,少阳为枢。三经者,不得相失也,搏而勿浮,命曰一阳。

【提要】 本段说明了人体阴阳经的划分及三阳经的生理作用——开、

阖、枢。

【注释】 [1]命门:此处指睛明穴。

【白话解】 黄帝说:我希望听你讲一下三阴经与三阳经的离合情况。岐伯说:人面向南方而站立,前面就是南方,在自然界,南方为阳,北方为阴,人与天地相应,所以人前面阳气广大,因此叫做"广明";相对而言,人的后面为阴,而人背后是太冲脉所经过的部位,所以把后面叫做"太冲"。太冲脉所起始的地方,就是足少阴肾经的部位;在少阴经上面的经脉,名叫太阳经,太阳经下端起始于足小趾外侧的至阴穴,上端结聚在眼内角处的睛明穴。因为太阳经与少阴经相合,太阳经为表,少阴经为里,所以又把太阳经叫做"阴中之阳"。以上是按人体的前后划分阴阳的情况。如果再从人体上下部位划分阴阳,那么上为阳,所以身半以上的阳气旺盛,因而叫做"广明";而身半以下属阴,称为太阴经。在太阴经脉之前的,叫做阳明经,阳明经脉的下端,起始于足二趾端的厉兑穴。因为阳明经与太阴经相合,互为表里,所以又叫做"阴中之阳"。与厥阴经相合的经脉,叫做少阳经,少阳经为表,厥阴经为里。少阳经脉的下端,起始于足四趾外端的窍阴穴,这条经称为"阴中之少阳"。因此,三阳经脉的离合情况是:分开来看,太阳在表为开,阳明在里为合,少阳在表里之间为枢。但是,这三阳经脉的功能是密切配合,而不能相互背离的。如果在脉象上表现为搏动有力,而又不太浮起,就说明三阳经的功能协调统一,这样三阳经合起来便是一体,所以称为"一阳"。

【原文】 帝曰:愿闻三阴。岐伯曰:外者为阳,内者为阴,然则中为阴,其冲在下,名曰太阴,太阴根起于隐白,名曰阴中之阴。太阴之后,名曰少阴,少阴根起于涌泉,名曰阴中之少阴。少阴之前,名曰厥阴,厥阴根起于大敦,阴之绝阳,名曰阴之绝阴。是故三阴之离合也,太阴为开,厥阴为阖,少阴为枢。三经者,不得相失也,搏而勿沉,名曰一阴。阴阳𩅠𩅠[1],积传为一周,气里形表而为相成也。

【提要】 本段简要地记载了三阴经的循行部位及三阴经的生理作用——开、阖、枢。

【注释】 [1]𩅠𩅠:是往来流行不息的意思。

【白话解】 黄帝说:我想再听听三阴经的离合情况。岐伯说:在肢体外侧的经脉属于阳经,在肢体内侧的经脉就属于阴经。然而,按人体上下分阴阳,那么上半身为阳,下半身为阴,而在上下之中的部位,也应当属于阴。冲脉在下,在冲脉之上的脾经,称为太阴经。太阴经脉的下端,起始于足大趾端内侧的隐白穴,这条经脉又称为"阴中之阴";太阴经之后的经脉,名叫少阴经,少阴经的下端,起始于足心的涌泉穴,这条经脉又称为"阴中之少阴";在少阴经前面的经脉,名叫厥阴经,厥阴经的下端,起始于足大趾端的大敦穴,这条经脉有阴而无阳,而且又是阴气循行终止的地方,所以又称为"阴之绝阴"。因而,三阴经的离合情况是:分开来看,太阴经在表为开,厥阴经在里为合,少阴经在表里之间为枢。这三阴经脉的功能是密切配合,而不能相互背离的。如果在脉象上表现为搏动有力,但又不太沉伏,就说明三阴经的功能协调统一,这样三阴经合起来便是一体,所以称为"一阴"。阴阳之气,在十二经脉中有规律地传递流动,运行不息,日夜运行五十度而为一周。只有在内的气正常运行,才能保证在外的形体健壮;也只有在外的形体强健,才能保证气聚合而不离散。形与气,相互协调,相互为用;三阴三阳,有离有合,相辅相成,从而保证了人体旺盛的生命力。

【按语】 本篇关于三阴三阳经脉"开、阖、枢"的论述与《灵枢·根结》记载相同。所谓"开、阖、枢"是对人体经脉生理功能及其相互关系的概括。在阳经方面,太阳经主开,阳明经主阖,少阳经主枢。在阴经中,太阴经主开,厥阴经主阖,少阴经主枢。其中"开"是指经脉相对位于表浅的部位,与外界的联系更为接近,而有开放的作用。"阖"是指经脉相对处于人体内部的深层,具有闭合收敛的作用。"枢"则是指处于表里之间,具有转枢经脉气机的作用。

阴阳别论篇第七

【题解】 本篇内容主要是运用阴阳的道理,讨论脉象及其主病,从而推断疾病的预后。因为本篇与其他关于阴阳基本内容的论述不同,故篇名为"阴阳别论"。

【原文】 黄帝问曰:人有四经十二从,何谓? 岐伯对曰:四经应四时,十二从应十二月,十二月应十二脉。脉有阴阳,知阳者知阴,知阴者知阳。凡阳[1]有五,五五二十五阳。所谓阴者,真脏也,见则为败,败必死也。所谓阳者,胃脘之阳也。别于阳者,知病处也;别于阴者,知死生之期。三阳在头,三阴在手,所谓一也。别于阳者,知病忌时;别于阴者,知死生之期。谨熟阴阳,无与众谋。所谓阴阳者,去者为阴,至者为阳;静者为阴,动者为阳;迟者为阴,数者为阳。凡持真脉之脏脉者,肝至悬绝[2]急,十八日死;心至悬绝,九日死;肺至悬绝,十二日死;肾至悬绝,七日死;脾至悬绝,四日死。

【提要】 本段指出脉象有无胃气是判断疾病预后的重要标志,介绍了从脉诊部位、脉搏形态和至数等方面来区别脉象阴阳的方法。

【注释】 [1] 阳:指阳脉。脉有胃气称为阳脉。

[2] 悬绝:指胃气孤悬将绝。

【白话解】 黄帝问道:人有四经十二从,是什么意思? 岐伯回答说:四经就是肝、心、肺、肾四脏的脉象,它们分别与春、夏、秋、冬四季相应;十二从,是指与十二个月相应的十二经脉。脉有阴阳之分,知道了什么是阳脉,就可以了解什么是阴脉,反之,知道了什么是阴脉,也就了解了什么是阳脉。阳脉有五种,分别代表五脏的正常脉象,也就是肝脉微弦,心脉微钩,脾脉微软,肺脉微浮,肾脉微沉。但是,五脏与季节相应,脉象又会按季节发生变化,也就是五脏的脉象,在春季都带有弦象、夏季都带有钩象、长夏季都带有软象、秋季都带有浮象、冬季都带有沉象。这样,五脏脉象各有特点。而五季之中,五脏脉象又都有变化,于是便有二十五种脉象,这都是属于正常范围,所以又可以说有五五二十五种阳脉。所谓阴脉,是指"真脏脉",这种脉象中,丝毫没有柔和的现象,也就是没有"胃气"。它的出现,反映内脏中的真气已经暴露出来,并且即将衰竭,所以必然会引起死亡。所谓阳脉,就是指在脉中反映出有胃气,也就是具有从容和缓、柔软的脉象。医生在临床诊病中,能够辨别出脉象中的胃气,在发现某一部位的脉象中胃气不足时,便可以根据这一部位与内脏的特定联系,判断出疾病所在的脏腑;能够辨别出真脏脉,就可以按照五行相克的理论,推断出死亡的时间。颈部的人迎脉可以诊察三阳经的变化,手腕部的寸口脉可以诊察三阴经的变化,诊脉的部位虽然不同,但作为全面了解人体的疾患,两种诊脉部位却是相互补充的,它们在诊断中的作用也是统一的。辨别阳脉,可以根据自然界天时气候的规律推断出疾病轻重变化的时间;辨别阴脉,可以测知疾病生死的日期。只要谨慎熟练地辨别阴脉和阳脉,临证时便可以做到胸有成竹,而不至于犹豫不决地去和别人商量了。所谓脉象的阴阳,还有另外的含义,脉搏偏于沉伏的为阴,脉搏偏于隆盛的为阳,也就是去为阴,来为阳;脉象偏于沉静的为阴,偏于躁动的为阳;脉象频率慢的为阴,脉象频率快的为阳,也就是迟为阴,数为阳。凡是见到没有胃气的真脏脉象,如见到肝脉来时胃气断绝,十八日后便会死亡;见到心脉来时胃气断绝,再过九天就会死亡;见到肺脉来时胃气断绝,十二天后就会死亡;见到肾脉来时胃气断绝,七天后便会死亡;见到脾脉来时胃气断绝,四天后便会死亡。

【原文】 曰:二阳之病发心脾,有不得隐曲[1],女子不月;其传为风消,其传为息贲者,死不治。曰:三阳为病发寒热,下为痈肿,及为痿厥腨痟[2];其传为索泽,其传为颓疝。曰:一阳发病,少气善咳善泄;其传为心掣,其传为隔。二阳一阴发病,主惊骇背痛,善噫善欠,名曰风厥。二阴一阳发病,善胀心满善气。三阳三阴发病,为偏枯痿易[3],四肢不举。

【提要】 本段叙述了六经发病的主要症状。

【注释】 [1]隐曲:曲折难言的隐情,此处大指大小便。

[2]腨痟:痟,juān,音捐。腨,腿肚;腨痟,小腿肚酸痛。

[3]痿易:痿,痿弱无力;易,变易。

【白话解】 一般地说,阳明经发病,则可影响心脾,病人经常感到大小便不通畅,如果是妇女,还会出现月经闭止不来。若病久了,病情发生变化,可以导致身体发热、消瘦干枯的"风消"病,或者发生喘息胸闷的"息贲"病。疾病发展到这个程度,那是很危险的,往往会造成死亡。太阳经发病,一般多出现发热恶寒的症状,或者下肢痛肿,以及四肢软弱无力的"痿厥",还可以出现小腿后侧酸疼胀闷。若病久了,病情还会发生变化,可以引起皮肤干枯好像鱼鳞那样的"索泽"病,或者发生阴囊肿痛的"㿉疝"病。少阳经发病,往往出现气短无力,容易咳嗽以及腹泻。如果病久了,病情发生变化,可以引起心中空虚,牵掣疼痛的"心掣"病,或者发生大小便阻塞不通的"隔"病。阳明经和厥阴经同时发病,其主要症状是容易受惊、害怕、背部疼痛,时常嗳气和打呵欠,这叫做"风厥"病。少阴经和少阳经同时发病,其主要症状是腹部以及两胁胁处胀满,心胸满闷,时时叹息。太阳经和太阴经同时发病,常会出现半身不遂,筋肉松弛痿弱,或者四肢不能举动。

【原文】 鼓一阳曰钩,鼓一阴曰毛,鼓阳胜急曰弦,鼓阳至而绝曰石,阴阳相过曰溜。阴争于内,阳扰于外,魄汗未藏,四逆而起,起则熏肺,使人喘鸣。阴之所生,和本[1]曰和。是故刚与刚,阳气破散,阴气乃消亡。淖则刚柔不和,经气乃绝。死阴之属,不过三日而死;生阳之属,不过四日而死[2]。所谓生阳死阴者,肝之心谓之生阳,心之肺谓之死阴,肺之肾谓之重阴,肾之脾谓之辟阴,死不治。

【提要】 本段叙述了四时的正常脉象和异常脉象及其病症,着重指出出现真脏脉的几种危重病证。

【注释】 [1] 和本:本,指阴阳。和本,即阴阳平衡之意。

[2] 四日而死:新校正云:"按别本作'四日而生'。"可从之。

【白话解】 脉的搏动有力,波动起来时旺盛,而波动下去时显得衰弱,好像古人衣带上的钩那样,头大尾小,这种脉象,反映阳气正盛,叫做钩脉;脉的搏动微显无力,轻柔得好像按到鸡身上的羽毛那样,这种脉象,反映阴气初长,叫做毛脉;脉的搏动微显无力,好像琴弦那样直而长,并且带有弹性,这种脉象,反映阳气初生,就叫做弦脉;脉搏动时虽然有力,但必须重按才感觉得到,而轻按时却触不到,好像石头沉到水底那样,这种脉象,反映阳气潜藏而阴气隆盛,就叫做石脉;脉的搏动,柔和滑溜,这种脉象,反映阴阳和平,就叫做溜脉,也就是滑脉。阴气盛于内,使五脏功能紊乱;阳气浮散于外,使皮肤不能固密,汗出过多,阳气外泄,于是出现四肢冰冷。这样,就会损伤肺气,引起喘息气促的病证。阴气之所以能不断产生,其根本在于阳气固密,而阴阳调和,刚柔相济。所以,若阳气太盛,甚至有阳无阴,那么孤阳便不能生,于是阳气必然要从外散失,而阴气随之从内消亡;反之,如果阴气过盛,使阴阳失调,甚至有阴无阳,而独阴不能长,所以经脉的气血也会衰败枯竭。凡属于"死阴"的一类病证,不超过三天就会死去;凡属于"生阳"的一类病证,不超过四天就会痊愈。那么什么叫做生阳,什么叫做死阴呢?所谓生阳,就是疾病按五行相生的次序发展变化,例如肝病传到心,肝属木,心属火,五行关系中,木能生火,所以这类病便属于生阳;而所谓死阴,就是疾病按五行相克的次序发展变化,例如心病传到肺,心属火,肺属金,五行关系中,火克金,所以这类病便属于死阴。此外,像肺病传到肾,因为肺属于阴脏,肾也属于阴脏,是从阴传阴,这种情况叫做"重阴";还有肾属阴,在五行属水,脾也属阴,在五行属土,若肾脏有病而传给脾脏,与五行相克的顺序相反,是水反而欺侮土的现象,这类病又称为"辟阴",也是不能治愈的死证。

【原文】 结阳者,肿四肢。结阴者,便血一升,再结二升,三结三升。阴阳结斜[1],多阴少阳曰石水[2],少腹肿。二阳结谓之消,三阳结谓之隔,三阴结谓之水,一阴一阳结谓之喉痹。阴搏阳别[3]谓之有子。阴阳虚肠辟死。阳加于阴谓之汗。阴虚阳搏谓之崩[4]。三阴俱搏,二十日夜半死。二阴俱搏,十三日夕时死。一阴俱搏,十日死。三阳俱搏且鼓,三日死。三阴三阳俱搏,心腹满。发尽不得隐曲,五日死。二阳俱搏,其病温,死不治,不过十日死。

【提要】 本段叙述了阴经阳经的脉象表现为结脉和搏脉的主病和预后。

【注释】 [1] 结斜:结,郁结的意思;斜,同邪。结邪,邪气郁结的意思。

[2] 石水:水肿病的一种。

[3] 阴搏阳别:阴谓少阴脉,搏谓搏击于手,阳别谓寸脉搏动异样。

[4] 崩:下血多而速,谓之崩。

【白话解】 阳经的气血郁滞而不流畅,可以引起四肢肿胀;阴经的气血郁滞而不流畅,可以引起大便下血,郁结轻浅的,便血一升,稍重的便血二升,更重的便血三升。阴经阳经的气血都郁滞不通了,而阴经的郁滞又偏重的,就会发生"石水"病,主要症状是小腹肿胀;若是阳明经的气血郁滞而不流畅,大肠与胃受病,就会形成消渴病;若太阳经的气血郁滞而不流畅,膀胱与小肠受病,就会发生大小便闭塞不通的"隔"病;若太阴经的气血郁滞而不流畅,脾脏和肺脏受病,就会发生水肿病;若少阳、厥阴两经的气血郁滞而不流畅,肝与胆受病,就会发生咽喉肿痛的"喉痹"病。若是妇女的少阴脉搏动有力,而寸脉搏动异样,但是脉中另有一种滑利流畅的现象,这就不是有病的脉象,而是怀孕的反映;若阴脉与阳脉都表现出无力的虚象,又患有大便脓血"肠澼"病的,就是不能治愈的死证;如果在阴经的脉搏部位上,出现动、数等属于阳脉的脉象,这是里热熏蒸的表现,必有出汗过多的症状;脉象重按时明显不足,而轻取时显得过于旺盛,这种现象若是在妇女出现,那就会患"血崩"病。足太阴与手太阴的脉象都搏动有力而太过,脾脏和肺脏受病,大约在二十天后的半夜里死亡;足少阴与手少阴的脉象都搏动有力而太过,心脏和肾脏受病,大约在十三天后的傍晚死亡;足厥阴与手厥阴的脉象都搏动有力而太过,肝脏和心包受病,大约再过十天就会死亡;足太阳与手太阳的脉象都搏动有力而太过,膀胱和小肠受病,大约再过三天就会死亡;手足太阴、太阳四条经的脉象都搏动有力而太过,肺、脾、小肠、膀胱受病,胸腹部极度胀满,二便闭塞不通,大约五天后便会死亡;足阳明、手阳明的脉象都搏动有力而太过,胃与大肠受病,假如患温病的出现这种脉象,那么就是不治之证,不会超过十天就要死亡。

卷·第三

灵兰秘典论篇第八

【题解】 灵兰,指灵台兰室,相传为黄帝藏书的地方;秘典,就是珍藏秘传的经典著作。本篇讨论十二脏腑的功能、地位及相互关系,内容至关重要,必须妥善地保存,以便流传于后世,因而将它藏之于灵台兰室,故篇名为"灵兰秘典论"。

【原文】 黄帝问曰:愿闻十二脏之相使,贵贱何如?岐伯对曰:悉乎哉问也,请遂言之。心者,君主之官也,神明出焉。肺者,相傅之官,治节出焉。肝者,将军之官,谋虑出焉。胆者,中正之官,决断出焉。膻中者,臣使之官,喜乐出焉。脾胃者,仓廪[1]之官,五味出焉。大肠者,传道之官,变化出焉。小肠者,受盛之官,化物出焉。肾者,作强之官,伎巧出焉。三焦者,决渎[2]之官,水道出焉。膀胱者,州都[3]之官,津液藏焉,气化则能出矣。凡此十二官者,不得相失也。故主明则下安,以此养生则寿,殁世不殆,以为天下则大昌。主不明则十二官危,使道[4]闭塞而不通,形乃大伤,以此养生则殃,以为天下者,其宗大危,戒之戒之!

【提要】 本段以十二官职类比人体十二脏腑,简述了十二脏腑的主要功能及其在人体的地位,讨论了它们相互之间保持协调的重要性,突出了心在人体脏腑中的主导作用。

【注释】 [1] 仓廪:储藏未脱壳的谷粒为仓,储藏已脱壳的粮米为廪。

[2] 决渎:决,开决;渎,水道。决渎即疏通水道之意。

[3] 州都:通"洲渚",是水湿聚集的地方。

[4] 使道:指联系十二脏腑的气血运行通道。

【白话解】 黄帝问道:我想听一听人体十二脏腑的生理功能以及它们之间的相互关系,有没有重要和次要的区别呢?岐伯回答说:您问得真详细啊!请让我说一下吧。人体脏腑的功能各不相同,它们之间的关系,如果拿一个君主制的朝廷君臣职能做比喻的话,那么心脏就好像地位最高的"君主",它具有主导和统率全身各脏腑功能活动,并且使它们相互协调的作用,人们的聪明智慧,都是从心脏产生出来的。肺脏的位置,在心脏的旁边,像辅佐君主的"宰相"一样,协助心脏治理全身,调节气血营卫,沟通和营养各个脏腑,使它们保持各自的生理功能,而且互相之间能够协调统一。肝脏是具有类似运筹帷幄之中、决胜千里之外的"将军"功能的脏器,人们的深谋远虑,就是肝脏的重要功能之一。胆的性格刚毅果敢,正直不阿,因此可以把它比作是"中正"之官,人们对事物的判断和对行动的决心,都是从胆发出来的。膻中,也就是心包,它包裹护卫着心脏,好像君主的"内臣",能够传达君主的志意,因此,心脏产生的喜乐情绪便从它那里发出来。脾和胃,有接受和消化饮食物的功能,可以把它们比作管理粮食的官职,饮食物中的营养,都是由脾胃产生并且输送到全身各处而发挥作用的。大肠是传送糟粕的道路,所以说它有"传道"的职能,食物的消化、吸收、排泄过程都是在它那儿最后完成的。小肠接受并且盛贮从胃中移下来的饮食物,所以说它有"受盛"的职能,它可以对饮食物进行再消化吸收;同时,水液和谷食糟粕,也是从这里分开的,水液部分渗入膀胱,而谷食糟粕下移到大肠。肾脏能藏精,精能生骨髓而滋养骨骼,所以肾脏有保持人体精力充沛,强壮矫健的功能,由于它作用强大而有力,所以说它有"作强"的职能;同时,由于只有精气充足,才能有较高的智力和技巧,所以可以说智力与技巧是从肾脏产生出来的。三焦的功能,是使全身的水道通畅,所以把它比作管理水道的官职,人体中的水液之所以能够正常地排泄,这是和三焦的作用分不开的。膀胱的位置最低,是全身水液汇聚的地方,所以将其称为州都之官,只有通过膀胱的气化作用,才能使多余的水液排出,而成为小便。以上十二脏腑,虽然各有不同的功能,但相互之间必须协调一致,而不可相互背离,才能保证机体的统一性,维持身体的健康。而这个统一体中,心的主宰作用是十分重要的,保持心主功能正常,十二脏腑就相互协调,发挥着各自的功能活动。这样保养身体,就可以长寿,而且终生不会患有严重的疾病。这样治理国家,国家就会繁荣昌盛。相反,如果心主功能失常,那么十二脏腑的功能必将发生紊乱,气血运行的道路闭塞不通,脏腑之间失去协调,整体性遭到破坏,人的生命就要受到严重危害。用这样的办法来养生,必然灾殃不断,而用这样的办法来治理国家,必然使得根本动摇,国家就有败亡的可能,实在值得警惕呀!

【原文】 至道在微,变化无穷,孰知其原!窘[1]乎哉,消者瞿瞿,孰知其要!闵闵之当,孰者为良!恍惚[2]之数,生于毫氂[3],毫氂之数,起于度量[4],千之万之,可以益大,推之大之,其形乃制。

【提要】 本段指出医学的道理极为微妙,变化无穷,同时说明对医学理论的认识应由少积多。

【注释】 [1]窘:困难的意思。
　　　　 [2]恍惚:似有似无的意思。

[3] 毫氂:氂,lí,音厘,长度单位。毫氂,形容极微小。

[4] 度量:意思是说,数目起始虽小,但积多以后,便要用到尺度斗量了。

【白话解】 医学的道理极其奥妙,而且变化无穷,谁能知道它的根源呢?实在是困难得很啊!有学问的人勤勤恳恳地探讨和研究它,可是谁能说已经掌握了其中的全部精华呢?虽然深深地忧虑着这种医学理论晦涩难懂,但是谁能提出更好的办法呢?然而,尽管医学道理最深刻又最细微,有些地方甚至似有似无,但是,要知道毫厘虽小,若积累成多,也可以用尺来度,斗来量,再继续扩大到一定的程度,就会十分明显,而可以被人们认识和掌握。

【原文】 黄帝曰:善哉,余闻精光[1]之道,大圣之业,而宣明[2]大道,非斋戒择吉日,不敢受也。黄帝乃择吉日良兆,而藏灵兰之室,以传保焉。

【提要】 本段慨叹医学理论的博大精深,强调应该珍藏秘传。

【注释】 [1] 精光:精细而又明白晓畅的意思。

[2] 宣明:通达明了的意思。

【白话解】 黄帝说:好得很啊!我听了您讲授的精粹晓畅的理论,真是治国安邦、养生长寿大事的根本所在。对于这明白而宏大的理论,如果不斋戒沐浴,专心修省并且选择吉日良辰,实在不敢接受它。于是,黄帝选择了吉日良辰,把这些医学理论珍藏在灵台兰室之内,以便于保存而流传给后世。

六节藏象论篇第九

【题解】 节,度,周期之意,古人以甲子纪天度,一节为六十日,一年三百六十日为六节。藏象,指体内脏腑的功能及其表现于外的征象。本篇始论天度、气数,继论藏象、脉象,故篇名为"六节藏象论"。

【原文】 黄帝问曰:余闻天以六六之节,以成一岁,人以九九制会[1],计人亦有三百六十五节,以为天地,久矣。不知其所谓也?岐伯对曰:昭乎哉问也,请遂言之。夫六六之节,九九制会者,所以正天之度、气之数也。天度者,所以制日月之行也;气数者,所以纪化生之用也。天为阳,地为阴;日为阳,月为阴;行有分纪,周有道理,日行一度,月行十三度而有奇焉,故大小月三百六十五日而成岁,积气余而盈闰矣。立端[2]于始,表正[3]于中,推余于终,而天度毕矣。

【提要】 本段从天有六六之节,地和人有九九制会,提出人与天地相应的观点。

【注释】 [1] 制会:制,准度的意思;会,配合的意思。

[2] 立端:端,指岁首,即冬至节。立端,即确定岁首。

[3] 表正:正,校正或确实的意思;表,即圭表。表正,指古代天文仪器,用以测量太阳射影的角度,来确定日月的行程和校正时令的节气。

【白话解】 黄帝问道:我早就听说,用甲、乙、丙、丁、戊、已、庚、辛、壬、癸十天干和子、丑、寅、卯、辰、巳、午、未、申、酉、戌、亥十二地支,排列组合来纪年、纪月、纪日,六十日为一周,称为一节,六节共三百六十日为一岁;而人体有耳、目、口、鼻、前后二阴共九窍,胃、大肠、小肠、膀胱盛贮有形的饮食物及其糟粕的四个脏器及肝、心、脾、肺、肾藏精神的五个脏器,合而有九脏,形成一个整体,并且与天地相配合。其实,仔细推算,一年应是三百六十五日,由于人和天地是相联系的,所以人体中也有三百六十五节。这种人与天地自然相对应的理论,虽然已经流传很久了,但却不知其中的道理是什么? 岐伯说:您问得真高明啊! 就请让我详细地解释一下吧。所谓六节,就是用天干与地支的排列组合来纪日,六十天为一节,又叫一个甲子,六个甲子便是三百六十日,正与周天的三百六十度相合,所以说"六六"为节;所谓"六六"为节与"九九"相通,是用来确定天度和气数的。天度,是计算日月运行的尺度;气数,是影响万物生化的节气。天在上属阳,地在下属阴;日行于昼属阳,月行于夜属阴。日月在天体中运行有一定的轨道和秩序,每天行一定的度数。一周天是三百六十五度,太阳一昼夜行一度,月亮一昼夜行十三度又十九分之七,所以有三十日的大月和二十九日的小月之分,平均每月为二十九日半,这样计算一年十二个月才有三百五十四日,而一年应是三百六十五又四分之一日,这样就少十一又四分之一日。每年余十一天多,积累下来,就产生了闰月。三年就要闰一月,五年再闰一月,平均十九年中须置七个闰月,才能与周天的度数相合,使节气与月份一致。推算的方法是,首先确定冬至为一年节气的开始,再用圭表测量日影长短变化,计算日月运行的度数,校正时令节气,然后将余数加入计算,这样,整个天度的变化,就可以完全计算出来了。

【按语】 本节"立端于始,表正于中,推余于终"一语,是天文与历法的计算方法。我国古代推历之术,是以冬至日为一岁之开端,根据圭表之日影,以正其中气之度,二十四节气在月首者为节,在下半月者为中气,太阳视运动一周三百六十五又四分之一天,而月亮绕地运动十二周仅三百五十四天稍多,故推其余数于岁终,积成闰月。

【原文】 帝曰:余已闻天度矣,愿闻气数何以合之? 岐伯曰:天以六六为节,地以九九制会,天有十日[1],日六竟而周甲[2],甲六复而终岁,三百六十日法也。夫自古通天者,生之本,本于阴阳,其气九州九窍,皆通乎天气。故其生五,其气三,三而成天,三而成地,三而成人,三而三之,合则为九,九分为九野,九野为九脏,故形脏四,神脏五,合为九脏以应之也。

帝曰:余已闻六六九九之会也,夫子言积气盈闰,愿闻何谓气? 请夫子发蒙解惑焉。岐伯曰:此上帝所秘,先师传之也。帝曰:请遂闻之。岐伯曰:五日谓之候,三候谓之气,六气谓之时,四时谓之岁,而各从其主治焉。五运相袭,而皆治之,终朞[3]之日,周而复始,时立气布[4],如环无端,候亦同法。故曰:不知年之所加,气之盛衰,虚实之所起,不可以为工矣。

帝曰:五运之始,如环无端,其太过不及何如?岐伯曰:五气更立,各有所胜,盛虚之变,此其常也。帝曰:平气何如?岐伯曰:无过者也。帝曰:太过不及奈何?岐伯曰:在经有也。帝曰:何谓所胜?岐伯曰:春胜长夏,长夏胜冬,冬胜夏,夏胜秋,秋胜春,所谓得五行时之胜,各以气命其脏。帝曰:何以知其胜?岐伯曰:求其至也,皆归始春,未至而至,此谓太过,则薄所不胜,而乘所胜也,命曰气淫。不分邪僻内生工不能禁[5]。至而不至,此谓不及,则所胜妄行,而所生受病,所不胜薄之也,命曰气迫。所谓求其至者,气至之时也。谨候其时,气可与期,失时反候,五治不分,邪僻内生,工不能禁也。帝曰:有不袭乎?岐伯曰:苍天之气,不得无常也。气之不袭,是谓非常,非常则变矣。帝曰:非常而变奈何?岐伯曰:变至则病,所胜则微,所不胜则甚,因而重感于邪,则死矣。故非其时则微,当其时则甚也。

【提要】 此三段专论气数。第一段说明气数从天度而来;第二段说明五行之气的运行是互相递承,其主岁主时都按一定的规律;第三段谈论气数和人的关系。

【注释】 [1] 天有十日:天,指天干。古以天干纪日,天干有十,故说天有十日。

[2] 日六竟而周甲:即十个天干和十二地支(子、丑、寅、卯、辰、巳、午、未、申、酉、戌、亥)相合,凡六十日为甲子的一周,甲子经过六周,称为周甲。

[3] 暮:jī,音机,一周称暮。

[4] 时立气布:即岁立四时,时布节气的意思。

[5] 不分邪僻内生工不能禁:此十字是错简,乃下文之辞,误重于此。

【白话解】 黄帝说:天度的道理我已经明白了,还想了解一下气数是怎样与天度相配合的。岐伯说:天是以六十日为一节,六节便是一年,而地是以九数与天相联系的。天有十干,代表十日,与十二地支排列组合,六十天便是一个甲子,六个甲子就是一年。因为周天有三百六十度,这就是一年有三百六十日与周天相应的计算方法。从古至今,一切生物都是与自然界息息相通的,天地阴阳的变化是生命存在的根本。不论人体中的九窍,还是地上划分出来的九州,都与天气相通。天地阴阳之气相通,便产生木、火、土、金、水五行和三阴三阳之气。它在天就表现为风、暑、火三阳和燥、寒、湿三阴;在地就表现为木、君火、相火三阳和金、水、土三阴;在人体就表现为太阳、少阳、阳明三阳经脉和太阴、少阴、厥阴三阴经脉。天、地、人三才,又各分而为三,三乘以三便是九。在地划分为冀、兖、青、徐、扬、荆、豫、梁、雍九州,在人体有九脏,也就是胃、大肠、小肠、膀胱四个盛贮有形物质的"形脏"和肝、心、脾、肺、肾五个藏精神的"神脏",合为九脏,与天度节气相通应。

黄帝说:我已经听明白"六六"与"九九"相通的道理了,但先生在前面曾提到把有余的气积累起来,便构成闰月的问题,我还想听听什么叫做气呢?请启发我的蒙昧,消除我的疑惑吧!岐伯说:这是前代帝王所保密珍藏的学问,而由我的老师传授给我的。黄帝说:请详细地讲给我听听。岐伯说:五日便是一候,三候十五日便是一气,六气九十日便是一时(季),春、夏、秋、冬四时三百六十日便是一岁。每一年有五运中的一运主宰该年的气候变化。五运是按着木、火、土、金、水的顺序,轮流主宰气候变化的。一运主宰一年,五年一周期,如此周而复始。在一年之中,五运又各主宰一个季节,如此季节更替、循环往复。每一候的五天中,也是这样分别由五运所主宰。这种每年都相同的变化,叫做主气。除此之外,还有随着每年地支不同而变化的客气。主气与客气,都影响着气候,也影响着生物界。因此,如果不会推算主气与客气相遇的具体情况,不了解一年中的风、寒、暑、湿、燥、火的变化,不懂得五运之气的太过与不及的道理,那就不可能全面掌握人们在不同环境中发病的内在规律,这样也就不能算作高明的医生。

黄帝说:五运之气按一定次序更迭推移,周而复始,好像圆环一样没有终端,又怎么会出现太过与不及的变化呢?岐伯回答说:五运之气更迭主宰时令,所以各有所胜,也就是每一运之气都有旺盛的季节,同时,也有相互克制的季节,从而产生太过与不及,互有盛衰的变化,这是经常会出现的现象。黄帝说:那么平气又是怎样的呢?岐伯说:既没有太过,也没有不及的情况,便是平气。黄帝说:太过和不及有哪些具体变化?岐伯说:这些内容在有关五运六气的文献中,都有记载。黄帝说:"所胜"是什么意思?岐伯回答说:春胜长夏,也就是木克土;长夏胜冬,也就是土克水;冬胜夏,也就是水克火;夏胜秋,也就是火克金;秋胜春,也就是金克木,这就是五行之气的相互克制在季节中的反映。按照取象比类的方法,人的五脏就是根据这四时五行之气来命名的。如肝与春季、木气相配合;心与夏季、火气相配合;脾与长夏、土气相配合;肺与秋季、金气相配合;肾与冬季、水气相配合。黄帝说:怎样才能知道它们之间的相胜情况呢?岐伯说:要想知道所胜,必须首先观察气候到来时间的早晚。观察的方法,一般是以立春为标准,如果时令未到而相应的气候先期来到,就称为太过。如春季未到而气候已经温暖,便是木气太过之类。某气太过,就会侵犯自己所不胜之气,而加倍克制自己所胜之气,如木气太过,反而欺侮金气,而加倍克制土气之类,由于这是某气太过淫盛所造成的,所以把这种情况叫做"气淫"。假如气候与时令不符,五运之气的变化无法分辨,势必影响人的健康而生疾病,虽有技术高明的医生,也难以控制疾病的发生与传播。相反,时令已经到了而气候迟迟不到,就称为不及,如春季已到而气候尚寒,便是木气不及之类。某气不及,就不能克制所胜之气,而使它妄行;而所生之气,也因为缺乏资助而生病;所不胜之气,更会乘虚而侵犯。如木气不及而不能制约土气,使土气妄行;因木不能生火,而火气受病,金气更加倍克制木气之类。由于这是某气不及而受到逼迫,所以把这种情况叫做"气迫"。可见,要想知道太过与不及,就需要用正常的气候为标准,来衡量某一具体时令气候到来的早晚。因此,只有严格地按着四时节序去观察五气的变化,才能够准确地了解到气至与不至,因而也就知道了太过与不及。假如气候与时令不符,五运之气的变化无法分辨,势必影响人的健康而疾病内生,虽有技术高明的医生,也难以控制疾病的发生与传播。黄帝问道:五运之气会产生不按次序更替而紊乱的情况吗? 岐伯说:自然界的气候不能失掉规律,如果失去规律就是反常,它就变成对生物及人体有害的了。黄帝说:气候反常对人体产生怎样的危害呢? 岐伯回答说:如果反常之气候是这个时令气候所胜的,病情就比较轻微,例如春天出现湿气偏盛,春属木而湿为土气,木能克土;如果反常之气是这个时令气候所不胜的,病情就严重,例如春天出现燥气,燥为金气,金能克木,假若这个时候再感受其他的邪气,就有死亡的危险。所以说,当反常的气候出现在它不能克制的时令时,虽然能引起疾病,但病情轻微;若恰巧出现在它能克制的时令时,那么引起的病情就比较严重。

【原文】 帝曰:善。余闻气合而有形,因变以正名。天地之运,阴阳之化,其于万物,孰少孰多,可得闻乎? 岐伯曰:悉哉问也,天至广不可度,地至大不可量,大神灵问,请陈其方。草生五色,五色之变,不可胜视,草生五味,五味之美,不可胜极,嗜欲不同,各有所通。天食人以五气,地食人以五味。五气入鼻,藏于心肺,上使五色修明,音声能彰。五味入口,藏于肠胃,味有所藏,以养五气,气和而生,津液相成,神乃自生。

【提要】 本段概括地说明人体生命的维持依赖天地阴阳之气,从而间接地说明人体之气与自然之气相通应的道理。

【白话解】 黄帝说:讲得很好! 我听说天地阴阳之气相合,而能产生万物,由于天地之气变化多端,所以万物的形态各异,我们正是根据万物相互之间的差异,来确定它们各自的名称的。天地之间的五运之气和阴阳变化在万物生成过程中,哪个作用大些,哪个作用小些,你能讲给我听听吗? 岐伯回答说:问得真全面啊! 但是,天很广阔,不容易测度,地很博大,也很难计量。不过,既然提出了这样一个深奥而又微妙的问题,就让我概括地说一下吧。自然界的植物,有青、赤、黄、白、黑五种基本颜色,而五色各有深浅不同,此外,又有几种颜色相合的情况,因而,五色的变化是难以看尽的;植物又有酸、苦、甘、辛、咸五种基本滋味,然而五味又有厚薄优劣的区别,所以五味的变化也是品尝不尽的。五脏各有不同喜好,各种声、色、臭、味可分别容易进入相应的内脏。天为阳,供给人们的是寒、暑、燥、湿、风生命须臾不可缺少的五气;地属阴,供给人们的是酸、苦、甘、辛、咸人类赖以生存的饮食五味。五气由鼻而进入人体,首先藏在心脏与肺脏之中,心主血,肺主气,心肺功能正常,可以使人的面色红润光泽,声音柔和洪亮。五味由口进入人体,首先藏在胃肠之中,经过消化吸收,用来滋养五脏之气,五脏之气调和,便能生成气血津液,气血津液充足,精神自然就会旺盛起来。

【原文】 帝曰:藏象[1]何如?岐伯曰:心者,生之本,神之变[2]也,其华在面,其充在血脉,为阳中之太阳,通于夏气。肺者,气之本,魄之处也,其华在毛,其充在皮,为阳中之太阴[3],通于秋气。肾者,主蛰[4]封藏之本,精之处也,其华在发,其充在骨,为阴中之少阴[5],通于冬气。肝者,罢极[6]之本,魂之居也,其华在爪,其充在筋,以生血气,其味酸,其色苍,此为阳中之少阳[7],通于春气。脾胃大肠小肠三焦膀胱者,仓廪之本,营之居也,名曰器,能化糟粕,转味而入出者也,其华在唇四白,其充在肌,其味甘,其色黄,此至阴之类,通于土气。凡十一脏,取决于胆也。

【提要】 本段着重讨论了藏象学说的基本内容,主要包括脏腑的基本功能、阴阳属性及与四时之气的通应关系。

【注释】 [1]藏象:藏,指藏于体内的脏腑;象,指脏腑功能表现于外的生理病理征象。藏象即指人体内的脏腑及其呈现于外的功能表现。

[2]神之变:谓主神识的变化。一说"变"作"处"。

[3]阳中之太阴:根据《太素》、《甲乙经》,应作"阳中之少阴"为是。

[4]蛰:指冬眠蛰伏的动物。这里有"藏"的意思。

[5]阴中之少阴:根据《太素》、《甲乙经》,应作"阴中之太阴"为是。

[6]罢极:罢,同能,耐受之意;极,疲困。

[7]阳中之少阳:《灵枢·九针十二原》和《灵枢·阴阳系日月》二篇均作"阴中之少阳"。由于肝在下焦属阴,且具生发之气,故作阴中之少阳为是。

【白话解】 黄帝问道:"藏象"的具体内容是什么?岐伯回答说:脏腑藏在体内,各有一定的位置,但是它们的功能活动情况可以从体表反映出来,而且,由于人与自然相联系,所以还分别与四时阴阳相通应,从而反映出各脏腑的阴阳性质。具体地说:心脏是生命的根本,主宰着精神意识,统率全身,心的精华反映在面部,就是说心脏的功能状态可以从面部的颜色以及荣润与枯槁上反映出来,所以说心的功能是充实和温煦血脉。心的部位在横膈上面,属于阳,又具有火热的性质,所以称它为"阳中之太阳",与四时中阳气最旺盛的夏季相通应。肺脏是人体气的根本,主管全身的气,因为"魄"是不能离开气而单独存在的,所以也可以说肺是藏魄的地方,肺的精华反映在毫毛上,它的功能是充实和滋养皮肤,肺气旺盛,皮肤和毫毛就健康而润泽。肺的部位也在膈肌之上,属于阳,而它又有清肃收敛的性质,所以称它为"阳中之少阴",与四时中阳气开始下降的秋季相通应。肾脏是密封和潜藏的根本,就好像冬眠的虫子一样,它藏蓄着人体的真阴和真阳,同时,它也是藏贮人体生殖之精的地方,头发靠血的滋养,而阴精可以化生为血液,肾能藏精,所以说肾脏的精华反映在头发上,肾的功能是充实和滋养骨骼,肾气充足的时候,头发就有光泽,骨骼也坚韧,由于它的部位在膈肌以下的腹腔,属于阴,又有闭藏的功能特点,所以称它为"阴中之太阴",与四时中阴气最盛而阳气闭藏的冬季相通应。肝脏是耐受疲劳的根本,它能贮藏血液,并且可以根据人体活动的需要而调节血量,肝血充足,人就不容易疲劳,由于"魂"必须藏在血液中,因此,也可以说肝脏是藏魂的地方,肝的精华反映在爪甲上,它的功能是充实和营养筋膜,所以肝血充足,爪甲坚厚,筋也柔韧有力,其又能生养血气,其味酸,其色苍,因为它的部位在腹腔,属于阴,但又具有一定发散上升的性质,所以称为"阴中之少阳",与四时中阳气初生的春季相通应。脾、胃、大肠、小肠、三焦、膀胱是"粮仓"的根本,贮运饮食水谷,人体各处都把它们作为营养的来源,同时,它们也是营气产生的地方。它们既具有类似盛贮饮食物器具的作用,又对饮食物消化吸收,输送营养物质,滋养脏腑的功能,同时,把糟粕从大小便排出体外。它们的精华反映在口唇的周围,其功能是充实和营养全身的肌肉,所以脾胃功能正常,人的口唇红润而肌肉丰满有力,其味甘,其色黄,从阴阳的性质来说,它们都处于从阳到达阴的位置,所以称为"至阴",与四时中湿气最盛的长夏相通应,属于五行中的土气。胆腑具有阳气初生的性质,称为"少阳",这种初生的阳气,是维持整个人体生命活动不断进行并欣欣向荣的不可缺少的力量。所以说,十一脏功能的发挥,又都取决于胆的少阳之气。

【按语】 "藏象"一词,在《内经》仅见于本篇。"藏"的含义有两方面,一是指脏腑的主体是隐藏于人体之内的;二是指五脏六腑皆内藏有精气、水谷等物。"象"的含义亦有两方面,一是指脏腑功能表现于外的生理病理征象;二是通"像",含有像似之意,言人体脏腑的功能是外在四时阴阳之影像。"藏象"一词,准确地表达出《内经》藏象学说的内容,是脏腑的主体与外在生理病理功能的结合,而对外在生理病理现象的认识,主要是依靠取类比象的思维方式,借助于五行的特性、自然之象、社会之象等来进行类比推延出来的,因此,中医学对脏腑的描述,超出了解剖学的范围,其中已纳入了许多可能与脏器本身没有任何关联的功能性概念,如肝的升发功能、肾的闭藏功能等。

【原文】 故人迎[1]一盛病在少阳,二盛病在太阳,三盛病在阳明,四盛已[2]上为格阳。寸口一盛病在厥阴,二盛病在少阴,三盛病在太阴,四盛以上为关阴。人迎与寸口俱盛四倍以上为关格,关格之脉羸,不能极于天地之精气,则死矣。

【提要】 本段举例说明脏腑三阴三阳之六气功能失调在脉象上的反映。

【注释】 [1]人迎:切脉的部位,在颈部两侧(颈动脉),属足阳明胃经。

[2]已:同"以"。

【白话解】 脏腑的主要功能以及它们的阴阳性质,已如上述。在脉象方面,颈部两侧的"人迎"脉的变化,反映人体三阳经的盛衰;而手腕处"寸口"脉的搏动变化,反映人体三阴经的盛衰。所以,通过对比人迎与寸口两部脉搏的力量和形势,便可以了解疾病在阴经还是在阳经。如果人迎脉大于寸口脉一倍,说明病在少阳;大于寸口脉两倍,说明病在太阳;大于寸口脉三倍,说明病在阳明;大于寸口脉四倍以上,说明阳盛到达极点,而不能与阴气相交通,叫做"格阳"。如

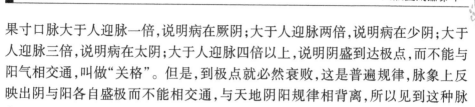

果寸口脉大于人迎脉一倍,说明病在厥阴;大于人迎脉两倍,说明病在少阴;大于人迎脉三倍,说明病在太阴;大于人迎脉四倍以上,说明阴盛到达极点,而不能与阳气相交通,叫做"关格"。但是,到极点就必然衰败,这是普遍规律,脉象上反映出阴与阳各自盛极而不能相交通,与天地阴阳规律相背离,所以见到这种脉象,必死无疑。

五脏生成篇第十

【题解】　本篇主要从人体五脏与五体、五味、五色、五脉的关系上阐述了诊色脉以察五脏的问题,以及色脉诊在临床上的具体应用。故篇名为"五脏生成"。

【原文】　心之合[1]脉也,其荣[2]色也,其主[3]肾也。肺之合皮也,其荣毛也,其主心也。肝之合筋也,其荣爪也,其主肺也。脾之合肉也,其荣唇也,其主肝也。肾之合骨也,其荣发也,其主脾也。

【提要】　本段从生理方面叙述了五脏与体表组织之间相配合的关系,同时根据五行生克的理论说明五脏之间相互制约的关系。

【注释】　[1]合:配合的意思。

[2]荣:荣华表现的意思。

[3]主:受制约的意思。

【白话解】　心脏与脉有特殊的内在联系,所以说心与脉相合,它的精华还反映到面部的颜色上;肾属水,心属火,所以肾脏能够制约心脏。肺脏与皮肤有特殊的内在联系,所以说肺与皮肤相合,它的精华还反映到毫毛上;心属火,肺属金,所以心脏能够制约肺脏。肝脏与筋有特殊的内在联系,所以说肝与筋相合,它的精华还反映到爪甲上;肺属金,肝属木,所以肺脏能够制约肝脏。脾脏与肌肉有特殊的内在联系,所以说脾与肌肉相合,它的精华还反映到口唇的周围;肝属木,脾属土,所以肝脏能够制约脾脏。肾脏与骨有特殊的内在联系,所以说肾与骨相合,它的精华还反映到头发上;脾属土,肾属水,所以脾脏能够制约肾脏。

【原文】　是故多食咸,则脉凝泣而变色;多食苦,则皮槁而毛拔;多食辛,则筋急而爪枯;多食酸,则肉胝胸而唇揭[1];多食甘,则骨痛而发落。此五味之所伤也。故心欲苦,肺欲辛,肝欲酸,脾欲甘,肾欲咸,此五味之所合也。

五脏之气,故色见青如草兹[2]者死,黄如枳实者死,黑如炲[3]者死,赤如衃[4]血者死,白如枯骨者死,此五色之见死也。青如翠羽者生,赤如鸡冠者生,黄如蟹腹者生,白如豕膏者生,黑如乌羽者生,此五色之见生也。生于心,如以缟[5]裹朱;生于肺,如以缟裹红;生于肝,如以缟裹绀[6];生于脾,如以缟裹栝楼实;生于肾,如以缟裹紫,此五脏所生之外荣也。

色味当五脏:白当肺、辛,赤当心、苦,青当肝、酸,黄当脾、甘,黑当肾、咸。故白当皮,赤当脉,青当筋,黄当肉,黑当骨。

【提要】 本段指出了五味、五色与五脏之间的生理病理联系。

【注释】 [1]肉胝䐃而唇揭:胝,zhī,音之,皮厚的意思;䐃,zhòu,音皱,皱缩的意思;揭,掀起的意思。肉胝䐃而唇揭,即皮肉坚厚皱缩,口唇干裂,表皮掀起。

[2]草兹:指死草色,即青中带有枯黑之色。

[3]炲:tái,音台,煤烟的灰。

[4]衃:pēi,音胚,凝聚的血。

[5]缟:生绢,色白质薄而光润。

[6]绀:青中浮现着赤色的丝织品。

【白话解】 药物和饮食的五味具有不同的性质,也可以分属五行。咸味属水,如果过多地食用咸味,就会伤害心脏,因而引起血脉凝涩不通畅,使本来红润的面色,变为黧黑;苦味属火,如果过多地食用苦味,就会伤害肺脏,引起皮肤枯槁不滋润,使毫毛脱落,好像连根拔掉一样;辛味属金,如果过多地食用辛味,就会伤害肝脏,引起筋拘急而不柔和,使爪甲干枯而不坚韧;酸味属木,如果过多地食用酸味,就会伤害脾脏,引起皮肉坚硬皱缩失去弹性,使口唇干裂掀起;甘味属土,如果过多地食用甘味,就会伤害肾脏,引起骨骼疼痛甚至不能站立,还会使头发脱落。这些情况,都是由于五味偏嗜所造成的损伤。所以说,五味与五脏相关,心喜欢苦味,肺喜欢辛味,肝喜欢酸味,脾喜欢甘味,肾喜欢咸味。这也就是五味与五脏的亲合关系。

面部颜色与光泽的变化,是五脏之气盛衰的反映。如果面部表现出的青色像死草,表现出的黄色像枳实,表现出的黑色像煤灰,表现出的赤色像凝血,表现出的白色像枯骨,这些丝毫没有光泽的颜色,就是五脏之气败绝的反映,均是死亡的征象。如果面部表现出的青色像翠鸟的羽毛那样青绿而有光泽,表现出的赤色像鸡冠那样红润,表现出的黄色像煮熟的蟹腹壳那样明润,表现出的白色像猪油那样光亮润泽,表现出的黑色像乌鸦的羽毛黑而透亮,这些含有明润的光泽,是五脏之气充盛,生机旺盛的反映。在面部,反映心脏有生气的颜色,是要像白绢包裹着朱砂那样;反映肺脏有生气的颜色,是要像白绢包裹着浅红色的东西那样;反映肝脏有生气的颜色,是要像白绢包裹着绀色的东西那样;反映脾脏有生气的颜色,是要像白绢包裹着栝楼实那样;反映肾脏有生气的颜色,是要像白绢包裹着紫色的东西那样。总之,颜色鲜明润泽,而又含蓄不露,就是五脏之气充盛在面部的表现。

五色、五味与五脏相合的关系是:白色、辛味与肺相合,赤色、苦味与心相合,青色、酸味与肝相合,黄色、甘味与脾相合,黑色、咸味与肾相合。由于五脏分别与筋、骨、脉、肌、皮有特殊的内在联系,所以白色又与皮肤相合,赤色又与脉相合,青色又与筋相合,黄色又与肌肉相合,黑色又与骨相合。

【原文】 诸脉者皆属于目,诸髓者皆属于脑,诸筋者皆属于节[1],诸血者皆属于心,诸气者皆属于肺,此四支八谿[2]之朝夕也。故人卧血归于肝,肝受血而能视,足受血而能步,掌受血而能握,指受血而能摄。卧出而风吹之,血凝于肤者为痹,凝于脉者为泣,凝于足者为厥,此三者,血行而不得反其空[3],故为痹厥也。人有大谷[4]十二分,小谿[5]三百五十四名,少十二俞,此皆卫气之所留止,邪气之所客也,针石缘[6]而去之。

【提要】 本段主要阐述了脉、髓、筋、血、气在生理上的所属关系,并强调血的功能和作用。

【注释】 [1]节:骨节。

[2]八谿:就是两臂的肘、腕和两腿的踝、膝关节,共计八处,故称八谿。

[3]空:同孔。

[4]大谷:肉之大会为谷,指分肉间大的空隙。

[5]小谿:肉之小会为谿,指分肉间小的空隙。

[6]缘:因循的意思。

【白话解】 人体中的很多筋脉都与目相联系,所以五脏六腑的精华都随经脉灌注于目;脑是精髓汇聚的地方,全身的精髓都与脑相联系;所有的关节,都是靠筋来联结的,所以全身的筋都与关节有联系;心脏主管血脉,所以全身的血液都由心所统率;肺脏主管全身的气,所以人身的各种气,都由肺脏所统属。四肢以及肘、腕、膝、踝"八谿",又都是脉、髓、筋、血、气运行出入的场所。血液是维持人体生命活动的重要物质,凡人在睡眠的时候,对血液的需要量减少,因而就有部分血液贮藏到肝脏;而当人体从事各种活动时,血液便又及时地运行到所需部位。所以眼睛得到血的营养,才能看见东西;脚得到血的营养,才能走路;手掌得到血的营养,才能握住东西;手指得到血的营养,才能灵巧使用。如果人睡眠后刚刚起床,而又受到风邪的侵袭,使血液运行凝滞不畅,若血液凝滞在皮肤上,那就要发生"痹"证;若凝滞在经脉里,就会发生血液涩滞的瘀血病;若凝滞在足部,就会发生两脚冰冷的"厥"病。之所以产生这三种疾患,都是因为气血运行不畅,未能正常回流,因而成为"痹"、"厥"等病。人有肩、肘、腕、髋、膝、踝大关节十二处,称为"大谷";又有全身骨节、筋肉交接的地方三百五十四处,称为"小谿",也就是腧穴。这个穴位数,未将十二个分布在脊背的脏腑腧穴计算在内。这些大谷和小谿,都是卫气运行所到达而停留的地方。同时又因为它们都是人体空隙之处,所以也是邪气侵袭并停留的地方。因为它们是卫气与邪气共同停留之处,因而也是双方斗争的场所。所以针刺这些部位,可以支持卫气而驱逐病邪。

【原文】 诊病之始,五决[1]为纪,欲知其始,先建其母。所谓五决者,五脉也。是以头痛巅疾,下虚上实,过在足少阴、巨阳,甚则入肾。徇蒙招尤[2],目冥耳聋,下实上虚,过在足少阳、厥阴,甚则入肝。腹满䐜胀,支[3]鬲胠胁,下厥上冒[4],过在足太阴、阳明。咳嗽上气,厥在胸中,过在手阳明、太阴。心烦头痛,病在鬲中,过在手巨阳、少阴。

【提要】 本段叙述了五脏十经的病变。

【注释】 [1]五决:决,判断的意思。五决,是根据五脏之脉息来判断疾病。

[2]徇蒙招尤:徇,作眴,古时眴通眩;蒙,通瞢,即视物昏花不清;招,掉摇、摇晃的意思;尤,摇的意思。徇蒙招尤,就是头晕眼花,振摇不定的感觉。

[3]支:支撑的意思。

[4]下厥上冒:这里的"上""下"二字指的是足太阴、足阳明,胃以下行为顺,今病在足阳明,所以应下行者变而为厥逆;脾宜升清,今病在足太阴,清气不升,而变为浊气上冒。

【白话解】 要想诊断疾病发生的部位,必须把辨别五脏的经脉作为纲领。要想知道疾病是怎么发生的,必须首先明确引起疾病的病因。所谓以五脏的经脉为纲领,就是通过辨别五脏的脉象,来决定疾病的部位和性质。所以,头痛等巅顶部位的疾患,属于下虚上实的,病是在足少阴、足太阳两经,若病情进一步发展,就深入到肾脏;严重的头晕昏蒙,身体摇晃,眼花,耳聋等疾患,属于下实上虚的,病是在足少阳、足厥阴两经,如果病势加剧,就可以由经脉而深入到肝脏;腹部胀满,使胸膈和胁肋都有支撑感觉的,属于阴浊之气上冲,蒙蔽了清阳之气,病是在足太阴、足阳明两经;咳嗽喘急,胸中之气不畅的,病是在手阳明、手太阴两经;心烦头痛,胸膈不适的,病是在手太阳、手少阴两经。

【原文】 夫脉之小大滑涩浮沉,可以指别;五脏之象,可以类推;五脏相音,可以意识;五色微诊,可以目察。能合脉色,可以万全。

赤脉之至也,喘[1]而坚,诊曰有积气在中,时害于食,名曰心痹[2],得之外疾,思虑而心虚,故邪从之。白脉之至也,喘[1]而浮,上虚下实,惊,有积气在胸中,喘而虚,名曰肺痹,寒热,得之醉而使内也。青脉之至也,长而左右弹,有积气在心下支胠,名曰肝痹,得之寒湿,与疝同法,腰痛足清头痛。黄脉之至也,大而虚,有积气在腹中,有厥气,名曰厥疝,女子同法,得之疾使四肢汗出当风。黑脉之至也,上坚而大,有积气在小腹与阴[3],名曰肾痹,得之沐浴清水而卧。

凡相[4]五色之奇脉[5],面黄目青,面黄目赤,面黄目白,面黄目黑者,皆不死也。面青目赤,面赤目白,面青目黑,面黑目白,面赤目青,皆死也。

【提要】 本段叙述了五脏病脉所显现时的病证,强调诊脉以五脏为纲和色脉合参的重要意义,并举例说明色、脉诊在临床上的具体应用。

【注释】 [1]喘:此处是形容脉象搏动急疾。

[2]痹:此处含有闭塞而气不通达的意思。

[3]阴:这里指前阴。

[4]相:视。

[5]奇脉:奇,异的意思。奇脉,指脉色之异。

【白话解】 脉搏的大、小、滑、涩、浮、沉等形象,可以用手指来鉴别;五脏的生理功能和病理变化,可以从多方面来比类推求;宫、商、角、徵、羽五音与五脏相关,因此分析病人声音的变化,可以认识五脏的功能状况;反映五脏变化的五色虽然很微妙,但是,也可以用眼睛来进行观察,并区别生死善恶。如果能够把望色和切脉结合起来,那么在诊断疾病时,便可以万无一失了。

例如:面部出现赤色,脉象的表现是急疾坚硬。赤色反映疾病与心脏有关,脉象急疾坚硬说明邪气过盛。因此,就可以诊为是邪气积聚在胸中,并常妨碍饮食,这种病叫做心痹。得病的原因,是由于思虑过度,劳伤心气,外邪乘虚侵入造成的。面部出现白色,脉象的表现是躁急而浮,并且有上部脉虚、下部脉实的现象。白色反映疾病与肺脏有关,脉象则说明邪气很盛。因此,就可以诊为是邪气积聚在胸中,它的主要症状是气喘吁吁,好像惊恐的样子,并且时常发热恶寒,这种病叫做肺痹。得病的原因,是由于醉酒之后而行房事所造成的。面部出现青色,脉象的表现是长而有力,左右弹及手指。青色反映疾病与肝脏有关,脉象则说明邪气很盛。因此,就可以诊为是邪气积聚在心下,并且支撑两侧胁肋,这种病叫做肝痹。得病的原因,是由于受了寒湿,其发病机制与疝气相同。肝痹的症状还有腰痛、头痛以及两脚冰冷等。面部出现黄色,脉象的表现是大而虚。黄色反映疾病与脾脏有关,而脉大说明邪气很盛,脉虚说明脾气不足。因此,就可以诊为是邪气积聚在腹中,由于脾虚而肝气加倍制约它,所以感觉有气从小腹两侧向上冲的症状,这种病叫做厥疝。不仅男子能得这个病,而且女子也可以发生。得病的原因,是由于剧烈活动,四肢过度疲劳,汗出受风所造成的。面部出现黑色,脉象的表现是坚实而大。黑色反映疾病与肾脏有关,脉象则说明人体的下部邪气很盛。因此,就可以诊为是邪气积聚在小腹与前阴的部位,这种病叫做肾痹。得病的原因,是由于冷水浴后睡眠,寒湿之气侵入人体所造成的。

一般地说,健康人的面色也都微带黄色,这是脾胃之气的正常反映。所以,大凡观察五色诊断疾病,如果面黄目青、面黄目赤、面黄目白、面黄目黑的,说明还有胃气,都不是死证。如果面青目赤、面赤目白、面青目黑、面黑目白、面赤目青的,说明胃气已经败绝,因而都是死亡的征象。

五脏别论篇第十一

【题解】 藏象以五脏为中心,包括五脏、六腑、奇恒之腑等。本篇主要从藏泻功能特点上论脏腑,从分析问题的方法上,有别于其他讨论藏象的文章。故篇名为"五脏别论"。

【原文】 黄帝问曰:余闻方士[1],或以脑髓为脏,或以肠胃为脏,或以为腑,敢问更相反,皆自谓是,不知其道,愿闻其说。

岐伯对曰:脑髓骨脉胆女子胞,此六者地气之所生也,皆藏于阴而象于地,故藏而不泻,名曰奇恒之府[2]。夫胃大肠小肠三焦膀胱,此五者,天气之所生也,其气象天,故泻而不藏,此受五藏浊气,名曰传化之府,此不能久留,输泻者也。魄门亦为五脏使[3],水谷不得久藏。

所谓五脏者,藏精气而不泻也,故满而不能实。六腑者,传化物而不藏,故实而不能满也。所以然者,水谷入口,则胃实而肠虚;食下,则肠实而胃虚。故曰实而不满,满而不实也。

【提要】 以上主要讨论了奇恒之腑、传化之腑与五脏在性能上的主要区别。

【注释】 [1]方士:即懂得方术的人,此处指医生。

[2]奇恒之府:奇,异也。恒,常也。奇恒之府,即指脑、髓、骨、脉、胆、女子胞六者,其功能特点,异于肠胃等常府。

[3]魄门亦为五脏使:魄门,即肛门。使,使役。全句的意思是,肛门的启闭除受胃肠等传化之腑的控制外,也受五脏的影响。

【白话解】 黄帝问道:我听说一些懂得医学道理的人,对脏和腑的认识很不一致,有的人把脑和髓称为脏,有的人把肠、胃称为脏,还有的人把肠、胃、脑、髓都叫做腑。假如有人向他们提出相反的意见,他们仍然坚持自己的看法,并且认为只有自己的看法才是正确的。我不了解产生这些分歧的原因,以及究竟应该如何区分脏与腑,希望听听其中的道理。

岐伯回答说:脑、髓、骨、脉、胆、女子胞,这六个器官是禀承地气而生的。它们的生理功能是以贮藏阴精为特性,好像大地那样,静静地贮藏着万物,而不像六腑那样以传导排泄为特点,所以叫做奇恒之腑;胃、大肠、小肠、三焦、膀胱,这五个器官是禀承了天气而生的。它们像天体运动那样运转不息,而以传导排泄为功能特点。所以把它们叫做传化之腑。人体代谢产物又叫做浊气,虽然经过腑传送出体外,但是这种传送过程是有次序的,既不能停留过久,又不能毫无控制。魄门也是排泄糟粕的器官,它的功能不仅受传化之腑的控制,而且也受五脏的控制。因此,魄门的功能变化常常反映五脏是否正常。

所谓五脏,是以贮藏阴精为其功能特点的,而不能像六腑那样传导排泄饮食糟粕。因此,在正常情况下,五脏中必然充满精气,而从来也不会有饮食糟粕存在其中;所谓六腑,是以消化食物、传导排泄糟粕为其功能特点的,故它们必然经常充实着饮食水谷,而不会像五脏那样充满着精气。当然,所谓六腑经常充实着水谷,并不是说它们没有空虚的时候。例如:刚刚吃过饭之后,胃中自然是充实的,但是一般地说,这个时候肠道中却是相对空虚的;经过一段时间后,胃中的饮食物下移到肠道中,那么,便会出现肠中充实而胃里相对空虚的情况。只有这样有实有虚交替存在,六腑才能保持通畅而不会闭塞不通。因此,如果对脏与腑加以概括区分的话,那么就可以说:五脏随时应该充满着精气,而不能容纳饮食水谷;六腑经常有水谷饮食充实其间,而不能阻塞不通。

【按语】 本段经文中的六腑指传化之府,按于鬯的《香草续校书》除包括"胃、大肠、小肠、三焦、膀胱"外,还应有"魄门"而无"胆",因为胆属于藏而不泻的奇恒之府,功能属性与泻而不藏的传化之府相反。至于《内经》其他篇章以及后世将胆归之于六腑,与五脏并列,则是与本篇不同的另一种归类法。

【原文】 帝曰:气口[1]何以独为五脏主?岐伯曰:胃者,水谷之海,六腑之大源也。五味入口,藏于胃,以养五脏气,气口亦太阴也。是以五脏六腑之气味,皆出于胃,变见于气口。故五气入鼻,藏于心肺,心肺有病,而鼻为之不利也。

【提要】 本段主要讨论了察寸口脉可以诊断五脏疾病的原理。

【注释】 [1]气口:两手桡骨内侧桡动脉处的诊脉部位,属于手太阴肺经,太渊穴与经渠穴在其间,长一寸九分,故又名寸口。

【白话解】 黄帝又问道:人身中的十二经脉,都有动脉搏动明显的部位,触按这些部位,可以分别了解五脏的生理和病理变化。但是,为什么单独切按手太阴肺经的"气口",便可以诊断五脏之病,而不仅仅是诊断肺脏之病呢?岐伯说:我们知道胃是盛贮饮食的器官,叫做水谷之海,它是生成营养物质供给五脏六腑活动的源泉。凡是饮食物入口,皆储藏于胃,化生营养物质,通过脾的运化,以滋养五脏之气,脾为太阴经,主输布津液,因肺脉起于中焦,故气口不仅属于手太阴肺经,也与足太阴脾经有紧密联系,因此五脏六腑的气和味,都是来源于胃,而反映于气口上的。另外,自然界中的空气由鼻吸入后,贮藏于心肺,所以如果心脏或肺脏有病,便可以出现呼吸不畅或嗅觉失灵。

【原文】 凡治病必察其下[1],适其脉,观其志意,与其病也。拘于鬼神者,不可与言至德。恶于针石者,不可与言至巧。病不许治者,病必不治,治之无功矣。

【提要】 本段强调了全面诊察疾病以及反对迷信鬼神、医患配合对治疗的重要性。

【注释】 [1]凡治病必察其下:此句《太素·卷十四·人迎脉口诊》作:"凡治病必察其上下"。

【白话解】 一般说来,在诊断和治疗疾病时,必须审察周身上下的情况;要切按气口脉,了解它发生了哪些变化;观察病人的精神是否充沛,神志是否清楚,以及所表现的其他症状。如果是迷信鬼神的,就很难使他(她)相信至高无上的医学道理;如果是蔑视和厌恶针灸的,也很难使他(她)相信针灸技术的巧妙;如果病人不愿意接受治疗,那病也必定不能治好,即使勉强进行治疗,恐怕也很难取得应有的疗效。

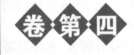

异法方宜论篇第十二

【题解】 异法,指不同的治疗方法;方,指地方、区域。本篇论述了由于地域不同,人们的生活环境、习惯有别,食物种类不同,因而体质及易患病证各异,进而治疗方法也各有所宜,故篇名为"异法方宜论"。

【原文】 黄帝问曰:医之治病也,一病而治各不同,皆愈何也?岐伯对曰:地势使然也。故东方之域,天地之所始生也。鱼盐之地,海滨傍水,其民食鱼而嗜咸,皆安其处,美其食。鱼者使人热中,盐者胜血,故其民皆黑色疏理[1],其病皆为痈疡,其治宜砭石。故砭石者,亦从东方来。西方者,金玉之域,沙石之处,天地之所收引也。其民陵居而多风,水土刚强,其民不衣而褐荐[2],其民华食而脂肥,故邪不能伤其形体,其病生于内,其治宜毒药。故毒药者,亦从西方来。北方者,天地所闭藏之域也。其地高陵居[3],风寒冰冽,其民乐野处而乳食,脏寒生满病,其治宜灸焫。故灸焫者,亦从北方来。南方者,天地所长养,阳之所盛处也,其地下,水土弱,雾露之所聚也,其民嗜酸而食胕,故其民皆致理而赤色,其病挛痹,其治宜微针。故九针[4]者,亦从南方来。中央者,其地平以湿,天地所以生万物也众。其民食杂而不劳,故其病多痿厥寒热,其治宜导引按跷。故导引按跷者,亦从中央出也。

【提要】 本段主要论述了五方的地理、气候、物产等自然条件的差异,造成人的体质特点、所患病证以及治疗措施等的不同。

【注释】 [1]黑色疏理:血脉滞涩导致肤色深而黑,腠理稀疏。

[2]不衣而褐荐:不衣,不穿一般的棉绸衣服。褐,指用兽毛或粗麻制成的粗衣。荐,草席。褐荐,简陋的毛皮、草席。

[3]陵居:陵,高地。陵居,指依丘陵而居。

[4]九针:金属针具分为九种形状,故名。见于《灵枢·九针十二原》。

【白话解】 黄帝问道:医生用不同的方法都能治好病,为什么会这样呢?岐伯回答说:这是由于地理环境不同而治法各有所宜的缘故。东方地区,具有类似春季天地之气开始生长的特性,气候温和,盛产鱼盐,靠海傍水。当地居民喜欢吃鱼和咸味的食物,居处安定,以鱼盐为美食。然而,多食鱼会使人体内积热,过食咸味易伤血液。所以,当地居民,皮肤颜色大都较黑,肌肉纹理也较疏松,而易得痈肿疮疡一类疾病,其治疗宜用砭石刺出脓血。因此,用砭石治疗疾病的方法是从东方传来的。西方地区,盛产金玉,地多沙石,气候干燥清凉,具有类似秋天肃杀收引之气的特性。那里地势高,风沙多,水土之性刚强。人们依山而居,以毛布为衣,以细草为席,食用肥美多脂之品,肌肤致密,外邪不易入侵,故病多由内生,治疗多宜药物治疗。因此,药物疗法是从西方传来的。北方地区,地势高,多丘陵,气候严寒,具有类似冬天天地闭藏之气的特性。当地居民过着游牧生活,吃的多为乳类食品,故当内脏受寒时易得脘腹胀满一类疾病,治疗多用艾火灸烤。因此,艾灸疗法是从北方传来的。南方地区,气候炎热,像夏天阳气隆盛而万物繁茂一样,地势低下潮湿,尤多雾露。人们喜食酸味及发酵之品,故他们的腠理致密而色红,多发生筋脉拘急、肢体麻痹一类疾病,治疗宜用小针微刺,疏通经络。因此,用九针治疗之法是从南方传来的。中央地区,地势平坦,气候湿润,具有类似长夏季天地之气使万物繁荣茂盛的性质。这里物产丰富,食品种类繁多,人们生活安逸,故多患四肢痿弱、厥逆寒热一类疾病,治疗宜用导引按摩的方法,活动肢体,使气血流畅。因此,导引按摩的治疗方法是来自中央地区的。

【原文】 故圣人杂合以治,各得其所宜,故治所以异而病皆愈者,得病之情,知治之大体也。

【提要】 本段强调一个好的医生,必须全面掌握各种治疗方法,并了解各种内外致病因素的特点,才能收到良好的治疗效果。

【白话解】 所以,一个高明的医生应该掌握这些不同的治疗方法,并能因地、因时、因人灵活运用。因此,之所以用不同的治疗方法都能使疾病痊愈,就是因为医生掌握了全部与疾病有关的情况,并能用适宜的治疗大法的缘故。

【按语】 因地、因时、因人制宜,是中医学的治疗法则,应根据季节、地区以及患者体质情况,而采用相应的治疗措施。

移精变气论篇第十三

【题解】 移精,是指转移精神;变气,就是改变气血运行的状态。移精变气即运用心理疗法调节病人精神,改变其气血紊乱的病理状态,从而达到治疗的目的。故篇名为“移精变气论”。

【原文】 黄帝问曰:余闻古之治病,惟其移精变气,可祝由[1]而已。今世治病,毒药治其内,针石治其外,或愈或不愈,何也? 岐伯对曰:往古人居禽兽之间,动作以避寒,阴居以避暑,内无眷慕之累,外无伸宦[2]之形,此恬愉之世,邪不能深入也。故毒药不能治其内,针石不能治其外,故可移精祝由而已。当今之世不然,忧患缘其内,苦形伤其外,又失四时之从,逆寒暑之宜,贼风数至,虚邪朝夕,内至五脏骨髓,外伤空窍肌肤,所以小病必甚,大病必死,故祝由不能已也。

【提要】　本段说明精神上的恬静,和形体上的劳逸适度是保持身体健康,防止疾病的重要措施,否则忧患缘其内,苦形伤其外,耗伤神气,精气内虚,再失四时之从,逆寒暑之宜,不仅易招致疾病,且病势较重。

【注释】　[1]祝由:是古代用祝说病由以治疗疾病的方法。

[2]伸宦:伸,伸曲的意思;宦,当官的意思。伸宦,引申为追求名利。

【白话解】　黄帝问道:我听说远古的时候治病,只要转移病人的精神,改变病人气血紊乱的病理状态,也就是说用"祝由"那样简单的方法,就可以把病治好。而当今的时代,医疗技术已经很完备了,既有口服的药物,可以从体内治疗,又有针刺、砭石,可以通过经络、肌肉、皮肤从外部治疗,但结果却是有的病治好了,而有的病还是治不好,这是什么缘故呢?岐伯回答说:远古时代的人们,生活在飞禽走兽之间,天气冷了就活动身体,使体内的阳气旺盛,驱逐寒气;天气热了就到阴凉的地方,去躲避暑气。既没有眷恋思慕等情志来耗伤精神,也没有追逐名利的奔波劳碌使身体过度疲惫。人们生活在这样一种安闲清静,没有争名夺利的时代里,自然会精神充沛,气血坚实,所以外邪是不容易侵入体内的。即使偶然患病,也很轻微。因此,治疗时用不着内服药物、外施针石,只要转移病人的精神,用祝由的办法就可以治好。现在的人们就不是这样了,忧愁思虑和患得患失每天折磨着他们的精神;艰苦的劳役,时时伤害他们的肉体。他们又不能根据四时阴阳变化,调节自己的生活规律,相反却往往违背寒暑养生原则,以至于随时可能发生的微小的气候变化,对他们来说也会成为邪气,而侵入身体,引起疾病。而他们一旦被邪气所中,邪气就很快向内深入到五脏、骨髓,向外损伤腧穴、肌肉和皮肤。所以,即使是小病也会发展成重病,而大病就难免死亡。这样,如果再用单纯的祝由方法来治疗,当然不可能痊愈了。

【原文】　帝曰:善。余欲临病人,观死生,决嫌疑,欲知其要,如日月光,可得闻乎?岐伯曰:色脉者,上帝之所贵也,先师之所传也。上古使僦贷季[1],理色脉而通神明,合之金木水火土四时八风六合,不离其常,变化相移,以观其妙,以知其要,欲知其要,则色脉是矣。色以应日,脉以应月,常求其要,则其要也。夫色之变化,以应四时之脉,此上帝之所贵,以合于神明也,所以远死而近生。生道以长,命曰圣王。

【提要】　本段论述了诊察色脉的重要性,以及色脉和自然界的相应关系。

【注释】　[1]僦贷季:僦,jiù,音救。僦贷季,古时的医生,相传是岐伯之祖师。

【白话解】　黄帝说:很好。我希望在遇到病人的时候,能够认识病情的轻重和预后的吉凶,能够辨别清楚疾病的疑似。掌握了这方面的要领,心中就会像有日月的光亮那样豁然明朗。你可以把这样的诊断方法讲给我听听吗?岐伯回答说:望面部色泽和切脉象的诊病方法,这是远古帝王所重视的,它是由我的老师传授给我的。在远古的时候,有一位很高明的医生叫做僦贷季,帝王委托他研究望色和切脉的道理,以使这个诊病方法符合自然界阴阳变化的基本规律。所以,僦贷季把面色、脉象和五行、四时、八风、六合相互配合起来,因为这些自然现象,都有一定的规律,应用它们盛衰更迭的情况,来分析面色与脉象相配合的微妙变化,从而抓住其中的要领。所以,要想能够预测疾病的生死,辨别病情的疑似,就必须研究色脉的理论。从总的方面讲,人的面部色泽好像太阳有阴有晴一样,表现为明朗和晦暗的不同;脉象如同月亮有盈有亏一样,表现为虚实的变化。能从四时阴阳变化的深度,探讨和研究色脉的变化,就是判断病人生死、辨别疾病疑似的要领。由于面部色泽的变化与四时脉象的变化相通应的理论,是符合自然界阴阳变化规律的,所以受到远古帝王的重视,并且用来诊治疾病,而可以避免死亡;用来指导养生,而使人们健康长寿。所以,远古帝王被推崇为"圣王"。

【原文】 中古之治病,至而治之,汤液十日,以去八风五痹[1]之病,十日不已,治以草苏草荄之枝[2],本末为助,标本已得,邪气乃服。暮世[3]之治病也则不然,治不本四时,不知日月[4],不审逆从,病形已成,乃欲微针治其外,汤液治其内,粗工凶凶[5],以为可攻,故病未已,新病复起。

【提要】 本段通过今昔疗效不同的对比,间接论述了医生治疗疾病应注重的问题。

【注释】 [1]五痹:指皮痹、肉痹、筋痹、骨痹、脉痹五种痹病。

[2]草苏草荄之枝:苏,叶;荄,gāi,音该,草根;枝,茎。

[3]暮世:末世。

[4]不知日月:日有阴晴,月有盈亏,即不知应四时阴阳变化。

[5]粗工凶凶:凶凶,鲁莽的样子。粗工,指医术不高明的医生。

【白话解】 到了中古时代,疾病一发生,就能得到及时的治疗。治疗的方法,是首先口服五谷粮食熬煮成的汤液,服用十天,去除"八风"、"五痹"等病邪;如果十天病还没有痊愈,再用草药来治疗。草药有用叶的,有用茎的,有用根的,应根据病情的需要,配合选用,使药物互相佐助,充分发挥治疗作用。由于明确病人是"根本"、医生和药物是"标"的道理,所以医生能掌握病情的变化,处理得当,疾病也就痊愈了。至于后世的医生就不然了,他们诊断和治疗疾病,不根据四时的阴阳消长,不知道日月盈亏变化对人体的影响,不能辨别什么样的色泽、脉象是顺证,预后良好,什么样的色泽、脉象是逆证,预后多凶险,又不懂得早期治疗的重要性,等到疾病已经发展到严重的程度,才想到用针刺的方法从外治疗,用口服汤液的方法从内治疗。如果再遇到医术浅薄、作风草率的医生,更不加详细诊断,不明白疾病的虚实,便盲目地使用攻泻的方法,以至于药不对证,不但旧病没治好,反而增加了新的疾病。

【原文】 帝曰:愿闻要道。岐伯曰:治之要极[1],无失色脉,用之不惑,治之大则。逆从倒行,标本不得,亡神失国。去故就新,乃得真人。帝曰:余闻其要于夫子矣,夫子言不离色脉,此余之所知也。岐伯曰:治之极于一。帝曰:何谓一?岐伯曰:一者因得之。帝曰:奈何?岐伯曰:闭户塞牖,系之病者,数问其情,以从其意,得神者昌,失神者亡。帝曰:善。

【提要】 本段论述了色脉,尤其是神气的有无对诊治疾病的重要性。

【注释】 [1]要极:极重要的意思。

【白话解】 黄帝说:我希望听听诊治疾病的根本道理。岐伯说:诊治疾病中最重要的一点,就是不要在望色和切脉上发生错误。能够熟练地运用望色和切脉的理论与技术,就可以做到不被疾病的假象所迷惑,而做出正确的诊断,可以说这就是诊治疾病的重要法则。若不遵循这个法则,在诊断疾病时,把顺证与逆证弄颠倒了,采取的治疗措施,当然不可能符合疾病的实际情况。像这样倒行逆施,必然会引起死亡。所以说,诊治疾病一定要抛弃粗陋不科学的旧习俗,而不断创造和学习新技术。只有这样,才能说已经掌握了远古医学家学术思想的精髓。黄帝说:我从你那里听到了重要的道理,你所说的关键问题,就是诊治疾病时不能丢开望色和切脉,这一点我现在明白了。岐伯说:其实,诊治疾病的根本只有一个。黄帝问:是哪一个?岐伯说:就是了解病人"得神"、还是"失神"。黄帝问:怎样去做呢?岐伯说:关好门窗,室内保持安静,医生全神贯注、详细而耐心地询问与疾病有关的一切情况,还要注意,在问诊时应该顺从病人的心意,让他们尽情畅谈,而不要强硬地制止,也不要按照医生的主观想法加以诱导。经过问诊以后,再参考色泽和脉象,如果病人能准确地诉说病情,面色润泽,脉象和平,这就叫做得神,预后良好;如果病人语言颠倒,甚至答非所问,或者不能诉说病情,面色枯黯无华,脉象与四时不相协调,这就叫做失神,预后不良。黄帝说:你讲得很对。

汤液醪醴论篇第十四

【题解】 "汤液"和"醪醴",是古人用来治疗疾病的剂型,都是由五谷制作而成的酒类。其中,清稀淡薄的称为汤液,稠浊甘甜的叫做醪醴。因为本篇开头便提出汤液和醪醴的制作方法和用途,故篇名为"汤液醪醴论"。

【原文】 黄帝问曰:为五谷汤液及醪醴奈何?岐伯对曰:必以稻米,炊之稻薪,稻米者完,稻薪者坚。帝曰:何以然?岐伯曰:此得天地之和,高下之宜,故能至完,伐取得时,故能至坚也。帝曰:上古圣人作汤液醪醴,为而不用何也?岐伯曰:自古圣人之作汤液醪醴者,以为备耳,夫上古作汤液,故为而弗服也。中古之世,道德^[1]稍衰,邪气时至,服之万全。帝曰:今之世不必已何也?岐伯曰:当今之世,必齐毒药攻其中,镵石针艾^[2]治其外也。

【提要】 本段介绍了汤液醪醴的制法,指出随着时代的变化,治疗方法亦随之而发展。

【注释】 [1]道德:这里是指养生的法则。

[2]镵石针艾:镵,chán,音馋。镵石,就是石针;针艾,指针刺及艾灸。

【白话解】 黄帝问道:怎样用五谷来制作汤液和醪醴呢?岐伯回答说:制作它们,最好是用稻米作原料,而用稻秸作燃料。因为稻米的气味最完备,而稻秸的性质最坚实。黄帝问道:那是为什么呢?岐伯说:因为稻是得到天地四时和平之气而生成的,又生长在高低适宜的平坦地方,上能接受天之阳气,下能得到水之阴气。所以说稻米气味最完备,不偏寒也不偏热,营养成分最完全;而稻秸到深秋才收割,具有秋气坚韧的性质,所以说它最坚实。黄帝说:远古时代的医生,虽然制作了汤液和醪醴,但是做成之后并不使用,这是为什么呢?岐伯说:远古医生做成汤液和醪醴,只不过是有备无患。因为那个时代,人们很重视养生之道,又善于调摄精神,很少得病,所以虽然制成了汤液醪醴,也只是放在那里作为备用而已。到了中古时代,社会上讲究养生的人少了,人们的身体也相对衰弱,有时会受到邪气侵袭而生病,但只要服用些汤液醪醴,病就可以好了。黄帝说:当今时代,人们有了病,虽然服用了汤液醪醴,而病却不一定痊愈,这是什么缘故呢?岐伯说:现在的人们已经很不重视养生之道了,疾病很复杂,因此,就必须口服药物从内治疗,用针灸、砭石从外治疗,才能把病治好。

【原文】 帝曰:形弊血尽^[1]而功不立者何?岐伯曰:神不使也。帝曰:何谓神不使?岐伯曰:针石,道也。精神不进,志意不治,故病不可愈。今精坏神去,荣卫不可复收。何者?嗜欲无穷,而忧患不止,精气弛坏^[2],荣泣卫除,故神去之而病不愈也。

【提要】 本段阐述了病人精神气血对治疗效果的决定性作用。

【注释】 [1]形弊血尽:弊,坏或困乏的意思;尽,竭的意思。形弊血尽,是说病情很严重,已到了形体弊坏、气血竭尽的地步了。

[2]精气弛坏:弛,松弛;坏,毁坏。精气弛坏,形容精气衰微到严重程度。

【白话解】 黄帝说:当病发展到形体衰败,气血枯竭的地步时,尽管把药物、针灸、砭石等各种治疗方法都用上,但病仍不能痊愈,这是什么道理呢?岐伯说:这是由于病人的精神气血衰败,不能使针药等疗法发挥作用的缘故。黄帝说:精神气血衰败为什么会使针药不能发挥作用呢?岐伯说:针灸、砭石以及药物等一切疗法,应用到病人身上之所以能够产生治疗作用,关键在于病人的精神气血能够对治疗做出反应,疾病才有可能痊愈。如果病人的精神衰败,意识紊乱,对任何治疗措施都不产生反应,那么,虽然使用了多种治疗方法,结果也只能劳而无功,不会使疾病痊愈。现在的一些病人,为什么会严重到精神衰败、营卫气血枯竭不可收拾的地步呢?关键就在于人们不重视调养精神,而有无穷无尽的欲望和嗜好,无休无止的忧虑与苦闷,以至于使阴精耗散,营血枯涩,卫气消亡,神气全部丧失。所以虽然经过了治疗,而疾病仍然不能痊愈。

【原文】 帝曰:夫病之始生也,极微极精[1],必先入结于皮肤。今良工皆称曰:病成名曰逆,则针石不能治,良药不能及也。今良工皆得其法,守其数,亲戚兄弟远近音声日闻于耳,五色日见于目,而病不愈者,亦何暇不早乎?岐伯曰:病为本,工为标,标本不得,邪气不服,此之谓也。

【提要】 本段说明了病人的精神心理对治疗效果的重要影响。

【注释】 [1]极微极精:微,轻浅;精,专一,即单纯。极微极精,是指疾病早期,疾病轻浅而又单纯。

【白话解】 黄帝说:大凡疾病在初起的时候,一般都比较轻微而容易治疗,那是因为病邪侵入人体,多先侵犯到皮肤等浅表的部位。可是现在常有这种情况,病人经过医生一看,便说疾病已经很严重了,而且是逆证,即使用针刺、砭石也不能治愈,再好的药物也无济于事了。应该说现在水平高的医生,都掌握了治疗疾病的原则与方法,能够正确地使用针刺技术,同时病人多是亲戚兄弟能经常接触,随时可以了解病情。病人的声音每天都可以听到,病人的气色每天都可以看到,但却就是不能把病人治好,难道说是治疗得还不够及时吗?岐伯说:疾病的性质以及病人的精神心理是"本",而医生的技术与药物是"标"。如果病人讳疾忌医,气血衰败,或不与医生配合,则疾病难以治愈。

【按语】 本文以"病为本,工为标,标本不得,邪气不服"为主题,进一步补充论述"神不使"的内涵,除气血败坏不能使治疗发挥功效之外,还包括病人的精神心理不与医生的治疗配合,这与《素问·五脏别论》所言"拘于鬼神者,不可与言至德。恶于针石者,不可与言至巧。病不许治者,病必不治,治之无功矣"文意相同。

【原文】 帝曰:其有不从毫毛而生,五脏阳以竭也,津液充郭[1],其魄独居[2],精孤于内[3],气耗于外,形不可与衣相保,此四极急而动中,是气拒于内,而形施于外,治之奈何?岐伯曰:平治于权衡,去宛陈莝[4],微动四极,温衣,缪刺[5]其处,以复其形。开鬼门,洁净府[6],精以时服,五阳已布,疏涤五脏,故精自生,形自盛,骨肉相保,巨气乃平。帝曰:善。

【提要】 本段讨论了水肿病的病因病机及治疗法则。

【注释】 [1]津液充郭:指水气充满于皮下、胸腹腔。

[2]其魄独居:魄指阴精,精得阳化,则气化水行,今阳气衰竭而不化,则阴精凝积,水液潴留,所以说其魄独居。

[3]精孤于内:孤,损削。精孤于内是指由于阳气郁不能化气,导致阴精转化为水液

废料。

　　[4] 去宛陈莝:宛,郁积;莝,cuò,音错,除也;陈,陈旧之物。去宛陈莝,是说驱除郁积已久的水液或瘀血。

　　[5] 缪刺:指刺治络脉,且左病刺右,右病刺左的针刺方法。

　　[6] 开鬼门,洁净府:鬼门,指汗孔;净府,指膀胱。全句是指发汗利小便的方法。

　　【白话解】　黄帝说:有的病不是因为邪气从皮毛侵入人体,而是由于五脏的阳气衰竭或阻塞不通所造成的。五脏的阳气衰竭或不通,阳不化津,以至于水气充满皮下、胸腹腔。这种病的基本病机是由于阳气郁不能化气,导致阴精转化为水液废料;阳气耗散,水气泛滥造成形体肿胀,使原来的衣服也显得瘦小而不能穿着。不仅四肢肿胀,胸腹腔也充满水液,水气逼迫肺脏,而出现咳嗽气喘。像这样水气充斥着人体内外,而形体浮肿胀急的疾病,应当怎样治疗呢?岐伯回答说:治疗这样的疾病,要权衡病情的轻重缓急,调和阴阳的偏盛和偏衰,可以用去除瘀血、疏通经脉,以及逐渐消除积水的方法来治疗;还应当轻微地运动肢体,促进体内阳气的运行;在护理方面,要注意保暖,穿好衣服,帮助体内阳气恢复,不要受风寒邪气侵袭;还可以用针灸的缪刺法,泻去体内的水肿,而恢复原来的形体和容貌。也可以用发汗和利小便的方法驱逐水邪。水邪既除,就利于津液的产生与布散;五脏的阳气逐渐恢复,又将进一步疏通涤除郁积在体内的水液。这样,精气产生了,形体自然会充盛起来,筋骨肌肉也可以保持正常状态了。人体正气和平调畅,就成为健康的人了。黄帝说:讲得很好!

　　【按语】　关于"去宛陈莝"一词的含义,王冰注:"谓去积久之物,犹如草茎之不可久留于身中也。"认为其含义为祛除郁积的水液废料;但《素问·针解》有"宛陈则除之者,出恶血也"之论,故有人将"去宛陈莝"理解为祛除瘀血法,也有一定的理论和临床意义。

玉版论要篇第十五

　　【题解】　玉版,是古人镌刻珍贵文献的玉石;论要,就是理论或文章的要点。本篇讨论了通过望色、切脉,来判断疾病吉凶善恶的要点,而这个内容又非常重要,应该把它刻到玉版上,以便永久保存而不被磨灭,故篇名为"玉版论要"。

　　【原文】　黄帝问曰:余闻《揆度》、《奇恒》[1],所指不同,用之奈何?岐伯对曰:《揆度》者,度病之浅深也。《奇恒》者,言奇病也。请言道之至数[2],《五色》、《脉变》、《揆度》、《奇恒》,道在于一[3]。神转不回,回则不转,乃失其机,至数之要,迫近以微[4],著之玉版,命曰合玉机。

　　【提要】　本段主要讨论了《揆度》、《奇恒》对诊断疾病的重要意义。

【注释】　[1]《揆度》、《奇恒》：古书名。

[2] 至数：指重要的理论，在这里指的是色脉的内容。

[3] 道在于一：一，即下文所说的神。言以上诸经，内容虽有不同，但重视人体神气的道理却是统一的。

[4] 迫近以微：指色脉的诊察，虽属切近之事，但其中含有极其微妙之理。

【白话解】　黄帝问道：我听说《揆度》和《奇恒》这两部书中的诊察疾病的方法，包括内容很多，所指各不相同，那么，究竟怎样联系起来运用呢？岐伯回答说：《揆度》中记载的是估量测度疾病轻重和深浅的内容，而《奇恒》中记载的是用来辨别那些异乎寻常的疾病的内容。请让我讲一下诊治疾病中最重要的道理吧。观察《五色》、《脉变》、《揆度》、《奇恒》虽然所指不同，但关键就在于一个"神"字。人体中的阴阳气血，随着四时的变化而有次序地更迭、运行，而不停滞，反映到面色与脉象上，就是"有神"；如果阴阳气血不能正常运行而停滞或逆转，反映到面色和脉象上就是"无神"，无神必将失去生命。这个道理是极其重要的，虽然只是应用在望色和切脉上，但是其中所包含的意义是很微妙而且深远的。所以应该把它镌刻在玉版上，以便与"玉机真脏论"相互参考应用。

【按语】　"神转不回，回则不转，乃失其机"，后世医家对此经文的理解不一，但以马莳注义胜，其云：前篇"移精变气论"有'得神者昌'；"汤液醪醴论"有'神去之而不愈'；"八正神明论"有'血气者人之神，不可不谨养'；"上古天真论"有'形与神俱而尽终其天年'，则知神者人之主也，有此神而运转于五脏，必不至于有所回。回者，却行而不至于前也。设有所回，必不能运转矣，此乃自失其机也。

【原文】　容色见上下左右，各在其要。其色见浅者，汤液主治，十日已。其见深者，必齐[1]主治，二十一日已。其见大深者，醪酒主治，百日已。色夭面脱，不治，百日尽已。脉短气绝死，病温虚甚死。色见上下左右，各在其要。上为逆，下为从。女子右为逆，左为从；男子左为逆，右为从。易[2]，重阳死，重阴死。阴阳反他[3]，治在权衡相夺，《奇恒》事也，《揆度》事也。

【提要】　本段主要论述了面色与疾病轻重及预后的关系，并指出这些正是《揆度》、《奇恒》的基本内容。

【注释】　[1] 齐：通剂，指药剂。

[2] 易：变易的意思。

[3] 阴阳反他：指阴阳二气反其常态。

【白话解】　颜面上的色泽变化表现，或在上部，或在下部，或在左边，或在右边，应该详细审查这些部位所属的内脏，同时，还要观察颜色的深浅。若颜色浅的，反映病情尚轻，可以用五谷汤液来调理，约十天就会痊愈；颜色深的，反映病势较重，就需要服用药剂来治疗，大约二十一天就能恢复健康；如果颜色过深而晦暗的，说明病势已经很严重，必须用药酒来治疗，大约一百天才能治好；假如

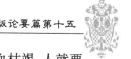

病人面色枯槁无华,面庞瘦削,就是不治之证,拖延到一百天,气血枯竭,人就要死亡。此外,临证时见到脉象短促无力,是阳气虚脱的现象,也是死证。如果温病患者阴精枯竭,同样是死证。分析面部不同部位的病色是属于"顺"还是属于"逆",有一定的要领:如果病色向上延伸,反映疾病逐渐发展,日趋严重,属于"逆";若是病色下移而且渐渐变成浅色的,说明病情日渐减轻,属于"顺"。若以男女来分辨逆顺,那么女子属阴,右侧也属阴,因此女子的病色出现在右侧,是"重阴"无阳,为逆;出现在左侧的为顺。相反,男子属阳,左侧也属阳,因此男子的病色出现在左侧,是"重阳"无阴,为逆;出现在右侧的为顺。如果病色由顺变为逆,那么对男子来说,也属于重阳;对女子来说,也属于重阴。无论重阳、重阴,都是死亡的征象。总之,阴阳出现反常,人就要生病,应该赶快权衡病势的轻重,辨别证候的虚实,采取适当的治疗措施,使阴阳恢复平和。这就需要使用《揆度》《奇恒》的诊病方法了。

【原文】 搏脉痹躄[1],寒热之交。脉孤为消气,虚泄为夺血[2]。孤为逆,虚为从。行奇恒之法,以太阴始[3]。行所不胜曰逆,逆则死;行所胜曰从,从则活。八风四时之胜,终而复始,逆行一过[4],不复可数,论要毕矣。

【提要】 本段主要讲诊脉当从手太阴寸口开始,而诊脉的要点,当以察脉之逆从为中心。

【注释】 [1]痹躄:躄,bì,音臂,指下肢痿弱不能行的病证。痹,指以肢体疼痛为主的病证。

[2]虚泄为夺血:虚泄,指脉虚而搏动无力;夺血,指阴血脱失。

[3]以太阴始:始,根本的意思。以太阴始,指诊脉部位以太阴寸口为主,这是因为肺朝百脉,五脏六腑之气,皆变见于气口,所以寸口可以作为行奇恒之法的标准。

[4]逆行一过:指四时气候失常。

【白话解】 脉象强劲有力搏击手指,反映邪气过盛而正气不足,这种脉象说明有寒热等邪气侵犯人体,使人发生了肢体疼痛沉重的痹证,或者发生了下肢痿软不能行走的痿躄病。如果见到洪大已极的脉象,叫做孤阳脉,反映阳热太盛而精气必然受到损耗;如果脉象微弱已极,叫做孤阴脉,反映阴寒太盛而阳气必然受到削弱。所以说,孤阳脉与孤阴脉的出现,是阴精与阳气受到严重消耗的表现。若脉象虚弱,常见于阴血脱失的病证。上面所说的孤阴脉与孤阳脉,属于死亡的征象,称为逆;而单纯脉象虚弱不足,仅是正气虚弱,尚可用补法来治愈,所以称为从。在切脉时运用《揆度》《奇恒》的方法,应当先从手太阴寸口脉来诊察。如果所见到的脉象,用四时、五行来分析,是属于"所不胜"的,也就是受制约的,就称为逆,是死亡的征象。例如在春季见到毛脉,夏季见到沉脉等。春季属木,毛脉属于秋季的脉象,而秋季属金。在五行关系中,金能克木,所以说毛脉是春季"所不胜";同样,夏季属火,沉脉是冬季的脉象,而冬季属水,在五行关系中,水能克火,所以说沉脉是夏季"所不胜"。若将见到的脉象,用四时、五行来分析,是属于"所胜"的,就称为从,预后良好。例如春季见软脉,秋季见弦脉等。软脉是长夏季的脉象,长夏属土,在五行关系中,木能克土,所以说软脉是春季所胜的;同样,秋季属金,而弦脉是春季的脉象,属木,在五行关系中,金能克木,所以说弦脉是秋季所胜的。自然界的四时、八风相互更迭,互有偏盛,有它一定的规律,是循环无端,周而复始的。因而在正常的气候条件下,比较容易判断脉象的逆从。但是,假如四时气候反常,那么就会变化百出,而应该根据所出现的特殊情况,进行具体分析,就不能再用常理来推断了。以上所说的这些,就是《揆度》、《奇恒》诊法的全部要点。

诊要经终论篇第十六

【题解】 诊要,就是诊治疾病的要领和法则;经,是指十二经脉;终,是败绝、终绝的意思。由于本篇先论述了诊治疾病必须遵循四时变化的这一重要法则,之后又讨论了十二经脉之气败绝的临床表现,故篇名为"诊要经终论"。

【原文】 黄帝问曰:诊要何如?岐伯对曰:正月二月,天气始方[1],地气始发,人气在肝。三月四月,天气正方,地气定发,人气在脾。五月六月,天气盛,地气高,人气在头。七月八月,阴气始杀,人气在肺。九月十月,阴气始冰,地气始闭,人气在心。十一月十二月,冰复[2],地气合[3],人气在肾。

【提要】 本段叙述了人体脏腑经脉之气与时令之气的对应关系。

【注释】 [1]始方:方,盛也。始方,指天气开始旺盛。

[2]冰复:复,厚的意思。

[3]地气合:地气闭合。

【白话解】 黄帝问道:诊断和治疗疾病的要领是什么?岐伯回答说:要领在于掌握天地自然之气的变化规律,及其与人体脏腑经脉之气的相应关系。如正月和二月,天气开始发生,地气开始萌动,人体中的肝脏之气与之相应;三月和四月,天气虽旺而尚未盛极,地气也正在发生,人体中的脾脏之气与之相应;五月和六月,正是夏暑季节,天之阳气旺盛,地上的火热之气上升,人体的头脑之气与之相应;七月和八月,这时阳气开始下降,阴气开始上升,天地之气清肃敛降,人体中的肺脏之气与之相应;九月和十月,阴气渐盛而凝聚,地气开始闭藏,阳气藏于里,人体中的心脏之气与之相应;十一月和十二月,阴气盛极,阳气密藏,冰封大地,人体中的肾脏之气与之相应。

【按语】 本节根据天人相应的道理,论述自然界的阴阳盛衰对人体的影响,指出在不同的季节,人体之气会聚和流注的部位不断变化,以示在诊治疾病中应有所注意。

【原文】 故春刺散俞[1],及与分理,血出而止,甚者传气,间者环也。夏刺络俞[2],见血而止,尽气闭环,痛病必下。秋刺皮肤,循理,上下同法,神变而止。冬刺俞窍于分理,甚者直下,间者散下。春夏秋冬,各有所刺,法其所在。春刺夏分,脉乱气微,入淫骨髓,病不能愈,令人不嗜食,又且少气。春刺秋分,筋挛,逆气环为咳嗽,病不愈,令人时惊,又且哭。春刺冬分,邪气著藏,令人胀,病不愈,又且欲言语。夏刺春分,病不愈,令人解㑊[3]。夏刺秋分,病不愈,令人心中欲无言,惕惕如人将捕之。夏刺冬分,病不愈,令人少气,时欲怒。秋刺春分,病不已,令人惕然欲有所为,起而忘之。秋刺夏分,病不已,令人益嗜卧,又且善梦。秋刺冬分,病不已,令人洒洒时寒。冬刺春分,病不已,令人欲卧不能眠,眠而有见。冬刺夏分,病不愈,气上,发为诸痹。冬刺秋分,病不已,令人善渴。

【提要】 本段提出了四时刺法,指出针刺深浅应依时而变化,否则不仅病不愈,还会产生新的疾病。

【注释】 [1] 散俞:即散在各经的一般腧穴。

[2] 络俞:指各经浮络浅在的腧穴。

[3] 解㑊:解,同懈;㑊,同惰。解㑊,指倦怠无力。

【白话解】 由于人体五脏之气与天地自然之气的升降相应,所以应用针刺方法治病的时候,在春季就应该针刺散布在经脉上的穴位,深度要达到分肉腠理的部位,针出血后就可以停针。假若病情较重,留针的时间要长一些,等到经脉之气传布疏通以后再出针;若是病情较轻的,留针的时间也要相对短一些,只要经脉之气环转一周的时间,大约三十分钟就可以起针了。夏季应该刺络脉的腧穴,见血后立即出针,使邪气散去,就按闭针孔,这样气血自然会循环通畅,病痛就可以解除了。秋季应该浅刺,在皮肤下顺着肌肉的纹理针刺,所刺部位,不论是上部的手经,还是下部的足经,都要用这个方法。针刺的时候,还要随时观察病人的神色,只要与针刺前稍有变化,就可以停针。冬季应该深刺分肉腠理间的穴位,病情严重的,进针的速度应较快些,可以直刺而深入;病情较轻的,可以向上下左右不同方向针刺,而且适宜缓慢进针。春夏秋冬四季不同,针刺的方法也随之而异,选择各种针刺方法的关键,就是要依据人体的气血趋向于表或趋向于里的不同变化。如果春天刺到了夏天应该刺的部位或腧穴,便会损伤心气,使脉象散乱而心气虚弱,因此,不但不能治疗疾病,反而使邪气深入到骨髓,病就很难痊愈了。心为火脏,脾为土脏,心气受伤,火不能生土,所以还会引起脾虚,使人不思饮食,而且伴有少气无力;春天刺到了秋天应该刺的部位或腧穴,就会使肺脏受伤,肺属金而肝属木,因为肺脏受伤而不能制约肝脏,则肝气旺盛可见筋挛气逆,气逆环周于肺,则发为咳嗽。这样,不但原来的疾病不能痊愈,反而使病邪深入,影响精神活动,出现容易惊恐和无故悲伤哭泣的症状;春季刺到了冬天应该刺的部位或腧穴,就会使肾脏受伤,以至于邪气深入停留于体内,使人发生腹部胀满。同时,由于肾为水脏,肝为木脏,肾脏受伤,水不涵木,肝木失养,于是不但原来的病没有治好,且又出现多欲言语的症状。如果夏季刺到了春天应该刺的部位或腧穴,就会使肝脏受伤,反而使筋脉松弛,全身懈怠无力;夏季刺到了秋天应该刺的部位或腧穴,就会使肺脏受伤,不但使原来的病不能痊愈,反而使肺气虚,使人少气而不愿说话。肺属金,肾属水,肺脏受伤,金不能生水,肾脏得不到正常的滋养而虚,所以病人容易恐惧,心中惕然不安,好像将被人逮捕的样子;如果夏季刺到了冬天应该刺的部位或腧穴,就会使肾脏受伤,疾病不但不能痊愈,反而由于肾精亏虚,不能转化为阳气,从而使人少气无力。肾属水,水虚不能滋养肝木,因而肝血不足,出现时常发怒的症状。如果秋季刺到了春天应该刺的部位或腧穴,就会使肝脏受伤,不但不能治愈原有的疾病,反而由于肝气虚而出现惕然不安、容易恐惧的症状。肝属木,心属火,木能生火,肝虚心脏得不到滋养,于是健忘;如果秋季刺到了夏天应该刺的部位或腧穴,就会使心脏受伤,不仅原有的病不能痊愈,反而由于心气虚使人精神倦怠,嗜卧,而且多梦;如果秋季刺到了冬天应该刺的部位或腧穴,就会使肾脏受伤,不但原来的病不能痊愈,反而由于肾阳亏损,阴气上扰,故出现时时发冷。如果冬季刺到了春天应该刺的部位或腧穴,就会使肝脏受伤,不仅原有的病不能痊愈,反而由于肝虚,魂不能潜藏,使人倦怠思睡而不能入睡或一旦入眠就梦见奇怪或可怕的事物;如果冬季刺到了夏天应该刺的部位或腧穴,就会使心脏受伤,不仅原有的病不能痊愈,反而由于心阳受伤而正气外泄,邪气侵入经脉,发生各种痹证;如果冬季刺到了秋天应该刺的部位或腧穴,就会使肺脏受伤,不但原来的病不能痊愈,反而由于肺脏受伤不能宣散津液,使人经常口渴。

【原文】　凡刺胸腹者,必避五脏。中心者环死[1],中脾者五日死,中肾者七日死,中肺者五日死,中鬲者,皆为伤中,其病虽愈,不过一岁必死。刺避五脏者,知逆从也。所谓从者,鬲与脾肾之处,不知者反之。刺胸腹者,必以布憿[2]著之,乃从单布上刺,刺之不愈复刺。刺针必肃,刺肿摇针,经刺勿摇,此刺之道也。

【提要】　本段指出针刺胸腹部位必须注意避免误伤五脏,并指出了避免的方法和误刺五脏的死期。

【注释】　[1] 中心者环死:环,旋、即之意。中心者环死,意思是说刺中心脏,顷刻间就会死亡。

[2] 憿:jiǎo,音皎,缠绕的意思。

【白话解】　针刺时不仅需要根据时令来选择穴位和决定深浅,此外,凡针刺胸腹部的穴位时,还必须注意避开五脏,这同样是针刺时绝对不可忽视的。否则,刺中五脏必然会引起死亡。假如中伤了心脏,会立即引起死亡,或者最长也超不过半小时就要死亡;假如中伤了脾脏,五天便会死亡;假如中伤了肾脏,七天就会死亡;假如中伤了肺脏,五天便会死亡;假如中伤了膈肌,那么五脏都会受到影响,即使暂时病情减轻了,但是超不过一年,也是要死亡的。针刺时怎样才能避免伤害五脏呢?关键就在于是否懂得"逆从"。所谓"从",就是要明白膈肌与脾肾等内脏的解剖位置,以便下针时避开。如果不了解重要内脏的位置,针刺时就难免造成伤害,那就是"逆"了。为了避免针刺伤害五脏,还有一种办法,就是凡刺胸腹部的腧穴时,用布条缠在针体的一定位置上,然后透过布巾进行针刺,以免针刺过深,中伤内脏。如果针刺一次疾病没有痊愈,可以再刺,但切不可为了取得一时的疗效,而进针过深。此外,医生在为病人针刺时,必须注意肃静,精神专一;如果用针刺治疗肿痛时,可以使用摇大针孔的手法,促使邪气尽快排出;若针刺经脉的疾病时,就不要摇大针孔,以免使经脉之气受伤。这就是针刺的要点。

【按语】 本段主要指出了针刺治疗的禁忌,即"凡刺胸腹者,必避五脏",否则后果严重,甚则导致死亡,并提出了避免伤及五脏的具体方法。文中针刺误伤五脏的死亡时日有的难以解释,尚待研究。

【原文】 帝曰:愿闻十二经脉之终奈何?岐伯曰:太阳之脉,其终也戴眼反折瘛疭[1],其色白,绝汗[2]乃出,出则死矣。少阳终者,耳聋百节皆纵,目瞏绝系[3],绝系一日半死,其死也色先青白,乃死矣。阳明终者,口目动作,善惊妄言,色黄,其上下经盛,不仁,则终矣。少阴终者,面黑齿长而垢,腹胀闭,上下不通而终矣。太阴终者,腹胀闭不得息,善噫善呕,呕则逆,逆则面赤,不逆则上下不通,不通则面黑皮毛焦而终矣。厥阴终者,中热嗌干,善溺心烦,甚则舌卷卵上缩而终矣。此十二经之所败也。

【提要】 本段描述了十二经脉之气败绝时各自表现的临床症状。

【注释】 [1]戴眼反折瘛疭:戴眼,目睛上视不动的样子。反折,角弓反张的意思。瘛,chì,音赤,指筋急挛缩;疭,zòng,音纵,筋脉弛缓不收;瘛疭,同瘛疭,形容手足时伸时缩,抽掣不已的症状。

[2]绝汗:指汗出如油,如珠。这是死亡的征象。

[3]目瞏绝系:瞏,qióng,音琼,形容两目直视如惊状。目瞏绝系,指两目直视,说明目与脑相联的"目系"之气已绝。

【白话解】 黄帝问道:我希望听你讲一下十二经脉之气败绝的情况是怎样的?岐伯回答说:太阳经脉之气败绝的时候,病人就会出现两目上视,目睛不动,角弓反张,手足抽搐,面色苍白等症状,如果汗出如油,这叫"绝汗",这种汗一出,很快就会死亡;少阳经脉之气败绝的时候,病人就会出现耳聋,全身骨节松懈无力,两眼直视的症状,如同突然受惊那样,这是因为眼与脑相联的"目系"败坏了,目系败坏后一天半,人就会死亡。如病人面色先出现青白色,很快就要死亡了;阳明经脉之气败绝的时候,病人口眼颤动,容易惊恐,胡言乱语,面色发黄,上部的人迎脉和下部的趺阳脉都躁疾盛大而不和缓,当发展到肌肉麻木不仁的时候,很快就要死亡了;少阴经脉之气败绝的时候,病人就会出现面色发黑,牙齿松动似乎变长且满积污垢，腹部胀满，待到上下之气不相通，就要死亡了；太阴经脉之气败绝的时候，病人出现腹部胀满，大便秘结，呼吸不利，并且不断嗳气，时常呕吐，呕吐就会使气上逆，气上逆就引起面色发红。假若气不上逆，而人体的上下之气又阻隔不通，则出现面色发黑，当发展到皮肤毫毛干枯憔悴的时候，就要死亡了；厥阴经脉之气败绝的时候，病人感到胸中发热，咽喉干燥，小便频数，心烦，病重时甚至还会出现舌体卷曲，睾丸上缩的情况，那样就快要死亡了。以上就是十二经脉之气败绝时的表现。

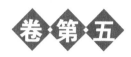

脉要精微论篇第十七

【题解】 脉要,指切脉的要领;精微,是说脉象变化微妙、脉学的原理精湛深奥。本篇讨论了望、闻、问、切四种诊断方法,其中又着重讨论了诊脉的要领,故篇名为"脉要精微论"。

【原文】 黄帝问曰:诊法何如? 岐伯对曰:诊法常以平旦,阴气未动,阳气未散,饮食未进,经脉未盛,络脉调匀,气血未乱,故乃可诊有过之脉。切脉动静而视精明,察五色,观五脏有余不足,六腑强弱,形之盛衰,以此参伍[1],决死生之分。

【提要】 本段提出了诊病的法则,即诊法常以平旦和四诊合参两方面为要。

【注释】 [1] 参伍:意思是彼此相参,互相印证,反复参合。

【白话解】 黄帝问道:诊脉的方法怎样呢? 岐伯回答说:诊脉通常是在清晨的时候进行,因为那时人还没有活动,阴气未被扰动,阳气也未曾耗散。同时,由于还没有饮食,人体经脉未受食热阳气的影响;亦未进行运动,所以人身体中的经脉之气平而未亢,络脉之气和而调匀,气血未受其他因素的影响,而处于平静的状态。因此这个时候才容易诊察出异常的脉象。在诊察病人脉搏动静变化的同时,还要看他双眼的神气,面部的五色表现,从而了解五脏之气的有余不足,六腑功能的强弱,形体的盛衰,把这些诊察所得的材料,互相参照,进行综合分析,用来诊断疾病的轻重,判断疾病预后的吉凶。

【按语】 1. 关于诊脉的时间,本文提出了"平旦"诊脉的要求。因为平旦作为一个特殊的时间,有其独特的意义。一是"阴气未动,阳气未散",人体阴阳之气未受日夜晨昏阴阳之气的影响而脉象能反映疾病本身的状态;二是"饮食未进",脉象未受食热阳气的影响;三是"经脉未盛,络脉调匀,气血未乱",人体气血未受运动、情志刺激等因素的扰乱,而处于相对均匀平静的状态。因此,平旦诊脉,最能反映疾病的真实状态。但从现实看,平旦诊脉具有极大的局限性,而我们要把握其内在精神,即诊脉时,应尽可能排除各种内外刺激对病人阴阳气血的影响,如进食、运动、精神刺激等,从而获得最真实的脉象。

2. 关于"六府强弱"中"六府"所指,王冰、张介宾、张志聪等皆认为指脏腑之腑,即胃、大肠、小肠、三焦、膀胱、胆六者。另一说为下文所举:脉者血之府;头者精明之府;背者胸中之府;腰者肾之府;膝者筋之府,骨者髓之府。两意均通,而后说与本文联系更密切。

【原文】　夫脉者,血之府也,长则气治[1],短则气病[2],数则烦心,大则病进[3],上盛则气高,下盛则气胀,代则气衰,细则气少,涩则心痛,浑浑革至如涌泉,病进而色弊,绵绵其去如弦绝,死。

夫精明五色者,气之华也。赤欲如白裹朱[4],不欲如赭;白欲如鹅羽,不欲如盐;青欲如苍璧之泽[5],不欲如蓝;黄欲如罗裹雄黄[6],不欲如黄土;黑欲如重漆色,不欲如地苍。五色精微象见矣,其寿不久也。夫精明者,所以视万物,别白黑,审短长。以长为短,以白为黑,如是则精衰矣。

【提要】　本段发挥"切脉动静而视精明,察五色"的内容及意义。

【注释】　[1]长则气治:长,是指长脉,脉来搏动的位置上见于寸,下见于尺,超过本位;气治,就是气平,代表健康状态。

[2]短则气病:短,是指短脉,不及本位;气病,气虚或气滞的意思。

[3]大则病进:大,指脉象满指而大,大而有力表示邪气亢盛,大而无力表示正气极度亏虚,均代表病情在进展。

[4]白裹朱:白,同帛,丝绸织品的总称;朱,即朱砂。白裹朱,如同帛裹着朱砂那样,隐然红润而不露。

[5]苍璧之泽:璧,即玉。苍璧之泽,指色泽青而明润。

[6]罗裹雄黄:罗,是丝织品,轻软而有疏孔。罗裹雄黄,就是色黄而明润的意思。

【白话解】　脉是血液汇聚的地方,又是血液流通的隧道。但是,血液的运行,更需要依靠气的统帅。所以,脉体长,反映气血调和,运行通畅,是健康无病的表现。脉体短,反映气虚或气滞而血液运行无力。脉象数,反映体内有热邪,所以会出现心中烦热的症状。脉象大,反映邪气过盛,说明病情正在发展。若从人体上、中、下三部脉象来分析,那么上部脉象充盛,反映有邪气壅滞于人体上部,会有呼吸急促的症状;而下部脉象充盛,就反映邪气壅滞于人体下部,会有腹中胀满等症状。若见到脉象缓慢,或两动一停,或三跳一止,停止有一定次数的,这叫做代脉,是五脏之气衰弱的表现。脉象细,反映气血虚少。脉象涩而不流畅,反映气滞血瘀,会有心痛的病证。脉来洪盛坚急而乱,如涌出的泉水,反映气血非常紊乱,是病势加剧,必形色败坏。脉象细小,似有似无,而又如琴弦断绝,再也按不到,反映阴阳脱离,是死亡的征象。

双目的神采和面部的五色,都是五脏精气在外部的表现。就面部的五色来说,若是赤色,就要像帛绢裹着朱砂那样,隐现着红润而有光泽,不要像代赭石那样暗红带紫无光泽。若是白色，就要像鹅的羽毛那样白而光洁，不要像食盐那样白而晦暗。若是青色，就要像碧玉那样莹润光泽，不要像靛蓝那样青而滞暗。若是黄色，就要像用罗绢包裹着雄黄那样黄而明润，不要像黄土那样黄而干枯。若是黑色，就要像重漆那样黑而透亮，不要像泥土那样枯暗如炭灰。不论是哪种颜色，只要具有含蓄而明润的特点，就是精气未衰的表现，预后良好；如果五色暴露而不含蓄，又无光泽，那就是五脏精气外泄的表现，寿命就不会长久了。就双目神采来说，如果五脏精气充足，能够灌注滋养，那么眼睛就精明，而能够准确地观察万物，辨别各种颜色，审察物体的长短等形状；如果视觉障碍，以至于发展到长短不分、黑白颠倒的程度，这就表明五脏的精气已经衰竭。

【原文】 五脏者,中之守也[1]。中盛脏满,气胜伤恐者,声如从室中言,是中气之湿也;言而微,终日乃复言者,此夺气也;衣被不敛,言语善恶不避亲疏者,此神明之乱也;仓廪不藏者,是门户不要也;水泉不止[2]者,是膀胱不藏也。得守者生,失守者死。

夫五脏者,身之强也。头者精明之府,头倾视深,精神将夺矣;背者胸中之府,背曲肩随,府将坏矣;腰者肾之府,转摇不能,肾将惫矣;膝者筋之府,屈伸不能,行则偻附[3],筋将惫矣;骨者髓之府,不能久立,行则振掉,骨将惫矣。得强则生,失强则死。

【提要】 本段阐述了望形、闻声在诊断中的重要作用,具体发挥"观五脏有余不足,六府强弱,形之盛衰"的诊断内容和意义。

【注释】 [1]五脏者,中之守也:中,即内、里;守,守护。全句的意思是,五脏是人体精气、神气内守之处。

[2]水泉不止:即小便不禁。

[3]行则偻附:偻,lóu,音楼,身体佝偻不舒;附,依赖于他物而行。行则偻附,指筋病后,行走不便,走路时屈背扶杖方可。

【白话解】 五脏的功能特点是守护精气与神气,使之不外泄散失。如果五脏功能失常,就不能守护精气和神气,而出现各种病证。假若见到脘腹胀满、喘息气急、容易恐惧,说话的声音重浊而不清亮,好像从密室中发出的那样,瓮声瓮气的,这是中焦有湿邪的表现,反映出脾脏的功能失常。如果语言的声音低微,说话重复,或者大半天才说一句话,是气虚的表现,反映出肺脏的功能失常。如果病人不知穿衣盖被,不懂羞耻,言语好坏不分,又不避亲疏远近,这是精神错乱的表现,反映出心脏的功能失常。如果肠胃不能贮藏水谷,大便泄泻不止的,这是肛门不能约束的表现,反映肾脏的功能失常。如果小便失禁的,这是膀胱不能贮藏津液的表现。总之,如果五脏能守护精气,而不过分失常,那么虽然有病,也有好转和痊愈的希望;相反,若五脏功能失常,不能守护精气,那就难免于死亡了。

五脏精气充沛,是保持身体强壮的根本。具体地说:头是藏精气、神气的地方,所以称为精明之府,如果见到头部低垂不能抬起,眼睛凹陷没有神采,这是精神将要衰败的表现。肩背是构成胸腔的主要支柱,所以称为胸中之府,如果出现背部弯曲、两肩部下垂,便可以知道是位于胸中的心脏与肺脏之气行将败坏了。腰部是肾脏所在的地方,所以称为肾之府,如果见到腰部运转不灵,身躯不能转动,便可以知道是肾脏的精气将要衰惫了。膝关节的周围,是筋会聚的地方,所以称为筋之府,如果见到下肢屈伸不便,走路时屈背俯身,依仗而行,便可以知道是筋气将要衰惫,也反映出肝脏的精气已经很虚弱了。骨是藏髓的地方,所以称为髓之府,如果见到站立不能持久,行走时摇晃不稳,就是骨气将要衰败的表现,也反映出肾脏的精气已经很虚弱了。所以在临床上,见到形体强壮的,说明五脏精气未衰,虽然有病,预后也良好;而形体极度困惫衰弱,说明五脏精气衰败,就有死亡的可能。

【原文】 岐伯曰:反四时者,有余为精,不足为消。应太过,不足为精;应不足,有余为消。阴阳不相应,病名曰关格。

帝曰:脉其四时动奈何?知病之所在奈何?知病之所变奈何?知病乍在内奈何?知病乍在外奈何?请问此五者,可得闻乎?岐伯曰:请言其与天运转大也。万物之外,六合之内,天地之变,阴阳之应,彼春之暖,为夏之暑,彼秋之忿,为冬之怒,四变之动,脉与之上下,以春应中规[1],夏应中矩[2],秋应中衡[3],冬应中权[4]。是故冬至四十五日,阳气微上,阴气微下;夏至四十五日,阴气微上,阳气微下。阴阳有时,与脉为期,期而相失,知脉所分,分之有期,故知死时。微妙在脉,不可不察,察之有纪,从阴阳始,始之有经,从五行生,生之有度,四时为宜,补泻勿失,与天地如一,得一之情,以知死生。是故声合五音,色合五行,脉合阴阳。

【提要】 本段重点阐述了脉应四时的内容。

【注释】 [1]春应中规:中,合乎的意思;规,为圆之器。春应中规,形容春季脉象圆滑流畅。

[2]夏应中矩:矩,为方之器。夏应中矩,形容夏季脉方正而盛。

[3]秋应中衡:衡,秤杆。马莳注:“秋脉浮毛,轻涩而散,如衡之象,其取在平,故曰秋应中衡也。”

[4]冬应中权:权,秤锤。形容冬季脉沉石内伏,如权之象。

【白话解】 岐伯说:见到脉象与四时阴阳变化相反,若是脉象应显不足反而盛大的,反映邪气过盛;而脉象应盛大反而过于微小的,反映正气消耗虚损。若是阳邪过盛的病证,脉象应该旺盛,反而出现不足的,那是因为阳邪闭阻了气血,运行不畅的缘故;若是阴邪过盛的病证,脉象应该微弱沉细,反而出现旺盛的,那是因为正气消耗虚损,而浮散于外的征象。出现以上这些脉象与四时阴阳相反、脉象与病证相反的,可以统称为关格病。

黄帝说:四时的脉象有什么不同的变动?怎样通过脉象而知道疾病的部位

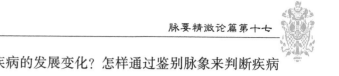

呢？怎么通过观察脉象来了解疾病的发展变化？怎样通过鉴别脉象来判断疾病在内？又怎样判断疾病在外？请问能把这五个问题讲给我听听吗？岐伯回答说：那就请允许我先讲一下天体运转规律与脉象变化这样一个广大而微妙的道理吧。万物之外，宇宙之内，天地间的一切变化，都是和阴阳的变化规律相应的，而不单纯是人体的脉象问题。例如从春天的温暖，发展到夏天的暑热；从秋天的凉风劲急，发展到冬天的寒风怒号，四时气候的这种转变，正反映了自然界阴阳的变化规律。人体的脉象，也随着四时而相应地上下浮沉。所以春季的脉象，与自然界阳气初生相应，如同圆规所划的弧线那样圆滑；夏季的脉象，与自然界阳气旺盛相应，如同用矩所划出的有棱有角的正方形那样，洪大方正；秋季的脉象，与自然界阳气开始下降，但并未深藏相应，如同秤杆那样，轻轻飘浮；冬季的脉象，与自然界阳气深藏相应，如同秤锤那样，沉下而不浮动。四时阴阳变化的关键时刻，在于冬至节后四十五天，也就是立春日，表现出阳气微微上升，阴气微微下降；夏至节后的四十五天，也就是立秋日，表现出阴气微微上升，阳气微微下降。由于阴阳之气的升降，有这样一定的规律，因而脉象也相应地发生有规律的改变。假如脉象的改变，和这个规律不一致了，那么就可以从它的特殊变化上，分析疾病到底在哪个内脏。再根据四时和五行、五脏的相应关系，应用五行生克的规律来推求，便可以知道死亡的时期。例如，出现肝病的脉象，因为肝属木，而金能克木，秋季属金，于是可以推测死于秋季；同样道理，由于火克金，所以可以推测肺病死于夏季等。可见，对脉象的微妙变化，不可不加以细心地体察。那么怎样体察呢？诊察脉象的最大原则，是先从辨别脉象属于阴，还是属于阳开始，而辨别脉象阴阳的方法，就是要根据五行生克的规律来分析，从而测度出脉象属虚属实，是盛是衰，再看它与四时阴阳变化是否相一致。若是脉象属于不足的，那是虚证，就要用补法来治疗；若是脉象属于有余的，那是实证，就应该用泻法来治疗。一定要注意，不能把补法与泻法用错，才能促使人体的阴阳与自然界的阴阳恢复一致。掌握了人与天地阴阳相一致的道理，以及分析脉象的方法，就能够判断疾病的预后吉凶。所以说，诊断疾病时，听到病人发出的声音，要能把声音与五音、五脏联系起来，以分析病在何脏；看到病人的面色，要能把五色与五行、五脏联系起来，以应用生克的规律，预测疾病的发展变化；切按病人的脉象，要能把脉象与四时阴阳联系起来，以判断疾病部位在外，还是在内。

　　【原文】　是知阴盛则梦涉大水恐惧，阳盛则梦大火燔灼，阴阳俱盛则梦相杀毁伤；上盛则梦飞，下盛则梦堕；甚饱则梦予，甚饥则梦取；肝气盛则梦怒，肺气盛则梦哭；短虫多则梦聚众，长虫多则梦相击毁伤。

　　【提要】　本段叙述了问梦境的部分内容，以补充问诊之缺。

　　【白话解】　不仅分析脉象首先要辨别阴阳，即使是梦幻，在一定程度上也可以反映出体内的阴阳盛衰。例如，阴气过盛的人，可以梦见涉渡大水而恐惧；

阳气过盛的人,可以梦见有大火烧灼;阴阳之气俱盛的人,可以梦见相互残杀而毁坏受伤。气盛于上部的,可以梦见飞腾;气盛于下部的,可以梦见向下堕坠。如果吃的过饱,可以梦见送给别人食物;如果饥饿,可以梦见取来食品自用。肝气过盛的,可以梦见发怒;肺气过盛的,可以梦见悲哀哭泣。腹中蛲虫过多,可以梦见众人聚会;腹中蛔虫过多,可以梦见相互打击而受伤。

【原文】 是故持脉有道,虚静为保。春日浮,如鱼之游在波;夏日在肤,泛泛乎万物有余;秋日下肤,蛰虫将去;冬日在骨,蛰虫周密,君子居室。故曰:知内者按而纪之,知外者终而始之。此六者,持脉之大法。

【提要】 本段继续对四时脉象的变化作形象的描述。

【白话解】 诊脉是有一定法则的,但其中最根本的一条是平心静气,精神集中,才能保证诊察的正确。四时的脉象是:春季的脉浮而滑利,好像鱼儿浮游在水波之中;夏季的脉充盛于皮肤,如同夏天所有的植物都繁荣茂盛;秋季的脉象在皮肤之下,好像蛰虫将要伏藏而有下趋之势;冬季的脉象沉伏在骨的附近,犹如蛰虫伏藏得已经很周密,又好像人们深居在密室之中。因此说,从脉象的变化中,要想知道深藏在体内的五脏虚实,必须重按才能得到要领;要想知道在外部的经脉之气盛衰,必须按照次序,先轻按浮取,再重按沉取,如果沉取时脉象不足,而浮取时脉象有余,那就是疾病在外的表现。以上春、夏、秋、冬、内、外这六个方面,就是诊脉时必须注意的重要法则。

【原文】 心脉搏坚而长,当病舌卷不能言;其耎而散者,当消环自已。肺脉搏坚而长,当病唾血;其耎而散者,当病灌汗[1],至令不复散发也。肝脉搏坚而长,色不青,当病坠若搏,因血在胁下,令人喘逆;其耎而散色泽者,当病溢饮,溢饮者渴暴多饮,而易入肌皮肠胃之外也。胃脉搏坚而长,其色赤,当病折髀[2];其耎而散者,当病食痹[3]。脾脉搏坚而长,其色黄,当病少气;其耎而散色不泽者,当病足胻肿[4],若水状也。肾脉搏坚而长,其色黄而赤者,当病折腰;其耎而散者,当病少血,至令不复也。帝曰:诊得心脉而急,此为何病? 病形何如? 岐伯曰:病名心疝[5],少腹当有形也。帝曰:何以言之? 岐伯曰:心为牡脏[6],小肠为之使,故曰少腹当有形也。帝曰:诊得胃脉,病形何如? 岐伯曰:胃脉实则胀,虚则泄。

【提要】 本段论述五脏之脉太过不及所出现的病证和脏病传腑、腑病传脏的脉证规律,用以说明诊五脏脉对辨证的重要性。

【注释】 [1]灌汗:指自汗或盗汗。因肺脉软而散是肺虚,肺合皮毛,肺虚则皮毛不固,故灌汗。

[2]折髀:髀,bì,音痹,大腿部。折髀,形容大腿疼痛如折。

[3]食痹:病名,即胸膈闭阻闷痛,饮食不下之证。

[4]足胻肿:胻,háng,音航,即胫骨,位于小腿内侧。足胻肿,指小腿连及足部浮肿。

[5]心疝:病名,是因寒邪侵犯心经而致的一种急性痛证,症见下腹有形块突起,气上冲

胸,心暴痛,脉弦急。

[6]牡脏:牡,雄性动物,代指阳性。牡脏,指五脏中属于阳者。

【白话解】 心脉搏击有力而坚硬,脉体过长,是心经邪气过盛的反映,会出现舌体卷缩而不能言语的症状;若脉象软弱无力而且散乱不整,是心气不足的反映,应当有消渴病,待心气恢复后自然会痊愈。肺脉搏击有力而坚硬,脉体过长,是肺经邪气过盛的反映,会出现咯血或痰中带血的症状;若脉象软弱无力而且散乱不整,是肺气虚的反映,应当有汗出不止的灌汗病,对于这种病就不能再用发汗的方法治疗了。肝脉搏击有力而坚硬,脉体过长,是肝经邪气过盛的反映,如果面部并不出现青色的,这是由于受到坠跌和打击,有瘀血停留在两胁肋之下,会使气上逆,因而出现喘息的症状;若脉象软弱无力而且散乱不整,是肝气不足的反映,再见到皮肤绷急光亮的,就是溢饮病的表现。所谓溢饮病,是由于口渴而暴饮,使肝脏功能失常,影响水液代谢,于是水液不能正常排出体外,而泛溢于肌肤之间、肠胃之外。胃脉搏击有力而坚硬,脉体过长,是胃经邪气过盛的反映,又见到面色发红,病人应有大腿疼痛如折的症状;若脉象软弱无力而且散乱不整,是胃气不足的反映,就会患有食痹病。脾脉搏击有力而坚硬,脉体过长,是脾经邪气过盛的反映,又见到面色发黄,说明湿热熏蒸,影响脾脏化生气血的功能,病人会出现少气无力的症状;若脉象软弱无力而且散乱不整,是脾气虚的反映,病人会有小腿及足部浮肿,好像水肿病的样子。肾脉搏击有力而坚硬,脉体过长,是肾经邪气过盛的反映,若出现面部颜色黄而带赤,这是心脾之气乘虚影响肾脏的表现,病人会有腰痛如折的症状;若脉象软弱无力而且散乱不整,是肾气不足的反映,说明病人精血亏损,并且不容易恢复。黄帝说:如果见到心脉绷急,这是什么病? 应当出现哪些症状? 岐伯说:这个病名叫做心疝,它的特点是在少腹部表现出症状。黄帝说:这是什么道理呢? 岐伯说:心脏的性质属阳,它与小肠在经脉上相互联络,是互为表里的脏腑,因此,心脏有病就会向下移给小肠,小肠受到病气的影响,就会在少腹部表现出症状。黄帝说:如果见到胃脉异常,会出现哪些症状呢? 岐伯说:假若胃脉实,反映邪气过盛,会出现腹部胀满;假若胃脉虚,反映胃气不足,就会发生腹泻病。

【原文】 帝曰:病成而变何谓? 岐伯曰:风成为寒热,瘅成为消中[1],厥成为巅疾,久风为飧泄,脉风成为疬[2],病之变化,不可胜数。帝曰:诸痛肿筋挛骨痛,此皆安生? 岐伯曰:此寒气之肿,八风之变也。帝曰:治之奈何? 岐伯曰:此四时之病,以其胜治之愈也。

帝曰:有故病,五脏发动,因伤脉色,各何以知其久暴至之病乎? 岐伯曰:悉乎哉问也! 征[3]其脉小色不夺[4]者,新病也;征其脉不夺其色夺者,此久病也;征其脉与五色俱夺者,此久病也;征其脉与五色俱不夺者,新病也。肝与肾脉并至,其色苍赤,当病毁伤不见血,已见血,湿若中水也。

【提要】 本段论述了不同的病因而导致的不同病证表现,以及色与脉相结合判断病之新久的方法。

【注释】 [1]瘅成为消中:瘅,dān,音单,火热也。瘅成为消中,意思是因为热邪蕴积于中,则变为善食易饥而瘦的消中病。

[2]疠:lì,音利,古又通癞,即指麻风病。

[3]征:验看、检查的意思。

[4]夺:训失,即失于正常状态的意思。

【白话解】 黄帝说:疾病的形成与变化是怎样的呢?岐伯说:风邪引起的疾病,会出现恶寒发热。热邪引起的疾病,会成为消渴。体内之气紊乱而上冲,就会形成头晕、头痛等病证。如果风邪侵入人体日久不去,还会深入于里,影响脾脏而出现完谷不化的飧泄病;如果风邪侵入到血脉中,经久不去而转化成热邪,使气血腐败,就会变成为疠风病。总之,邪气侵犯人体形成疾病,而疾病又是千变万化,是难以言尽的。黄帝说:有各种痈肿、筋拘挛、骨疼痛,这些病都是怎样产生的呢?岐伯说:这是由于寒邪侵犯伤害了人的形体,就发生痈肿。由于八风的变化反常伤害了人的筋骨,所以会出现筋脉拘挛和骨疼痛等病证。黄帝说:怎样治疗呢?岐伯说:这是四时不正常的气候变化引起的疾病,也可以应用五行相胜的道理来治疗,病就可以痊愈了。

黄帝说:无论是五脏久病,还是触动邪气而生的新病,都会使面部气色和脉象发生变化,那么怎样区别它们是新病、还是久病呢?岐伯说:问得真详细呀!这只要验看他们的气色和脉象,就可以知道了。如果脉象虽小而气色正常的,那就是新病;如果脉象虽无明显变化,而气色已经失常了,那就是久病;如果脉象与气色都不好,那也是久病;如果脉象与气色都改变不大,那是新病。如肝肾之脉并至而见弦沉脉象,皮肤出现青紫色的,那是由于外伤,而使筋骨血脉受损的反映,在这种情况下,无论有没有出血,形体都会发生肿胀,肿胀的样子好像受湿邪引起的水肿似的。

【原文】 尺内两傍,则季胁[1]也,尺外以候肾,尺里以候腹,中附上,左外以候肝,内以候膈;右外以候胃,内以候脾。上附上,右外以候肺,内以候胸中;左外以候心,内以候膻中。前以候前,后以候后。上竟上者,胸喉中事也;下竟下者,少腹腰股膝胫足中事也。

【提要】 本段阐述了尺肤切诊的脏腑分部情况。

【注释】 [1]季胁:胁肋之下部。

【白话解】 前臂从腕至肘的长度是一尺,这段内侧的皮肤叫尺肤,观察尺肤的变化,具有诊断意义。尺肤可以分为三段,每段又各有左右手的不同,还分为外侧也就是桡侧、内侧也就是尺侧。各段的不同部位,分别和身体中的各部位有对应关系。在接近肘部的下段,它的两旁反映两胁肋的情况,外侧反映肾脏的情况,内侧反映腹部的情况。再向上移,到尺肤的中段,左臂外侧反映肝脏的情况,内侧反映膈肌的情况;右臂外侧反映胃的情况,内侧反映脾脏的情况。再向上移,到接近腕部的上段,右臂外侧反映肺脏的情况,内侧反映胸中的情况;左臂外侧反映心脏的情况,内侧反映膻中的情况。总的说来,尺肤部的前面,也就是阴经所循行的部位,反映身前胸腹的情况;尺肤部的后面,也就是阳经所循行的部位,反映身后背部的情况。上部超过腕横纹而接近鱼际的部位,反映胸部以及喉咙等身体上部的情况;下部紧挨着肘横纹的部位,反映少腹、腰、大腿、膝、小腿、足等人体下部的情况。

【按语】 本节经文,主要论述尺肤诊的脏腑分布。有关尺肤诊,虽现今临床应用较少,但《内经》及历代医著中记载颇丰,对此,丹波元简《素问识》作过详细论述,云:"王注:尺内,谓尺泽之内也。此即诊尺肤之部位。平人气象篇云:尺涩脉滑,尺寒脉细。王注亦云:谓尺肤也。邪气脏腑病形篇云:善调尺者,不待于寸。又云:夫色脉与尺之相应,如桴鼓影响之相应也。论疾诊尺篇云:尺肤泽。又云:尺肉弱。十三难云:脉数尺之皮肤亦数,脉急尺之皮肤亦急。《史记》仓公传亦云:切其脉,循其尺。仲景曰:按寸不及尺。皆其义也。"

【原文】 粗大者,阴不足阳有余,为热中也。来疾去徐,上实下虚,为厥巅疾;来徐去疾,上虚下实,为恶风也。故中恶风者,阳气受也。有脉俱沉细数者,少阴厥也;沉细数散者,寒热也;浮而散者为眴仆[1]。诸浮不躁者皆在阳,则为热;其有躁者在手。诸细而沉者皆在阴,则为骨痛;其有静者在足。数动一代者,病在阳之脉也,泄及便脓血。诸过者切之,涩者阳气有余也,滑者阴气有余也。阳气有余为身热无汗,阴气有余为多汗身寒,阴阳有余则无汗而寒。推而外之,内而不外,有心腹积也。推而内之,外而不内,身有热也。推而上之,上而不下,腰足清也。推而下之,下而不上,头项痛也。按之至骨,脉气少者,腰脊痛而身有痹也。

【提要】 本段通过对各种脉象主病的探讨,进一步说明脉证合参对诊断疾病的重要性。

【注释】 [1]眴仆:眴,xuàn,音炫,通眩。眴仆,指因眩晕而仆倒的症状。

【白话解】 脉象洪大的,是阴不足而阳有余的反映,多为里热之病。脉来时急速而伏去时徐缓的,是上部邪气壅滞而下部正气不足的反映,多为气逆上冲而引起的巅顶部的疾患;若脉搏起来时徐缓而伏去时急速的,是上部正气虚而下部邪气壅滞的反映,多为厉害的风邪引起的疾病。因为遭受风邪的侵袭,人体上部的阳气先受到伤害,所以出现上部正气虚的脉象。若脉象沉细而数的,是足少阴经脉之气逆乱的反映;若脉象沉细数而且散乱的,是阴盛阳虚或阴虚火旺的反映,多为虚劳寒热之病。若脉象浮而散乱,是气血不足的反映,多为眩晕仆倒的疾病。若脉象浮而不躁疾的,是病邪在表的反映,病在足三阳经,多为发热性疾病;若脉象浮而躁疾的,也是病邪在表的反映,但疾病属于手三阳经。若脉象细而沉的,是病在里的反映,多为骨节疼痛,疾病在手三阴经;若脉象沉细而静的,也是病在里的反映,但疾病在足三阴经。若脉象数动而时见一止的,那是邪气阻滞在三阳经的反映,多为腹泻以及大便脓血之类的疾病。若脉象异常,又有尺肤部涩而不润的,是阳气有余的反映;若脉象异常,又有尺肤滑润的,是阴气有余的反映。阳气有余的,就会有发烧而无汗的症状;阴气有余的,就会有多汗、怕冷、身凉的症状;若阴有余,阳也有余,就会出现无汗而且怕冷身凉的症状。若手指轻按而不见脉动,重按才见脉象沉而不浮,是疾病在里的反映,多为心腹有积聚的里证;若手指重按而不见脉动,轻按时才见脉象浮而不沉的,这是邪气在表的反映,多为发热恶寒的表证。若切按脉的上部有搏动,但搏动只在上部才有而下部却没有的,是人体下部气虚的反映,所以多为腰部及足部清冷的疾病;若切按脉的下部有搏动,但搏动只在下部才有而上部却没有的,是人体上部阳气不足的反映,所以多为头项疼痛的疾病。若手指重按至骨,才能感到脉的搏动,而且脉微欲绝,是阳气虚弱的反映,多为腰脊疼痛或身体局部有麻木不仁的痹证。

平人气象论篇第十八

【题解】 平人,就是阴阳协调、气血平和的人,也就是健康无病的人;气,指经脉之气;象,就是脉象。本文重点讨论脉象问题,即从脉象中辨别病情轻重。辨别的方法,是以健康人,也就是"平人"的脉气与脉象为标准,去衡量分析病人的脉气与脉象,故篇名为"平人气象论"。

【原文】 黄帝问曰:平人何如?岐伯对曰:人一呼脉再动,一吸脉亦再动,呼吸定息脉五动,闰以太息[1],命曰平人。平人者,不病也。常以不病调病人,医不病,故为病人平息以调之为法。

人一呼脉一动,一吸脉一动,曰少气。人一呼脉三动,一吸脉三动而躁,尺热曰病温,尺不热脉滑曰病风,脉涩曰痹。人一呼脉四动以上曰死,脉绝不至曰死,乍疏乍数曰死。

【提要】 本段叙述了利用呼吸来测量脉搏至数的方法,并结合尺肤诊法举例说明在诊断疾病和推测预后中的应用。

【注释】 [1] 呼吸定息脉五动,闰以太息:一呼一吸为一息,正常人一息脉搏四至;定息,是指呼吸之间的空隙。呼吸定息脉五动,是说如果呼吸之间有一短暂间歇,那么一息脉来可以五至。闰,盈余的意思;太息,指深呼吸;闰以太息,是说间或出现一息超过四至或五至的情况,是由于深呼吸一息时间较长的缘故。

【白话解】 黄帝问道:正常人的脉象是什么样的呢?岐伯回答说:正常人的脉象若用呼吸来确定搏动的节律与频率的话,那么人一次呼气脉跳动两次,一次吸气脉也跳动两次,在呼气与吸气之间的停顿时间内,脉又跳动一次,这样一息便是五次。此外,人们呼吸偶尔有一次长吸气,脉又会跳动一次。这样,平均起来看,在人一呼一吸的时间内,脉搏动在五次到六次之间,属于正常范围,这就是"平人"的脉率。所谓平人,也就是健康无病的正常人。诊脉的法则,通常是以正常人的呼吸,做为衡量病人脉搏的标准。医生是没病的,因此可以调匀自己的呼吸,来诊察病人的脉搏。

如果见到一呼脉跳动一次,一吸脉跳动一次,脉象过迟,是正气不足的反映;如果见到一呼脉跳动三次,一吸脉也跳动三次,脉象太数,而且躁动急疾,又兼见尺肤部发热,是温病的表现;如果脉象数而急疾,但又兼有滑利之象,而且尺肤部不热,是由风邪引起的疾病;如果脉象躁动急疾,而又兼有涩滞之象的,是患痹证的表现。如果见到一呼脉跳动四次以上,脉象极数,是阳邪盛极而阴精枯竭的反映,所以叫做死脉;如果脉搏中断,绝而不再来的,那是正气衰竭的反映,所以也叫做死脉;若脉搏忽快忽慢,混乱无伦,那是体内阴阳气血衰败紊乱的反映,所以同样叫做死脉。

【原文】 平人之常气禀于胃,胃者平人之常气也,人无胃气曰逆,逆者死。

春胃[1]微弦曰平,弦多胃少曰肝病,但弦无胃曰死,胃而有毛曰秋病,毛甚曰今病。脏真散于肝,肝藏筋膜之气也。夏胃微钩[2]曰平,钩多胃少曰心病,但钩无胃曰死,胃而有石曰冬病,石甚曰今病。脏真通于心,心藏血脉之气也。长夏胃微耎弱曰平,弱多胃少曰脾病,但代无胃曰死,耎弱有石曰冬病,弱甚曰今病。脏真濡于脾,脾藏肌肉之气也。秋胃微毛[3]曰平,毛多胃少曰肺病,但毛无胃曰死,毛而有弦曰春病,弦甚曰今病。脏真高于肺,以行荣卫阴阳也。冬胃微石[4]曰平,石多胃少曰肾病,但石无胃曰死,石而有钩曰夏病,钩甚曰今病。脏真下于肾,肾藏骨髓之气也。

【提要】 本段首先强调了胃气在脉诊中的重要性,接着具体指出了根据脉象胃气的有无多少判断四时五脏的平脉、病脉、死脉的方法。

【注释】 [1] 胃:指胃气。

[2] 钩:即脉来洪大,有来盛去衰如钩端微曲之象。

[3] 毛:即形容脉来轻虚以浮有如按在毛上之感。

[4] 石:即形容坚而沉的脉象。

【白话解】 正常人的脉气,都来源于胃,所以说"胃气"就是正常人的脉气。人的脉象中如果没有胃气,那就叫做"逆"。逆,就会死亡。

胃气盛衰有无,在四时五脏脉中的表现,以及所反映的病情如下:春季的脉象,和缓中微带有弦象,这就是有胃气的正常表现,叫做平脉;如果弦象明显,而和缓之象不足,这是胃气少的表现,叫做病脉,就会有肝脏的疾病;如果脉象纯弦,而丝毫没有和缓之象的,这是胃气败绝的表现,也就是死脉。如果脉象中虽有和缓的胃气存在,但是又兼有浮散之象的,尽管在春天当时不病,而到了秋天就会发生疾病,这是因为浮脉与秋季相应,在五行属金;倘若浮散的现象太突出,那是由于秋金之气太盛,而春季属木,金能克木,所以不待到秋季,而在春天立即就会发生疾病。春季的天地阴阳之气,与人体中的肝脏相应,在这个季节里,五脏的精气布散到肝脏,因而肝脏的功能比较活跃,有助于对筋膜的滋养。夏季的脉象,和缓中微带有洪象,这就是有胃气的正常表现,叫做平脉;如果洪象明显,而和缓之象不足,这是胃气少的表现,叫做病脉,就会有心脏的疾病;如果脉象仅是洪大,而丝毫没有和缓之象的,这是胃气败绝的表现,也就是死脉。如果脉象中虽有和缓的胃气存在,但是又兼有沉象的,尽管在夏天当时不病,而到了冬天就会发生疾病,这是因为沉脉与冬季相应,在五行属水;倘若沉象太突出,那是由于寒水之气太盛,而夏季属火,水能克火,所以不待到冬季,而在夏天立即就会发生疾病。夏季的天地阴阳之气,与人体中的心脏相应,在这个季节里,五脏的精气入通于心脏,因而心脏的功能比较活跃,有助于对血脉的滋养。长夏的脉象,和缓中微带有软弱之象,这就是有胃气的正常表现,叫做平脉;如果软弱之象明显,而和缓之象不足,这是胃气少的表现,叫做病脉,就会有脾脏的疾病;如果脉象只有动而中止不能自还,而丝毫没有和缓之象的,这是胃气败绝的表现,也就是死脉。如果脉象中虽有软弱和缓的胃气存在,但是又兼有沉象的,尽管在长夏季当时不病,而到了冬天就会发生疾病,这是因为沉脉与冬季相应,在五行属水,而长夏属土,在五行相克关系中,土能克水,现在出现水反侮土的脉象,说明病人体内脾土之气不足,而寒水之气过盛;倘若沉弱的现象太突出,那是由于脾脏虚极,而水寒过盛,所以不待到冬季,而在长夏立即就会发生疾病。长夏季的天地阴阳之气,与人体中的脾脏相应,在这个季节里,五脏的精气濡养于脾脏,因而脾脏的功能比较活跃,有助于对肌肉的滋养。秋季的脉象,和缓中微带有浮象,这就是有胃气的正常表现,叫做平脉;如果浮象明显,而和缓之象不足,这是胃气少的表现,叫做病脉,就会有肺脏的疾病;如果脉象纯浮,而丝毫没有和缓之象的,这是胃气败绝的表现,也就是死脉。如果脉象浮而兼见弦象,尽管在秋天当时不病,而到了春天就会发生疾病,这是因为弦脉与春季相应,在五行属木,而秋季属金,在五行相克关系中,金能克木,现在出现木反侮金的脉象,说明病人体内肺气不足,而木气偏盛;倘若弦象太突出,那是由于木气太盛,所以不待到春季,而在秋天立即就会发生疾病。秋季的天地阴阳之气,与人体中的肺脏相应,在这个季节里,五脏的精气上交于肺脏,因而肺脏的功能比较活跃,有助于体内营卫阴阳之气的运行。冬季的脉象,和缓中微带有沉象,这就是有胃气的正常表现,叫做平脉;如果沉象明显,而和缓之象不足,这是胃气少的表现,叫做病脉,就会有肾脏的疾病;如果脉仅有沉象,而丝毫没有和缓之象的,这是胃气败绝的表现,也就是死脉。如果沉象之中偶有洪的,尽管在冬天当时不病,而到了夏天就会发生疾病,这是因为洪脉与夏季相应,在五行属火,而冬季属水,在五行相克关系中,水能克火,现在出现火反侮水的脉象,说明人体内肾脏之气不足,火气偏盛;倘若洪脉太突出,那是由于肾气太虚,而火气极盛,所以不待到夏季,而在冬天立即就会发生疾病。冬季的天地阴阳之气,与人体中的肾脏相应,在这个季节里,五脏的精气下藏于肾脏,因而肾脏的功能比较活跃,有助于对骨髓的滋养。

【原文】 胃之大络,名曰虚里[1],贯鬲络肺,出于左乳下,其动应衣,脉宗气也。盛喘数绝者,则病在中;结而横,有积矣;绝不至曰死。乳之下其动应衣,宗气[2]泄也。

【提要】 本段叙述了虚里部位在切诊上的价值。

【注释】 [1]虚里:位于左乳下,心尖搏动之处。

[2]宗气:即水谷所生之精气,加上肺吸入自然之清气,积于胸中,为脉之所宗,故称宗气。

【白话解】 胃经的大络,名叫虚里。这个络脉从腹腔通过膈肌,向上联络肺脏,出现在左乳之下。用手触按时,可以感觉到它的搏动,这是宗气在脉中的表现。倘若虚里搏动过盛,好像气喘病人的呼气那样,急促而不柔和,并且时有歇止的现象,这是病在胸中的反映;若是搏动不柔和而坚硬,缓慢而时有歇止的,这是有气滞、痰凝、血瘀等积滞病的反映;如果搏动停止而不再到来,这就是死亡的表现。假如虚里跳动剧烈,使衣服也相应地振动,这是宗气不能藏蓄而外泄的反映,同样是危重的病证表现。

【原文】 欲知寸口太过与不及,寸口之脉中手短者,曰头痛。寸口脉中手长者,曰足胫痛。寸口脉中手促上击者,曰肩背痛。寸口脉沉而坚者,曰病在中。寸口脉浮而盛者,曰病在外。寸口脉沉而弱,曰寒热及疝瘕少腹痛。寸口脉沉而横,曰胁下有积,腹中有横积痛。寸口脉沉而喘,曰寒热。脉盛滑坚者,曰病在外。脉小实而坚者,病在内。脉小弱以涩,谓之久病。脉滑浮而疾者,谓之新病。脉急者,曰疝瘕少腹痛。脉滑曰风。脉涩曰痹。缓而滑曰热中。盛而紧曰胀。

脉从阴阳,病易已;脉逆阴阳,病难已。脉得四时之顺,曰病无他;脉反四时及不间藏,曰难已。

【提要】 本段论述了寸口脉异常变化所主的疾病,以及从脉与四时的关系判断疾病预后的方法。

【白话解】 要从寸口脉的太过与不及等变化中,来诊断疾病,大致情况是这样的:寸口脉应指而短,是人体上部阳气不足的反映,会出现头痛的症状;应指而长,是人体下部邪气过盛的反映,会出现足部及小腿部的疼痛。寸口脉急促有力,搏击手指的,是在人体上部阳邪过盛的反映,会出现肩背部疼痛的症状。寸口脉沉而坚实的,是阴邪在人体内部的反映。寸口脉浮而旺盛有力的,是阳邪在体表的反映。寸口脉沉而弱的,是阳气不足而寒邪侵入人体内部的反映,多会出现恶寒发热、疝瘕积聚及少腹疼痛等病变。寸口脉沉而坚硬,横于指下的,是邪气结聚在里的反映,说明胁下有积聚,或者腹中有积块疼痛。寸口脉沉而急促的,是热邪停蓄在身体内部的反映,会有发热或怕冷的症状。脉象旺盛滑利而坚,主病在外;脉象小而坚实的,主病在内。脉象小弱而涩,是气血不足而且运行不畅的反映,故主久病。脉象浮滑而急的,是阳气有余,气血未伤,正气未损,故主新病。脉来弦急,是邪气在肝经的反映,会有疝瘕积聚和少腹疼痛等病证。脉象滑利的,是阳邪侵犯的反映,多为风邪引起的疾病。脉象涩滞不流畅的,是阴邪阻滞经脉的反映,会发生痹证。脉象缓而滑的,是热在脾脏的反映,故主中焦有热的病证。脉象盛而紧的,是体内寒邪盛的反映,多会发生腹胀的症状。

脉象与病证的阴阳性质相一致,就容易痊愈;脉象与疾病的阴阳性质相反的,就很难痊愈。脉象与四时阴阳相应的,即使患病也不会有其他危险;而脉象与四时阴阳相反,以及不间脏而传变的,多是很难痊愈的疾病。

【原文】 臂多青脉,曰脱血。尺脉缓涩,谓之解㑊[1]。安卧脉盛,谓之脱血。尺涩脉滑,谓之多汗。尺寒脉细,谓之后泄。脉尺粗常热者,谓之热中。

肝见庚辛死,心见壬癸死,脾见甲乙死,肺见丙丁死,肾见戊己死,是谓真脏见皆死。

颈脉[2]动喘疾咳,曰水。目裹[3]微肿如卧蚕起之状[4],曰水。溺黄赤安卧者,黄疸。已食如饥者,胃疸[5]。面肿曰风。足胫肿曰水。目黄者曰黄疸。

妇人手少阴脉动甚者,妊子也。

脉有逆从四时,未有脏形,春夏而脉瘦,秋冬而脉浮大,命曰逆四时也。风热而脉静,泄而脱血脉实,病在中脉虚,病在外脉涩坚者,皆难治,命曰反四时也。

【提要】 本段主要论述了切诊尺肤、人迎脉、手少阴脉的临床意义。

【注释】 [1] 解㑊:解,同懈;㑊,yì,音亦,易也,特殊、异常之意。解㑊,即懈怠懒惰的意思。

[2] 颈脉:指人迎脉,即颈动脉搏动处。

[3] 目裹:即上下眼胞。

[4] 卧蚕起之状:蚕眠之后必蜕皮,蜕皮之后其皮色润泽有光。

[5] 胃疸:疸,热也。胃疸,胃热之意,由于胃热盛则善消谷,故胃疸的症状为已食如饥。

【白话解】 臂上有多处青筋显露的,是大失血的反映。尺肤和脉象都缓涩的,是气血不足的反映,会有非常倦怠无力的"懈㑊"病。病人喜久卧不起。脉象盛大,是火热炽盛的反映,火热逼迫血液运行失常,会形成出血的疾病。尺肤涩而脉滑的,是阴血少而阳热盛的反映,会有多汗的症状。尺肤寒而脉象细的,是阳气虚衰的反映,会有腹泻的疾病。脉象粗大而尺肤常热的,是阳热之邪过盛的反映,多是里热证。

若见五脏之真脏脉,就死于其所不胜之日。例如:肝脏出现毫无胃气的真脏脉,至庚辛日就会死亡,因为肝属木,庚日与辛日属金,金能克木,所以死亡。心脏出现毫无胃气的真脏脉,至壬癸日就会死亡,因为心属火,壬日与癸日属水,水能克火,所以死亡。脾脏出现毫无胃气的真脏脉,至甲乙日就会死亡,因为脾属土,甲日与乙日属木,木能克土,所以死亡。肺脏出现毫无胃气的真脏脉,至丙丁日就会死亡,因为肺属金,丙日与丁日属火,火能克金,所以死亡。肾脏出现毫无胃气的真脏脉,至戊己日就会死亡,因为肾属水,戊日与己日属土,土能克水,所以死亡。这就是出现真脏脉后,推测死亡日期的方法。

颈部两侧的人迎脉搏动过盛,并兼见喘急咳嗽的,是水气上凌心肺的反映。目胞微肿,好像刚刚脱皮的蚕那样光亮的,是水肿病的表现。小便黄赤,而且困倦喜卧的,那是黄疸病。饮食后,很快就饥饿的,那是胃疸病。浮肿以面部明显的,是风水病;浮肿以小腿及两足为甚的,是水湿之邪侵犯脾肾两经所引起的。目珠发黄,也是黄疸病的表现。

妇女手少阴脉搏动过盛的,是怀孕的征象。

脉象有不与四时相应的,也就是在应当出现某种脉象的季节里,见不到那种脉象。例如:春夏脉应当浮大反而见到沉细的脉象,秋冬脉应该沉细反而出现浮大的脉象等,这叫做与四时相逆。又如风热病,脉象应该浮躁反而出现沉静;患泄泻以及失血病,脉象应该虚弱反而出现盛实;疾病在内,脉象应当沉反而出现浮虚;疾病在外,脉象应该浮反而出现坚涩等,脉象与病证不符,都是属于难治的疾病,也可以说这些情况和脉象与四时相反一样,同样是属于反常的现象。

【原文】 人以水谷为本,故人绝水谷则死,脉无胃气亦死。所谓无胃气者,但得真脏脉不得胃气也。所谓脉不得胃气者,肝不弦肾不石也。

太阳[1]脉至,洪大以长;少阳[1]脉至,乍数乍疏,乍短乍长;阳明[1]脉至,浮大而短。

夫平心脉来,累累如连珠,如循琅玕[2],曰心平,夏以胃气为本。病心脉来,喘喘[3]连属,其中微曲,曰心病。死心脉来,前曲后居[4],如操带钩,曰心死。

平肺脉来,厌厌聂聂,如落榆荚,曰肺平,秋以胃气为本。病肺脉来,不上不下,如循鸡羽,曰肺病。死肺脉来,如物之浮,如风吹毛,曰肺死。

平肝脉来,耎弱招招,如揭长竿末梢[5],曰肝平,春以胃气为本。病肝脉来,盈实而滑,如循长竿,曰肝病。死肝脉来,急益劲,如新张弓弦,曰肝死。

平脾脉来,和柔相离,如鸡践地,曰脾平,长夏以胃气为本。病脾脉来,实而盈数,如鸡举足,曰脾病。死脾脉来,锐坚如鸟之喙,如鸟之距,如屋之漏,如水之流,曰脾死。

平肾脉来,喘喘累累如钩,按之而坚,曰肾平,冬以胃气为本。病肾脉来,如引葛,按之益坚,曰肾病。死肾脉来,发如夺索[6],辟辟如弹石[7],曰肾死。

【提要】 本段再次强调了胃气在脉诊中的重要性,阐述了真脏脉的表现及五脏的平脉、病脉、死脉的脉象。

【注释】 [1] 太阳、少阳、阳明:太阳主五、六月,少阳主正、二月,阳明主三、四月。

[2] 琅玕:琅,láng,音郎;玕,gān,音甘。琅玕,玉石。

[3] 喘喘:形容脉来如喘气急促的样子。

[4]前曲后居:形容心脉失却冲和之气,但钩无胃之象。

[5]耎弱招招,如揭长竿末梢:耎,ruǎn,音软。耎弱招招,如揭长竿末梢,形容长而有力、坚韧柔和的脉象。

[6]夺索:形容脉象,如两人争夺的绳索坚紧而长。

[7]辟辟如弹石:形容脉象的坚实。

【白话解】 人的生命以饮食水谷为根本,所以当断绝饮食水谷时,人就要死亡。水谷精微,是由脾胃产生而布散到全身的,并且可以从脉象上反映出来。所以,如果脉象中没有和缓的胃气,人也要死亡。所谓脉中没有胃气,也就是出现真脏脉,而见不到胃气的表现。所谓见不到胃气,是指春天肝脏的脉象太弦、冬天肾脏的脉象太沉之类,单纯的弦、单纯的沉,毫无和缓的现象。同时,如果春天脉不弦,冬天脉不沉,亦是无胃气之真脏脉。

人身的经脉之气,随时令而变化,例如五月、六月太阳之气旺盛,脉象应当洪长而大,表现出阳气很旺盛的征象;正月、二月少阳之气旺盛,脉象应当忽快忽慢、忽短忽长,表现出阳气初生,而有进有退;三月、四月阳明之气旺盛,脉象应当浮大而短,表现出阳气将盛而尚未大盛。

正常的心脉,像一颗颗珠子,连续不断地流动着,如同抚摸用玉琢磨成的琅玕那样盛满滑利,这就是心脏的平脉。心脏与夏气相通,脉象中必须以和缓的胃气为根本,不能太旺盛。心的病脉是,急促而不稳定,在搏动中,偶有一次低陷的现象,主心有病;心脏疾病垂危时的脉象表现是,脉搏起来时似乎旺盛而不舒展,伏去时又毫无柔和滑利之象,就好像抚摸着衣带上的钩子那样,这就是心脏的死脉。

正常的肺脉,轻浮虚软,如同榆钱飘然下落一样,这就是肺脏的平脉。肺脏与秋气相通,脉象中必须以和缓的胃气为根本,不能太轻虚。肺的病脉是,往来涩滞,轻虚的好像抚摸到鸡毛一样,主肺有病;肺脏疾病垂危时的脉象表现是,好像物体飘浮在水面上轻浮无根,又像风吹茅草那样散乱无序,这就是肺脏的死脉。

正常的肝脉,和缓弦长,如同高举的长竿末梢那样,长而具有弹性,这就是肝脏的平脉。肝脏与春气相通,脉象中必须以和缓的胃气为根本,不能太弦。肝的病脉是,充实而滑,好像抚摸着长竿那样,坚硬挺长而缺乏柔和之象,主肝有病;肝脏疾病垂危时的脉象表现是,急而坚劲,好像新张的弓弦那样,绷急坚硬而毫无和缓之象,这就是肝脏的死脉。

正常的脾脉,从容和缓,节律均匀,好像鸡足踏地时那样,从容不迫,轻缓稳当,这就是脾脏的平脉。脾脏与长夏之气相通,脉象中必须以和缓的胃气为根本。脾的病脉是,充实而急数,好像鸡举足时那样急促而拳敛,主脾有病;脾脏疾病垂危时的脉象表现是,如同乌鸦嘴、鸟的爪距那样,短硬而尖锐,又像屋顶漏雨水那样点滴而无伦次,又像水流那样一去不复返,这就是脾脏的死脉。

正常的肾脉,圆滑连贯,虽沉于里,却含有生动之象,按之仍明显,也就是有根,这就是肾脏的平脉。肾脏与冬气相通,脉象中必须以和缓的胃气为根本,不能太沉。肾的病脉是,像被牵引的葛藤,越按越显得坚硬,主肾有病;肾脏疾病垂危时的脉象表现是,好像从两端争夺的绳索,坚硬劲急,又像石头弹丸撞击手指那样,急促而毫无和缓之象,这就是肾脏的死脉。

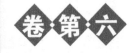

玉机真脏论篇第十九

【题解】 玉机,是指把重要的文献镌刻到玉石版上,以便于珍藏,这里有珍重的意思;真脏,就是五脏中无胃气的脉象,即真脏脉。本片重点是讨论辨别真脏脉的方法,这是判断预后吉凶生死的关键,故篇名为"玉机真脏论"。

【原文】 黄帝问曰:春脉如弦,何如而弦?岐伯对曰:春脉者肝也,东方木也,万物之所以始生也,故其气来,软弱轻虚而滑,端直以长,故曰弦,反此者病。帝曰:何如而反?岐伯曰:其气来实而强,此谓太过,病在外;其气来不实而微,此谓不及,病在中。帝曰:春脉太过与不及,其病皆何如?岐伯曰:太过则令人善忘,忽忽眩冒而巅疾;其不及则令人胸痛引背,下则两胁胠[1]满。

帝曰:善。夏脉如钩,何如而钩?岐伯曰:夏脉者心也,南方火也,万物之所以盛长也,故其气来盛去衰,故曰钩,反此者病。帝曰:何如而反?岐伯曰:其气来盛去亦盛,此谓太过,病在外;其气来不盛去反盛,此谓不及,病在中。帝曰:夏脉太过与不及,其病皆何如?岐伯曰:太过则令人身热而肤痛,为浸淫[2];其不及则令人烦心,上见咳唾,下为气泄[3]。

帝曰:善。秋脉如浮,何如而浮?岐伯曰:秋脉者肺也,西方金也,万物之所以收成也,故其气来,轻虚以浮,来急去散,故曰浮,反此者病。帝曰:何如而反?岐伯曰:其气来,毛而中央坚,两傍虚,此谓太过,病在外;其气来,毛而微,此谓不及,病在中。帝曰:秋脉太过与不及,其病皆何如?岐伯曰:太过则令人逆气而背痛,愠愠然[4];其不及则令人喘,呼吸少气而咳,上气见血,下闻病音[5]。

帝曰:善。冬脉如营,何如而营?岐伯曰:冬脉者肾也,北方水也,万物之所以合藏也,故其气来沉以搏[6],故曰营,反此者病。帝曰:何如而反?岐伯曰:其气来如弹石者,此谓太过,病在外;其去如数者,此谓不及,病在中。帝曰:冬脉太过与不及,其病皆何如?岐伯曰:太过则令人解㑊,脊脉痛而少气不欲言;其不及则令人心悬如病饥,䏚中清[7],脊中痛,少腹满,小便变。帝曰:善。

帝曰:四时之序,逆从之变异也,然脾脉独何主?岐伯曰:脾脉者土也,孤脏以灌四傍者也。帝曰:然则脾善恶可得见之乎?岐伯曰:善者不可得见,恶者可见。帝曰:恶者何如可见?岐伯曰:其来如水之流者,此谓太过,病在外;如鸟之喙者,此谓不及,病在中。帝曰:夫子言脾为孤脏,中央土以灌四傍,其太过与不及,其病皆何如?岐伯曰:太过则令人四肢不举;其不及,则令人九窍不通,名曰重强[8]。

帝瞿然[9]而起,再拜而稽首曰:善。吾得脉之大要,天下至数,五色脉变,揆度奇恒,道在于一,神转不回,回则不转,乃失其机,至数之要,迫近以微,著之玉版,藏之脏腑,每旦读之,名曰"玉机"。

【提要】 本段系统地阐述了五脏在四时所出现的平脉、太过、不及的脉象表现,并逐一分析说明了病脉出现时所发生的病变。然后再从色脉的变化规律领悟人体五脏的生机神气移传的道理。

【注释】 [1] 胠:qū,音驱,指腋下的胁部。

[2] 浸淫:指火盛所致的皮肤疮痛。

[3] 气泄:即指矢气,俗称放屁。

[4] 愠愠然:就是郁闷而不舒畅的样子。

[5] 下闻病音:就是指喘息的时候喉中有声音。

[6] 其气来沉以搏:搏,《甲乙经》作"濡",软之意,可从。

[7] 眇中清:眇,miǎo,音秒,是季肋下挟脊两旁的空软处。眇中清,指此处有清冷的感觉。

[8] 重强:王冰认为脏气重迭为之重,气行不顺谓之强,即脏气重迭逆乱之意。

[9] 瞿然:惊悟的样子。

【白话解】 黄帝问道:春天的脉象如弦,怎样才是弦呢?岐伯回答说:春气与肝脏相通,所以春天的脉象也就是肝脏的脉象。它在五方属于东,在五行属于木,具有万物开始生发的气象。因此,脉气来时表现为软弱轻虚而滑,端直而长,这就叫做弦,是春天正常的脉象。如果不是这种脉象,就是病脉。黄帝又问:怎样才算是反常的脉象呢?岐伯说:脉气来时太强劲有力,这叫太过,主病在外;脉气来时不充实而软弱无力,这叫不及,主病在内。黄帝说:春天出现太过与不及的脉象,都会发生哪些病变呢?岐伯说:春脉太过,使人记忆力减退,精神恍惚,以及出现头痛眩晕等巅顶部位的疾患;春脉不及,会使人胸部作痛,向后而牵引肩背,向下而引起两胁胀满。

黄帝说:讲得好。夏天的脉象如钩,怎样才是钩呢?岐伯回答说:夏气与心脏相通,所以夏天的脉象也就是心脏的脉象。它在五方属于南,在五行属于火,具有万物生长繁茂的气象。因此,脉气来时表现为充实旺盛,而退去时显得轻微,这就叫做钩,是夏天正常的脉象。如果不是这种脉象,就是病脉。黄帝又问:怎样才算是反常的脉象呢?岐伯说:脉气来时充实旺盛,而去时仍然充实旺盛,这叫太过,主病在外;脉气来时不充实旺盛,退去时反而充实旺盛,这叫不及,主病在内。黄帝说:夏天出现太过与不及的脉象,都会发生哪些病变呢? 岐伯说:夏脉太过,使人身体发热,皮肤疼痛,如果热邪停留不去,还会成为浸淫疮;夏脉不及,使人心烦不安,虚气上逆而成为咳吐涎唾,气下陷就表现为矢气过多。

黄帝说:讲得好。秋天的脉象如浮,怎样才是浮呢? 岐伯回答说:秋气与肺脏相通,所以秋天的脉象也就是肺脏的脉象。它在五方属于西,在五行属于金,具有万物成熟而收敛的气象。因此,脉气轻虚而浮,而且来时急速,去时如同榆荚飘散,这就叫做浮,是秋天正常的脉象。如果不是这种脉象,就是病脉。黄帝又问:怎样才算是反常的脉象呢? 岐伯说:脉气来时浮软而中央坚实,两旁空虚的,这叫太过,主病在外;脉气来时浮软而微弱,这叫不及,主病在内。黄帝说:秋天出现太过与不及的脉象,都会发生哪些病变呢? 岐伯说:秋脉太过,胸中之气上逆,使人肩背疼痛,胸中郁闷不舒;秋脉不及,会使人呼吸气短,咳嗽喘息,虚气上逆会出现咯血,还会听到喉间有喘息的声音。

黄帝说:讲得好。冬天的脉象如营,怎样才是营呢? 岐伯回答说:冬气与肾脏相通,所以冬天的脉象也就是肾脏的脉象。它在五方属于北,在五行属于水,具有万物闭藏的气象。因此,脉气沉而濡缓,如同军队的营垒,沉静而内含生动之力,这就叫做营,是冬天正常的脉象。如果不是这种脉象,就是病脉。黄帝又问:怎样才算是反常的脉象呢? 岐伯说:脉气来时如同石头弹丸一样坚硬,撞击手指有力,这叫太过,主病在外;脉气退去时虚软,似数而非数,这叫不及,主病在内。黄帝说:冬天出现太过与不及的脉象,都会发生哪些病变呢? 岐伯说:冬脉太过,会使人身体倦怠无力,脊背疼痛,少气懒言;冬脉不及,会使人心虚空悬惊惧,好像饥饿时的感觉,两胁肋下空软的部位清冷,脊背疼痛,少腹胀满,小便异常。黄帝说:讲得好。

黄帝说:春、夏、秋、冬四时有顺序的更迭,分别与肝、心、肺、肾四脏相通,而使脉象发生弦、钩、浮、营相应的变化,但是脾脏的脉象与哪个时令相通呢? 岐伯说:脾脏在五行中属土,在五方属中央,它的作用强大而独特,称为孤脏,具有滋养灌溉四旁的肝、心、肺、肾的作用。黄帝说:那么脾脉正常与否,可以从脉象上看得出来吗? 岐伯说:脾脏具有滋养它脏的功能,所以它脏的脉象正常,本身就包含着脾脉,因此正常的脾脉是看不到的,但是脾脏的病脉是可以看得出来的。黄帝说:那么脾脏的病脉是怎样的呢? 岐伯说:脉气来时,如水流那样滔滔洪盛的,这叫做太过,主病在外;若是像鸟嘴那样短硬尖锐的,这叫做不及,主病在内。黄帝说:先生在前面曾讲到,脾是孤脏,位居中央,在五行属土,具有灌溉四旁的作用,那么它的脉象太过与不及,都会出现哪些病变呢? 岐伯说:脾脉太过,会使四肢沉重不能举动;脾脉不及,会发生九窍壅塞不通的症状,病名叫做重强。

黄帝惊异地站了起来,再次行了个礼说:太好了,我懂得了诊脉的根本要领和天下最重要的道理。考察四时脉象的变化,再结合五色的表现,来分析正常与异常,关键就在于一个神字。人体中的阴阳气血就是神的物质基础,它随着四时的推移而运动,永不停止,也不能紊乱,如若紊乱而不能正常运转,就失去了生机。这个道理十分重要,而且非常微妙,要把它刻在玉版上面,藏在内府里以供每天早晨诵读,故称之为“玉机”。

【原文】　五脏受气于其所生,传之于其所胜,气舍于其所生,死于其所不胜。病之且死,必先传行,至其所不胜,病乃死。此言气之逆行也,故死。肝受气于心,传之于脾,气舍于肾,至肺而死。心受气于脾,传之于肺,气舍于肝,至肾而死。脾受气于肺,传之于肾,气舍于心,至肝而死。肺受气于肾,传之于肝,气舍于脾,至心而死。肾受气于肝,传之于心,气舍于肺,至脾而死。此皆逆死也。一日一夜五分之,此所以占死生之早暮也[1]。

黄帝曰:五脏相通,移皆有次,五脏有病,则各传其所胜。不治,法三月若六月,若三日若六日,传五脏而当死,是顺传所胜之次。故曰:别于阳者,知病从来;别于阴者,知死生之期。言知至其所困而死。

是故风者百病之长也,今风寒客于人,使人毫毛毕直,皮肤闭而为热,当是之时,可汗而发也;或痹不仁肿痛,当是之时,可汤熨及火灸刺而去之。弗治,病入舍于肺,名曰肺痹,发咳上气。弗治,肺即传而行之肝,病名曰肝痹,一名曰厥,胁痛出食,当是之时,可按若刺耳。弗治,肝传之脾,病名曰脾风,发瘅,腹中热,烦心出黄,当此之时,可按可药可浴。弗治,脾传之肾,病名曰疝瘕,少腹冤热而痛,出白,一名曰蛊,当此之时,可按可药。弗治,肾传之心,病筋脉相引而急,病名曰瘛,当此之时,可灸可药。弗治,满十日,法当死。肾因传之心,心即复反传而行之肺,发寒热,法当三岁死,此病之次也。

然其卒发者,不必治于传,或其传化有不以次,不以次入者,忧恐悲喜怒,令不得以其次,故令人有大病矣。因而喜大虚则肾气乘矣,怒则肝气乘矣,悲则肺气乘矣,恐则脾气乘矣,忧则心气乘矣,此其道也。故病有五,五五二十五变,及其传化。传,乘之名也。

【提要】　本段按照五行之间的生克乘侮关系,论述了五脏病气的受、传、舍、死规律。同时指出七情致病,传变无规律。

【注释】　[1]一日一夜五分之,此所以占死生之早暮也:意思是将一昼夜分五时段,按五行配属五脏之后,就可以依五行生克推测五脏病气逆传至其所不胜而死的时间。

【白话解】　根据五行相生相克的关系,五脏的病气是从它所生之脏那里接受来的,传给它所克之脏,病气留止在生己之脏,死于克己之脏。当疾病发展到将要死亡的时候,必先传行,传到克己之脏时,病人才死亡。这是五脏病气逆传的情况,所以才会死亡。举例来说:肝脏接受从心脏传来的病气,又将病气传给脾脏,留止于肾脏,最后传到肺脏而死亡;心脏接受从脾脏传来的病气,又将病气传给肺脏,留止于肝脏,最后传到肾脏而死亡;脾脏接受从肺脏传来的病气,又将病气传给肾脏,留止于心脏,最后传到肝脏而死亡;肺脏接受从肾脏传来的病气,又将病气传给肝脏,留止于脾脏,最后传到心脏而死亡;肾脏接受从肝脏传来的病气,又将病气传给心脏,留止于肺脏,最后传到脾脏而死亡。这些都属于病气逆行传变,所以会死亡。将一日一夜分为五个时间阶段,按照五行关系,把这五个时间阶段分别配以天干、地支、五行、五脏,这样就可以占验出死亡的时辰了。

黄帝说:五脏之间是相互通连的,五脏之气的转移,也有一定的次序。当五脏有病时,病气按照五行相克的顺序传变,如肺病传肝,肝病传脾之类。若五脏生病而不能给予及时治疗,那么长则三个月,或六个月,短则三天,或六天,病气传遍五脏,就会死亡,这就是邪气按照五行相克的次序传变。所以说:能够从脉象中辨别胃气盛衰的,就可以知道疾病从哪一脏而来。例如,脉象中弦多胃少,是病在肝;钩多胃少,是病在心之类。能够辨别真脏脉的,就可以推测出各脏之病死亡的具体日期,如肝脏病至庚辛日死,脾脏病至甲乙日死之类。也就是说,知道各脏遇到所不胜的时日,便会死亡。邪气侵犯人体后,如果不能及时治疗,病气就会传变,因而表现出不同的证候,直至死亡。

举例来说,风邪是引起多种疾病的重要因素,被称为百病之长。当风寒之邪侵袭人体后,首先使人毫毛竖起,皮肤汗孔闭塞,而出现发热无汗的症状,在这个时候,可以用发汗的方法散去邪气;如果邪气侵入络脉及肌肉,会发生肌肉皮肤麻痹不仁,或者肿痛等症状,在这个时候,可以用药汤洗浴、热熨、拔火罐、艾灸以及针刺等方法治疗,来散除肌表的邪气。如果不及时治疗,病气就会向内传,由于肺脏与皮毛有特殊的内在联系,所以病气首先传到肺脏,成为肺痹,产生咳嗽气喘等症状。再不及时治疗,病气还会传变,由于肺在五行属金,而金能克木,肝脏在五行属木,所以从肺传到肝,而成为肝痹或肝厥,产生胁肋疼痛以及呕吐食物的症状,在这个时候,可以采用按摩或者针刺等方法治疗。如果还不予以治疗,病气同样按照五行相克的顺序,由属木的肝脏传给属土的脾脏,成为脾风,出现黄疸、腹中热、心烦、大小便色黄等症状,在这个时候,还可以用按摩、药物以及药汤热浴等方法治疗。如果再不及时治疗,病气就会由属土的脾脏,传给属水的肾脏,成为疝瘕,出现少腹部郁热疼痛、小便色白而混浊等症状,这个病又叫做蛊病,在这个时候,也可以采用按摩或药物的方法治疗。如果还不及时治疗,病气就会由属水的肾脏传入属火的心脏,成为筋脉牵引拘急的瘛病,在这个时候,可以用艾灸或药物疗法治疗。如果再不治疗,按一般规律推算,满十天就会死亡了。倘若病气由肾脏传到心脏,而心脏复又传到疾病开始时的肺脏,出现寒热,那么按一般规律推算,三天就将死亡了。以上就是疾病传变的一般次序。

然而骤然暴发的疾病,就不必拘泥于上述相传的次序去治疗,或者这类疾病的传变,也不按照上述的次序。例如忧、恐、悲、喜、怒等情志过激所引起的疾病,就不是依次相传的,而是能够突然发病,发病后立即很严重。假如由于喜太过使心气涣散,心气不足,肾气便乘虚而加重克制它;怒太过使肝气横逆,木气有余,于是它会加剧对脾土的克制;悲伤太过使肺金加剧对肝木的克制;恐惧太过伤肾脏,脾土乘虚而加剧克制它;忧愁太过使肺气消耗,心气乘虚而加剧克制它。这就是五种情志过激所引起的疾病,或以有余而克制所胜之脏,或以不足而受所不胜之脏的加重克制,病气都不以一般的规律传变。所以五脏有病,又各能兼及它脏,而有五五二十五种变化。可见,所谓传,只是乘虚侵犯的另一种说法。

【原文】 大骨枯槁,大肉陷下,胸中气满,喘息不便,其气动形,期六月死,真脏脉见,乃予之期日。大骨枯槁,大肉陷下,胸中气满,喘息不便,内痛引肩项,期一月死,真脏见,乃予之期日。大骨枯槁,大肉陷下,胸中气满,喘息不便,内痛引肩项,身热脱肉破䐃[1],真脏见,十月之内死。大骨枯槁,大肉陷下,肩髓内消,动作益衰,真脏来见[2],期一岁死,见其真脏,乃予之期日。大骨枯槁,大肉陷下,胸中气满,腹内痛,心中不便,肩项身热,破䐃脱肉,目匡陷,真脏见,目不见人,立死,其见人者,至其所不胜之时则死。急虚身中卒至,五脏绝闭,脉道不通,气不往来,譬于堕溺,不可为期。其脉绝不来,若人一息五六至,其形肉不脱,真脏虽不见,犹死也。

【提要】 本段论述了对久病重病之人预期死亡之日的内容。

【注释】 [1]脱肉破䐃:䐃,jùn,音竣,指大块肌肉。脱肉破䐃,指全身肌肉消瘦破溃。
[2]来见:《太素》《甲乙经》均作"未见"。今从之。

【白话解】 肩、脊、腰、髋以及四肢等全身中长大的骨骼都枯槁了,胸、臂、臀、腿等处全身中大块的肌肉瘦削了,这是先天之本肾和后天之本脾两脏衰弱的表现。若再见到胸中满闷喘息,呼吸不利,由于气不能接续,以致呼吸时耸肩举背而身体随之振动,这是肺脏之气衰弱的表现。见到上述这些症状,大约六个月内就会死亡;如果出现肺的真脏脉,就可以预知具体的死亡日期。全身的大骨枯槁了,全身的大块肌肉瘦削了,胸中满闷喘息,呼吸困难,如果再出现心中疼痛,向上牵引肩背,这是心气衰弱的表现。见到上述这些症状,大约一个月内就会死亡;如果出现心的真脏脉,就可以预知具体的死亡日期。全身的大骨枯槁了,全身的大块肌肉瘦削了,胸中满闷喘息,呼吸困难,心中疼痛,向上牵引肩背,说明心气衰弱。如果再出现全身发热,丰厚的肌肉部位已经破溃,这是脾气败绝到不可收拾的地步,再见到脾脏的真脏脉,就可以预知在十个月内将会死亡。全身的大骨枯槁了,全身的大块肌肉瘦削了,如果再出现两肩下垂不能抬起,骨髓消耗殆尽,身体动作日益无力,这是肾气严重衰竭的表现,在没有出现真脏脉时,可以预知大约在一年内死亡;而一旦出现肾的真脏脉,那就可以预知具体的死亡日期。全身的大骨枯槁了,全身的大块肌肉瘦削了,胸中满闷,呼吸不利,若再见到腹中痛,是肝病影响脾的表现;全身发热,丰厚的肌肉部位破溃,是脾气衰竭已极的表现。如果出现目眶下陷,说明肝气衰竭,若见到肝的真脏脉,而眼睛不能看见人的,反映肝气枯竭殆尽,所以就会立即死亡;若尚能看见人的,到肝脏所不胜的时辰或日期,如庚辛日或一天中的申酉时,就会死亡。以上所说,都是从形体衰败以及出现真脏脉后,病人才会死亡。但是,如果由于正气暴虚,邪气陡然侵入人体而突然发病,以致五脏之气紊乱,不能运转,周身脉道闭塞不通,好像从高处坠下,或者好像落水淹没一样,这是不能预知死亡时日的。另外,如果见到脉搏断绝而不来,虽然人一息脉来五六至,形体也并没有衰败的现象,真脏脉也没有出现,但仍然是死证。

【原文】 真肝脉至,中外急,如循刀刃责责然[1],如按琴瑟弦,色青白不泽,毛折,乃死。真心脉至,坚而搏,如循薏苡子累累然,色赤黑不泽,毛折,乃死。真肺脉至,大而虚,如以毛羽中人肤,色白赤不泽,毛折,乃死。真肾脉至,搏而绝,如指弹石辟辟然,色黑黄不泽,毛折,乃死。真脾脉至,弱而乍数乍疏,色黄青不泽,毛折,乃死。诸真脏脉见者,皆死不治也。

黄帝曰:见真脏曰死,何也?岐伯曰:五脏者皆禀气于胃,胃者五脏之本也,脏气者,不能自致于手太阴,必因于胃气,乃至于手太阴也,故五脏各以其时,自为而至于手太阴也。故邪气胜者,精气衰也,故病甚者,胃气不能与之俱至于手太阴,故真脏之气独见,独见者病胜脏也,故曰死。帝曰:善。

【提要】 本段以生动的比喻描述了五脏真脏脉的形证及其预后。

【注释】 [1]责责然:锋利可畏的样子。

【白话解】 肝的真脏脉来,表现为脉体的中外都急劲,好像用手按到刀刃上一样坚利可畏,又像按到绷紧的琴弦上一样细硬而不柔和。病人的面色青白,而且不润泽,当发现皮肤毫毛枯焦的时候,就会死亡。心的真脏脉来,表现为坚硬而搏击手指,好像按到一串薏苡子那样短而圆实。病人的面色红黑,而且不润泽,当发现皮肤毫毛枯焦的时候,就会死亡。肺的真脏脉来,表现为大而空虚无根,好像用羽毛触着人的皮肤那样轻虚无力。病人的面色白红,而且不润泽,当发现皮肤毫毛枯焦的时候,就会死亡。肾的真脏脉来,表现为坚硬搏击手指而不连续,好像拉紧的绳索突然断绝那样,又像是用手指弹石块一样短促坚硬而不柔和。病人的面色黑黄,而且不润泽,当发现皮肤毫毛枯焦的时候,就会死亡。脾的真脏脉来,表现为虚弱无力,而且忽快忽慢,节律不匀。病人的面色青黄,而且不润泽,当发现皮肤毫毛枯焦的时候,就会死亡。上述五脏的真脏脉出现,都是无法挽救的死证。

黄帝说:出现真脏脉就要死亡,这是什么道理呢?岐伯说:五脏之气,都依靠胃腑的水谷精微来营养,所以胃气是五脏的根本。如果胃气充足,五脏的功能旺盛,在手太阴经的寸口上,就反映出正常的脉象。但是,五脏之气不能自行到达手太阴寸口,必须借助胃气才能到达寸口,而表现出正常的脉象。因此,五脏之气能够在它相应的时令中,到达手太阴经的寸口,从而表现出弦、钩、毛、营等脉象,都是依靠胃气来实现的。如果邪气过盛,精气必然要衰。所以病到严重时,胃气衰败,不能与五脏之气一起到达手太阴经,那么真脏之气就单独暴露在寸口上,这就是所说的真脏脉。真脏之气单独出现,反映邪气胜过了正气,所以就要死亡了。黄帝说:讲得好。

【原文】 黄帝曰:凡治病,察其形气色泽,脉之盛衰,病之新故,乃治之无后其时。形气相得[1],谓之可治;色泽以浮,谓之易已;脉从四时,谓之可治;脉弱以滑,是有胃气,命曰易治,取之以时。形气相失,谓之难治;色夭不泽,谓之难已;脉实以坚,谓之益甚;脉逆四时,为不可治。必察四难[2],而明告之。

所谓逆四时者,春得肺脉,夏得肾脉,秋得心脉,冬得脾脉,其至皆悬绝沉涩者,命曰逆四时。未有脏形,于春夏而脉沉涩,秋冬而脉浮大,名曰逆四时也。

病热脉静,泄而脉大,脱血而脉实,病在中脉实坚,病在外脉不实坚者,皆难治。

【提要】 本段全面阐述了通过脉证相关、脉应四时、脉中胃气的有无等方面判断疾病轻重及预后的方法。

【注释】 [1]形气相得:指病人形盛气也盛,形虚气也虚。

[2]四难:即上文的"形气相失"、"色夭不泽"、"脉实以坚"、"脉逆四时"四种难治的病证。

【白话解】 大凡诊治疾病,必须首先诊察清楚病人形体的强弱,神气的虚实,色泽的荣枯,脉象的盛衰,以及病程的新久,然后给予及时的治疗,而不要拖延时日,以免错过良机。若病人形体与神气相一致,反映体内阴阳协调,这是可治之证;面色润泽鲜明,反映人体尚能与自然环境相适应,也是可治之证;脉顺四时,即春弦夏钩秋毛冬石的,这个病也容易治疗。脉来柔弱滑利的,是有胃气的反映,这个病也容易治疗。对于上述四种容易治愈的疾病,都要根据不同的时令季节,而选择适当的治疗措施。假若形体与神气不相一致,反映体内阴阳偏盛偏虚,为难治之病;面色枯槁,失去光泽,说明五脏之气受伤,疾病很难痊愈;脉象实而坚硬,缺少和缓之象,是胃气衰弱的反映,近似于真脏脉,病情必将加重;脉象与四时变化相违背,说明人体已不能与自然环境相适应,是很难治愈的疾病。对以上这四种难治的病证,必须详细诊察,而明确地告诉病家。

所谓脉象与四时相违背,就是在春天见到肺脉,是金克木的现象;在夏天见到肾脉,是水克火的现象;在秋天见到心脉,是火克金的现象;在冬天见到脾脉,是土克水的现象等,这些脉象来时,又都表现为似要断绝无根,或者沉陷涩滞不起,这叫做与四时相违背,或称为与四时相反的脉象。此外,凡在各个季节里,没有相应的五脏脉象出现,例如春夏阳气生长旺盛的季节,脉象反而沉涩;秋冬阳气收藏的季节,脉象反而浮大等,都是与四时阴阳变化相违背的反映,所以也叫做与四时相反的脉象。

若是患热病的病人，脉应数急，而反静；泄泻的病人脉应小，而反大；失血的病人脉应虚，而反实；病在里，正气内虚，脉应软弱，而反坚实；病在外，邪气盛，脉应实坚，而反虚弱等，这些脉象与证候不一致的疾病，都是很难治愈的。

【原文】 黄帝曰：余闻虚实以决死生，愿闻其情。岐伯曰：五实死，五虚死。帝曰：愿闻五实五虚。岐伯曰：脉盛，皮热，腹胀，前后不通，闷瞀[1]，此谓五实。脉细，皮寒，气少，泄利前后，饮食不入，此谓五虚。帝曰：其时有生者何也？岐伯曰：浆粥入胃，泄注止，则虚者活；身汗得后利，则实者活。此其候也。

【提要】 本段通过五实、五虚由逆转顺的机转问题，强调了胃气盛而正气有源，则虚证可复；汗出、便通，则邪有去路，而实证可活。从而就为虚实两证的治疗奠定了立法基础。

【注释】 [1] 闷瞀：瞀，mào，音茂，迷惑不清之意。闷瞀，即心中昏闷而神识不清。

【白话解】 黄帝说：我听说根据疾病的虚实，可以预先判断病人的死生，希望听你说一说其中的详情。岐伯说：凡有五实的是死证，有五虚的也是死证。黄帝说：那么你就说一说什么是五实和五虚吧。岐伯说：脉盛，是心实；皮热，是肺实；腹胀，是脾实；大小便不通，是肾实；心中昏闷，神志不清，是肝实，这就是五脏邪气过盛的五实。脉细，是心虚；皮寒，是肺虚；气少，是肝虚；大小便不禁，是肾虚；不能饮食，是脾虚，这就是五脏之气衰弱的五虚。黄帝说：就是得了五实、五虚的病证，有的病人也可以痊愈，这是为什么呢？岐伯说：经过治疗，如果病人能够吃下一些浆粥，胃气渐渐恢复，大便泄泻也能停止，正气不再损失，那么得五虚的病人就可以痊愈；而患五实之证的病人，经过治疗，如果能见身体汗出，大便通畅，反映邪气已有了外出的道路，那么就可以痊愈。这就是五虚五实转危为安的变化特点。

三部九候论篇第二十

【题解】 三部九候是古代的一种遍身诊脉方法，这种方法，是将人体划分为上、中、下三部，每部又各有三个切脉部位，称为天、地、人三候，这样三部共有九候，分别诊察人体各相应部位的疾病。由于本篇重点讨论三部九候脉的脉位、脉象、所反映的疾病以及预后等问题，故篇名为"三部九候论"。

【原文】 黄帝问曰：余闻九针于夫子，众多博大，不可胜数。余愿闻要道，以属[1]子孙，传之后世，著之骨髓，藏之肝肺[2]，歃血[3]而受，不敢妄泄，令合天道，必有终始，上应天光[4]星辰历纪[5]，下副四时五行，贵贱[6]更立，冬阴夏阳，以人应之奈何？愿闻其方。岐伯对曰：妙乎哉问也！此天地之至数。帝曰：愿闻天地之至数,合于人形血气,通决死生,为之奈何?岐伯曰:天地之至数,始于一,终于九焉。一者天,二者地,三者人,因而三之,三三者九,以应九野[7]。故人有三部,部有三候,以决死生,以处百病,以调虚实,而除邪疾。

【提要】 本段主要阐述天地之至数,合于人形血气而成三部九候的观点。

【注释】 [1] 属:通嘱,嘱咐的意思。

[2] 著之骨髓,藏之肝肺:形容深刻记忆不忘的意思。

[3] 歃血:歃,shà,音刹。古时盟誓,以血涂口旁,叫做歃血,言慎重遵守誓约,决不违背。

[4] 天光:指日月星光。

[5] 星辰历纪:纪,标志的意思。星辰历纪,即一年之中星辰周历于天体,各有标志。

[6] 贵贱:言四时五行之气,当令为贵,失时为贱。

[7] 野:分野,是划分界线,也就是划分区域的意思。

【白话解】 黄帝问道:我听过先生关于九针的讲述,觉得这里面的理论与知识众多广博,难以尽言,现在我希望再听听其中最主要的道理,以便嘱咐给子孙,而流传于后世。一定要让他们把这个学问铭刻在心中,并且遵守誓约,永不随便泄露。使这些道理,能与天体的运行相符合,而有始有终地运动不息,在上与日月星辰的运转相应,在下与四时五脏的盛衰相合。四时气候更迭,秋冬为阴,春夏为阳,人体怎样来适应这些自然变化的规律呢?我想听你讲讲这方面的道理。岐伯回答说:这个问题,你提得好极了,它正是天地间最为深奥的道理啊。黄帝说:那就请你说一说这个最重要的道理,它是怎样与人体的形体气血相通,从而可以决断疾病的生死呢?岐伯说:天地间无限的事物,都有其内在的规律,而这个规律可以用数理来认识。数字是从一开始,而至九终止。一是奇数为阳,所以应天;二是偶数为阴,所以应地;人生于天地之间,所以与三相应。天、地、人三方面,又可以各分为三,三三便是九,与地上的九州九野相应。所以,人身有上、中、下三部,每部又各有三处候诊的脉搏,而称为天、地、人三候。切诊这些部位的脉象,可以判断疾病的预后生死,诊断各种疾病的邪正盛衰,了解脏腑气血的虚实,从而采取恰当的治疗措施,祛除病邪,使人体恢复健康。

【原文】 帝曰:何谓三部?岐伯曰:有下部,有中部,有上部,部各有三候,三候者,有天有地有人也,必指而导之,乃以为真。上部天,两额之动脉;上部地,两颊之动脉;上部人,耳前之动脉。中部天,手太阴也;中部地,手阳明也;中部人,手少阴也。下部天,足厥阴也;下部地,足少阴也;下部人,足太阴也。故下部之天以候肝,地以候肾,人以候脾胃之气。

帝曰:中部之候奈何?岐伯曰:亦有天,亦有地,亦有人。天以候肺,地以候胸中之气,人以候心。帝曰:上部以何候之?岐伯曰:亦有天,亦有地,亦有人。天以候头角之气,地以候口齿之气,人以候耳目之气。三部者,各有天,各有地,各有人。三而成天,三而成地,三而成人。三而三之,合则为九,九分为九野,九野为九脏。故神脏五,形脏四,合为九脏。五脏已败,其色必夭,夭必死矣。

帝曰:以候奈何? 岐伯曰:必先度其形之肥瘦,以调其气之虚实,实则泻之,虚则补之。必先去其血脉而后调之,无问其病,以平为期。

【提要】 本段主要论述了三部九候这一脉诊方法的具体部位和具体内容。

【白话解】 黄帝说:什么叫做三部? 岐伯说:这是对人体部位的划分,也就是有上部、有中部、有下部,每部又各有三候,三候是用天、地、人来表示的。这个诊脉方法,必须有老师的指导,才能够准确地掌握部、候的位置及其在诊断中的意义。上部天,就是额部两侧的动脉,相当于额厌穴处;上部地,就是两侧颊部的动脉,相当于大迎穴处;上部人,就是两侧耳前的动脉,相当于耳门、和髎穴处。中部天,就是两手太阴经的动脉,相当于寸口的经渠穴处;中部地,就是两手阳明经的动脉,相当于合谷穴处;中部人,就是两手少阴经的动脉,相当于神门穴处。下部天,就是两足厥阴经的动脉,相当于五里穴处,若是女子可以诊太冲穴处;下部地,就是两足少阴经的动脉,相当于太溪穴处;下部人,就是两足太阴经的动脉,相当于箕门穴处。由于经脉与脏腑的所属关系,所以下部天可以用来诊察肝脏之气,下部地可以用来诊察肾脏之气,下部人可以用来诊察脾胃之气。

黄帝说:那么中部可以诊察哪些部位的变化呢? 岐伯说:中部也有天、地、人三候的区别。中部天可以用来诊察肺脏之气,中部地可以用来诊察胸中的宗气,中部人可以用来诊察心脏之气。黄帝说:上部的情况又是怎样的呢? 岐伯说:上部也分为天、地、人三候,可以分别诊察相邻各组织器官的变化。上部天可以用来诊察头角之气,上部地可以用来诊察口齿之气,上部人可以用来诊察耳目之气。总之,三部之中,各有天、地、人三候,即共有三个天候、三个地候、三个人候,三三而为九候。九候与地上的九州分野相应,九州分野与人的九脏相应。所谓九脏,也就是心、肝、脾、肺、肾五个藏神的脏和膀胱、胃、大肠、小肠四个藏有形物质的脏,合而为九脏。如果五脏之气衰败,那么气色必然枯槁而不润泽,所以说面部气色枯槁而不润泽的,就为死候。

黄帝说:诊察与治疗疾病的方法怎样呢? 岐伯回答说:一定先观察病人形体胖瘦的程度,了解正气与邪气的盛衰情况,如果是邪气盛的实证,就应该用泻法来治疗;如果是正气不足的虚证,就要用补法来治疗。在这之前还要注意,凡血脉中有邪气壅滞的,或者有瘀血的,必须先去除壅滞和瘀血,然而再根据病情进行调理。不论治疗什么病,都是以达到气血平和与调顺为准则。

【原文】 帝曰:决死生奈何? 岐伯曰:形盛脉细,少气不足以息者危。形瘦脉大,胸中多气者死。形气相得者生。参伍不调者病。三部九候皆相失者死。上下左右之脉相应如参舂[1]者病甚。上下左右相失不可数者死。中部之候虽独调,与众藏相失者死。中部之候相减者死。目内陷者死。

帝曰:何以知病之所在? 岐伯曰:察九候独小者病,独大者病,独疾者病,独迟者病,独热者病,独寒者病,独陷下者病。

【提要】 本段主要论述了根据三部九候脉象变化判断死证的方法。

【注释】 [1]参舂:舂,chōng,音冲。参舂,即用石臼捣谷物。

【白话解】 黄帝说:根据什么来预测病人的生死呢?岐伯说:形体肥盛,脉象反而细,又有少气无力、呼吸微弱而不相接续等症状的,多属于危重的病证;形体瘦削,脉象反而大,又有胸中憋闷胀满等症状的,多属于死证。所以,一般地说,形体与神气相称的,疾病就容易痊愈;脉搏大小迟数错杂而不协调的,是有病的表现;如果三部九候之脉都严重失调的,那就是死证;各部的脉象,鼓动搏击应手,而且彼此上下参差不齐的,是病情严重的表现;各部的脉象,大小迟数节律不整齐,甚至无法计算其至数的,那是将要死亡的征象;若中部之脉尚调和,而与其他脏腑不相协调的,也是死候;如果中部之脉衰减,而不能与其他各部脉相协调的,同样也是死证。此外,由于目是脏腑精气会聚的地方,所以如果两目内陷而无光彩的,是脏腑精气衰竭的反映,也属于死亡的征象。

黄帝说:怎样才能知道疾病部位浅深和病情轻重呢?岐伯说:从诊察九候脉象方面来说,凡九候之中,单独有一候脉出现异常,例如独小、独大、独数、独迟、独滑、独紧或一候脉独沉伏等,都是属于有病的现象。

【原文】 以左手足上,上去踝五寸按之,庶右手足当踝而弹之,其应过五寸以上,蠕蠕然者不病;其应疾,中手浑浑然者病;中手徐徐然者病;其应上不能至五寸,弹之不应者死。

是以脱肉身不去[1]者死。中部乍疏乍数者死。其脉代而钩者,病在络脉。九候之相应也,上下若一,不得相失。一候后则病,二候后则病甚,三候后则病危。所谓后者,应不俱[2]也。察其腑脏,以知死生之期,必先知经脉,然后知病脉,真脏脉见者胜死。足太阳气绝者,其足不可屈伸,死必戴眼。

【提要】 本段主要论述了根据三部九候脉象变化以及弹踝诊法来诊察疾病的轻重和推断疾病的预后。

【注释】 [1]身不去:意思是体弱不能行动。

[2]不俱:不一致的意思。

【白话解】 另外,还有一种弹踝诊法,也可以判断病情轻重及预测死生,其具体方法是:将左手指轻轻地按在病人足踝上五寸的地方,然后用右手指在踝骨上轻微地弹击。弹击时,如果感到振动之气超过手按的部位,而且是柔和有力的,这是健康无病的反映;如果振动之气虽然来得很快,但其应手快速而混乱不清的为病态反应;倘若振动之气微弱,应手迟缓,这也属病态反应;倘若振动之气似有似无,不能到达手按的部位,或者弹击时根本就不产生振动之气,这就是死亡的征象。

肌肉极度瘦削,体弱不能行动,是死亡的征象。中部之脉忽快忽慢,节律失调,也是死候。若是脉象虽为有时歇止的代脉,但它又兼有浮洪之象的,这是病在络脉而部位浅表的反映,不是死候。三部九候之脉,本应相互协调,上下一致,而不应该出现参差不齐的现象。如若九候脉象之中,有一候与其他的脉象不一致,这就是有病的表现;有两候与其他的脉象不一致,这就是病情较重的表现;若是有三候与其他脉象不一致,这就是病情垂危的表现。所谓不一致,就是九候各脉的脉象不相协调的意思,例如独大、独小、独数、独迟等,都属于此类。通过诊察所见哪一部、哪一候的脉象异常,就可以知道疾病所在的脏腑及其虚实证候,从而可以预测死生。当然,要想能够推算出具体死亡的时间,那就必须首先掌握正常的脉象,然后才能知道什么是有病的脉象,什么是真脏脉。当真脏脉出现时,到了有病之脏所不胜的时日,便会死亡,如肝的真脏脉出现后,可以预知在庚辛日死亡;心的真脏脉出现后,可以预知在壬癸日死亡等。此外,出现某些特殊的症状,也可以反映病情危重,甚至死亡,如足太阳经脉之气败绝,出现两足不能屈伸的症状,而死亡的时候,会出现目睛上视,呆定不动的症状。

【原文】 帝曰:冬阴夏阳奈何? 岐伯曰:九候之脉,皆沉细悬绝者为阴,主冬,故以夜半死。盛躁喘数者为阳,主夏,故以日中死。是故寒热病者,以平旦死。热中及热病者,以日中死。病风者,以日夕死。病水者,以夜半死。其脉乍疏乍数乍迟乍疾者,日乘四季死。形肉已脱,九候虽调,犹死。七诊虽见,九候皆从者不死。所言不死者,风气之病及经月之病[1],似七诊之病而非也,故言不死。若有七诊之病,其脉候亦败者死矣,必发哕噫。

必审问其所始病,与今之所方病,而后各切循其脉,视其经络浮沉,以上下逆从循之,其脉疾者不病,其脉迟者病,脉不往来者死,皮肤著者死[2]。

【提要】 本段主要论述了诊察疾病的轻重和推断疾病的预后,做到观察三部九候脉象变化与其他诊法合参。

【注释】 [1] 经月之病:指月经病。

[2] 皮肤著者死:著,同着。皮肤著者死,即言久病肉脱,皮肤干枯着骨,故死。

【白话解】 黄帝说:冬季为阴,夏季为阳,怎样与脉象相联系呢? 岐伯说:三部九候的脉象沉细欲绝的,属于阴脉,与冬季相应,将一日一夜分为四季,夜半的阴气最盛,与冬季相应,所以这种病常死于夜半子时;三部九候的脉象盛躁动数的,属于阳脉,与夏季相应,日中的阳气最盛,相当于一年中的夏季,所以这种病常死于日中的午时;寒热交作的肝胆疾患,属于少阳木气,与春季相应,平旦与春季相应,所以这种病常死于平旦的寅卯时;阳热过盛的里热证或者急性温热病,常死于阳气最盛的日中午时;风气之病,与肝胆木气相应,金能克木,一天中太阳西下时属金,所以这种病常死于日夕的申酉时;阴盛的水病,常死于阴气最盛的夜半子时;如若三部九候之脉忽而稀疏,忽而密集,忽而迟缓,忽而疾数,那是邪气在脾土的表现,将一日一夜分为四季,土气与四季之末相应,所以这种病常死于与四季之末相应的辰、戌、丑、未四个时辰;若形坏肉脱,即使九候之脉尚有调和的现象,但那已是脉象与形体不一致了,所以仍然是死亡的证候。但是,有时虽然出现上述脉沉细欲绝、脉盛躁动数、寒热交作、阳热过盛、风气病、水病、邪气在脾、形坏肉脱等七诊之病,但三部九候的脉象尚能与四时阴阳相协调的,就不是死证。所说不是死证的,那是指风气之病和女子月经之病,像似七诊,而其实并非真是此病,所以说不是死证;假若真是七诊之病,三部九候之脉又有衰败之象,那便是死证无疑了。临死的时候,往往发生干哕和噫气等胃气败绝的症状。

诊治疾病的时候,还必须详细问明起病的原因和现在的症状,然后依一定的顺序切按三部九候的脉象。观察沉在里的经与浮在表的络,是否有异常表现。切脉的时候,或轻按浮取,或重按沉取,或迎着经脉来的方向逆取,或顺着经脉去的方向从取。总之,切脉要上下浮沉左右推移循按,仔细辨别是正常脉,病脉,还是死脉等情况。如果脉来柔和滑利,是正常无病的脉象;如果脉来迟而无力,是气虚的表现,为有病的表现;若脉来涩滞,甚至断绝不来的,这是阴阳俱脱的反映,属于死亡的征象;若久病之人,肌肉脱消,皮肤干枯附于筋骨的,是气血衰败的反映,那么不论见到什么脉象,都是死证。

【原文】 帝曰:其可治者奈何?岐伯曰:经病者治其经,孙络病者治其孙络血,血病身有痛者治其经络。其病者在奇邪[1],奇邪之脉则缪刺之。留瘦不移,节而刺之。上实下虚,切而从之,索其结络脉,刺出其血,以见通之。瞳子高[2]者太阳不足,戴眼者太阳已绝,此决死生之要,不可不察也。手指及手外踝上五指留针[3]。

【提要】 本段主要是论述了对于不同病变,所采取的不同的针刺方法。

【注释】 [1]奇邪:指停留于大络的病邪。

[2]瞳子高:指双目微有上视,但不若戴眼之定直不动。

[3]手指及手外踝上五指留针:五指,指五指之端。王冰注:"错简文也。"此句文义不衔接,王冰注为错简文。可从。但提出"留针",这对后世"泻者出血,补者留针"的留针法,却有启发。

【白话解】 黄帝说:对于那些并非属于死证的疾病,应该怎样治疗呢?岐伯说:如果是病在经的,那就针刺其经;如果是病在孙络的,就用点刺孙络的方法,使其出血;如果是病在血分,又有身痛症状的,那就应该根据疾病所属的经络,而进行针刺;若是病邪留在大络,这叫做奇邪,由于奇邪在络脉之中,因此就应该用缪刺针法进行治疗,即右病刺左,左病刺右。如果病邪久留体内而固定不移,形体消瘦的,应当根据病情的轻重,病位的浅深,有层次地进行针刺。若病证属于上实下虚的,那是由于邪气壅滞,而气血不通畅所造成的,应该循着经脉进行切按,找到郁结所在的位置,然后在郁结处针刺,放出其郁积之血,见到郁血去,则知经脉中的气血已经畅通无阻了。此外,从某些特殊的临床表现,也可以推测疾病部位及病情轻重,从而确定适宜的治疗方法。例如,病人出现目睛上视,呆定不动,就是太阳经脉之气败绝的反映,必死无疑。这些都是判断疾病预后生死的要点,在临床工作中不可不加以注意。刺手指及手外踝上五指留针。

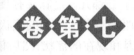

经脉别论篇第二十一

【题解】 别,有两个含义:一指区别,因为本篇论述了三阴三阳经脉的脉象各不相同,互有区别;二指特殊而不同于一般,本篇不是一般泛泛论述经脉的问题,而是从经脉这个角度,讨论了饮食物在人体内的消化、吸收和代谢过程,与一般论述经脉的论文有差异。由于以上两点原因,故篇名为"经脉别论"。

【原文】 黄帝问曰:人之居处动静勇怯[1],脉亦为之变乎?岐伯对曰:凡人之惊恐恚劳动静,皆为变也。是以夜行则喘出于肾,淫气[2]病肺。有所堕恐,喘出于肝,淫气害脾。有所惊恐,喘出于肺,淫气伤心。度水跌仆,喘出于肾与骨,当是之时,勇者气行则已,怯者则着而为病也。故曰:诊病之道,观人勇怯骨肉皮肤,能知其情,以为诊法也。故饮食饱甚,汗出于胃。惊而夺精[3],汗出于心。持重远行,汗出于肾。疾走恐惧,汗出于肝。摇体劳苦,汗出于脾。故春秋冬夏,四时阴阳,生病起于过用,此为常也。

【提要】 本段以喘、汗为例,论述了人体经脉血气受其居住环境、情志、劳逸、体质等内外因素的影响,突出了体质与疾病发生的关系。

【注释】 [1] 居处动静勇怯:居处,指居住环境;动静,指劳动安逸;勇怯,指身体强弱。

[2] 淫气:指有余而足以为害之气。

[3] 惊而夺精:指惊恐以后,精神受到创伤。

【白话解】 黄帝问道:人的居住环境、活动状态和体质强弱,也会对经脉中的气血产生影响而使之变化吗?岐伯回答说:一般来说,惊恐、忿怒、疲劳、活动状态等因素,都能造成经脉气血的变化。所以夜晚步行太远引起的气喘,是因肾气外泄造成的,肾脉上行到肺中,如果肾气外泄逆乱严重,沿着经脉上逆,还会伤害肺脏;由于堕坠恐惧引起的气喘,是损伤了筋所致,筋和肝有特殊的内在联系,所以损伤了筋会造成肝气向上逆乱,而引起气喘,肝气逆乱严重,还会伤害脾脏;由于惊恐等情绪因素引起的气喘,则是肺气逆乱所造成的,如果肺气逆乱严重,还会伤害心脏;由于涉水或者跌仆引起的气喘,是损伤肾气和骨而造成的。凡遇到上面所说的各种情况都能损伤脏气。如果是体质强壮的人,平常气血通畅,尽管当时也可能造成气逆,但由于气血运行通畅正气很快得以恢复,所以事过则已,不至于发病;假如是体质虚弱的人,本来气血运行就不够通畅,再受到惊恐、忿怒、疲劳等因素的影响,使气血阻滞不行,就会发生疾病。所以说,诊察疾病的要领,必须观察病人体质的强弱,以及骨骼、肌肉和皮肤的形态等情况,从而全面了解病情。这也是诊察疾病的重要原则。饮食适量可以营养身体,但饮食过饱,则会造成胃的津液被迫外泄而出汗,所以说饮食过饱时出的汗是胃阴外泄;遭受惊恐等刺激,会扰乱精神,心脏是主管精神活动的,所以说由于受惊而出的汗是心阴外泄;人在负重远行过度疲劳时,则损伤骨骼,肾脏是主管骨骼的,所以说负重远行时出的汗是肾阴外泄;奔跑过度和过度恐惧,则会损伤肌肉韧带(筋膜),肝脏主管筋膜和精神活动中的魂,感到恐惧则是魂不安定,所以说奔跑、恐惧时出的汗是肝阴外泄;脾脏是主管四肢和全身肌肉的,所以过度劳累,四肢肌肉疲倦时出的汗,是脾阴外泄。在春、夏、秋、冬这一年四季中阴阳之气不断运动变化,而发生疾病的原因,大多是由于饮食过饱、劳累过度以及精神情绪的刺激太大造成的,这是发病的常见情况。

【原文】 食气入胃,散精于肝,淫[1]气于筋。食气入胃,浊气[2]归心,淫精于脉。脉气流经,经气归于肺,肺朝百脉,输精于皮毛。毛脉合精,行气于府。府精神明,留于四脏,气归于权衡。权衡以平,气口成寸,以决死生。饮入于胃,游溢精气,上输于脾。脾气散精,上归于肺,通调水道,下输膀胱。水精四布,五经并行,合于四时五脏阴阳,揆度以为常也。

【提要】 本段较详细地阐述了人体对饮食物的消化、吸收、转化、输布的生理过程。

【注释】 [1] 淫:浸淫溢满滋养的意思。

[2] 浊气:指浓厚的食物精华。

【白话解】 饮食物进入胃中,经过胃的消化腐熟,其中一部分营养成分输入肝脏,养肝之多余的精气达于筋而营养筋。饮食物进入胃中,其中较稠厚的精华物质注入心脏化生为血,再输送到血脉中去。另一方面,遍布全身的较小经脉中的精气,逐级归流进入到较大的经脉中去,全身的经脉均和肺通连。所以,全身的精气最后总归入肺,肺脏再把精气输送布散到全身体表(皮毛)。体表的精气再进入经脉中,返流入大的经脉中……经脉中的精气就这样正常运行而不紊乱,并周流入心、肝、脾、肾,从而使脉中的精气趋于平衡,使五脏六腑的功能正常协调,这种平衡和协调的状态就能从手太阴肺经气口部位的脉象表现出来。因此,根据气口的脉象可以判断病人的生死预后。水饮进入胃中,散出精气,并上行输送到脾脏,通过脾脏输送布散水液精气的作用,再向上输送到肺脏。肺脏具有疏通和调节全身水液运行道路的功能,通过这种功能,把水液向下输入膀胱,同时把水液布散到全身的体表,灌注入五脏的经脉,并根据四时气候的变化,阴阳之气的盛衰以及五脏的功能状况,做出适当的调节。这就是饮食物中的精气,在人体经脉中运行的正常生理过程。

【原文】 太阳脏独至[1],厥喘虚气逆,是阴不足阳有余也,表里[2]当俱泻,取之下俞[3]。阳明脏独至,是阳气重并也,当泻阳补阴,取之下俞。少阳脏独至,是厥气也,跷前卒大,取之下俞,少阳独至者,一阳之过也。太阴脏搏者,用心省真,五脉气少,胃气不平,三阴也,宜治其下俞,补阳泻阴。一阳独啸,少阳厥也[4],阳并于上,四脉争张,气归于肾,宜治其经络,泻阳补阴。一阴至,厥阴之治也,真虚痏[5]心,厥气留薄,发为白汗[6],调食和药,治在下俞。

【提要】 本段叙述了六经经气偏盛时所出现的脉证和治法。

【注释】 [1]独至:就是偏盛的意思。

[2]表里:指经脉之表里,此处是指少阴和太阳。

[3]下俞:指足经之腧穴,这里是指足太阳经的束骨穴和足少阴经的太溪穴。

[4]一阳独啸,少阳厥也:独啸,即盛盛之意。新校正云:"详此上明三阳,此言三阴,今此再言少阳,而不及少阴者,疑此'一阳'乃二阴之误也。又按全元起本此为'少阴绝',显知此即'二阴'也"。此说有理,张介宾亦从之。如此则该句作"二阴独啸,少阴厥也"。

[5]痏:酸痛的意思。

[6]白汗:不因劳作或暑热而出汗,即自汗。

【白话解】 太阳经脉单独偏亢,就要出现厥逆喘息、虚气上逆等症状,因为足太阳膀胱经脉独盛,邪热过于亢盛而影响到与它有表里关系的足少阴肾经,肾气上逆而发生喘息气逆等症状,所以说这是阴经不足,阳经有余。由于病的根本原因是太阳经气偏亢,所以治疗时表里两条经脉都应采用泻法,取足太阳膀胱经的束骨穴和足少阴肾经的太溪穴。如果阳明经脉单独偏亢,是阳邪侵袭到阳脏(阳明属于阳脏),阳明经中的阳热病邪过于亢盛就要损伤与它有表里关系的足太阴脾经的阴液,所以治疗时要泻足阳明胃经的陷谷穴,补足太阴脾经的太白穴。如果少阳经脉单独偏亢,就要发生经脉之气上逆的症状,可以见到外踝前足少阳经脉分布处突然胀大,治疗时应该取足少阳经的临泣穴。少阳脉单独偏亢,就说明少阳之气过于亢盛。如果太阴经脉搏动异常亢盛,就要仔细地观察分析,辨别是不是真脏脉,如果不是真脏脉,则是五脏的经脉之气衰少,胃气失去平衡、协调,足太阴脾经过于亢盛所致,治疗时应补足阳明的陷谷穴,泻足太阴脾经的太白穴。如果少阴经脉单独偏亢,则是由于足少阴肾经的热邪和肾中阳气循着经脉向上逆行,影响到心、肝、肺、脾四脏的经脉,使它们失去了柔和协调的特性,疾病的原因在于肾阴不足,肾阳偏亢而上逆,治疗时应该用泻阳补阴的方法,取表里两条经脉的穴位:取足太阳膀胱经的经穴昆仑穴、络穴飞扬穴,用泻法;取足少阴肾经的经穴复溜穴、络穴大钟穴,用补法。厥阴经脉单独偏亢,是足厥阴经的病变,肝气横向逆行,正气虚弱,所以出现心酸痛,上逆的邪气与正气在经脉中互相纠缠,就发生自汗,像这样的情况,应该注意饮食调养和药物治疗,如果用针刺治疗,则可以取厥阴经的下俞太冲穴。

【原文】 帝曰:太阳脏何象?岐伯曰:象三阳而浮也。帝曰:少阳脏何象?岐伯曰:象一阳也,一阳脏者,滑而不实也。帝曰:阳明脏何象?岐伯曰:象大浮也太阴脏搏,言伏鼓[1]也。二阴搏至,肾沉不浮也。

【提要】 本段分述六经(除厥阴经)的正常脉象。

【注释】 [1]伏鼓:指脉象虽伏,而仍鼓击于指下。

【白话解】 黄帝问道:太阳经脉象怎样?岐伯回答说:太阳经阳气最为充足,所以脉象轻浮。黄帝问:少阳经脉怎样?岐伯答:少阳经的脉象好像阳气初生,所以脉象滑利而不充实。黄帝问:阳明经脉怎样?岐伯答:阳明经的阳气居于太阳经和少阳经之间,阳气也比较充盛,所以脉象大而且浮;太阴经的脉象虽然沉伏,但指下的感觉搏动有力;少阴经的脉象是肾的脉象,所以是沉而不浮的。

脏气法时论篇第二十二

【题解】 脏气,是指五脏之气;法,取法、效法的意思;时,指春、夏、秋、冬四时。本篇认为五脏在生理功能活动和疾病的变化转归上都取法于四时五行生克变化规律,或者说都受四时五行宏观变化规律的制约,故篇名为"脏气法时论"。

【原文】 黄帝问曰:合人形以法四时五行而治,何如而从?何如而逆?得失之意,愿闻其事。岐伯对曰:五行者,金木水火土也,更贵更贱,以知死生,以决成败,而定五脏之气,间甚[1]之时,死生之期也。帝曰:愿卒[2]闻之。岐伯曰:肝主春,足厥阴少阳主治,其日甲乙,肝苦[3]急,急食甘以缓之。心主夏,手少阴太阳主治,其日丙丁,心苦缓,急食酸以收之。脾主长夏,足太阴阳明主治,其日戊己,脾苦湿,急食苦以燥之。肺主秋,手太阴阳明主治,其日庚辛,肺苦气上逆,急食苦以泄之。肾主冬,足少阴太阳主治,其日壬癸,肾苦燥,急食辛以润之,开腠理,致津液,通气也。

【提要】 本段主要阐述了五脏与时令的关系、五脏常见的疾患及所适宜的五味。

【注释】 [1]间甚:病减轻为间,病加重为甚。

[2]卒:详尽的意思。

[3]苦:以常见之疾谓之苦。

【白话解】 黄帝问道:按照自然界四时五行的变化规律,结合人的形体来治疗疾病,怎样是顺从了自然界的规律?怎样是违背了自然界的规律?怎样做是正确的?怎样做是错误的?我希望听听关于这方面的道理。岐伯回答说:五行,就是金、木、水、火、土。五行与四时有一定的对应配合关系,五行之间有互相制约的盛衰变化,从这些关系和变化中,可以推测辨明疾病的轻重预后,分析治疗效果是成功还是失败,进一步确定五脏之气的盛衰,疾病的安危变化,以及死生的日期。黄帝说:希望你更详尽地说一说。岐伯说:肝脏之气最旺盛的季节是春季,肝与胆是有表里关系的脏腑,所以春天就以足厥阴肝和足少阳胆这两条经脉作为主治。天干中的甲乙在五行中和木相对应,而木与春天、肝脏因为具有某些相通的特性,在五行中同归于一类,所以肝脏和甲乙日相对应。肝脏由于其本身具有的特性容易发生拘急一类的病变,应立即吃甘味药来缓和它。心脏之气最旺盛的季节是夏季,心与小肠是有表里关系的脏腑,所以夏天就以手少阴心和手太阳小肠这两条经脉作为主治。天干中的丙丁在五行中和火相对应,而火与夏天、心脏因为具有某些相通的特性,在五行中同归于一类,所以心脏和丙丁日相对应。心脏由于其特性容易发生缓散一类的病变,应立即吃酸味药加以收敛。脾脏之气最旺盛的季节是长夏,脾与胃是有表里关系的脏腑,所以长夏就以足太阴脾和足阳明胃这两条经脉作为主治。天干中的戊己在五行中和土相对应,而土与长夏、脾脏因为具有某些相通的特性,在五行中同归于一类,所以脾脏和戊己日相对应。脾脏由于其本身具有的特性容易发生被湿邪困扰的一类病变,应立即吃苦味药来燥湿健脾。肺脏之气最旺盛的季节是秋季,肺与大肠是有表里关系的脏腑,所以秋天就以手太阴肺和手阳明大肠这两条经脉作为主治。天干中的庚辛在五行中和金相对应,而金与秋天、肺脏因为具有某些相通的特性,在五行中同归于一类,所以肺脏和庚辛日相对应。肺脏之气在正常情况下有清肃下降的生理特性,但容易发生肺气上逆的一类病变,在这种情况下,应立即吃苦味药来宣发泄降肺脏的上逆之气。肾脏之气最旺盛的季节是冬季,肾与膀胱是有表里关系的脏腑,所以冬天就以足少阴肾和足太阳膀胱这两条经脉作为主治。天干中的壬癸在五行中和水相对应,而水与冬天、肾脏因为具有某些相通的特性,在五行中同归于一类,所以肾脏和壬癸日相对应。肾脏有病则阳气不能蒸化布散水液,容易发生干燥的症状,此时,应立即吃辛味药使机体润泽,因为辛味药物能疏通阳气,使水液能够正常输送分布到全身,从而使干燥症状得以缓解。总的说来,用五味治疗五脏,是为了开发腠理,通过发汗的方法驱除病邪;或者为了蒸化津液来润泽营养全身;或者是为了使脏腑之气能够运行通畅。

【原文】 病在肝,愈于夏,夏不愈,甚于秋,秋不死,持[1]于冬,起于春,禁当风。肝病者,愈在丙丁,丙丁不愈,加于庚辛,庚辛不死,持于壬癸,起于甲乙。肝病者,平旦慧,下晡[2]甚,夜半静。肝欲散,急食辛以散之,用辛补之,酸泻之。

病在心,愈在长夏,长夏不愈,甚于冬,冬不死,持于春,起于夏,禁温食热衣。心病者,愈在戊己,戊己不愈,加于壬癸,壬癸不死。持于甲乙,起于丙丁。心病者,日中慧,夜半甚,平旦静。心欲耎,急食咸以耎之,用咸补之,甘泻之。

病在脾,愈在秋,秋不愈,甚于春,春不死,持于夏,起于长夏,禁温食饱食湿地濡衣。脾病者,愈在庚辛,庚辛不愈,加于甲乙,甲乙不死,持于丙丁,起于戊己。脾病者,日昳[3]慧,日出甚,下晡静。脾欲缓,急食甘以缓之,用苦泻之,甘补之。

病在肺,愈在冬,冬不愈,甚于夏,夏不死,持于长夏,起于秋,禁寒饮食寒衣。肺病者,愈在壬癸,壬癸不愈,加于丙丁,丙丁不死,持于戊己,起于庚辛。肺病者,下晡慧,日中甚,夜半静。肺欲收,急食酸以收之,用酸补之,辛泻之。

病在肾,愈在春,春不愈,甚于长夏,长夏不死,持于秋,起于冬,禁犯焠㶑热食温炙衣[4]。肾病者,愈在甲乙,甲乙不愈,甚于戊己,戊己不死,持于庚辛,起于壬癸。肾病者,夜半慧,四季[5]甚,下晡静。肾欲坚,急食苦以坚之,用苦补之,咸泻之。

夫邪气之客于身也,以胜相加[6],至其所生而愈,至其所不胜而甚,至于所生而持,自得其位而起。必先定五脏之脉,乃可言间甚之时,死生之期也。

【提要】 本节六段经文分别叙述了五脏之病在一年、一月、一日中的轻、重、死、愈变化,以及五脏的五味补泻规律。

【注释】 [1]持:即相持,是病情没有增减,而持续一个时期的意思。

[2]下晡:午后申酉两个时辰为晡,下晡为酉时之末,将要进入下一个时辰(戌时)的时候。

[3]日昳:昳,dié,音蝶。日昳,在中午之后,约近三点,盖谓未时。

[4]焠㶑热食温炙衣:焠,烧也;㶑,热甚也。焠㶑热食,就是炙煿过热的饮食。温炙衣,就是经火熏烘过的衣服。

[5]四季:这里指辰、戌、丑、未四个时辰,是一日中的四季,为土旺的时间。

[6]以胜相加:就是以强凌弱的意思。

【白话解】 肝脏有病,在夏天容易痊愈,因为夏天是五行中的火气所主管的季节,火能克制金,而减弱金对木的制约,肝在五行中属木,所以肝病夏天易愈。如果夏天好不了,到秋天就会加重,因为秋天是金气所主管的季节,而金能克木。如果秋天不死,到冬天病情就处于相持阶段(相对稳定),这是由于冬天是水气所主管的季节,水能滋生补养木的缘故。到了明年春天,这是肝气旺盛的季节,疾病就会好转,但要注意应避免遭受风邪侵袭,因为风气特别容易侵犯肝脏。患有肝病的人,在丙丁日(属火)就可以痊愈,如果丙丁日不愈,到庚辛日(属金)病情就要加重,如庚辛日没有死亡,到壬癸日(属水)就可以延续相持下去,到了甲乙日(属木)就能够有所好转了。患有肝病的人,在天刚亮的时候会感到轻松些;到了傍晚的时候,病情就要加重;到了夜半时候又会安静些。肝脏的功能为升散疏泄,病则气内郁,故应该立即用辛味药物来疏泄散发肝气。辛味药能顺肝的发散之性,而酸味药则逆于其发散之性,所以说辛味药物补肝,酸味药物泻肝。

心脏有病,在长夏季节容易痊愈,因为长夏是五行中的土气所主管的季节,土能克制水,而减弱水对火的制约,心在五行中属火,所以心病长夏易愈。如果长夏好不了,到冬天就会加重,因为冬天是水气所主管的季节。如果冬天不死,那么到了明年春天病情就处于相持阶段(相对稳定),这是由于春天是木气所主管的季节,木能生火的缘故。到了夏天,这是心气旺盛的季节,疾病就会好转,但要注意应禁忌吃热性食物,衣服也不要穿得太热,以免助长了火热病邪。患有心病的人,在戊己日(属土)就可以痊愈,如果戊己日不愈,到壬癸日病情就要加重,如壬癸日没有死亡,到甲乙日就可以延续相持下去,到了丙丁日就能够有所好转了。患有心病的人,在中午的时候会感到轻松些;半夜时,往往病情就要加重;到了天刚亮的时候,又会安静些。心在五行属火,心亢则躁急,故心病须要柔软,应该立即用咸味药物来柔软它。需要补的,用咸味药来补心;需要泻的,用甘味药来泻心。

　　脾脏有病,在秋天容易痊愈,因为秋天是五行中的金气所主管的季节,金能克制木,而减弱木对土的制约,脾在五行中属土,所以脾病秋天易愈。如果秋天好不了,到了明年春天就会加重,因为春天是木气所主管的季节。如果春天不死,到夏天病情就处于相持阶段(相对稳定),这是由于夏天是火气所主管的季节,火能温养土的缘故。到了长夏,这是脾气旺盛的季节,疾病就会好转。脾脏的特性厌恶潮湿而喜欢干燥,所以脾病患者应该禁忌热性食物,过饱以及居住潮湿环境,穿着湿衣等。患有脾病的人,在庚辛日就可以痊愈,如果庚辛日不愈,到甲乙日病情就要加重,如甲乙日没有死亡,到丙丁日就可以延续相持下去,到了戊己日就能够有所好转了。患有脾病的人,在午后时候会感到轻松些;到了天刚亮的时候,病情就要加重;到了傍晚时候相对安静些。脾脏的功能为柔软和缓,应该立即用甘味药物来缓和它。需要泻的,可以用苦味药来泻脾;需要补的,可以用甘味药来补脾。

　　肺脏有病,在冬天容易痊愈,因为冬天是五行中的水气所主管的季节,水能克制火,而减弱火对金的制约,肺在五行中属金,所以肺病冬天易愈。如果冬天好不了,到夏天就会加重,因为夏天是火气所主管的季节。如果夏天不死,那么到了长夏病情就处于相持阶段(相对稳定),这是由于长夏是土气所主管的季节,土能够生金的缘故。到了秋天,这是肺气旺盛的季节,疾病就会好转,肺病应当禁忌寒冷饮食,穿衣不可过于单薄。患有肺病的人,在壬癸日就可以痊愈,如果壬癸日不愈,到丙丁日病情就要加重,如丙丁日没有死亡,到戊己日就可以延续相持下去,到了庚辛日就能够有所好转了。患有肺病的人,在傍晚的时候会感到轻松些;到了中午的时候,病情就要加重;到了半夜时候又会安静些。肺气的特点是清肃下行,故以收敛为顺,酸主收敛,故肺病气上逆,应该立即用酸味药物来收敛它。如果需要补的,可以用酸味药物来补肺;如果需要泻的,则可以用辛味药物来泻肺。

肾脏有病,在春天容易痊愈,因为春天是五行中的木气所主管的季节,木能克制土,而减弱土对水的制约,肾在五行中属水,所以肾病春天易愈。如果春天好不了,到了长夏就会加重,因为长夏是土气所主管的季节。如果长夏不死,那么到了秋天病情就处于相持阶段(相对稳定),这是由于秋季是金气所主管的季节,金可以化生水的缘故。到了冬天,这是肾气旺盛的季节,疾病就会好转,但要注意应该禁忌吃火烤、油煎及过热的食物,禁穿用火烘烤过的衣服,以免引起燥热。患有肾病的人,在甲乙日就可以痊愈,如果甲乙日不愈,到戊己日病情就要加重,如戊己日没有死亡,到庚辛日就可以延续相持下去,到了壬癸日就能够有所好转了。患有肾病的人,在半夜时会感到轻松些;在辰(早上七时到九时)、戌(晚上七时到九时)、丑(夜里一时到三时)、未(下午一时到三时)四个土气旺盛的时间里,病情往往会加重;而到了傍晚时候又会安静些。肾主闭藏,肾精宜坚固闭藏于内,故肾病精气外泄者,应该采用苦味药物来坚固它。如果需要补的,可以用苦味药物来补肾;如果需要泻的,则可以用咸味药物来泻肾。

　　总之,病邪之气侵犯人体,是强者欺凌弱者。(如五行中的金→木→土→水→火→金→木……有依次克制、制约的关系,前者对于后者是强者,后者对于前者是弱者。)疾病在发展过程中,如逢在五行归类中子脏相对应的季节和日期时,母脏因得到子脏之气的帮助而疾病痊愈;逢到能够克制自己的脏相对应的季节和日期时,则因为病脏不能承受过重的克制而病情加重;如逢自己母脏相对应的季节和日期时,因为病脏得到母脏之气的滋养帮助,疾病处于相对稳定状态;逢到本脏之气旺盛的季节和日期,病情就能得到好转和痊愈。所以在诊治疾病时,必须首先诊察清楚五脏的脉象,然后根据四季、五脏在五行归类中的化生、制约关系,才可能推论出疾病轻重的时间和死生的日期。

　　【原文】　肝病者,两胁下痛引少腹,令人善怒,虚则目䀮䀮无所见[1],耳无所闻,善恐如人将捕之,取其经,厥阴与少阳,气逆,则头痛耳聋不聪颊肿。取血者。

　　心病者,胸中痛,胁支满,胁下痛,膺背肩甲间痛,两臂内痛,虚则胸腹大,胁下与腰相引而痛,取其经,少阴太阳,舌下血者。其变病,刺郄[2]中血者。

　　脾病者,身重善肌[3]肉痿,足不收行,善瘈脚下痛,虚则腹满肠鸣,飧泄食不化,取其经,太阴阳明少阴血者。

　　肺病者,喘咳逆气,肩背痛,汗出尻[4]阴股膝髀腨胻足皆痛,虚则少气不能报息,耳聋嗌干,取其经,太阴足太阳之外厥阴内血者。

　　肾病者,腹大胫肿,喘咳身重,寝汗出憎风,虚则胸中痛,大腹小腹痛,清厥[5]意不乐,取其经,少阴太阳血者。

　　【提要】　本段分述了五脏病虚实的一般症状,并提出取表里之经的针刺治疗方法。

【注释】 [1] 目䀮䀮无所见:就是眼睛昏花而看不清东西。

[2] 郄:即阴郄穴。

[3] 肌:当作"饥"。

[4] 尻:kāo,尾骨处。

[5] 清厥:就是四肢清冷的意思。

【白话解】 患肝病的人有肝实和肝虚的区别:肝实的,是两胁下疼痛,并且放射牵连到下腹部,病人情绪不稳,容易发怒;肝虚的,则出现两眼昏花,视物不清,听力减退,容易恐惧,心惊胆战,好像被人追捕一样。其治疗应该取足厥阴肝经和足少阳胆经这两条经脉的穴位。如果肝气向上逆行就会出现头痛、耳聋、面颊肿胀等症状,这时仍然应该用厥阴和少阳两条经脉的穴位,采取放血的方法进行治疗。

患心病的人也有实和虚的不同:心气实则表现为胸中疼痛,胁肋部胀痛满闷,胸骨后及肩背部位疼痛,以及两臂内侧疼痛等症状;心气虚则可以见到胸腹胀大,胁下与腰背部牵引作痛等症状。其治疗应该取手少阴心经和手太阳小肠经这两条经脉的穴位进行治疗。并刺舌下廉泉穴,放血治疗。如果心病发生其他变化,则刺阴郄穴出血。

脾脏有病的人,脾实的表现为身体沉重,容易饥饿,肌肉萎缩,软弱无力,行走时举步艰难,容易发生抽搐痉挛或脚下疼痛等症状;脾虚的则表现为腹胀肠鸣、腹泻完谷不化。其治疗应取足太阴脾经、足阳明胃经以及足少阴肾经三条经脉的穴位,针刺出血进行治疗。

肺脏有病的人,肺实的则表现为咳嗽、气喘等气逆的症状,并见有肩背疼痛、汗出,而且尾骨、阴部、大腿关节、髋部、足胫部、小腿腓肠肌等部位发生疼痛;肺虚的则表现为气短、呼吸急促不能接续、听力减退、咽喉干燥等症状。其治疗应该用手太阴肺经和足少阴肾经这两条经脉穴位,针刺出血进行治疗。

肾脏有病的人,肾实的表现为腹部肿胀,足胫部浮肿,气喘,咳嗽,身体沉重无力,盗汗,恶风等症状;肾虚的表现为胸腹疼痛,四肢发冷,心中闷闷不乐。其治疗应取足少阴肾经和足太阳膀胱经这两条经脉的穴位,针刺出血进行治疗。

【原文】 肝色青,宜食甘,粳米牛肉枣葵皆甘。心色赤,宜食酸,小豆犬肉李韭皆酸。肺色白,宜食苦,麦羊肉杏薤皆苦。脾色黄,宜食咸,大豆豕肉栗藿皆咸。肾色黑,宜食辛,黄黍鸡肉桃葱皆辛。辛散,酸收,甘缓,苦坚,咸軟。毒药攻邪,五谷为养,五果为助,五畜为益,五菜为充,气味合而服之,以补精益气。此五者,有辛酸甘苦咸,各有所利,或散或收,或缓或急,或坚或軟,四时五脏,病随五味所宜也。

【提要】 本段论述了五脏与五色、五味、五谷、五果、五畜、五菜的关系及五脏病的药食疗养原则。

【白话解】 肝和青色在五行归类中属于同一类,所以肝有病则面色青,适宜吃甘味的食品,如粳米、牛肉、大枣、葵菜都是甘味食品;心和红色在五行归类中属于同一类,所以心有病则面色红,适宜吃酸味的食品,如小豆、狗肉、李子、韭菜都是酸味食品;肺和白色在五行归类中属于同一类,所以肺有病则面色白,适宜吃苦味食品,如小麦、羊肉、杏子、野蒜都是苦味食品;脾和黄色在五行归类中属于同一类,所以脾有病则面色黄,适宜吃咸味的食品,如大豆、猪肉、栗子、豆叶都是咸味食品;肾和黑色在五行归类中属于同一类,所以肾有病则面色黑,适宜吃辛味的食品,如糯小米、鸡肉、桃子、葱都是辛味食品。在一切食物中,辛味的食物有发散作用,酸味的食物有收敛作用,甘味的食物有缓和作用,苦味的食物有干燥和坚固作用,咸味的食物有软化硬块的作用。药物是用来攻击病邪的,五谷是用来营养身体的,五果是用来作为辅助营养品的,五畜之肉是用来补益身体的,五菜是用来补充食品营养不足的。把谷、肉、果、菜的气味适当调和后食用,可以补养身体的精气,有益健康。这几类食物,各有辛、酸、甘、苦、咸的味道,作用各不同,各自对某一脏气有利,或者有发散的作用,或者有收敛的作用,或者有缓和的作用,或者有干燥坚固的作用,或者有软化的作用。在治疗疾病的时候,应该根据季节气候及五脏的功能性质、病变特点等具体情况,恰当地选择利用药物食品的五味属性。

宣明五气篇第二十三

【题解】 宣明,就是宣扬阐明的意思;五气,指五脏之气。本篇从五行的规则出发,结合病因、脉象、药物性味、饮食宜忌等方面,阐明了人体五脏的生理活动、病理变化的一般规律及特点,故篇名为"宣明五气"。

【原文】 五味所入:**酸入肝,辛入肺,苦入心,咸入肾,甘入脾,是谓五入。**

【提要】 本段主要叙述五味各归所喜而入脏的一般规律。这是应用五味进行饮食治疗和药物治疗的理论依据。

【白话解】 饮食五味进入胃中后,其气各归于与其有亲和关系的脏腑:酸味入肝,辛味入肺,苦味入心,咸味入肾,甘味入脾。这就是所说的"五入"。

【原文】 五气所病:**心为噫[1],肺为咳,肝为语[2],脾为吞,肾为欠为嚏,胃为气逆为哕为恐,大肠小肠为泄,下焦溢为水[3],膀胱不利为癃[4],不约[5]为遗溺,胆为怒,是谓五病。**

【提要】 本段主要论述五脏(也涉及六腑)病变的临床症状特点。

【注释】 [1]噫:即嗳气的意思。

[2]语:多言的意思。

[3]水:此处指水肿病。

[4]癃:小便不通的意思。

[5]约:约束节制的意思。

【白话解】 人体五脏六腑之气失调各自产生不同的病证:心病则表现为嗳气;肺病则表现为咳嗽;肝病则表现为多语;脾病则表现为吞酸;肾病则表现为易打呵欠喷嚏;胃病则表现为气上逆而见呃逆,甚至有恐惧感;大肠和小肠病变则表现为腹泻;下焦的水液运行失常,表现为水肿;膀胱病变对小便的影响有两种:如膀胱之气不能蒸化则表现为小便不通,如膀胱之气不能正常约束控制则表现为遗尿;胆气失调发病表现为容易发怒。上述这些就是所说的"五病"。

【原文】 五精[1]所并:精气并于心则喜,并于肺则悲,并于肝则忧,并于脾则畏,并于肾则恐,是谓五并,虚而相并者也。

【提要】 本段阐述了五脏之气偏盛所出现的病理变化,而出现"五并"的前提是由于脏气本身的虚衰。

【注释】 [1]五精:指五脏之精气。

【白话解】 五脏的精气在正常情况下各自存储在不同的脏中,如果五脏之精气合并聚集于某一脏中,便会发生疾病:并聚在心则表现为喜笑无常;并聚在肺则表现为情绪悲哀;并聚在肝则表现为容易忧虑;并聚在脾则表现为畏惧;并聚在肾则表现为易受惊恐。这就是所说的"五并"。是由于五脏乘虚而并所致。

【原文】 五脏所恶[1]:心恶热,肺恶寒,肝恶风,脾恶湿,肾恶燥,是谓五恶。

【提要】 本段指出由于五脏生理特点各不相同,五脏对六气的反应也不同。

【注释】 [1]恶:厌恶的意思。

【白话解】 人体五脏各有所厌恶的东西:心厌恶热,肺厌恶寒,肝厌恶风,脾厌恶湿,肾厌恶燥。这就是所说的"五恶"。

【原文】 五脏化液:心为汗,肺为涕,肝为泪,脾为涎,肾为唾,是谓五液。

【提要】 本段指出五脏有受水谷之津、化液而淖注外窍的生理功能。

【白话解】 水液经过人体五脏的加工后,能生成各种不同的液体:经心加工后变成汗液;经肺加工后变成鼻涕;经肝加工后变成泪液;经脾加工后变成涎水;经肾加工后变成唾液。这就是所说的"五液"。

【原文】 五味所禁:辛走气,气病无多食辛;咸走血,血病无多食咸;苦走骨,骨病无多食苦;甘走肉,肉病无多食甘;酸走筋,筋病无多食酸。是谓五禁,无令多食。

【提要】 本段以五味各归所喜之脏的规律为基础,阐述饮食与药物的禁忌。

【白话解】 人体有些疾病对于五味各有不同的禁忌:辛味能入气而损耗气,所以气病不可多食辛味;咸味走血则血行凝涩,所以血病不可多食咸味;苦味走骨,苦能助心火而制肾水,而骨生于肾,所以骨病不可多食苦味;甘味走肌肉,

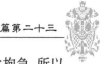

多食甘味则肌肉壅满,所以肉病不可多食甘味;酸味走筋,多食则筋脉拘急,所以筋病不可多食酸味。这就是所说的"五禁"。

【原文】 五病所发:阴病发于骨,阳病发于血,阴病发于肉,阳病发于冬,阴病发于夏,是谓五发。

【提要】 本段根据藏象理论,指出五脏之病各有好发部位及时间,提示应根据病变的部位、时间进行脏腑定位。

【白话解】 人体五脏疾病的发生有一定的规律:肾为阴脏而主骨,则肾病多发生在骨;心为阳脏而主血,则心病多发生在血;脾为阴脏而主肌肉,则脾病多发生在肌肉;肝为阳脏而主春,则属于肝脏的阳病发源于冬季;肺为阴脏而主秋,则属于肺脏的阴病发源于夏季。这就是所说的"五发"。

【原文】 五邪所乱:邪入于阳则狂,邪入于阴则痹,搏[1]阳则为巅疾,搏阴则为瘖[2],阳入之阴则静,阴出之阳则怒,是谓五乱。

【提要】 本段论述正气为邪气所侵扰,因其侵扰阴阳部位不同而临床表现各异,提示人们根据临床表现进行阴阳归类,是对上段从阴阳角度论病机的补充。

【注释】 [1]搏:侵入搏击的意思。

[2]瘖:瘖 yīn,音阴,发音不扬或音哑的意思。

【白话解】 人体五脏被病邪侵犯扰乱,会造成不同的病理变化:病邪侵入阳,则发生狂病;病邪侵入阴,则发生痹证;病邪侵入阳,阳气过盛而向上逆行,则造成头痛、头晕、目眩等一类巅顶部位的疾病;病邪侵入阴,阴气过盛则造成失音不能说话;病邪由阳进入阴则病人变得较安静;病邪由阴外出到阳则病人变得易躁动发怒。这就是所说的"五乱"。

【原文】 五邪所见:春得秋脉,夏得冬脉,长夏得春脉,秋得夏脉,冬得长夏脉,名曰阴出之阳,病善怒不治,是谓五邪,皆同命,死不治。

【提要】 本段说明五脏为邪所伤在脉象上的种种表现,提示人们可从脉象上判别正邪的盛衰。

【白话解】 疾病可以造成五种反常的脉象:春天出现秋季的毛脉;夏天出现冬季的石脉;长夏出现春季的弦脉;秋天出现夏季的钩脉;冬天出现长夏的代脉,这被称为阴出之阳,病者善怒,为不治之证。这就是所说的"五邪脉",其预后相同,均为不治之死证。

【原文】 五脏所藏:心藏神,肺藏魄,肝藏魂,脾藏意,肾藏志,是谓五脏所藏。

【提要】 本段指出人体各种精神活动分别由五脏所主。

【白话解】 人体的五脏在精神活动方面是既合作又有分工的:心脏主管并蕴藏"神"这一种精神活动;肺脏主管并蕴藏"魄"这一种精神活动;肝脏主管并

蕴藏"魂"这一种精神活动;脾脏主管并蕴藏"意"这一种精神活动;肾脏主管并蕴藏"志"这一种精神活动。这就是所说的"五脏所藏"。

【原文】 五脏所主[1]:心主脉,肺主皮,肝主筋,脾主肉,肾主骨,是谓五主。

【提要】 本段叙述了五脏与躯体不同部位的联系。

【注释】 [1]主:主宰,有相互关联的意思。

【白话解】 人体内在的五脏和外在的五体分别有特殊的内在联系,从而分别主管五体:心和脉有特殊的内在联系,故主管脉;肺和皮肤毫毛有特殊的内在联系,故主管皮毛;肝和筋有特殊的内在联系,故主管筋;脾和肌肉有特殊的内在联系,故主管肌肉;肾和骨有特殊的内在联系,故主管骨。这就是所说的"五主"。

【原文】 五劳[1]所伤:久视伤血,久卧伤气,久坐伤肉,久立伤骨,久行伤筋,是谓五劳所伤。

【提要】 本段指出劳逸过度对人体均有伤害作用,同时也是对"五恶"中的病因(外因)作了补充。

【注释】 [1]劳:疲劳过度的意思。

【白话解】 五种过度的疲劳,所损伤的对象不同:长久地用眼则耗伤血;长久地卧睡则耗伤气;长久地坐着不动则损伤肌肉;长久地站着则损伤骨骼;长久地行走则损伤筋。这就是所说的"五劳所伤"。

【原文】 五脉应象:肝脉弦,心脉钩,脾脉代,肺脉毛,肾脉石,是谓五脏之脉。

【提要】 本段叙述了五脏以应于四时五行之变在脉象上的表现。

【白话解】 五脏的脉象在生理情况下应和四季相对应:肝脉对应于春季应该弦;心脉对应于夏季应该钩(洪);脾脉对应于长夏应该代;肺脉对应于秋季应该毛;肾脉对应于冬季应该石(沉)。这就是所说的"五脏之脉"。

血气形志篇第二十四

【题解】 形,指形体;志,指精神情志。本篇主要讨论了两方面的内容:第一,是在人体的各条经脉中,气血的生理常数有或多或少的不同,所以在治疗时要考虑各条经脉的生理特点,虚实补泻要恰当,要有针对性;第二,是人的形体和精神既有区别,又有紧密关联,互相影响。由于形体和精神活动的各种不同状态,造成了不同的病变,因此治疗时也应该采用各种不同的方法,故篇名为"血气形志"。

【原文】 夫人之常数[1],太阳常多血少气,少阳常少血多气,阳明常多气多

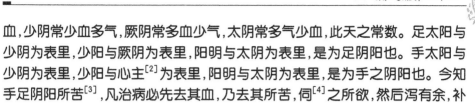

血,少阴常少血多气,厥阴常多血少气,太阴常多气少血,此天之常数。足太阳与少阴为表里,少阳与厥阴为表里,阳明与太阴为表里,是为足阴阳也。手太阳与少阴为表里,少阳与心主[2]为表里,阳明与太阴为表里,是为手之阴阳也。今知手足阴阳所苦[3],凡治病必先去其血,乃去其所苦,伺[4]之所欲,然后泻有余,补不足。

【提要】 本段重点阐明人体各经脉气血多少之不同以及三阴三阳经的阴阳表里关系,最后提出治病原则:"泻有余,补不足。"

【注释】 [1]常数:气血多少的正常数。

[2]心主:即心包络,为手厥阴经。

[3]苦:病苦,即疾病。

[4]伺:诊察的意思。

【白话解】 生理状态下,气血在人体经脉中的分布,是有一个正常数量的。太阳经常多血少气,少阳经常少血多气,阳明经常多气多血,少阴经常少血多气,厥阴经常多血少气,太阴经常多气少血。这是人体先天具有的气血正常数量。足太阳膀胱经和足少阴肾经两者之间配合密切,具有一种特殊的表里关系;足少阳胆经和足厥阴肝经两者之间配合密切,也具有一种特殊的表里关系;足阳明胃经和足太阴脾经两者之间配合密切,这两条经脉具有一种特殊的表里关系。这是足三阳经和足三阴经之间的阴阳表里关系。手太阳小肠经和手少阴心经两者之间配合密切,具有一种特殊的表里关系;手少阳三焦经和手厥阴心包经两者之间配合密切,也具有一种特殊的表里关系;手阳明大肠经和手太阴肺经两者之间配合密切,这两条经脉具有一种特殊的表里关系。这是手三阳经和手三阴经之间的阴阳表里关系。掌握了手足阴阳经脉的表里关系后,就可以了解疾病发生的部位。通常治病的方法是:先在病变发生的经脉上气血壅盛瘀滞的地方针刺放血,以缓解疾病给病人造成的痛苦,然后再仔细诊察辨明疾病的虚实性质,疾病属实的用泻法治疗,疾病属虚的用补法治疗。

【原文】 欲知背俞,先度其两乳间,中折之,更以他草度去半已,即以两隅[1]相拄[2]也,乃举以度其背,令其一隅居上,齐脊大椎,两隅在下,当其下隅者,肺之俞也。复下一度[3],心之俞也。复下一度,左角肝之俞也,右角脾之俞也。复下一度,肾之俞也。是谓五脏之俞,灸刺之度也。

【提要】 本段说明五脏腧穴在脊背的取穴方法。

【注释】 [1]隅:指两边相交处。

[2]拄:支撑的意思。

[3]一度:三角形的上角至底的直线长度,作为一度。

【白话解】 要想确定背部五脏腧穴的部位,可以先用一根草尺测量出两乳房间的距离,得到这个长度后,从正中对折,再用一根草量取相当于第一根草对折后长度的一半,即第一根草的四分之一长度,取下这四分之一的长度,然后用第二根草连结第一根草的两端,组成一个等腰三角形。将三角形的一个角朝上,两个对称的角向下,以此测量背部的腧穴。将其朝上的一角放在背部大椎穴处,那么,下面两角所在的地方就是肺俞穴;根据上面的方法,再把三角形的上角下移到左右肺俞连结线的中点,那么,下面两角所在的地方就是心俞穴。再把三角形上角下移到左右心俞连结线的中点处,那么,下面左角所在的地方就是肝俞穴,右角所在的地方就是脾俞穴。再按照上面的方法继续下移,那么,三角形左右两角的位置就是肾俞穴。这就是五脏腧穴的部位,针灸治疗时应以此为标准确定穴位。

【原文】 形乐志苦[1],病生于脉,治之以灸刺。形乐志乐,病生于肉,治之以针石。形苦志乐,病生于筋,治之以熨引。形苦志苦,病生于咽嗌,治之以百药。形数惊恐,经络不通,病生于不仁,治之以按摩醪药。是谓五形志也。

【提要】 本段指出形志苦乐不同可造成各种疾病,强调在辨证时要重视形与志的统一整体观,在施治时应针对不同疾病采取不同的治疗方法。

【注释】 [1]形乐志苦:形,指形体;志,指情志、精神。乐,在形体方面,是指逸居饱暖,不参加劳役;在精神方面,是指心情愉快,无忧无虑。苦,在形体方面,是指身形劳苦;在精神方面,是指思虑忧郁苦闷。

【白话解】 疾病是由于人的形体和精神两方面因素造成的。形体方面并不疲劳而精神负担过重的人,疾病往往在经脉,应该以针灸治疗;形体和精神两方面都过于安逸的病人,病变则多数在肌肉方面,应该用针刺和砭石治疗;形体过于劳累而精神负担不重的人,则疾病多数是筋骨受伤,应该用温熨、导引的方法来治疗;形体疲劳精神压力也重的人,疾病往往发生在咽喉部位,应该用甜味药物来治疗;精神多次受到惊恐刺激的人,其经脉运行不畅,导致肌肉皮肤麻木不仁,治疗时应该用按摩和药酒。这就是五种由于形体和精神因素失去协调所引起的疾病。

【原文】 刺阳明出血气,刺太阳出血恶[1]气,刺少阳出气恶血,刺太阴出气恶血,刺少阴出气恶血,刺厥阴出血恶气也。

【提要】 本段叙述临证时应根据经脉气血多少来决定针刺出气出血所宜所恶。

【注释】 [1]恶:此处含有不宜或不应当的意思。

【白话解】 由于经脉气血的多少在各条经脉中不一样,所以针刺治疗的方法也就应该有所区别。阳明经多气多血,刺阳明时可以出血泄气;太阳经多血少气,刺太阳经时只可以出血,不可以泄气;少阳经少血多气,刺少阳时只可以泄气,而不可以出血;太阴经多气少血,刺太阴经时可以泄气,而不可以出血;少阴经少血多气,刺少阴经时只可以泄气,而不可以出血;厥阴经多血少气,刺厥阴经时只可以出血,而不可以泄气。

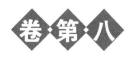

宝命全形论篇第二十五

【题解】 宝,在古文中和"保"字通用,宝命就是保命,也就是保持生命。形,指形体、身体。本篇论述的内容是保养生命,保全形体,使身体健康,所以名为"宝命全形论"。

【原文】 黄帝问曰:天覆地载,万物悉备,莫贵于人,人以天地之气生,四时之法成,君王众庶,尽欲全形,形之疾病,莫知其情,留淫日深,著于骨髓,心私虑之。余欲针除其疾病,为之奈何? 岐伯对曰:夫盐之味咸者,其气令器津泄;弦绝者,其音嘶败;木敷者,其叶发[1];病深者,其声哕。人有此三者,是谓坏府[2],毒药无治,短针无取,此皆绝皮伤肉,血气争黑[3]。

【提要】 本段论述了必须用"天人合一"的观点来观察病情的变化并指导针刺治疗。

【注释】 [1] 木敷者,其叶发:敷,是腐朽的意思。发,当"废"讲。意思是树木腐朽,枝叶败坏、枯萎。

[2] 坏府:指内脏损坏。

[3] 血气争黑:指气血运行紊乱,气色晦暗无光泽。

【白话解】 黄帝问道:在天地之间存在着各种各样的物体,可是没有比人更加宝贵的。人依靠天地阴阳之气而生成,并顺应四时气候变化而成长。不论是帝王还是平民,都希望能保持身体健康。但往往身体已经有病,自己还未察觉。所以造成疾病逐渐深入,侵犯到骨髓,以致疾病恶化,不容易治好了。我对此深感忧虑,想用针刺的方法来解除他们的痛苦,究竟应该怎样做呢? 岐伯回答说:诊断疾病,要注意观察病人所表现出的症状。好比盐的味道是咸的,若把盐放到容器内,能使容器的外面渗出水;琴弦将要断绝时,发出的声音嘶哑刺耳;树木腐朽了,树叶就要落下来。在疾病的危重阶段,病人常会出现呃逆。病人一旦出现这种症状,说明人的脏腑已经受到严重的损害。此时虽用毒药也不能治好,短针就更不能收到什么功效了。如果再有皮肤或肌肉的衰败,气血运行紊乱,则

113

可见气色晦暗而无光泽。

【原文】 帝曰:余念其痛,心为之乱惑反甚,其病不可更代,百姓闻之,以为残贼,为之奈何?岐伯曰:夫人生于地,悬命于天,天地合气,命之曰人。人能应四时者,天地为之父母;知万物者,谓之天子。天有阴阳,人有十二节;天有寒暑,人有虚实。能经天地阴阳之化者,不失四时;知十二节之理者,圣智不能欺也;能存八动[1]之变,五胜更立;能达虚实之数者,独出独入,呿吟[2]至微,秋毫在目。

【提要】 本段论述了人类应认识到天地四时自然界的变化规律,只有掌握这种变化规律,才能对疾病做到明察秋毫。

【注释】 [1]八动:八,指八方之风。八动,即八风的变动。

[2]呿吟:呿,qū,音区,哈欠。吟,呻吟。开口所出声为呿,闭口所出声为吟。

【白话解】 黄帝说:我十分同情病人的疾苦,但心中又疑惑不定。如果治疗不当反而会使病情加重,谁也无法代替病人生病。百姓听了,可能以为我是残忍不仁的人,我该怎样做呢?岐伯回答说:人生活在天地之间,与自然界息息相关,所以天地之气相合,人类生命才得以形成。如果人类能适应四时阴阳气候的变化规律,则自然界的一切将成为人类生命的源泉。因此说天地是养育人类的父母。能了解天地间一切事物变化规律的人,就可以称他为天子。人与自然界相对应,如自然界将每年的十二个月分为阴阳。每天的十二个时辰(子、丑、寅、卯、辰、巳、午、未、申、酉、戌、亥)也分为阴阳,人体四肢有十二个大的关节和它相对应;天有寒暑往来,人有虚实消长。如果人能效仿天地阴阳的变化,就不会违反四时规律;若是能够知晓十二关节和天地阴阳相配合的道理,那么,就是所谓的圣人,智贤也不能超过他。能掌握"八风"的变动和五行的盛衰,那种能彻底领悟虚实变化的人,就一定会有他自己独到的见解。即使是非常微小的病变,也能一目了然。

【原文】 帝曰:人生有形,不离阴阳,天地合气,别为九野,分为四时,月有小大,日有短长,万物并至,不可胜量,虚实呿吟,敢问其方?岐伯曰:木得金而伐,火得水而灭,土得木而达,金得火而缺[1],水得土而绝,万物尽然,不可胜竭。故针有悬布天下者五,黔首[2]共余食,莫知之也。一曰治神,二曰知养身,三曰知毒药为真,四曰制砭石小大,五曰知腑脏血气之诊。五法俱立,各有所先。今末世之刺也,虚者实之,满者泄之,此皆众工所共知也。若夫法天则地,随应而动,和之者若响,随之者若影,道无鬼神,独来独往。

【提要】 本段指出了五行的胜克关系及针刺五法的重要意义。

【注释】 [1]缺:在此指毁坏而言。

[2]黔首:战国及秦时对民众的称谓。

【白话解】 黄帝说:人生存在天地之间,就离不开阴阳变化规律的支配。天地之气相合后,才有了世界上的万物。在地理上分为九野,在气候上分为四时,进而区分出月份有大小,日有短长。世上万物并存,是没法一一进行度量的。

总之不外虚实开闭之理,请问其中的道理是怎样的?岐伯说:可以根据五行胜制的道理分析:比如木遇到金(金属),就要被削伐折断;火遇到水,就会被熄灭;土遇到木,就能通达;金遇到火,就会被熔化;水遇到土,就会被阻断。万物都是遵循这种胜制规律的,各种事例不胜枚举。因此用针刺方法治疗疾病已经流行于天下了,其中有五个关键。而一般老百姓都只知道吃饱就行了,并不了解这其中的道理。这五个关键是:第一是医生在治病时要精神专一;第二是医生要通晓养生的方法,以教导病人;第三是医生对药物的气味、性质及功用要熟悉,治病时才不会出错误;第四是砭石是治疗疾病的工具,平时要预先准备好,使其大小适宜;第五是医生要熟练掌握诊断脏腑气血疾病的方法。这五个关键,各有针对性及所长,如能通晓,就可掌握病情,分别先后运用自如。而现在的针刺方法,大体上就是虚证用补法,实证用泻法,这是一般医生都知道的治疗法则。如果再能根据天地阴阳的变化,而随机应变,灵活运用针刺方法,就可以取得十分满意的疗效。就好像回响随声音而出,影子随身形移动一样。这里没有什么神秘的道理,只要掌握自然规律,就能得心应手,往来自如。

【原文】 帝曰:愿闻其道。岐伯曰:凡刺之真,必先治神,五脏已定,九候已备,后乃存针,众脉[1]不见,众凶[2]弗闻,外内相得,无以形先,可玩[3]往来,乃施于人。人有虚实,五虚[4]勿近,五实[5]勿远,至其当发,间不容瞚[6]。手动若务[7],针耀[8]而匀,静意视义[9],观适[10]之变,是谓冥冥,莫知其形,见其乌乌[11],见其稷稷[12],从[13]见其飞,不知其谁,伏如横弩,起如发机[14]。

【提要】 本段论述了针刺的行针方法及候气的重要意义。

【注释】 [1] 众脉:指真脏脉。

[2] 众凶:五脏败绝的现象。

[3] 玩:熟习。

[4] 五虚:脉细、皮寒、气少、泻利前后、饮食不入,谓之"五虚"。

[5] 五实:脉盛、皮热、腹胀、二便不通、闷瞀,谓之"五实"。

[6] 瞚:shùn,音顺,是一眨眼的意思。

[7] 务:专注。

[8] 耀:明亮洁净的意思。

[9] 义:适当的意思。

[10] 适:到达的意思。

[11] 乌乌:形容词,说气盛像乌鸦集合一样。

[12] 稷稷:形容词,说气盛像稷禾一样茂盛。

[13] 从:同"纵"。

[14] 机:弩上的机钮。

【白话解】 黄帝说:我想听一听用针的道理。岐伯回答说:针刺的要领,首先要全神贯注,观察清楚五脏的虚实,审明脉的三部九候的变化,然后才好用针。

还应注意的是,是否有真脏死脉和五脏有无败绝现象的出现,内外形气是否相得,不能只以外形为依据,还要全面掌握经脉气血往来的情况,而后再施针。病人的病情有虚有实,见到五种虚证,不可轻易用针;而见到五种实证,则不能放弃用针。在针刺的时候,得气后应马上起针,连一眨眼的功夫都不能耽误。运针时,精神要专一,针具要洁净匀称。静心观察施针时病人的表情变化。随时注意经气来到的变化,经气来时,在体表看上去是无影无形的;细心体会就会发现,针下的感觉就像群鸟快速飞过一样。气盛之时,好像稷禾一样茂盛;经气往来就如鸟在飞翔,无从捕捉它的形迹。所以在针刺而经气未至之时,要像箭在弦上,张弓待发;一旦经气来到,则应迅速起针,如箭已离弦一样迅速。

【原文】 帝曰:何如而虚? 何如而实? 岐伯曰:刺实者须其虚,刺虚者须其实,经气已至,慎守勿失,深浅在志,远近若一,如临深渊,手如握虎,神无营于众物。

【提要】 本段论述了针刺时的注意事项。

【白话解】 黄帝说:怎样针刺虚证? 又怎样针刺实证呢? 岐伯回答:刺虚证应该使用补法;刺实证应该使用泻法。无论针刺的深浅,也不管取穴的远近,直到经气到来,要谨慎运针,好像面临万丈深渊,又好像手握老虎一样。总之,就是要思想集中,不能被其他事物所干扰。

八正神明论篇第二十六

【题解】 八正,是指一年中的八个节气,即二分(春分、秋分)、二至(夏至、冬至)、四立(立春、立夏、立秋、立冬)。神明,指患者和医生之神。本篇重点论述八正之气及神明对针刺的重要意义,故篇名"八正神明论"。

【原文】 黄帝问曰:用针之服[1],必有法则焉,今何法何则? 岐伯对曰:法天则地,合以天光[2]。帝曰:愿卒闻之。岐伯曰:凡刺之法,必候日月星辰,四时八正之气,气定乃刺之。是故天温日明,则人血淖液[3]而卫气浮,故血易泻,气易行;天寒日阴,则人血凝泣而卫气沉。月始生,则血气始精,卫气始行;月廓[4]满,则血气实,肌肉坚;月廓空,则肌肉减,经络虚,卫气去,形独居。是以因天时而调血气也。是以天寒无刺,天温无疑。月生无泻,月满无补,月廓空无治,是谓得时而调之。因天之序,盛虚之时,移光定位,正立而待之[5]。故日月生而泻,是谓脏虚;月满而补,血气扬溢,络有留血,命曰重实;月廓空而治,是谓乱经。阴阳相错,真邪不别,沉以留止,外虚内乱,淫邪乃起。

【提要】 本段是从四时八正、日月星辰的变化,说明其与人体气血虚实的关系,强调针刺补泻手法应因时而变。

【注释】　[1]服:指用针的技术。

[2]天光:指日月星辰。

[3]淖液:淖,nào,音闹,润滑的意思。

[4]廓:轮廓的意思。

[5]移光定位,正立而待之:是古代天文学家用圭表测量日影的长短,以定时刻的方法。

【白话解】　黄帝问道:用针治疗疾病,必须有一定的方法和准则。而方法和准则又是什么呢?岐伯说:要根据天地阴阳的变化,结合日月星辰的运行规律来研究针刺。黄帝说:我愿意听您详细地解释一下。岐伯说:针刺的方法,必须观察日月星辰的运行和季节气候的变化,根据这些变化条件来确定是否可以针刺,该用何种针法,然后再进行针刺。因此,当气候温和,天气晴朗时,人体血行流畅,卫气运行于人的体表,此时气血通畅;而当天气寒冷,阴云蔽日时,人体血液流动不畅,卫气沉伏在体内。月亮初生时,人的血液就开始充盈,卫气也随着运行流畅;月亮正圆时,人体气血充实强盛,肌肉坚实有力;月黑无光时,人体的肌肉瘦弱无力,经络空虚,卫气衰减,这时虽然形体外表和月圆时一样,但体内气血已经衰弱了。所以,针刺治疗时,必须根据天时变化来调理人体气血的活动。天气寒冷的时候,不要用刺法;天气炎热的时候,不要用火灸的方法;月亮初生的时候,不要用泻法;月亮正圆的时候不要用补法;月朔的时候,不要用针刺治疗。这是根据天气和时令变化调理气血的原则。根据天象运行顺序和虚实变化,通过处在一定方位的物体对太阳月亮光影的移动进行观察,以确定季节和节气的更换。因此,在月初生时用泻法,会使内脏受伤,这叫作重虚;在月正圆时用补法,会使气血过分充盈而外溢,造成络脉血液留滞,这叫作重实;在月朔时用针刺疗法,会使经脉中气血紊乱。这些不正确的治法,都可能造成人体的阴阳错乱,正气和邪气不能分清。邪气停留在体内,体表阳气虚衰,体内阴气混乱,病邪则乘机危害人体。

【按语】　本段经文从两方面论述因时而治的内容:一是根据气候的寒温选择治疗措施,寒冷时勿用针刺法,否则易伤人体阳气;气候炎热时勿用补法,否则易伤人体阴精。二是根据月廓的盈亏调整针刺补泻手法,月始生,人体气血始生,勿用泻法,否则易犯"虚虚"之戒;月廓满,人体气血充实,勿用补法,否则易犯"实实"之戒;月廓空,人体气血大虚,不要进行针刺治疗,否则扰动人体气血,导致变证丛生。

【原文】　帝曰:星辰八正何候?岐伯曰:星辰者,所以制日月之行也。八正者,所以候八风之虚邪[1]以时至者也。四时者,所以分春秋冬夏之气所在,以时调之也。八正之虚邪,而避之勿犯也。以身之虚,而逢天之虚,两虚相感,其气至骨,入则伤五藏,工候救之,弗能伤也,故曰:天忌不可不知也。

【提要】　本段指出观察季节气候更替变化对治疗疾病的重要性。

【注释】　[1]八风之虚邪:按《灵枢·九宫八风》风气从其所居之乡来为实风,主生、主长养万物;从其冲后来为虚风,主杀、主害万物。

【白话解】 黄帝说:观察星辰、八正、四时能预测什么呢?岐伯回答说:观察星辰的方位,可以确定日月运行的度数;观察八个节气的正常交替,可以测定八方异常的风邪是什么时候来的;观察四时,可以分清春夏秋冬四季气候的变化规律,以便按照时序的变化进行调理保养,及时预防病邪的侵袭而不受损害。如果体质虚弱,再受到自然界不正常气候(虚邪)的侵犯,两种情况合在一起,就可能造成病邪侵入骨髓,再进一步就会损伤五脏。医生如果了解气候变化的规律而顺应它,就能及时治疗以挽救病人,不至于使病人受到严重的伤害。所以说,对天气时令变化的适宜或禁忌,不可不知。

【原文】 帝曰:善。其法星辰者,余闻之矣,愿闻法往古者。岐伯曰:法往古者,先知针经也。验于来今者,先知日之寒温,月之虚盛,以候气之浮沉,而调之于身,观其立有验也。观于冥冥者,言形气荣卫之不形于外,而工独知之,以日之寒温,月之虚盛,四时气之浮沉,参伍相合而调之,工常先见之,然而不形于外,故曰观于冥冥焉。通于无穷者,可以传于后世也,是故工之所以异也,然而不形见于外,故俱不能见也。视之无形,尝之无味,故谓冥冥,若神仿佛[1]。

【提要】 本段论述了医生应如何结合四时阴阳变化,来观察疾病,进而掌握疾病、治疗疾病。

【注释】 [1]仿佛:若有若无的意思。

【白话解】 黄帝说:讲得好!根据星辰运动规律调理治疗身体的道理我已经知道了,还希望听您讲讲怎样效法前人。岐伯回答说:要效法前人,首先要懂得《针经》;要想把前人的针术在今天的治疗中得到验证,就必须先懂得天气的寒温、月廓的盈亏、四时阴阳之气的升降,以此诊察这些因素对人体的影响。然后进行调理治疗,就能立即见到效果。所谓观察"冥冥",是说人体气血营卫的变化并不是显露于人体之外的,而唯独医生能够知道其中的奥秘。这是因为医生能把天气的寒温、月廓的盈亏变化以及四时阴阳之气的升降对人体的影响综合分析,所以能预测疾病的变化。但是,这些变化是不显露于外的,因此称为观察"冥冥"。如果医生对疾病的认识很透彻,学识渊博,则他的经验就可以流传后世。这就是高明的医生与一般医生的不同之处。因为病情尚未显露到表面,所以一般医生察觉不到。由于气血变化不显露在外,一般人无法看到它的形迹,体会不到其中的变化,所以叫"冥冥",好像神灵一样若有若无。

【原文】 虚邪者,八正之虚邪气也。正邪者,身形若用力汗出,腠理开,逢虚风,其中人也微,故莫知其情,莫见其形。上工救其萌牙,必先见三部九候之气,尽调不败而救之,故曰上工。下工救其已成,救其已败。救其已成者,言不知三部九候之相失,因病而败之也。知其所在者,知诊三部九候之病脉处而治之,故曰守其门户焉,莫知其情而见邪形也。

【提要】 本段强调了早期诊断、早期治疗的重要性。

【白话解】 所谓"虚邪",是指四时八节的病邪;所谓正邪,是指人在用力劳动后汗出,毛孔张开的时候,而遭受了风邪的侵袭,这时的风邪就叫"虚邪"。正邪对人体的损伤轻微,所以,一般医生既察觉不到病情,也看不到病形的表现。而医术高明的医生,能在疾病还处在萌芽状态时就抓紧治疗。这是因为高明的医生善于观察人体三部九候的脉气变化,在病情尚未恶化之前就及时治疗,所以称这种医术高明的医生为"上工"。而医术差的医生往往等疾病已经形成,甚至病情已经恶化时才察觉而进行治疗。因为医术差的医生不懂得人体三部九候的脉气变化,造成了疾病的恶化。所谓知道疾病所在之处,是说能够掌握运用三部九候的脉气变化,早期诊断疾病,及时治疗,使病邪无法深入,因此说,掌握三部九候的脉气变化就像是守卫住大门一样重要。虽然病情还没显露,但医生却能及时发现疾病的迹象。

【原文】 帝曰:余闻补泻,未得其意。岐伯曰:泻必用方,方者,以气方盛也,以月方满也,以日方温也,以身方定也,以息方吸而内针[1],乃复候其方吸而转针,乃复候其方呼而徐引针[2],故曰泻必用方,其气乃行焉。补必用员,员者行也,行者移也,刺必中其荣[3],复以吸排针[4]也。故员与方,非针也。故养神者,必知形之肥瘦,荣卫血气之盛衰。血气者,人之神,不可不谨养。

【提要】 本段论述了针刺补、泻所应把握的不同时机。

【注释】 [1] 内针:内,同"纳"。内针,即进针。

[2] 引针:拔出针。

[3] 荣:同"荥",重要的经穴。

[4] 排针:排,除的意思。排针,是出针。

【白话解】 黄帝说:我听说针法有补有泻,但不太了解它的涵义。岐伯说:泻法必须掌握一个"方"字。所谓"方"是指正气方盛,月廓方圆,日光方温和,身心处在安定的时候,在病人正在吸气时进针;再等到病人正在吸气时捻转针;再到病人呼气时慢慢地拔出针来。所以说泻法必用"方",这样使邪气被引出,正气才能恢复正常运行,疾病就能痊愈。补法必须掌握一个"圆"字。所谓"圆",就是指使正气运行流利通畅,到达病变发生的部位。针刺时,必须使针达到营血所在的深度,还要在病人吸气时拔出针来,而防止正气随针外泄。所以说,"圆"与"方"都不是指针的形状,而是指用针的方法。因此善于调理修养气血的医生,一定要观察病人的胖瘦,再考虑用针的深浅;要了解气血的虚实盛衰,才能运用"方"、"圆"的补泻法。因为气血是人体精神产生的物质基础,不可不谨慎地调理养护。

【原文】 帝曰:妙乎哉论也! 合人形于阴阳四时,虚实之应,冥冥之期,其非夫子孰能通之。然夫子数言形与神,何谓形? 何谓神? 愿卒闻之。岐伯曰:请言形,形乎形,目冥冥,问其所病,索之于经,慧然在前,按之不得,不知其情,故曰形。帝曰:何谓神? 岐伯曰:请言神,神乎神,耳不闻,目明心开而志先,慧然独悟,口弗能言,俱视独见,适若昏,昭然独明,若风吹云,故曰神。三部九候为之原,九针之论不必存也。

【提要】 本段论述了诊察疾病中有关形、神的概念。

【白话解】 黄帝说:您讲得太精彩了! 人的形体功能活动和四时阴阳变化相配合,并应之于形迹尚未显露的虚实病情,要不是先生,谁能讲得如此清楚呢? 然而先生您多次提到形和神的问题,到底什么叫形? 什么叫神呢? 希望您详细说一说。

岐伯说:请允许我讲讲形。所谓形,就是诊察形体的表现。形虽然是外在表现,但单凭眼睛观察却不能完全领会其中的奥秘,还要用手去触摸病人的病痛之处,然后寻找病痛所在的经脉及其和脏腑的联系,这样,才能对病情有较全面的了解。不通过按触病人的形体,就不能知道病情,所以叫"形"。

黄帝说:那什么是神呢? 岐伯说:就让我再谈谈神吧。所谓神,是非常微妙的东西,虽然耳朵听不到,但通过眼睛的观察,能看清疾病的本质和变化,心中就能非常清楚地领悟其中的道理,这不是能用语言表达的。如大家都观察病人,但往往只有医术高明的医生才能看得透彻,在别人还没看清疾病的时候,只有他能明白病情,好像风吹云散,太阳照耀大地一样明朗,所以叫"神"。这种能力,是以三部九候的诊法为本源的。如果能达到这种程度,就不必拘泥于九针的一些具体方法了。

离合真邪论篇第二十七

【题解】 真,指人体的正气。邪,指邪气。合,指外来邪气和人体正气结合在一起,或是邪气停留,固定在某一局部。离,指邪气尚未与正气结合,亦指用针刺泻法分离已经结合的正气和邪气。本文内容主要讨论了正气与邪气的离合与疾病的关系,故篇名"离合真邪"。

【原文】 黄帝问曰:余闻九针九篇,夫子乃因而九之,九九八十一篇,余尽通其意矣。经言气之盛衰,左右倾移,以上调下,以左调右,有余不足,补泻于荥输,余知之矣。此皆荣卫之倾移,虚实之所生,非邪气从外入于经也。余愿闻邪气之在经也,其病人何如? 取之奈何? 岐伯对曰:夫圣人之起度数,必应于天地,故天有宿度[1],地有经水,人有经脉。天地温和,则经水安静;天寒地冻,则经水凝泣;天暑地热,则经水沸溢;卒风暴起,则经水波涌而陇[2]起。夫邪之入于脉也,寒则血凝泣,暑则气淖泽,虚邪因而入客,亦如经水之得风也,经之动脉,其至也亦时陇起,其行于脉中循循然,其至寸口中手也,时大时小,大则邪至,小则平,其行无常处,在阴与阳,不可为度,从而察之,三部九候,卒然逢之,早遏其路。吸则内针,无令气忤[3],静以久留,无令邪布,吸则转针,以得气[4]为故,候呼引针,呼尽乃去,大气皆出,故命曰泻。

【提要】 本段以自然界气候的变化对江河水流的影响,说明不同性质的病邪侵犯人体经脉后引起气血运行失常的病变亦有不同,同时论述了针刺泻法的具体操作步骤。

【注释】 [1]宿度:宿,星宿。古代天文学家按星宿的位置划周天为三百六十五度,谓之"宿度"。

[2]陇:同"隆"。隆盛之意。

[3]忤:wǔ,音午,逆的意思。

[4]得气:针灸术语,即针感。在针刺穴位后,经气到来,因而产生疗效。

【白话解】 黄帝问道:我听说《九针》上有九篇文章,先生您在这九篇基础上又进一步发展演绎成九九八十一篇,我已经完全明白其中的意义了。《针经》上说,人体之中的气血阴阳会产生偏盛偏衰及左右偏移的变化,所以治疗疾病时就可以针刺上部的穴位来治疗下部的病变,或针刺左侧的穴位来治疗右侧的病变。不论实证虚证,都取荥穴或输穴进行补泻。我已经知道这些道理了,虚证和实证都是由于气血营卫的运行偏移造成的,并不是邪气从外部侵入经脉而引起的病变。我现在想听听外部的邪气侵入经脉引起疾病时,病人的情况如何?应该怎样治疗?岐伯回答说:凡是医术高明的医生在制定诊断和治疗原则时,一定会把人体的生理病理与自然界的变化结合起来分析考虑。例如天上有二十八星宿环状排列运行在三百六十五度的周天中,地上则分布着十二条江河滔滔不息。和自然界相对应,人体有十二条经脉运行气血。如果自然界的气候温和,江河之水就安静流淌;如果天寒地冻,江河则凝固不流;如果天气酷热,江河之水就沸腾扬溢;如果突然发生风暴,则江河之水会波涛汹涌。同理,病邪侵犯人体经脉,也会使经脉的气血发生变动。如果是暑热之邪,则会使气血沸腾而运行加快;如果是风邪侵入经脉,也会像江河遇到风暴一样,经脉气血的流动也会出现波涛汹涌的现象。气血在经脉中是有次序、安静地运行着的。但在寸口处切脉,有时会觉得指下的感觉时大时小。脉大是表示邪气到来,气势正盛;脉小说明邪气已去。但邪气在人体经脉中流动,并没有固定的位置,有时在阳经,有时在阴经,令人难以确定。所以必须以三部九候的诊法,进行详细全面的诊察分析。一旦发现病邪所在位置,就立即针刺,及早阻断病邪深入的道路。针刺的方法:在病人吸气时把针刺入,避免针与气相抵触;针刺入后,要留针以待"得气",留针时间要稍长一些,不要让邪气扩散;在病人吸气时再捻转针,以"得气"为目的;"得气"后,等到呼气时慢慢出针,呼气尽时,针才拔出。这样聚在针下的邪气就随针一齐排出,因此叫做泻法。

【原文】 帝曰:不足者补之奈何?岐伯曰:必先扪而循之[1],切而散之,推而按之,弹而怒之,抓而下之,通而取之,外引其门,以闭其神[2],呼尽内针,静以久留,以气至为故,如待所贵,不知日暮,其气以至,适而自护,候吸引针,气不得出,各在其处,推阖其门,令神气存,大气留止,故命曰补。

【提要】 本段主要论述了针刺补法的操作步骤和方法。

【注释】 [1]扪而循之:扪,mén,音门,抚摸的意思。扪而循之,是循着穴位抚摸,使皮肤舒缓。

[2]外引其门,以闭其神:门,指穴位。神,经气。是说右手拔针,左手随即按闭进针的孔穴,使针孔周围皮肤回复原位,不使真气外泄。

【白话解】 黄帝问:对于正气不足的虚证,应该如何用补法?岐伯说:在用针以前,一定要沿着经脉的走向摸准穴位,然后用手指按压穴位使经气扩散,再揉按皮肤肌肉使经脉气血流动,接着用手指弹动穴位,使局部气血充盈,再马上用左手掐着穴位以确定进针的部位,以右手将针刺入。通过针刺使气血通畅,然后出针。出针后立即用左手按闭针孔,不使经脉正气外泄。补法用针方法:在呼气快要结束时进针,然后留针时间要长一些,静静等待,以"得气"为目的。留针等待"得气"时要像等待贵客一样有耐心,忘记时间。得气之后,要谨慎地守护,等到病人吸气时拔出针,这样就可以使经脉中的正气不外泄。出针后,立即在出针处揉按穴位,推合关闭针孔。目的是使正气内存,针下所聚之气留聚在局部时间较长,因此叫补法。

【原文】 帝曰:候气奈何?岐伯曰:夫邪去络入于经也,舍于血脉之中,其寒温未相得,如涌波之起也,时来时去,故不常在。故曰方其来也,必按而止之,止而取之,无逢其冲[1]而泻之。真气者,经气也,经气太虚,故曰其来不可逢,此之谓也。故曰候邪不审,大气已过,泻之则真气脱,脱则不复,邪气复至,而病益蓄,故曰其往不可追[2],此之谓也。不可挂以发[3]者,待邪之至时而发针泻矣,若先若后者,血气已尽,其病不可下[4],故曰知其可取如发机,不知其取如扣椎,故曰知机道者不可挂以发,不知机者扣之不发,此之谓也。

【提要】 本段论述了针刺治疗把握时机的重要性。

【注释】 [1]无逢其冲:逢,当作迎。意思是说避其锋芒,不要正面冲突。

[2]其往不可追:意思是说邪气已去,不应再用泻法。

[3]不可挂以发:是间不容发的意思,也就是说要掌握时间,不可稍有迟疑。

[4]下:退的意思。

【白话解】 黄帝问道:怎样诊察经脉中的邪气从而进行治疗呢?岐伯回答说:邪气由体表皮毛侵入人体,再由小的经脉侵入较大的经脉,最后停留在血脉中,体内的正气奋起抵抗邪气,正邪相争,因而产生时寒时热的症状。脉象也随之变化,像波浪一样起伏不宁。邪气在血脉中往来,没有固定的停留之所,所以说如果诊察到邪气刚刚侵入经脉,其势尚未强大之时,一定要用手按压,堵住邪气的来路,阻止其发展,乘邪气滞留时用针刺泻之。但不要在邪气最旺时迎着邪气用针刺泻,如果此时迎头刺之,就一定会损伤正气。因为正气为经脉之气,邪气太盛,经脉之气必虚,因此在邪气最旺盛时不可迎着邪势针刺,就是这个意思。如果在临证诊断时不仔细,在邪气已经退去之后仍然用泻法,就会导致正气受损而空虚,正气虚损难以康复,邪气则会乘虚再次侵犯,病情必然加重。所谓邪气已去不能再用泻法,就是这个意思。用针刺泻邪必须准确掌握时机,应在邪气刚刚到来时进针。如果时机掌握不好,或先或后,则不但不能泻邪,反而会损伤人体气血,疾病就难治愈了。所以说,掌握针刺道理的人,用针好像是拨动弩机一样,灵活迅速;不懂针刺道理的人,用针就像敲击木椎,动作迟钝缓慢。因此,知道用针要领的人,用针时当机立断,毫不迟疑;不知道用针要领的人,常常错过时机,应针刺而不针刺,说的就是这个意思。

【按语】 本文中"无逢其冲而泻之"的理论,与《素问·阴阳应象大论》"其盛,可待衰而已"的含义相同,均强调在邪气亢盛时,应避邪之盛锐,待邪气衰弱后再进行针刺,以免伤人正气。后世一般将其应用于周期性疾病,并归之于"因势利导"的治疗法则。

【原文】 帝曰:补泻奈何?岐伯曰:此攻邪也,疾出以去盛血,而复其真气。此邪新客,溶溶[1]未有定处也,推之则前,引之则止,逆而刺之,温血[2]也。刺出其血,其病立已。帝曰:善。然真邪以合,波陇不起,候之奈何?岐伯曰:审扪循三部九候之盛虚而调之,察其左右上下相失及相减者,审其病脏以期之。不知三部者,阴阳不别,天地不分。地以候地,天以候天,人以候人,调之中府[3],以定三部,故曰刺不知三部九候病脉之处,虽有大过且至,工不能禁也。诛罚无过[4],命曰大惑[5],反乱大经,真不可复,用实为虚,以邪为真,用针无义,反为气贼,夺人正气,以从为逆,荣卫散乱,真气已失,邪独内著,绝人长命,予人天殃,不知三部九候,故不能久长。因不知合之四时五行,因加相胜,释邪攻正,绝人长命。邪之新客来也,未有定处,推之则前,引之则止,逢而泻之,其病立已。

【提要】 本段指出医生运用针刺,必须懂得三部九候的诊法,结合四时阴阳来分析病情,认识疾病。即所谓"要能治病,必先识病"的道理。

【注释】 [1]溶溶:形容液体流动的样子。
[2]温血:瘀滞多余的血液。
[3]中府:指脏腑血脉。
[4]诛罚无过:不掌握泻的方法,不当泻而泻,反伤正气,称为诛罚无过。
[5]惑:迷乱的意思。

【白话解】 黄帝问:如何掌握补泻的次序呢?岐伯答:按常理应该先攻邪,针刺时出针要快,放出瘀血,使邪气随着血液泻出,正气则得以恢复。因为邪气刚刚侵入人体经脉,尚未停留,此时如果以推针刺法则推病邪前进,而以针刺提引则使病邪留止在局部。所以,必须用针刺放血法,使邪气随血而去,病很快就可痊愈。黄帝说:讲得好!如果邪气与正气合并在一起,已经见不到脉搏有大的波动时,又怎样诊察呢? 岐伯说:应该详细诊察三部九候的脉象,确定病的虚实,进而给予适当的治疗。检查身体上下左右各部分,看看是否有不相称或功能特别减弱的地方,然后进一步推断病变在哪一脏腑,等待时机进行治疗,不懂三部九候,就不能辨别阴阳,也就难分上下了。人的下部脉用以诊察下部的病变;上部脉用以诊察上部的病变;中部的脉用以诊察中部的病变。要调整脏腑的气血,就必须根据三部九候的脉象确定疾病的位置。所以说,用针如果不懂三部九候的诊断方法,就无从确定病变的位置,即使有严重的疾病发生,医生也没有办法制止。如果治疗不当,不应泻而用泻法,损伤了正气,这就叫"大惑",会扰乱经脉中气血的运行,并使正气受伤而难以恢复。如果错将实证当虚证,把邪气当作真气,误用针刺补法,这不仅于病无益,反而会助长邪气为害,损伤人体正气,把本来的顺证变成了逆证,使营卫之气耗散紊乱。正气被消耗,则邪气停留于体内不得去除,使人不能长寿,给人造成灾害。因此,不懂三部九候的医生,是不能长久为医的。不懂联系四时五行克制盛衰的道理,就会正邪不分,放过邪气,攻伐正气,从而断送人的性命。在邪气刚侵入人体,游走不定,尚未留止于某一局部时,如用推针法误补,邪气就前进发展;如用针刺提引,则邪气就会停留在局部不行;应该抓住时机,用逆经刺法泻去邪气,病才可能很快痊愈。

通评虚实论篇第二十八

【题解】　通评,指全面系统评论的意思。本篇讨论了"虚实"的有关问题,包括虚和实的基本概念,虚证和实证产生的机制,脏腑经络各种虚实病变的症状、治疗方法和预后等,阐述全面系统,因此就叫"通评虚实论"。

【原文】　黄帝问曰:何谓虚实? 岐伯对曰:邪气盛则实,精气夺则虚[1]。帝曰:虚实何如? 岐伯曰:气虚者肺虚也,气逆者足寒也,非其时则生,当其时则死[2]。余脏皆如此。

【提要】　本段论述了虚证、实证的基本概念,并以肺虚证为例,论述了五行生克在疾病预后转归中的作用。

【注释】　[1]邪气盛则实,精气夺则虚:精气,指正气。此句是说邪气亢盛造成的病证叫实证;正气脱失引起的病证叫虚证。

　　[2]非其时则生,当其时则死:此句说的是五行相生相克,在疾病预后转归中的作用。

【白话解】　黄帝问道:什么叫做虚证和实证? 岐伯回答说:邪气盛所造成的病证叫实证,正气受损引起的病证叫虚证。黄帝又问:虚证和实证的情况又是怎样的呢? 岐伯说:以肺脏为例,肺主气,气虚的病人首先出现肺气虚弱的表现。肺有病则气的运行就会逆乱,气虚不能通达于下肢,所以出现两足寒冷。肺在五

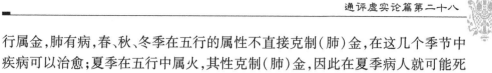

行属金,肺有病,春、秋、冬季在五行的属性不直接克制(肺)金,在这几个季节中疾病可以治愈;夏季在五行中属火,其性克制(肺)金,因此在夏季病人就可能死亡。其它各脏情况,以此类推。

【按语】 此段论虚实的概念,"邪气盛则实,精气夺则虚"是以邪正虚实立论,并成为后世论虚实概念的经典。

【原文】 帝曰:何谓重实?岐伯曰:所谓重实者,言大热病,气热脉满,是谓重实。帝曰:经络俱实何如?何以治之?岐伯曰:经络皆实,是寸脉急而尺缓[1]也,皆当治之,故曰滑则从,涩则逆也。夫虚实者,皆从其物类始,故五藏骨肉滑利,可以长久也。帝曰:络气不足,经气有余,何如?岐伯曰:络气不足,经气有余者,脉口热而尺寒也,秋冬为逆,春夏为从,治主病者。帝曰:经虚络满何如?岐伯曰:经虚络满者,尺热满脉口寒涩也,此春夏死秋冬生也。帝曰:治此者奈何?岐伯曰:络满经虚,灸阴刺阳;经满络虚,刺阴灸阳。帝曰:何谓重虚?岐伯曰:脉气上虚尺虚[2],是谓重虚。帝曰:何以治之?岐伯曰:所谓气虚者,言无常[3]也。尺虚者,行步㤁然[4]。脉虚者,不象阴也[5]。如此者,滑则生,涩则死也。

【提要】 本段论述了"重实"、"重虚"、经脉有余络脉虚、络脉有余经脉虚以及经络俱实的概念,说明虚实有多种情况,治疗时应区别对待。

【注释】 [1]寸脉急而尺缓:寸指寸口。尺指尺肤,上臂前半段——腕关节到肘关节之间内侧的皮肤。是说寸口的脉象急,而尺肤弛缓。

[2]脉气上虚尺虚:《新校正》、《甲乙经》作"脉虚气虚尺虚。"

[3]言无常:表现为病人语音低微,说话不能接续现象。

[4]行步㤁然:表现为两脚发软,步行无力。㤁然,怯弱的意思。

[5]不象阴也:是指血虚脉搏没有血液充盈的表现。

【白话解】 黄帝问:什么叫"重实"?岐伯说:所谓重实,是指大热病人,身体发热严重而且脉象亢盛,在这里身热严重是症状实,脉搏亢盛是脉象实,症状与脉象都表现为实,就叫作重实。

黄帝问:经脉和络脉都呈实的情况会怎样?又用什么方法治疗呢?岐伯说:经脉和络脉俱实,则表现为寸口脉急,而尺肤弛缓,经脉和络脉都应给予治疗。而经络是气血运行的通道,所以说,脉象滑利表明气血均旺盛,叫做从;脉象涩滞表明气血均虚衰,叫做逆。人体虚实的情况和自然界的万物是类似的,凡是呈现滑利现象的象征着生机;而凡是呈现枯涩现象的则象征着衰败与死亡。所以,如果人的五脏、骨骼、肌肉都呈现出滑利的现象,生命就可以长久。

黄帝问:络脉之气不足,经脉之气有余,症状表现会怎样?岐伯说:络脉之气不足,经脉之气有余的病人,表现为寸口出现热证的脉象,而尺肤反而觉得寒冷。络脉位于体表属阳,经脉在体内属阴,络脉之气不足,经脉之气有余是阳虚阴盛。此种病人秋冬季节阴气偏盛病证加重,而对春夏季节阳气偏盛病证减轻。因此,这种病发生在春夏季节为顺,发生在秋冬季节为逆。要根据经络的虚实情况确定治疗本病的穴位。黄帝问：经脉之气不足，而络脉之气有余的表现又是怎样的呢？岐伯说：经气不足，络气有余，表现为尺肤觉得发热胀满，而寸口脉象迟涩。这种病发生在春夏阳气盛的季节容易死亡，发生在秋冬阴气盛的季节就容易治愈。黄帝问：怎样治疗这些病变呢？岐伯说：如果是络脉之气有余，经脉之气不足的病变，可以用针刺阳经、灸阴经的治疗方法；如果是经脉之气有余，络脉之气不足的病变，就可以用针刺阴经，而灸阳经的治疗方法。

黄帝问：什么叫"重虚"？岐伯说：脉虚、气虚、尺肤虚，就叫作重虚。黄帝又问：怎样治疗呢？岐伯说：脉虚是指血虚，脉搏没有血液充盛的表现；气虚是指胸中的正气不足，所以表现为语音低微，说话不能接续；尺肤虚就是指络脉虚，表现为两脚发软，步行无力。像上述情况，如果脉象还有滑利的表现，说明还有治愈的希望；如果脉象涩滞，就会导致死亡。

【按语】 本段黄帝问的是重虚的治疗，而岐伯回答的是重虚的病机病理，可能原文有遗失。

【原文】 帝曰：寒气暴上，脉满而实何如？岐伯曰：实而滑则生，实而逆则死。帝曰：脉实满，手足寒，头热，何如？岐伯曰：春秋则生，冬夏则死[1]。脉浮而涩，涩而身有热者死。帝曰：其形尽满[2]何如？岐伯曰：其形尽满者，脉急大坚，尺涩而不应也[3]，如是者，故从则生，逆则死。帝曰：何谓从则生，逆则死？岐伯曰：所谓从者，手足温也。所谓逆者，手足寒也。

【提要】 本段论述了根据脉象、时令、手足寒温判断疾病预后的方法。

【注释】 [1]春秋则生，冬夏则死：是说疾病在春秋季节阴阳较均衡，有治愈的希望；而在冬夏季节阴阳各有偏盛，就容易死亡。

[2]形尽满：是说身体肿胀的病变。

[3]尺涩而不应也：尺肤表现为枯涩，与脉象不相对应。

【白话解】 有些病人，寒气突然上逆，脉象表现为亢盛，他的病情会怎样变化呢？岐伯说：如果脉实但尚有滑利之象，说明虽然邪气盛，但他的病仍然可以治愈；如果脉实而涩滞不畅，就是逆象，就会死亡。黄帝又问：如果病人表现为脉象亢盛，手足寒冷，头部发热，这种情况的预后会怎样？岐伯说：这种病证在春秋季节阴阳较均衡，就有治愈的希望；而在冬夏季节阴阳各有偏盛，则容易死亡。还有一种情况，是脉象浮而涩，脉涩而身体发热的，也容易死亡。黄帝问：如果是身体肿胀的病变，预后又怎样呢？岐伯说：身体肿胀的病变，脉象表现为急大而坚，但尺肤却表现为枯涩，与脉象不相对应，这种病变，从则生，逆则死。黄帝问：什么又是"从则生，逆则死"呢？岐伯说：从，是指手足温暖，表示阳气还能达到四肢，有治愈的希望；逆，是指手足寒冷，表示阳气已经衰竭，不能达到四肢，就会死亡。

【原文】 帝曰：乳子[1]而病热，脉悬小者何如？岐伯曰：手足温则生，寒则死。帝曰：乳子中风热，喘鸣肩息者，脉何如？岐伯曰：喘鸣肩息者，脉实大也，缓则生,急则死。

帝曰:肠澼[2]便血何如?岐伯曰:身热则死,寒则生。帝曰:肠澼下白沫何如?岐伯曰:脉沉则生,脉浮则死。帝曰:肠澼下脓血何如?岐伯曰:脉悬绝则死,滑大则生。帝曰:肠澼之属,身不热,脉不悬绝何如?岐伯曰:滑大者曰生,悬涩者曰死,以脏期之[3]。

帝曰:癫疾何如?岐伯曰:脉搏大滑,久自已;脉小坚急,死不治。帝曰:癫疾之脉,虚实何如?岐伯曰:虚则可治,实则死。

帝曰:消瘅[4]虚实何如?岐伯曰:脉实大,病久可治;脉悬小坚,病久不可治。

【提要】 本段论述了根据脉象变化判断妇女产后发热、肠澼、癫疾、消瘅四病预后轻重的方法。

【注释】 [1]乳子:有两种解释,一是指产后乳哺的时期,一是指婴儿。今从前说。

[2]肠澼:肠澼,病名。肠中有积滞而引起的各种病证。

[3]以脏期之:按五脏在五行所属的日期推算。

[4]消瘅:病名,"三消"的统称。

【白话解】 黄帝问:妇女生产后患热性病,但脉象悬小,其病情预后会怎样?岐伯说:手足温暖的就有治愈的希望;手足寒冷的则可能死亡。黄帝问:妇女生产后感受风热,表现为喘息抬肩症状,其脉象变化如何?岐伯说:产妇感受风热而见喘息抬肩的病变,脉象应该是充实而大的。如果在大实脉象中又见缓和之象,说明还有胃气,有治愈的希望;如果脉象实大而紧急,说明胃气衰竭,就会死亡。

黄帝问:患"肠澼"病,出现大便带血的病人会怎样?岐伯说:如果兼见身体发热的,容易死亡;身凉不发热的,可以治愈。黄帝问:得了肠澼病,大便中带有白沫的病人会怎样?岐伯说:如果脉象沉,还有生机,脉象浮的则是死证。黄帝问:从脉象分析,患肠澼大便中带有脓血的病人会怎样?岐伯说:如果脉象涩而小,说明胃气已衰败,是死证;如果脉象滑且大的,说明胃气没有衰败,则还有治愈的希望。黄帝问:肠澼一类的病,身体不发热,脉象不涩小,情况会怎样?岐伯说:脉象滑大的有生机;脉象涩小的是死证。到底什么时候死,要根据五脏在五行中所属的日期推算,一般是在患病之脏被克制的季节和日期死亡。

黄帝问:癫疾情况怎样?岐伯说:脉搏大而滑的是有胃气的脉象,其病逐渐自愈;如果脉象小而紧急的,是无胃气的脉,是死证。黄帝问:癫疾的脉象,虚实变化怎样?岐伯说:脉虚则可治;脉实则难治。

黄帝问:消瘅病的脉象虚实是怎样的?岐伯说:脉象实大的,病虽长久,可以治愈;如果脉象小而坚涩,病程又长,就很难治愈了。

【原文】 帝曰:形度、骨度、脉度、筋度[1],何以知其度也?帝曰:春亟治经络,夏亟治经俞,秋亟治六腑,冬则闭塞。闭塞者,用药而少针石也。所谓少针石者,非痈疽之谓也,痈疽不得顷时回。痛不知所,按之不应手,乍来乍已,刺手太阴傍三痏[2]与缨脉各二。掖痈大热,刺足少阳五,刺而热不止,刺手心主三,刺手太阴经络者大骨之会各三。暴痈筋纵,随分而痛,魄汗不尽,胞气不足[3],治在经俞。腹暴满,按之不下,取手太阳经络者,胃之募也,少阴俞去脊椎三寸傍五,用员利针。霍乱,刺俞傍五,足阳明及上傍三。刺痫惊脉五,针手太阴各五,刺经太阳五,刺手少阴经络傍者一,足阳明一,上踝五寸刺三针。

【提要】 本段论述了各种虚实病变的针刺方法。

【注释】 [1] 形度,骨度,脉度,筋度:度,测量的意思。形度是测度形体的盛衰。骨度是测度骨骼的大小。脉度是测度经脉的短长。筋度是测度筋络的强弱。

[2] 痏:wěi,音伟,针刺一次叫一痏。

[3] 胞气不足:胞,指膀胱。就是膀胱经气不足。

【白话解】 黄帝说:形度,骨度,脉度,筋度,怎样才能测量出来呢? 黄帝又接着说:春天治病应该多取经脉的络穴;夏天治病应多取经脉的俞穴;秋天治病应多取六腑的合穴;冬天是闭塞封藏的季节,人体阳气也闭藏于内,治病应多用药物,少用针刺砭石。而所谓少用针石,并不包括痈疽一类疾病在内,如果痈疽一类病需要用针刺砭石治疗时,一刻也不要犹豫。

痈毒初起,不知它发生在何处,摸又摸不到,有时痛,有时不痛,可在手太阴经旁胃经穴位刺三次,颈部的胃经穴左右各刺两次。腋下生痈的病人,身有大热,可以针刺足少阳经的穴位五次,针刺后发热仍不退的,可以再针刺手厥阴心包经的穴位三次,针刺手太阴肺经的络穴和肩贞穴各三次。急性痈肿,筋脉拘急,随着病证的发展疼痛加剧,汗出不止,这是由于膀胱经气不足,治疗应针刺膀胱经俞穴。

腹部突然胀满,按上去疼痛不减,应取手太阳经的络穴,就是胃的募穴以及足少阴经的俞穴针刺,用圆而尖的针刺。霍乱,应针刺肾俞两旁志室穴五次,足阳明经的胃仓穴和上方意舍穴各三次。治疗惊风,要针刺五经的经脉,如手太阴的经穴各五次,手太阳的经穴各五次,手少阴通里穴旁的手太阳经支正穴一次;针刺足阳明经的解溪穴一次;针刺足踝上五寸的筑宾穴三次。

【按语】 本段第一句有问无答,当是错简。

【原文】 凡治消瘅仆击[1],偏枯[2]痿厥,气满发逆,甘肥贵人,则高粱之疾也。隔塞闭绝,上下不通,则暴忧之病也。暴厥而聋,偏塞闭不通,内气暴薄也。不从内外中风之病,故瘦留著也。蹠跛[3],寒风湿之病也。黄帝曰:黄疸暴痛,癫疾厥狂,久逆之所生也。五脏不平,六腑闭塞之所生也。头痛耳鸣,九窍不利,肠胃之所生也。

【提要】 本段论述了消瘅等十余种病变的病因,说明致病因素不同,所导致的病变性质亦有差异。

【注释】 [1] 仆击:突然仆倒的意思,在此指中风。

[2] 偏枯:指半身不遂。

[3]蹇跛：行步不正而偏废之意。

【白话解】 凡诊治消瘅、仆击、偏枯、痿厥、气满喘粗等，如果患者是肥胖富人，大都是因为过食肥美的食物所致；如果出现胸膈上下不通的病变，则是突然遭受精神刺激所引起的；突然昏迷、不知人事、耳聋、半身不遂的病变，是由于体内气血阴阳运行紊乱造成的。有的疾病，不是由于体内因素造成的，而是因为受了外来风邪的侵袭，风邪留于体内，转化为热邪，消耗人的体液，因此病人消瘦明显。走路两脚偏跛，是由于风寒湿邪侵犯所造成的。黄帝说：黄疸、突然发生的疼痛、癫疾、厥、狂等病证，是由于经脉之气长期运行紊乱的结果。五脏不和，是六腑闭塞不通所造成的。头痛耳鸣，九窍不利，是肠胃的病变引起的。

太阴阳明论篇第二十九

【题解】 太阴，指足太阴脾。阳明，指足阳明胃。本篇对太阴阳明的经脉循行、生理功能、感受病邪与发病特点等进行了广泛讨论。因此定名"太阴阳明论"。

【原文】 黄帝问曰：太阴阳明为表里，脾胃脉也，生病而异者何也？岐伯对曰：阴阳异位，更虚更实，更逆更从[1]，或从内，或从外，所从不同，故病异名也。帝曰：愿闻其异状也。岐伯曰：阳者，天气也，主外；阴者，地气也，主内。故阳道实，阴道虚[2]。故犯贼风虚邪者，阳受之；食饮不节起居不时者，阴受之。阳受之则入六腑，阴受之则入五脏。入六腑则身热，不时卧，上为喘呼；入五脏则䐜满闭塞，下为飧泄，久为肠澼。故喉主天气，咽主地气。故阳受风气，阴受湿气。故阴气从足上行至头，而下行循臂至指端；阳气从手上行至头，而下行至足。故曰阳病者上行极而下，阴病者下行极而上。故伤于风者，上先受之；伤于湿者，下先受之。

【提要】 本段论述了太阴脾与阳明胃在生理、病理上的差异，提出了阳道实，阴道虚的理论。

【注释】 [1]更虚更实，更逆更从：更，更替的意思。此句是说有时虚有时实，有时顺有时逆。

[2]阳道实，阴道虚：阳道实，是指阳气性质刚强，主人体外部，外邪入侵大都先侵犯阳经，造成邪气亢盛为主的实证；阴道虚，是指阴气性质柔弱，主人体内部，由于饮食不当或生活不规律，使机体内部失调，大都造成内在阴气损伤的虚证。又阳明多实证，太阴多虚证。

【白话解】 黄帝问道：太阴、阳明两经，互为表里，是分属于脾胃的经脉，而它们所发生的疾病各不相同，是什么道理？岐伯说：太阴属阴经，阳明属阳经，两条经脉所行的部位不同，在四季的虚实顺逆也不同。有时虚有时实；疾病或从内生，或从外入，发病原因各不同，所以病名就相异。黄帝说：我希望了解其中不同的情况。岐伯说:所谓阳,就像天气一样,是保卫人体外部的;所谓阴,就好像地气一样,是为人体提供营养的来源。阳气刚强,主外,而多实;阴气柔弱,主内,而多虚。外邪侵袭人体,外表阳气先受侵害;饮食起居失调,内在的阴气先受影响。外表受病,邪气从阳而传入到六腑;内在的病变,邪气从阴而传入五脏。如果邪气侵入六腑,可见到发热,睡眠不安,气喘等症状;而若病变在五脏,就有胀满、胸闷、大便泄泻,日久成为"肠澼"。喉是主管呼吸的,与天气相通;咽是纳入食物的,而主管地气。阳经容易受到风邪的侵袭;阴经容易受到湿邪伤害。足的三条阴经从足部向上行至头,手的三条阴经从胸部向下行,沿着臂膀到手指尖端;手的三条阳经从手指尖端向上行到头,足的三条阳经从头向下行到足。所以阳经的病邪,先向上行至极点,再向下行;阴经的病邪,先向下行至极点,再往上行。风邪侵犯人体,人体上部先受病;湿邪侵害人体,人体的下部先受病。

【按语】 "阳道实,阴道虚"是阴阳学说的重要观点。即凡事物属于阳者,必须具有刚悍、充实、向外等特点;而事物属于阴者,必须具有柔弱、不足、向内等性质。本段是以脾胃生理病理为例,阐发"阳到实,阴道虚"之理,并为这一重要观点的临证运用作出示范。

【原文】 帝曰:脾病而四肢不用何也? 岐伯曰:四肢皆禀气于胃,而不得至经,必因于脾,乃得禀也。今脾病不能为胃行其津液,四肢不得禀水谷气,气日以衰,脉道不利,筋骨肌肉,皆无气以生,故不用焉。帝曰:脾不主时何也? 岐伯曰:脾者土也,治中央,常以四时长[1]四脏,各十八日寄治[2],不得独主于时也。脾脏者,常著胃土之精也,土者,生万物而法天地,故上下至头足,不得主时也。帝曰:脾与胃以膜相连耳,而能为之行其津液,何也? 岐伯曰:足太阴者,三阴也[3],其脉贯胃属脾络嗌,故太阴为之行气于三阴。阳明者表也,五藏六腑之海也,亦为之行气于三阳。脏腑各因其经而受气于阳明,故为胃行其津液。四肢不得禀水谷气,日以益衰,阴道不利,筋骨肌肉无气以生,故不用焉。

【提要】 本段从脾主"为胃行其津液"的角度,论述了脾胃在生理功能上的密切关联,和"脾不主时"的理论。

【注释】 [1] 长:长养的意思。

[2] 各十八日寄治:是指土气在四季之中的立春、立夏、立秋、立冬之前各十八日,为土旺之时。

[3] 足太阴者,三阴也:三阴,指太阴。厥阴为一阴,少阴为二阴,太阴为三阴。

【白话解】 黄帝说:脾有病会引起四肢功能失常,这是为什么? 岐伯说:四肢功能正常是依赖胃气的营养,但胃本身并不具有将营养输送到四肢经脉的能力,必须通过脾的运输、布散,才能使营养物质达到四肢。现在脾有病,无法把胃中的营养物质输送出去,四肢就无从得到营养补充,日渐衰弱,造成经脉不畅,使筋、骨、肌肉得不到营养供给,因此四肢就失去了正常的活动能力。黄帝问:脾脏不能主管一个季节,为什么? 岐伯说:脾在五行之中属土,与五方相配其位置在中央,所以,脾的功能根据四季的变化而分别从其他四脏的功能活动中反映出来。就是说,脾脏通过其他四脏来实现其主管时令的功能,这在每个季节的最后十八天中,体现最为明显。因此脾脏不单独主管一个完整的季节。脾脏为胃运输营养物质到全身,就像天地孕育培养万物一样。人体从上至下,从头至足,都离不开脾脏输送营养物质,因此,脾脏不能仅仅主管一个季节。黄帝问:脾与胃只以一层膜相连而已,为什么脾能替胃输送营养物质呢? 岐伯说:足太阴脾经,在阴经中属三阴,它的经脉贯穿于胃,隶属于脾,向上连系于咽,所以脾能把胃的营养运送到手足各三条阴经,进入五脏;足阳明胃经和足太阴脾经是表里关系,足阳明胃经是五脏六腑营养供应的来源,胃的经脉也能将脾经的营养传输到手足三条阳经。五脏六腑都通过脾经得到胃中的营养物质,所以说足太阴脾经能替胃输送营养。如果四肢得不到营养的补充,就会逐渐衰弱,经脉不畅,筋骨、肌肉没有气血的滋养,也就失去了正常的功能。

【按语】 本段中"脾不主时"的观点,是对四时五脏阴阳理论的进一步补充。肝心肺肾分主春夏秋冬,在《内经》中是一贯的。而脾之主时却有"脾主长夏"(《素问·脏气法时论》)和脾不独主时,而旺于四季两种说法。这两说虽各不同,但基本精神是一致的,都在于强调脾土在生命活动中的重要性。其中"脾主长夏"是说长夏六月为一年四季之半,前可统上半年之春夏,后可主下半年之秋冬,脾旺此时,兼顾一年四季,这与本段"脾者常以四时长四脏,各十八日寄治,不得独主于时",突出脾胃为脏腑之本的精神是统一的。本篇将"脾不主时"作为专题讨论,在于说明脾虽不独主一时,但却一年四季,无时不主,任何脏腑组织器官在任何时令中,都不能离开脾胃所运化的水谷精气滋养。

阳明脉解篇第三十

【题解】 本篇主要是解释阳明经脉热邪亢盛所发生的病变,因此篇名叫"阳明脉解"。

【原文】 黄帝问曰:足阳明之脉病,恶[1]人与火,闻木音则惕然而惊,钟鼓不为动,闻木音而惊何也? 愿闻其故。岐伯对曰:阳明者胃脉也,胃者土也,故闻木音而惊者,土恶木也。帝曰:善。其恶火何也? 岐伯曰:阳明主肉,其脉血气盛,邪客之则热,热甚则恶火。帝曰:其恶人何也? 岐伯曰:阳明厥则喘而惋[2],惋则恶人。帝曰:或喘而死者,或喘而生者,何也? 岐伯曰:厥逆连脏则死,连经则生。帝曰:善。病甚则弃衣而走,登高而歌,或至不食数日,逾垣上屋,所上之处,皆非其素所能也,病反能者何也? 岐伯曰:四肢者诸阳之本也,阳盛则四肢实,实则能登高也。帝曰:其弃衣而走者何也? 岐伯曰:热盛于身,故弃衣欲走也。帝曰:其妄言骂詈不避亲疏而歌者何也? 岐伯曰:阳盛则使人妄言骂詈不避亲疏而不欲食,不欲食故妄走也。

【提要】 本段列举患阳明脉热病的各种症状,解释了产生症状的机制,从而得出阳明经多实证、热证的结论。

【注释】 [1] 恶:厌恶的意思。

[2] 悗:是心中不舒畅的意思。

【白话解】 黄帝问:足阳明经脉有病的人,讨厌见人和火,听到木头的撞击声就惊恐,但听到钟鼓声,却不惊恐,这是为什么? 我想听一听其中的道理。岐伯说:足阳明经是胃的经脉,胃在五行中属土,五行中木能克制土,所以听到木的声音就惊恐,这是土被木克制的原因。黄帝道:讲得好! 那讨厌火又是什么原因呢? 岐伯回答:足阳明经主肌肉,它的经脉多血多气,外邪侵袭阳明经,就会发热,如果发热严重就会讨厌火。黄帝问:讨厌见人是什么原因? 岐伯说:足阳明经的经气向上逆行,就会发生呼吸喘促,心中烦闷的症状,心中烦闷所以讨厌见人。黄帝问:有的病人发生喘促后会死亡,有的病人虽喘促却不会死亡,是什么原因? 岐伯说:如果经脉气血逆乱使内脏受到伤害而出现的喘促就会死亡,如果只是经脉的气血逆乱造成的喘促,则不会死亡。黄帝说:对啊。有的阳明病严重的病人,出现脱掉衣服到处乱跑,登到高处狂叫或歌唱;有的病人几天不吃东西,仍然能翻越高墙或上房。其所到之处,是平时所无法到达的,而有病后反而能达到,这又是为什么? 岐伯说:四肢是人体阳气的根本,阳气旺盛则四肢充实有力,所以能做到。黄帝问:病人脱掉衣服后乱跑是为什么? 岐伯说:由于身上发热严重,所以会脱掉衣服到处乱跑。黄帝问:病人胡言乱语,恶语咒骂,不避亲疏,高声歌唱,是什么原因? 岐伯说:阳气亢盛则扰乱心神,使病人神志失常,所以会胡言乱语,不避亲疏远近,不吃东西,到处乱跑。

热论篇第三十一

【题解】 热病,指发热性疾病,在《内经》中,指外感发热性疾病。本篇较系统地论述了外感热病的概念、病因、主要症状和疾病变化规律及治疗方法,提出了护理原则和预后,因此取名为"热论"。

【原文】 黄帝问曰:今夫热病者,皆伤寒之类也,或愈或死,其死皆以六七日之间,其愈皆以十日以上者何也? 不知其解,愿闻其故。岐伯对曰:巨阳[1]者,诸阳之属[2]也,其脉连于风府[3],故为诸阳主气也。人之伤于寒也,则为病热,热虽甚不死;其两感[4]于寒而病者,必不免于死。

【提要】 本段论述了热病的病因及其预后。

【注释】 [1] 巨阳:巨通"大"、"太"。巨阳,指太阳。

[2] 属:统属。

[3] 风府:穴位名,在项后入发际一寸,属督脉经。

[4] 两感:阴阳表里两经同时受邪发病,如太阳、少阴同病;阳明、太阴同病;少阳、厥阴同病。

【白话解】 黄帝问道:凡是由寒邪引起的发热性疾病,都属于伤寒一类疾病。同样是热病,有的可以痊愈,有的却死亡,死亡大都发生在起病后的六七日之间,而痊愈的大都在起病后的十天以后。这是为什么呢? 我不知道该如何理解,想听您谈谈其中的原因。岐伯回答说:足太阳膀胱经是全身阳气的统帅,这是因为足太阳膀胱经的经脉和风府穴相联系,通过风府穴与督脉、阳维脉相会,行走于人体背部,感受的阳气最多,所以主持全身的阳气。人体被寒邪侵犯后,阳气就会奋起抵抗外邪,而产生发热的症状。这种发热尽管很严重,在一般情况下不会导致死亡,但如果是表里两经同时感受寒邪而发热,就容易导致死亡。

【按语】 本段所说伤寒,是广义的伤寒,包括各种外感发热性疾病,如下文所说"温"和"暑"等。在这些病的过程中,都有发热的症状,所以说"热病者,伤寒之类也。"

【原文】 帝曰:愿闻其状。岐伯曰:伤寒一日,巨阳受之,故头项痛,腰脊强。二日阳明受之,阳明主肉,其脉挟鼻络于目,故身热目疼而鼻干,不得卧也。三日少阳受之,少阳主胆[1],其脉循胁络于耳,故胸胁痛而耳聋。三阳经络皆受其病,而未入于脏者,故可汗而已。四日太阴受之,太阴脉布胃中络于嗌,故腹满[2]而嗌干。五日少阴受之,少阴脉贯肾络于肺,系舌本,故口燥舌干而渴。六日厥阴受之,厥阴脉循阴器而络于肝,故烦满而囊缩。三阴三阳,五脏六腑皆受病,荣卫不行,五脏不通,则死矣。

【提要】 本段论述了伤寒热病侵犯人体的传变次序、症状及预后。

【注释】 [1]少阳主胆:《太素》、《甲乙经》、《新校正》"胆"并作"骨"。太阳主皮肤,阳明主肉,少阳主骨,以说明邪气自表而里逐步深入的过程。

[2]满:同"懑",烦闷的意思。

【白话解】 黄帝说:我想听听感受寒邪后的发病情况。岐伯说:人体被寒邪伤害,第一天是太阳经感受邪气而发病,症状表现为头项部疼痛,腰和脊柱感到僵硬而不舒服;第二天病邪传入阳明经,阳明主管肌肉。阳明的经脉挟鼻并与两目相连系,所以阳明经病变出现身热严重,眼睛发痛,鼻腔干燥,睡眠不安等症;第三天病邪传入少阳经,少阳主管骨,它的经脉沿着两胁行走并与两耳相连,邪气沿着经脉向上侵犯就会出现胸胁疼痛和耳聋等症状。三阳经脉都已感受邪气而发病,但邪气尚在体表而没有传入于里时,可用"汗"法治愈。第四天病邪传入太阴经,太阴经脉分布在胃中并和咽喉部位相连系,所以太阴经病变出现胸闷腹胀、咽喉干燥等症状;第五天病邪传入少阴经,少阴经脉贯穿肾,并向上行走入肺中,再向上连系到舌根部,所以少阴经病变出现口干舌燥而渴的症状;第六天病邪传入厥阴经,厥阴经脉环绕阴器,向上和肝相连系,所以厥阴经病变出现烦闷不安、阴囊收缩等症状。如果三阴三阳、五脏六腑都受到病邪的伤害而发病,使全身营卫气血的运行发生紊乱,五脏的精气闭阻不通,就会导致死亡。

【按语】 本节所论述的外感热病,用六经分证的方法概括其症状,认为邪气的传变系沿着六经即太阳、阳明、少阳、太阴、少阴、厥阴的次序传变。这种辨证方式对张仲景《伤寒论》影响极大,张仲景对伤寒的辨证分型基本上采用了本篇的模式。但区别在于,《伤寒论》的三阴经病是以虚证、寒证为主,而本篇的三阴经病,仍以实证、热证为主,故有下文治疗病在三阴的"泄"法,即祛除实邪的方法。

【原文】 其不两感于寒者,七日巨阳病衰,头痛少愈;八日阳明病衰,身热少愈;九日少阳病衰,耳聋微闻;十日太阴病衰,腹减如故,则思饮食;十一日少阴病衰,渴止不满,舌干已而嚏;十二日厥阴病衰,囊纵少腹微下,大气[1]皆去,病日已矣。

【提要】 本段论述了热病轻证(非两经同时感邪)的自愈时日。

【注释】 [1]大气:指邪气。

【白话解】 (岐伯接着说)若不是表里两经同时感受寒邪而发病,那么到第七天,太阳经病气就会减退,头痛减轻;到第八天阳明经病气减退,身热逐渐退下来;到第九天少阳经病气减退,耳聋好转,听力渐渐恢复;到第十天太阴经病气减退,腹部胀满消失,食欲好转;到第十一天少阴经病气减退,舌干口渴、烦闷不安的症状都消失了,阳气通达和顺,开始打喷嚏;到第十二天厥阴经病气减退,原来收缩的阴囊舒缓了,少腹部的拘急也开始缓解而感到舒服了。由于各条经脉的邪气都已经消退,所以病情也就一天天好转了。

【原文】 帝曰:治之奈何?岐伯曰:治之各通其脏脉[1],病日衰已矣。其未满三日者,可汗而已;其满三日者,可泄[2]而已。

【提要】 本段论述了热病的治疗原则。

【注释】 [1]治之各通其脏脉:意思是通过辨证,病在哪条经脉则通畅哪条经脉的气血而治之。

[2]泄:指针刺泄热法,包括药物的清法、泻下、逐瘀等疗法。

【白话解】 黄帝问道:怎样治疗呢?岐伯说:治疗的原则是根据六条经脉病变的症状特点,找出病邪所在,分别调理与各脏相连的经脉,则可使病邪逐渐退去,病情好转。一般地,发病未满三天的,病邪在体表,可用"汗"法治疗;发病已满三天的,病邪已入于人体内部,可用泄热法治疗。

【原文】 帝曰:热病已愈,时有所遗[1]者何也?岐伯曰:诸遗者,热甚而强食之,故有所遗也。若此者,皆病已衰而热有所藏,因其谷气相薄[2],两热相合,故有所遗也。帝曰:善。治遗奈何?岐伯曰:视其虚实,调其逆从[3],可使必已矣。帝曰:病热当何禁之?岐伯曰:病热少愈,食肉则复,多食则遗,此其禁也。

【提要】 本段论述了热病的饮食禁忌问题。

【注释】 [1]遗:指热病后期的余热稽留不退。

[2]薄:同"搏",相互搏结的意思。

[3]逆从:偏义词,指病人身体的异常状态。

【白话解】 黄帝问:有时热病已经快治愈了,但出现余热遗留不退的情况,是什么原因呢?岐伯回答道:凡是有这类余热遗留不退症状的病人,大多是由于在发热严重时勉强多进食而造成的,或是病人的病情有好转,体表的热度减退,但身体内部仍然有余热潜伏。由于多食,不消化的食物与体内的余热交结在一起,使余热有所依附,两热相合,造成余热遗留不退。黄帝赞道:说得好!那么怎样治疗余热遗留不退呢?岐伯说:要观察疾病的虚实,调整病人身体的异常状态,就一定能治愈。黄帝问:热病有什么禁忌呢?岐伯说:在热病稍有好转时,食用肉类食物会使热病复发,过量饮食会使余热遗留不退,这些都是热病的禁忌。

【原文】 帝曰:其病两感于寒者,其脉应与其病形何如?岐伯曰:两感于寒者,病一日则巨阳与少阴俱病,则头痛口干而烦满;二日则阳明与太阴俱病,则腹满身热,不欲食谵言;三日则少阳与厥阴俱病,则耳聋囊缩而厥,水浆不入,不知人,六日死。帝曰:五脏已伤,六腑不通,荣卫不行,如是之后,三日乃死何也? 岐伯曰:阳明者,十二经脉之长也,其血气盛,故不知人三日,其气乃尽,故死矣。

凡病伤寒而成温者,先夏至日者为病温,后夏至日者为病暑,暑当与汗皆出,勿止。

【提要】 本段论述了表里两经同时感受寒邪时的症状及预后。并论述了以时令划分温病、暑病的方法。

【白话解】 黄帝问:如果是两经同时感受寒邪而发病,受邪经脉与它的相应症状是怎样的? 岐伯说:两经同时感受寒邪,在第一天是太阳和少阴两经同时感受寒邪而发病,所以既可见到太阳病的头痛,又能见到少阴病的口干、烦闷;第二天是阳明和太阴两经同时感受寒邪,因此既可见到太阴病的腹满,不思饮食等症状,又可见到阳明病的身热严重,甚至神志昏迷,胡言乱语;到第三天,是少阳和厥阴两经同时感受寒邪,既能见到少阳病的耳聋,又能见到厥阴病的阴囊收缩和手足冰冷等症状。到了这时,病情已经很严重了。如果病情进一步发展,出现水浆不能下咽、神志不清等情况,这样到第六天就要死亡了。

黄帝问:既然病邪已经造成五脏损伤,六腑又不通畅,营卫气血不能正常运行,为什么还可以再活三天才死呢? 岐伯说:阳明经是人体十二经脉之长,多气多血,虽然病邪已经传遍三阳三阴六经,并又出现水浆不下、神志昏迷的症状,但阳明经尚存的气血还可以维持一段时间的生命,再过三天,阳明经的气血被耗尽,到了这时才会死亡。

凡是感受寒邪引起的温热性疾病,在夏至以前发病的叫"温病";在夏至以后发病的叫"暑病"。暑邪应当与汗一起排出,不可止汗。

刺热篇第三十二

【题解】 刺,指针刺方法。热,指五脏热病。本篇论述了针刺治疗五脏热病的方法,所以叫"刺热篇"。

【原文】 肝热病者,小便先黄,腹痛多卧身热,热争[1]则狂言及惊,胁满痛,手足躁,不得安卧,庚辛甚,甲乙大汗,气逆则庚辛死,刺足厥阴少阳,其逆则头痛员员[2],脉引冲头也。

心热病者,先不乐,数日乃热,热争则卒心痛,烦闷善呕,头痛面赤无汗,壬癸甚,丙丁大汗,气逆则壬癸死,刺手少阴太阳。

脾热病者,先头重颊痛,烦心颜青,欲呕身热,热争则腰痛不可用俯仰,腹满泄,两颔痛,甲乙甚,戊己大汗,气逆则甲乙死,刺足太阴阳明。

肺热病者,先淅然厥,起毫毛,恶风寒,舌上黄身热。热争则喘咳,痛走胸膺背,不得大息,头痛不堪,汗出而寒,丙丁甚,庚辛大汗,气逆则丙丁死,刺手太阴阳明,出血如大豆,立已。

肾热病者,先腰痛胻酸,苦渴数饮身热,热争则项痛而强,胻寒且酸,足下热,不欲言,其逆则项痛员员淡淡然,戊己甚,壬癸大汗,气逆则戊己死,刺足少阴太阳。诸汗者,至其所胜日汗出也[3]。

【提要】 本段论述了五脏热病的临床表现、发展变化、病情预后和针刺治疗方法。

【注释】 [1]争:热邪与正气相争。

[2]员员:形容眩晕的样子。

[3]诸汗者,至其所胜日汗出也:《太素》无此十一字。疑衍文,可从。

【白话解】 肝脏有热邪引起的疾病,患者往往首先出现小便发黄、腹部疼痛、疲倦嗜睡、身体发热等症状。如果热邪亢盛,病情加重,就可能出现神志不清、语言错乱、惊恐不安、胁部发胀疼痛、手足躁动、不能安卧等症状。肝脏在五行中属木,受金的克制,所以在庚辛日(属金)病情会加重。在甲乙日(属木)肝脏本身的正气偏旺,使身体汗出而发热减退。如果病邪非常严重,病人的正气又很虚弱,那么在庚辛日就会死亡。可以针刺足厥阴肝经和足少阳胆经的穴位进行治疗。若肝气上逆,可见头痛眩晕等症状,这是热邪沿肝经上至头所致。

心脏有热邪引起的疾病,患者常先出现闷闷不乐,过几天后才身体发热。如果热邪亢盛,病情加重,就可能突然发生心痛、胸闷烦躁、频繁呕吐、面红头痛、但不出汗等症状。心脏在五行中属火,受水的克制,所以在壬癸日(属水)病情会加重。在丙丁日(属火)心脏本身的正气偏旺,使身体出汗而发热减退。如果病邪特别严重,病人的正气又非常虚弱,无法支持,那么在壬癸日就会死亡。可以针刺手少阴心经和手太阳小肠经的穴位进行治疗。

脾脏有热邪引起的疾病,患者往往先感到头重、面颊疼痛、心烦、面色发青、想要呕吐、身体发热等症状。如果热邪亢盛,病情加重,可能出现腰痛不能俯仰、腹部发胀、腹泻、下颌两侧疼痛等症状。脾脏在五行中属土,受木的克制,所以在甲乙日(属木)病情加重。在戊己日(属土)脾脏本身的正气偏旺,使身体出汗而发热减退。如果病邪十分严重,病人的正气非常虚弱,不能支持,那么在甲乙日就会死亡。可以针刺足太阴脾经和足阳明胃经的穴位进行治疗。

肺脏有热邪引起的疾病,患者首先出现感觉寒冷、毫毛竖起、怕风,并见舌苔发黄、身体发热等症状。如果热邪亢盛,病情加重,就可能气喘、咳嗽,甚至咳嗽时感觉胸背部疼痛,无法进行深呼吸,头痛剧烈不能忍受,以及出冷汗等症状。肺脏在五行中属金,受火的克制,所以在丙丁日(属火)病情会加重。在庚辛日(属金)肺脏本身的正气偏旺,使身体出汗而发热减退。如果病邪特别严重,病人的正气又非常虚弱,不能支持,那么在丙丁日就会死亡。可以针刺手太阴肺经和手阳明大肠经的穴位,放出黄豆般大小的血滴,病就可以治愈。

肾脏有热邪引起的疾病,患者往往先出现腰痛、小腿发酸、口渴、总想喝水、身体发热等症状。如果热邪亢盛,病情加重,则可能出现项部疼痛发强、小腿发凉而酸、脚下发热、不想说话等症状。如果病邪沿着肾的经脉向上逆行,病人会感到头痛、眩晕。肾在五行中属水,受土的克制,所以在戊己日(属土)病情会加重。而在壬癸日(属水)肾脏本身的正气偏旺,使身体出汗而发热减退。如果病邪十分严重,病人的正气非常虚弱,不能支持,则在戊己日就会死亡。可以针刺足少阴肾经和足太阳膀胱经的穴位进行治疗。

【原文】 肝热病者左颊先赤,心热病者颜先赤,脾热病者鼻先赤,肺热病者右颊先赤,肾热病者颐先赤,病虽未发,见赤色者刺之,名曰治未病[1]。热病从部所[2]起者,至期[3]而已;其刺之反者,三周而已;重逆[4]则死。诸当汗者,至其所胜日,汗大出也。

【提要】 本段论述了早期诊断、早期治疗的意义。

【注释】 [1]治未病:指早期治疗,使病邪在人体的浅表部位就被消灭,而防其传变。

[2]部所:即热邪侵犯人体五脏时在体表表现出征兆的部位。

[3]期:指五行生克中所胜之日。

[4]重逆:是一误再误的意思。

【白话解】 肝脏有热病的病人,在其左颊部首先出现红色;心脏有热病的病人,在其额上先出现红色;脾脏有热病的病人,在其鼻头上先出现红色;肺脏有热病的病人,在其右颊部先出现红色;肾脏有热病的病人,在其两颐部先出现红色。虽然热病还没发作,但在面部已经出现了红色,这是发病的征兆。根据红色出现的部位,可以知道是哪一脏将要发生热病。立即给予针刺治疗,这叫做"治未病"。在面部一定的部位出现红色,而其他症状还没有表现出来的时候,表明热病刚开始,病情尚属轻微,此时如果能给予及时恰当的治疗,到发病之脏正气偏旺的日期,疾病就可痊愈。如果针刺治疗失误,疾病的病程就会延长,要等到生病之脏的第三个脏气旺盛的日期,病才可能治愈。如果治疗上一再失误,就会造成死亡。总之,凡是热病应该发汗的,如果能给予及时的治疗,到了发病之脏正气旺盛的日期,就会汗出热退病愈。

【原文】 诸治热病,以[1]饮之寒水乃刺之,必寒衣之,居止寒处,身寒而止也。

【提要】 本段论述了在治疗同时,应适当调理病人的衣食居处,这是使疾病好转的重要环节。

【注释】 [1]以:当作"先"。

【白话解】 凡是治疗热病,应有适当的护理,要先给病人喝一些清凉的饮料,然后再进行针刺治疗;让病人适当少穿些衣裳,使病人居住在凉爽的地方,这样能使病人发热减退,病就容易好了。

【按语】 本段对热病的治疗,在《素问·热论》的饮食护理的基础上,又提出了另外的护理方法,即饮水清凉,少穿衣服,保持环境的凉爽等,这与现代医学对发热患者的物理降温法是相一致的。

【原文】 热病先胸胁痛,手足躁,刺足少阳,补足太阴,病甚者为五十九刺[1]。热病始手臂痛者,刺手阳明太阴而汗出止。热病始于头首者,刺项太阳而汗出止。热病始于足胫者,刺足阳明而汗出止。热病先身重骨痛,耳聋好瞑,刺足少阴,病甚为五十九刺。热病先眩冒而热,胸胁满,刺足少阴少阳。

【提要】 本段论述根据热病的先发症状而用相应刺法。

【注释】 [1]五十九刺:指治热病的五十九个穴位。

【白话解】 患热病的病人,如果先出现胸胁疼痛,手足躁动不安的症状,应该针刺足少阳胆经的穴位,用泻法;针刺足太阴脾经的穴位,用补法。如果病情严重,可选用治疗热病的五十九个穴位。如果热病从手臂疼痛开始,应该针刺手阳明大肠经和手太阴肺经的穴位,使病人出汗,发热停止而病愈;如果热病从头部的症状开始,应该针刺足太阳膀胱经在颈项部的穴位,使病人出汗,发热停止而病愈;如果热病从足和小腿部的症状开始,应该针刺足阳明胃经的穴位,使病人汗出热退而疾病痊愈;如果热病从身体发重、骨节疼痛、耳聋、嗜睡等症状开始,应该针刺足少阴肾经的穴位,如果是病情严重的,可以选择运用治疗热病的五十九个穴位;热病从头昏目眩、发热和胸胁胀闷等症状开始的,应该针刺足少阴肾经和足少阳胆经的穴位。

【原文】 太阳之脉,色荣颧骨,热病也,荣未交[1],日今且得汗,待时[2]而已。与厥阴[3]脉争见者,死期不过三日,其热病内连肾,少阳之脉色也。少阳之脉,色荣颊前,热病也,荣未交,日今且得汗,待时而已,与少阴[4]脉争见者,死期不过三日。

【提要】 本段论述了根据面部色诊判断热病预后的方法。

【注释】 [1]荣未交:交,当作"夭"。荣未夭是说色泽尚未出现衰败之象,病气尚浅,可用汗法。

[2]待时:等待脏气当旺之时。

[3]厥阴:《素问释义》作"少阴"。可从。

[4]少阴:《素问释义》作"厥阴"。可从。

【白话解】 足太阳经有一条分支和颧骨部位连系,所以太阳经发生热病,红色出现于两颧部位。如果出现的红色不是晦暗无光泽的衰败之色,说明病邪还在人体浅表部位,等到太阳经气旺盛的时候,可以通过发汗的方法祛除病邪,病就会好了。如果在出现太阳经症状的同时又见到少阴经的症状,这就是两条经脉同时感受病邪的"两感病"。那样,不超过三天病人就会死亡。这是由于热病已经向内深入,并损伤肾脏的缘故。少阳经发生热病,红色显现在两颊前的部位,如果患者面部的色泽没有败坏,说明病邪还在人体浅表部位。到了少阳经气旺盛的时候,可以通过发汗的方法祛除病邪,使热病痊愈。如果出现少阳经症状的同时又出现厥阴经的症状,说明少阳经和厥阴经两条经脉同时感受病邪,也是"两感病",不超过三天就会死亡。

【原文】 热病气穴[1]:三椎下间主胸中热,四椎下间主膈中热,五椎下间主肝热,六椎下间主脾热,七椎下间主肾热,荣在骶也。项上三椎,陷者中也。颊下逆颧为大瘕[2],下牙车[3]为腹满,颧后为胁痛,颊上者鬲上也。

【提要】 本段论述了热病的取穴方法,及举例说明了从面部色诊如何推断腹中疾患。

【注释】 [1]气穴:指穴位。

[2]大瘕:瘕,jiǎ,音假。大瘕,泄泻的一种。

[3]牙车:指颊车穴。

【白话解】 治疗热病的穴位有:第三椎下面的穴位主要用于清泄肺热;第四椎下面的穴位主要用于清泄心热;第五椎下面的穴位主要用于清泄肝热;第六椎下面的穴位主要用于清泄脾热;第七椎下面的穴位主要用于清泄肾热。清泄营分中的热邪可用位于骶部的穴位,和位于颈项三椎以下凹陷中央的穴位。如果面颊部位的红色向上蔓延到颧部,是患了"大瘕"病;如果红色向下到了颊车部位,是患了腹部发胀的病变;如果红色出现在颊上的部位,则病变在膈上。

评热病论篇第三十三

【题解】 评,评论、议论的意思。本篇评论了阴阳交、风厥、劳风、肾风等疾病的病因、病机、转归和治疗等,这些疾病都有发热的症状,因此均属热性病,但病因和证候又均有某些特殊之处,故单立一篇讨论,名曰"评热病论"。

【原文】 黄帝问曰:有病温者,汗出辄复热,而脉躁疾[1]不为汗衰,狂言不能食,病名为何?岐伯对曰:病名阴阳交[2],交者死也。帝曰:愿闻其说。岐伯曰:人所以汗出者,皆生于谷,谷生于精。今邪气交争于骨肉而得汗者,是邪却而精胜也,精胜则当能食而不复热。复热者,邪气也。汗者,精气也。今汗出而辄复热者,是邪胜也。不能食者,精无俾[3]也。病而留者,其寿可立而倾[4]也。且夫《热论》曰:汗出而脉尚躁盛者死。今脉不与汗相应,此不胜其病也,其死明矣。狂言者,是失志,失志者死。今见三死[5],不见一生,虽愈必死也。

【提要】 本段论述了阴阳交的病机、症状表现和预后。

【注释】 [1]躁疾:指脉象躁动疾速。

[2]阴阳交:是说阳热之邪深入阴分,交结不解。是一种邪热亢盛,阴精枯竭的危重病证。

［3］精无俾：俾，补益。意思是说精气缺乏补充。

［4］倾：倾倒，这里含有危险、败坏的意思。

［5］三死：指在"汗出而辄复热"的基础上出现不能食者、脉躁盛、失志。

【白话解】　黄帝问道：温热病患者在汗出后，一般应该热退身凉，脉象平静。但有些患热病的病人，出汗后热度稍减，而后很快身体又开始发热，脉象躁动疾速，病情没有因为汗出而减退，甚至出现神志不清，胡言乱语，不能进食等症状，这是什么病？岐伯回答说：这种病叫"阴阳交"，是一种死证。黄帝说：我想听您说说它的道理。岐伯说：人体汗液的来源是饮食物，饮食入胃，经过消化转变成精气，汗液就是由这些精气转化而来的。热病后期人体的精气与病邪互相抗争而出汗，说明病人的精气战胜了病邪。这时病人应该有食欲吃东西，不再发热。如果病人再次发热，就是病邪仍然存在于人体之内。此时汗出是热邪逼迫精气外泄的表现，现在汗出后很快又发热，表示病邪战胜了人体的精气。加上不能进食，人体的精气就失去了补充来源，精气就会逐渐衰弱，如果病邪停留于人体长久不退，则病人的寿命就危在旦夕了。而且《灵枢·热病》中已经说过：出汗后脉象仍然盛大躁动不安的病人，难免死亡。现在所说的阴阳交，脉象并不因为出汗后有所好转，是精气不能战胜病邪，死亡的征象已经很明显了。胡言乱语是神志失常的缘故，在温热病中见到神志失常也是死亡的征兆。现在见到三种死亡的征象，而看不到一点生机，所以，虽然在汗出后热度稍有下降，但最后仍然难免要死亡。

【原文】　帝曰：有病身热，汗出烦满，烦满不为汗解，此为何病？岐伯曰：汗出而身热者，风也，汗出而烦满不解者，厥[1]也，病名曰风厥。帝曰：愿卒闻之。岐伯曰：巨阳主气，故先受邪，少阴与其为表里也，得热则上从之，从之则厥也。帝曰：治之奈何？岐伯曰：表里刺之[2]，饮之服汤。

【提要】　本段论述了风厥的病机、症状表现和治疗方法。

【注释】　［1］厥：气上逆的意思。

　［2］表里刺之：指针刺足太阳与足少阴两条互为表里的经脉。

【白话解】　黄帝说：有的病人症状表现为身热、汗出、心烦胸闷，且烦闷的症状并不因出汗而减退，这是什么病？岐伯说：出汗后发热不退是风邪侵犯造成的，出汗后烦闷不减则是由于下气向上逆行引起的。这种病叫"风厥"。黄帝说：请您详细地告诉我。岐伯说：太阳经主管全身的阳气，守卫在人体外表，所以，外部来的病邪侵犯人体，太阳经首先感受邪气而发病。少阴经和太阳经是具有表里关系的经脉，两者联系比较密切。所以，少阴经受太阳经发热的影响，少阴经气因此向上逆行，便称为"厥"。黄帝问：如何治疗呢？岐伯说：应该针刺具有表里关系的足太阳膀胱经和足少阴肾经的穴位，并配合内服汤剂进行治疗。

【原文】　帝曰：劳风为病何如？岐伯曰：劳风法在肺下。其为病也，使人强上冥视[1]，唾出若涕[2]，恶风而振寒，此为劳风之病。帝曰：治之奈何？岐伯曰：

以救俯仰。巨阳引,精者三日,中年者五日,不精者七日。咳出青黄涕,其状如脓,大如弹丸,从口中若鼻中出,不出则伤肺,伤肺则死也。

【提要】 本段论述了劳风的症状表现与预后。

【注释】 [1]强上冥视:指头项强而视物不清。

[2]唾出若涕:涕,指痰(内经中无"痰"字)。是说咳出黏痰。

【白话解】 黄帝说:劳风这种病,有哪些症状表现?岐伯说:劳风是由于劳累后出汗,病邪侵犯肺部所造成的。其症状表现为:头项僵硬强直,视物模糊不清,吐黏痰,怕风吹,身体寒冷而颤抖等。这就是"劳风"病。黄帝问:怎样治疗呢?岐伯说:首先要通利肺气,使呼吸道通畅,缓解呼吸困难,使病人身体能自由俯仰。如果病人是精力充沛、抵抗力强的少壮之人,通过治疗,一般三天可以病愈;如果病人是中年人,精力较弱的,一般五天可以治愈;而老年人或精力衰弱严重的人,则需要七天才可以治愈。劳风病人咳出的痰,是青黄色的脓性痰,质地黏稠,凝结成块,像弹丸大小,从口腔或鼻腔排出。如果痰液不能排出,积存在肺中就会损伤肺脏,肺脏损伤会导致死亡。

【原文】 帝曰:有病肾风者,面胕痝[1]然壅,害于言,可刺不?岐伯曰:虚不当刺,不当刺而刺,后五日其气必至。帝曰:其至何如?岐伯曰:至必少气时热,时热从胸背上至头,汗出手热,口干苦渴,小便黄,目下肿,腹中鸣,身重难以行,月事不来,烦而不能食,不能正偃[2],正偃则咳[3],病名曰风水,论在《刺法》中。

【提要】 本段论述了肾风的症状表现并讨论了误治后的变化。

【注释】 [1]胕痝:胕,fú,音付,通"浮"。痝,máng,音芒,肿起的样子。

[2]正偃:仰卧。

[3]咳:《甲乙经》作"咳甚",可从。

【白话解】 黄帝问:有的"肾风"病人,面部和足背都浮肿,两眼睑也肿胀严重,并且语言不利。这样的病人能否用针刺治疗呢?岐伯说:虚证就不能用刺法。如果不应刺而误用刺法,就会使正气更加虚弱,五日后邪气就一定向内传入肾,加重病情。黄帝问:邪气传入肾,会引起什么样的变化呢?岐伯说:会引起气短,时常发热,热从胸背部向上行走到头,并有出汗,手心发热,口干渴难以忍受,小便颜色发黄,眼睑浮肿,肠中鸣响,感到身体沉重,行动困难等症状;如果是女性病人,则月经停止来潮,并且还见到胸中烦闷,不能进食,不能保持仰面平卧姿势,仰面平卧则咳嗽气急。这种病叫"风水"。在刺法篇中有详细的论述。

【原文】 帝曰:愿闻其说。岐伯曰:邪之所凑[1],其气必虚,阴虚者阳必凑之,故少气时热而汗出也。小便黄者,少腹中有热也。不能正偃者,胃中不和也。正偃则咳甚,上迫肺也。诸有水气者,微肿先见于目下也。帝曰:何以言?岐伯曰:水者阴也,目下亦阴也,腹者至阴之所居,故水在腹者,必使目下肿也。真气上逆,故口苦舌干,卧不得正偃,正偃则咳出清水也。诸水病者,故不得卧,卧则惊,惊则咳甚也。腹中鸣者,病本于胃也。薄脾则烦不能食。食不下者,胃脘隔也。身重难以行者,胃脉在足也。月事不来者,胞[2]脉闭也,胞脉者属心而络于胞中。今气上迫肺,心气不得下通,故月事不来也。帝曰:善。

【提要】 本段论述了肾风的症状与病机,提出"邪之所凑,其气必虚"的理论。

【注释】 [1]凑:这里当"侵犯"讲。

[2]胞:指子宫。

【白话解】 我希望了解有关的道理。岐伯说:邪气之所以能侵犯人体造成疾病,根本原因是人体的正气已经虚弱。患肾风的病人,由于肾阴虚弱,风邪(阳邪)就乘虚侵入,而引起气短,时常发热,汗出等症状。小便颜色发黄是腹内有热邪造成的;不能仰卧的原因是胃中不调和;仰卧就咳嗽加重,是由于仰面平卧后水气向上压迫肺。一般说来,凡是水湿之气泛滥造成的病变,往往首先见到眼睑部位轻度浮肿。黄帝问:为什么会这样呢? 岐伯说:水邪属于阴邪,眼睑部位也属于阴,在与五脏的关系中眼睑部属于脾脏。腹部是脾所处和主管的部位,所以腹中有水,必然出现眼睑轻微浮肿。如果水邪向上逼迫心,使心气上逆,就会出现口苦、舌干;水气侵犯胃,则不能仰卧,如果仰卧就会咳出清水。凡是水肿病,大都不能仰卧,因为仰卧后就会使病人感到惊悸不安,惊悸不安会使咳嗽加重。腹中肠鸣的根本原因在胃,这是水液流入胃肠中造成的。如果水湿之邪侵犯到脾,就会产生烦闷,不想吃东西等症状;如果食物不能正常下咽,是胃脘被水湿阻隔不通所致;胃的经脉向下至足,如果水湿之邪阻滞胃脉,就会出现身体沉重,难以行动的症状;女性病人的月经不来潮,则是胞脉被水湿之邪阻碍闭塞不通所致。因为胞脉属于心脏,向下连络胞宫,水肿病人湿邪向上逆行逼迫肺脏,使心气不能向下通达,因此月经不来潮。黄帝说:讲得好!

逆调论篇第三十四

【题解】 逆调,就是失调、失常、逆乱的意思。本篇中讨论了内热、里寒、骨痹、肉苛、气逆喘息等几种疾病。这些疾病是由于人体的阴阳失调、水火失调、气血营卫失调、脏腑和经络功能失调造成的。因此篇名叫"逆调论"。

【原文】 黄帝问曰:人身非常[1]温也,非常热也,为之热而烦满者,何也?岐伯对曰:阴气少而阳气胜,故热而烦满也。帝曰:人身非衣寒也,中非有寒气也,寒从中生者何? 岐伯曰:是人多痹气也,阳气少,阴气多,故身寒如从水中出。

【提要】 本段论述了阴虚内热和阳虚内寒的机制。

【注释】 [1]常:通裳,即衣服。

【白话解】 黄帝问道:有的病人身体发热,不是由于穿衣服过多造成的,却感到发热而烦闷,这是什么原因? 岐伯说:这是由于阴气虚少,阳气偏盛,所以感到发热。黄帝问道:有的病人身体发冷,不是因为衣服穿得单薄而造成的,也不是由于体内有寒邪停留所引起的,却感到寒冷从身体内部产生出来,这又是什么原因? 岐伯说:这种人阳气虚少,阴气偏盛,气血运行阻滞不畅,阳气不能通达,所以感到身体寒冷,好像从冷水中出来一样。

【按语】 "非常温,非常热"一句,王冰注:"异于常候,故曰非常";于鬯《香草续校书》云:"常本裳字。《说文》巾部云:常,下也,或体作裳。是常裳二字,书传多以常为恒常义,而下之意乃习用裳,鲜用常,故王冰于此误谓异于常候,故曰非常,而不知下云人身非衣寒也,以彼衣寒例此常温常热,则其裳温裳热明矣……此言裳,下文言衣,变文耳。"于鬯之说,于义为胜。

【原文】 帝曰:人有四肢热,逢风寒如炙如火者,何也? 岐伯曰:是人者,阴气虚,阳气盛。四肢者,阳也。两阳相得,而阴气虚少,少水不能灭盛火[1],而阳独治。独治[2]者不能生长也,独胜而止耳。逢风而如炙如火者,是人当肉烁[3]也。

【提要】 本段论述了阴虚造成的手足发热、肌肉消瘦的机制。

【注释】 [1]少水不能灭盛火:少水,阴气衰少的意思;盛火,指阳气盛。阴气虚而阳气盛,是阴不能盛阳,故云少水不能灭盛火。

[2]独治:此指阴虚之极,而阳气独旺。

[3]肉烁:烁,shuò,音朔,指肌肉消瘦,如以火烘烤那样干枯。

【白话解】 黄帝问:有的人四肢发热,受风邪后就会发高烧,好像被火烤一样,这是什么原因? 岐伯回答:这种人阴气虚少,阳气偏盛。四肢属阳,风邪性质也属阳,本来有四肢发热的阳性症状,再受到风邪的侵袭,两种阳加在一起,就像火被风吹,火势更旺。而病人身体内阴气虚少,不能制约亢盛的阳气,就好比少量的水无法熄灭旺火。所以造成病人体内阳气单独亢盛。而阳气独亢,阴气就不能正常生长。阳气独亢到一定程度,人的生机就自行停止了。这种四肢发热,遇风如同火烤的病人,由于体内阴虚,加上风热之邪的侵袭,所以肌肉就会干枯消瘦。

【原文】 帝曰:人有身寒,汤火不能热,厚衣不能温,然不冻栗,是为何病? 岐伯曰:是人者,素肾气胜,以水为事[1],太阳气衰,肾脂枯不长,一水不能胜两火。肾者水也,而生于骨,肾不生,则髓不能满,故寒甚至骨也。所以不能冻栗者,肝一阳也,心二阳也,肾孤脏[2]也,一水不能胜二火,故不能冻栗,病名曰骨痹,是人当挛节[3]也。

【提要】 本段论述了肾精虚少、骨髓亏空造成骨痹的机制和症状表现。

【注释】 [1]以水为事:指经常接触水湿的环境。

[2]孤脏:承上文肝、心为两个阳脏,而肾为一水,故称孤脏。

[3]挛节:挛,拘挛。节,指骨节。即关节拘挛。

【白话解】 黄帝问：有的病人全身发冷，即使用热水温熨、烤火，也不能使他感到热；即使多穿衣服，也不能使他感到温暖，然而他却并没有冷得发抖，这是什么病？岐伯说：这种人从体质上看是肾气偏盛，但长期接触潮湿的环境，使太阳经气虚衰，肾中的阴精得不到阳气的温暖而枯萎不长。肾在五行中属水，所以又称为水脏。肾具有储藏阴精的功能，并能将阴精转化为骨髓，所以肾又有主管骨的功能。如果肾中的阴精枯萎不长，则骨髓就不能充满。所以感到寒冷至骨。至于感到寒冷而不发抖的原因，在于"一水不能胜二火"。所谓"一水"指肾，"二火"指肝、心。肝中存有"相火"，心主管"君火"。一个属水的肾脏无法制约两个火，所以，这种病人虽然寒冷，但不发抖。这种病叫作"骨痹"，还应见到关节拘挛的症状。

【原文】 帝曰：人之肉苛[1]者，虽近衣絮，犹尚苛也，是谓何疾？岐伯曰：荣气虚，卫气实也，荣气虚则不仁[2]，卫气虚则不用[2]。荣卫俱虚，则不仁且不用，肉如故也，人身与志不相有，曰死。

【提要】 本段论述了营卫俱虚引起的肉苛机制。

【注释】 [1] 苛：麻木沉重的意思。

[2] 不仁、不用：不仁指不知痛痒寒热；不用指不能举动。

【白话解】 黄帝问：有的病人皮肤麻木沉重，即使穿上衣服，盖上被子，仍然不能减轻，这是什么病？岐伯说：这是营卫之气虚弱造成的。营气虚弱就会使皮肤麻木不仁；卫气虚弱就会使肌肉沉重，肢体不能举动；如果营卫之气都虚弱，则皮肤麻木不仁和肢体沉重不举并见，且更加严重。如果病情发展到人的意识不能支配形体活动，形体上的刺激也无法引起人的意识上的反应，说明形体和神志不相配合适应，就要死亡了。

【按语】 "肉如故"《太素》作"肉如苛"。杨上善注："若营卫俱虚，则不仁之甚，故肉如苛。如，同也。"《太素》可从。

【原文】 帝曰：人有逆气，不得卧而息有音者；有不得卧而息无音者；有起居如故而息有音者；有得卧行而喘者；有不得卧不能行而喘者；有不得卧卧而喘者。皆何藏使然？愿闻其故。岐伯曰：不得卧而息有音者，是阳明之逆也。足三阳者下行，今逆而上行，故息有音也。阳明者，胃脉也，胃者，六腑之海，其气亦下行。阳明逆，不得从其道，故不得卧也。《下经》曰：胃不和则卧不安[1]。此之谓也。夫起居如故而息有音者，此肺之络脉逆也，络脉不得随经上下，故留经而不行[2]。络脉之病人也微，故起居如故而息有音也。夫不得卧，卧则喘者，是水气之客也。夫水者，循津液而流也，肾者水脏，主津液，主卧与喘也。帝曰：善。

【提要】 本段论述了由于气逆造成气喘的不同症状及其机制。

【注释】 [1] 胃不和则卧不安：胃失和降，阻碍卫气运行，故睡眠不安。

[2] 留经而不行：此指络脉之气不能随经脉之气而行。

【白话解】 黄帝问：患气逆病的人有不同的表现，有的不能平卧，呼吸有声音;有的虽不能平卧,但呼吸没有声音;有的身体可以正常活动,但呼吸有声音;有的可以平卧,但一活动就气喘;有的既不能平卧,也不能活动,气喘不停;有的不能平卧,平卧则气喘。这些表现都是哪些脏腑的病变引起的?我希望了解其中的原因。岐伯说:不能平卧而且呼吸有声音的,是阳明经脉之气上逆。足的三条阳经,都是从头到足,它们的经气应该下行,而现在病人的经脉之气上逆,所以呼吸不通畅而有声音。足阳明经是胃的经脉,胃是五脏六腑气血的来源,胃气下行是其正常的生理功能的表现,现在病人胃气上逆,不沿着正常的通道运行,所以病人不能平卧。《下经》中说:胃不和则卧不安,就是说的这种情况。如果病人生活起居正常,但呼吸有声音,这是由于肺的络脉不通利,络脉之气不能跟随经脉之气正常上下运动。络脉的病一般比较轻微,所以病人活动正常,只是呼吸有声音而已。如果病人不能平卧,平卧则喘,是由于水湿停留于体内,向上压迫肺造成的。人体之中的水液,是按照津液运行的通道流动的。肾是属水的脏,主管人体的津液,如果肾的功能出现障碍,水液内停,向上侵犯到肺,就造成气喘而不能平卧的症状。黄帝说:讲得好!

【按语】 1. 本段论述气逆喘息不得卧的病证,病位在肺,但病机涉及肺、胃、肾三脏。但文中问了六方面的问题,仅回答了三方面,故王冰等认为有脱简。

2. 文中"胃不和则卧不安"一语,虽在此用于解释气逆喘息不能平卧产生的机制,但后世常引用其说明失眠产生的原因。胃不和则卧不安的原因在于,胃有实邪则阻滞卫气的循行,使其不能正常地由阳入阴,卫气的循行与睡眠密切相关,卫气不能由阳入阴,则失眠,故曰"胃不和则卧不安"。

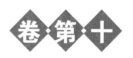

疟论篇第三十五

【题解】 本篇论述了疟疾的病因、病机、症状、分类、治疗原则和针刺方法,是讨论疟疾的专篇,所以篇名叫"疟论"。

【原文】 黄帝问曰:夫痎疟[1]皆生于风,其蓄作[2]有时者何也? 岐伯对曰:疟之始发也,先起于毫毛,伸欠乃作,寒栗鼓颔,腰脊俱痛,寒去则内外皆热,头痛如破,渴欲冷饮。

【提要】 本段论述了疟疾的先兆和发作症状。

【注释】 [1] 痎疟:张介宾认为系疟疾的统称。

[2] 蓄作:不发作为"蓄",发作为"作"。

【白话解】 黄帝问:疟疾通常是由于感受风邪引起的。病的发作和停止都有一定的时间,这是什么原因? 岐伯说:疟疾开始发作的时候,先表现在皮肤毫毛,然后出现伸懒腰、打哈欠,接着寒冷发抖,甚至冷得颔骨抖动,腰脊疼痛。等这些怕冷的症状过去后,则身体又开始发热,并出现头痛剧烈,像要裂开一样,口渴、想喝冷水等症状。

【原文】 帝曰:何气使然? 愿闻其道。岐伯曰:阴阳上下交争,虚实更作[1],阴阳相移[2]也。阳并于阴,则阴实而阳虚,阳明虚则寒栗鼓颔也;巨阳虚则腰背头项痛;三阳俱虚则阴气胜,阴气胜则骨寒而痛;寒生于内,故中外皆寒;阳盛则外热,阴虚则内热,外内皆热则喘而渴,故欲冷饮也。此皆得之夏伤于暑,热气盛,藏于皮肤之内,肠胃之外,此荣气之所舍也。此令人汗空疏,腠理开,因得秋气,汗出遇风,及得之以浴,水气舍于皮肤之内,与卫气并居。卫气者,昼日行于阳,夜行于阴,此气得阳而外出,得阴而内薄,内外相薄,是以日作。

【提要】 本段论述了疟疾的总病因、病机及症状表现。

【注释】 [1] 虚实更作:指疟疾发作时,阴阳交替相胜。

[2] 阴阳相移:指阳并于阴,阴并于阳,虚实相互交替转化的意思。

【白话解】 黄帝问:什么原因造成这样的情况呢? 岐伯说:这是因为阴阳

之气上下相争,互相转移合并,虚实交替造成的。阳气转移到阴气所在的地方,和阴气合并,使阴气所在的地方相对充实有余,而阳经则相对空虚不足。因为阳明经经过颔下,阳明经气虚,就会发生寒冷发抖,甚至两颔骨抖动。太阳经从头部开始向下到后颈部,再沿着脊柱两侧向下入腰部。如果太阳经气虚,就会出现腰脊、头项疼痛。如果三条阳经经气都虚,则阴气就过于亢盛。阴气过于亢盛会感到寒冷彻骨,而且疼痛。这种寒是从体内产生的,所以病人觉得身体内外都寒冷。阳气偏盛时,体表发热;阴气虚少时,体内发热。如果阳盛和阴虚同时出现,则身体内外都发热。会见到呼吸急促、气喘、口渴、想喝冷水的症状。这是因为夏天被暑气伤害,热邪伏于皮肤之内肠胃之外,即营气停留的地方。热邪伏于体内,使人体出汗,毛孔张开。这样,到了秋天再感受秋凉之气,或是出汗后受风,或是汗出后洗浴,风邪和水气就会乘机侵入皮肤里,与卫气相合,引动伏于体内的暑热之邪,共同引起疟疾的发作。人体的卫气白天在三阳经运行,夜晚在三阴经运行。侵入体内的邪气随着卫气进出体内外。到达体表阳经就向外发散而发作疟疾;到达体内阴经则伏于体内并向里侵犯。因为人体卫气的运行是有规律的,每天白昼到达体表,所以疟疾也是每天规律地发作一次。

【原文】 帝曰:其间日而作者何也?岐伯曰:其气之舍深,内薄于阴,阳气独发,阴邪内著,阴与阳争不得出,是以间日而作也。帝曰:善。其作日晏[1]与其日早者,何气使然?岐伯曰:邪气客于风府,循膂[2]而下,卫气一日一夜大会于风府,其明日日下一节,故其作也晏,此先客于脊背也,每至于风府则腠理开,腠理开则邪气入,邪气入则病作,以此日作稍益晏也。其出于风府,日下一节,二十五日下至骶骨,二十六日入于脊内,注于伏膂之脉,其气上行,九日出于缺盆之中,其气日高,故作日益早也。其间日发者,由邪气内薄于五脏,横连募原[3]也,其道远,其气深,其行迟,不能与卫气俱行,不得皆出,故间日乃作也。

【提要】 本段论述了间日疟的病机,以及疟疾的发作逐日推迟和逐日提前的原因。

【注释】 [1]晏:晚也。

[2]膂:lǚ,音旅。一指脊椎骨。一指脊柱两侧的肌肉。

[3]募原:即膜原。是指皮肉与内脏之间的部位。

【白话解】 黄帝问:隔日发作一次的疟疾,是什么原因?岐伯说:隔日发作一次的疟疾,是由于邪气随经脉侵犯人体较深的部位,离体表的距离远,运行缓慢,而卫气运行疾速,所以邪气不能与卫气同步运行而到达体表的阳经,形成了卫气单独运行于体表,而邪气还滞留在体内的情况。病邪每两天才运行到体表和卫气合并抗争一次,所以疟疾隔日发作一次。黄帝说:讲得好!有的疟疾在发作时间上一天比一天推迟,有的则一天比一天提前,这又是什么原因?岐伯说:人体的卫气每一昼夜会于风府穴一次。当卫气汇合于风府穴时,人体表面的汗孔就舒张开。这时如果邪气乘机侵入，与卫气合并，就导致疾病的发作。邪气侵犯风府穴，沿着脊柱向下移动，每天向下移动一个骨节，卫气与邪气相遇的时间就一天天推迟，所以发病的时间也就一天比一天晚。邪气从风府穴开始每天向下移动一节，经过二十五天，到达骶骨，第二十六天开始又进入脊椎沿冲脉向上，经过九天到达任脉的天突穴。由于邪气的位置逐日上移，与卫气相遇的时间一天比一天早，所以发病的时间也就逐日提前。至于隔日发作一次，是因为邪气内迫五脏，横连于膜原，距离体表较远，邪气深入，运行缓慢，不能与卫气并行，邪气与卫气不能同时到达体表，所以隔日发作一次。

【原文】 帝曰：夫子言卫气每至于风府，腠理乃发，发则邪气入，入则病作。今卫气日下一节，其气[1]之发也不当风府，其日作者奈何？岐伯曰：此邪气客于头项循膂而下者也，故虚实不同，邪中异所，则不得当其风府也。故邪中于头项者，气至头项而病；中于背者，气至背而病；中于腰脊者，气至腰脊而病；中于手足者，气至手足而病。卫气之所在，与邪气相合，则病作。故风无常府，卫气之所发[2]，必开其腠理，邪气之所合，则其府也[3]。

【提要】 本段论述了邪气侵犯人体不同部位，卫气与邪气抗争而出现寒热症状。

【注释】 [1] 气：指卫气。
　　[2] 卫气之所发："发"，作"应"解。
　　[3] 则其府也：《新校正》云：《甲乙经》作"其病作"。

【白话解】 黄帝说：先生您说过当邪气会合于风府穴时，人体的汗孔就舒张，汗孔舒张则邪气乘机侵入，与卫气相合抗争而发病。可是您又说因为邪气每日向下移一节，卫气和邪气相遇的地方也每日下移一节，那么，当疾病发作的时候，邪气并不在风府穴，疾病仍然是每日发作一次，是什么道理？岐伯说：以上是指邪气侵入头顶，沿着脊柱向下移动的情况，因人身体有虚实的区别，病邪所侵犯的部位也就不一样，所以不一定邪气在风府穴才发病。例如邪气侵犯头顶，当卫气运行到头顶时邪气就与卫气相合抗争而发病；邪气侵犯背部，则卫气运行到背部时，邪气与卫气相合抗争而发病；邪气侵犯腰脊部位，当卫气运行到腰脊部位时，两者相合抗争而发病；邪气侵犯手足部位，当卫气运行到手足时，邪气与卫气相合抗争而发病。总之，不论人体何处，只要是卫气与邪气相合，互相抗争就会发病。所以说，风邪侵犯人体后，没有固定的停留之处。卫气运行到邪气停留的地方，两者合并，互相抗争，就会使汗孔舒张而疾病发作。

【原文】 帝曰：善。夫风之与疟也，相似同类，而风独常在，疟得有时而休者何也？岐伯曰：风气留其处，故常在；疟气随经络沉以内薄，故卫气应乃作。帝曰：疟先寒而后热者何也？岐伯曰：夏伤于大暑，其汗大出，腠理开发，因遇夏气凄沧[1]之水寒，藏于腠理皮肤之中，秋伤于风，则病成矣。夫寒者阴气也，风者阳气也,先伤于寒而后伤于风,故先寒而后热也,病以时作,名曰寒疟。帝曰:先热而后寒者何也? 岐伯曰:此先伤于风而后伤于寒,故先热而后寒也,亦以时作,名曰温疟。其但热而不寒者,阴气先绝,阳气独发,则少气烦冤[2],手足热而欲呕,名曰瘅疟[3]。

【提要】 本段论述了寒疟、温疟、瘅疟等疟疾类型,并将疟疾与风病的病机作了鉴别。

【注释】 [1] 凄沧:寒冷的意思。

[2] 冤:苦闷。

[3] 瘅疟:瘅,热也。瘅疟,指以发热为主要症状的疟疾。

【白话解】 黄帝说:讲得太好了! 风证和疟疾都是属于同一类疾病。那为什么风证的症状持续存在,没有间歇,而疟疾却有间歇休止期呢? 岐伯说:引起风证的病邪相对稳定地停留在侵犯部位,所以症状持续存在;而引起疟疾的病邪随着经脉和络脉中的气血行走,时而深入体内,时而出于体表,必须与卫气相合,发生抗争时才发病。黄帝问:有的疟疾病人表现为先寒后热,是什么原因? 岐伯说:夏天感受了严重的暑热,出汗多,汗孔张开,此时洗浴或乘凉,寒气就乘机侵入藏伏在汗孔皮肤里,到秋天再受到风邪的侵袭,就会形成疟疾。寒属于阴性病邪,风属于阳性病邪,病人先受寒邪侵犯,后受风邪侵犯,所以表现出先寒后热的症状。这种病的发作有固定时间,病名叫"寒疟"。黄帝说:有的疟疾病人表现为先热后寒,是什么原因? 岐伯说:这种病人先被风邪侵犯,而后才被寒邪侵犯,所以表现出先热后寒的症状。疾病的发作也是有一定时间的,病名叫"温疟"。还有一种疟疾病人,只有发热的症状而没有寒冷的症状,这是由于仅仅感受了风邪,而没有受到寒邪的侵犯。病人可出现气短、烦闷、手足发热、想要呕吐等症状,这种病叫"瘅疟"。

【原文】 帝曰:夫经言有余者泻之,不足者补之。今热为有余,寒为不足。夫疟者之寒,汤火不能温也,及其热,冰水不能寒也,此皆有余不足之类。当此之时,良工不能止,必须其自衰乃刺之,其故何也? 愿闻其说。岐伯曰:经言无刺熇熇[1]之热,无刺浑浑[2]之脉,无刺漉漉[3]之汗,故为其病逆未可治也。夫疟之始发也,阳气并于阴,当是之时,阳虚而阴盛,外无气[4],故先寒栗也。阴气逆极,则复出之阳,阳与阴复并于外,则阴虚而阳实,故先热而渴。夫疟气者,并于阳则阳胜,并于阴则阴胜,阴胜则寒,阳胜则热。疟者,风寒之气不常也,病极则复[5]。至病之发也,如火之热,如风雨不可当也。故经言曰:方其盛时必毁[6],因其衰也,事必大昌。此之谓也。夫疟之未发也,阴未并阳,阳未并阴,因而调之,真气得安,邪气乃亡,故工不能治其已发,为其气逆也。

【提要】 本段论述了疟疾的针刺原则。

【注释】 [1] 熇熇:熇,hè,音贺。热势盛的样子。

[2] 浑浑:脉来急速的样子。

［3］漉漉：汗出不止的样子。

［4］外无气：指卫气入于阴而出现的表虚。

［5］病极则复：是指阴阳之气极则转化。寒极则热，热极则寒。

［6］方其盛时必毁：盛，指邪气盛。毁，指正气受伤。是说当邪气盛时不可攻邪，攻则正气受伤，因为疟邪是与正气相并而居的。

【白话解】 黄帝说：医经上说，有余的应该用泻法，不足的应该用补法。假如说疟疾发病是有余的实证，寒冷是不足的虚证，那为什么对这种寒冷即便用热水温熨和烤火的办法也不能使病人感到温暖？而对这种发热即便用冰块冷水也不能使病人寒凉呢？这种寒热都属于虚实一类的病证。但当发冷、发热时，即使是良医也没有办法制止，而必须等到症状衰退之后，才用针刺疗法进行调整治疗，是什么缘故？想听您给我解释一下。岐伯说：医经上说过，在发热极为严重时不能用针刺；在脉搏极度混乱时不能针刺；在大汗淋漓不止时也不能针刺。这是因为邪气亢盛时，应避其锋芒，不能逆着病势勉强治疗。一般说的有余，是指邪气亢盛；所说的不足，是指人体的正气虚弱。而疟疾中的寒热虚实，是指邪气与人体阴阳二气的离、合、出、入，其中是有区别的。疟疾刚开始发作时，体表的阳气进入体内与阴气合并。这时在内的阴气偏盛，在表的阳气虚少，所以首先出现寒冷发抖的症状；冷到极点，则阴阳之气又外出到体表相合并。这时，体内的阴气虚少，而在体表的阳气亢盛，因此出现发热、口渴的症状。引起疟疾的邪气和阳气相并则阳气盛，邪气进入体内和阴气相合则阴气盛。阳气盛就出现发热，阴气盛就产生寒冷。疟疾是感受风寒之气而形成的，形成了寒冷到极点就转化成热，发热到极点就转化成寒冷这种变化无常的症状。疟疾的发作往往来势汹汹，发热时热势像烈火一样亢盛，寒冷时又冷得像疾风暴雨一样猛烈无法抵挡。所以医经上说：在邪气亢盛的时候，不可用针刺攻邪，如果勉强针刺就要损伤正气；到邪气衰退的时候，再抓住时机进行针刺，就可取得较好的治疗效果，就是这个意思。疟疾尚未发作的时候，阴气和阳气都在相对平静的状态下运行，没有合并，此时治疗，可以使人体的正气安定，使邪气被消灭。所以医生不能在疟疾发作时进行治疗，就是因为这时正气与邪气逆乱的缘故。

【按语】 本段对疟疾的治疗原则作了明确的阐述，即应按照因势利导的法则，避邪之盛锐，击邪之衰归，在其未发作时进行针刺，一则免伤人体正气，一则可取得良好疗效。文中"无刺熇熇之热，无刺浑浑之脉，无刺漉漉之汗，故为其病逆未可治也"以及"方其盛时必毁，因其衰也，事必大昌"皆是此意。《素问·阴阳应象大论》"其盛，可待衰而已"与此同意。后世将此原则广泛应用于周期性疾病。

【原文】 帝曰：善。攻之奈何？早晏何如？岐伯曰：疟之且发也，阴阳之且移也，必从四末始也，阳已伤，阴从之，故先其时坚束其处，令邪气不得入，阴气不得出，审候见之在孙络盛坚而血者皆取之，此真往而未得并者也。

【提要】 本段论述了防止疟疾发作的一种方法。

【白话解】 黄帝说:讲得好!那么怎样治疗呢?怎样掌握时间的早晚呢?岐伯说:在疟疾将要发作时,人体阴阳之气也将要进行转移合并,这是从四肢的末端开始的,因为人体阴阳经的交接处在四肢末端。如果阳气损伤,阴气就要外出转移合并到阳气中。所以在阴阳之气还没合并的时候,用绳子捆扎住四肢末端,使邪气不能继续流动,阴气无法外出和阳气合并。然后要仔细诊察经络血脉的变化,在孙络较集中处找出充血的地方,用针刺放血。这样可以祛除邪气,使其不能和体内的正气相合并。

【原文】 帝曰:疟不发,其应何如?岐伯曰:疟气者,必更盛更虚,当气之所在也,病在阳,则热而脉躁;在阴,则寒而脉静;极则阴阳俱衰,卫气相离,故病得休;卫气集,则复病也。

【提要】 本段论述了疟疾时发时休的机制。

【白话解】 黄帝问:疟疾在未发作的时候,情况会怎样?岐伯说:疟疾在人体中,使人体的阴阳之气发生虚实交替的变化。邪气所在的部位不同而产生不同的表现。邪气在阳分,病人就会发热而脉搏躁动疾速;邪气在阴分,病人就会发冷而脉搏平静。疟疾发作到极点,会使病人气血阴阳都受到损伤而虚弱。当卫气和邪气分离时,病情就暂时休止;当卫气和邪气再度相遇抗争时,疟疾就又发作。

【原文】 帝曰:时有间二日或至数日发,或渴或不渴,其故何也?岐伯曰:其间日者,邪气与卫气客于六腑[1],而有时相失,不能相得,故休数日乃作也。疟者,阴阳更胜也,或甚或不甚,故或渴或不渴。帝曰:论言夏伤于暑,秋必病疟,今疟不必应者何也?岐伯曰:此应四时者也。其病异形者,反四时也。其以秋病者寒甚,以冬病者寒不甚,以春病者恶风,以夏病者多汗。

【提要】 本段论述“间日疟”病机及不同季节疟的症状。

【注释】 [1]客于六腑:后世医家认为此句有错简,因前后文中并未涉及疟证与六腑的关系。

【白话解】 黄帝问:有的疟疾隔二日或几天才发作一次,病人有的口渴有的不渴,是什么原因?岐伯说:这是由于卫气和邪气运行的时间节律不一致,有时不能相会于风府,所以出现隔二日或数日才发作一次的现象。疟疾发病过程中,出现阴阳虚实交替变化的情况。阳气盛则阴气衰,而出现口渴;阴气盛则阳气衰,口就不渴。黄帝问:医经上说过,夏天被暑热之邪伤害,到秋天就一定要发疟疾。但有的疟疾并非如此,这是为什么?岐伯说:医经上所说夏天伤暑,秋天必发疟疾,是从发病和四时相应的角度说的。有些症状表现与此不同的,则是违反四时发病规律的现象。疟疾在一年四季都可发病,通常在秋天发的疟疾,寒冷的症状较严重;冬天发的疟疾,寒冷的症状不严重;春天发的疟疾,有怕风的症状;夏天发的疟疾,有出汗多的症状。

【原文】 帝曰:夫病温疟与寒疟而皆安舍?舍于何脏?岐伯曰:温疟者,得之冬中于风,寒气藏于骨髓之中,至春则阳气大发[1],邪气不能自出,因遇大暑,脑髓烁[2],肌肉消,腠理发泄,或有所用力,邪气与汗皆出,此病藏于肾,其气先从内出之于外也。如是者,阴虚而阳盛,阳盛则热矣,衰则气复反入,入则阳虚,阳虚则寒矣,故先热而后寒,名曰温疟。帝曰:瘅疟何如?岐伯曰:瘅疟者,肺素有热气盛[3]于身,厥逆上冲,中气实而不外泄,因有所用力,腠理开,风寒舍于皮肤之内、分肉之间而发,发则阳气盛,阳气盛而不衰则病矣。其气不及于阴,故但热而不寒,气内藏于心,而外舍于分肉之间,令人消烁脱肉,故命曰瘅疟。帝曰:善。

【提要】 本段详细地论述了"温疟"、"瘅疟"的病机。

【注释】 [1]阳气大发:春天气候渐暖,一切生物开始生发。人体功能也随着时令而活跃,这种情况称为"阳气大发"。

[2]脑髓烁:因暑气影响,使精神疲倦,头脑昏沉,似乎脑髓被消烁的样子。

[3]气盛:肺热则肺气实,所以说气盛。

【白话解】 黄帝问:温疟和寒疟其病邪停留在什么地方?是在哪一脏?岐伯说:温疟是冬天受到风寒邪气的侵袭,病邪留藏在骨髓之中,虽到春天阳气生发旺盛的时候,邪气仍不能自行外出,到夏天暑热的时候,如果天气过于炎热,暑热熏蒸,消耗脑髓中的阴气,使人头脑昏沉,精神不振,肌肉消瘦,汗出毛孔张开,此时再劳累过度,邪气就乘虚与汗一起外出而引起疾病的发作。由于病邪藏伏于骨髓内,而肾脏主管骨,所以也可以认为疾病藏在肾。发病时邪气随阴气从机体内部外出到体表与阳气合并,这样就造成了体内阴气不足,而体表阳气亢盛,阳气盛则产生发热的症状。发热到极点就要使体表的阴阳之气转移进入体内合并,形成体表阳气不足,体内阴气偏盛,阴气盛就会产生寒冷的症状。所以病人表现出先热后寒的症状,叫"温疟"。黄帝问:瘅疟是怎样的情况?岐伯说:瘅疟的病人,肺脏本来就有热邪。肺主管全身的气,肺又和全身的皮肤、毫毛有密切的联系,所以肺脏有热,会使全身之气偏于亢盛。气过于亢盛就会向上逆行,造成胸中之气亢盛而不能外泄。此时如果劳动用力之后,汗孔张开,风寒之邪乘机侵入人体,停留在皮肤和肌肉之间,与病人体内原有的积热合并,相互抗争而发病。发病时阳气亢盛而不衰退,病邪始终在体表的阳气中,而没有进入体内的阴气。所以病人仅仅表现为发热而并不寒冷。这种病的邪气在内藏于血脉中,在外停留于肌肉之间。由于阳气亢盛,发热严重,消耗损伤了人体中的水液,造成肌肉消瘦,所以将这种病叫做"瘅疟"。黄帝说:讲得好!

刺疟篇第三十六

【题解】 本篇主要讨论了十二种疟疾的症状和治疗方法,重点在如何以针刺治疗疟疾,所以篇名叫做"刺疟"。

【原文】 足太阳之疟,令人腰痛头重,寒从背起,先寒后热,熇熇喝喝[1]然,热止汗出,难已,刺郄中[2]出血。足少阳之疟,令人身体解㑊,寒不甚,热不甚,恶见人,见人心惕惕然[3],热多汗出甚,刺足少阳。足阳明之疟,令人先寒,洒淅洒淅,寒甚久乃热,热去汗出,喜见日月光火气乃快然,刺足阳明跗上。足太阴之疟,令人不乐,好大息,不嗜食,多寒热汗出,病至则善呕,呕已乃衰,即取之。足少阴之疟,令人呕吐甚,多寒热,热多寒少,欲闭户牖而处,其病难已。足厥阴之疟,令人腰痛少腹满,小便不利如癃状,非癃也,数便,意恐惧气不足,腹中悒悒[4],刺足厥阴。

【提要】 本段论述了六经疟症状及其治疗方法。

【注释】 [1]喝喝:喝,yè,音谒。喝喝,形容热势极盛。

[2]郄中:郄,xì,音隙。就是委中穴。

[3]惕惕然:恐惧的样子。

[4]悒悒:悒,yì,音易。不畅快的意思。

【白话解】 足太阳经的疟疾,会使病人出现腰痛、头重、背部寒冷、先寒后热、发热时热势亢盛、热退时出汗等症状。这种病病邪亢盛,正气虚损,所以比较难治,可以在委中穴针刺放血。足少阳经的疟疾,会使病人出现全身疲倦无力、嗜睡、怕冷、发热轻,病人不想见人,见到人就感到心慌害怕,这种病发热时间长,出汗也多,可以针刺足少阳经的侠溪穴。足阳明经的疟疾,令人呕吐剧烈并有寒冷和发热的现象,但发热多于寒冷,病人总想关闭门窗独处,可以针刺足阳明经的冲阳穴。足太阴经的疟疾,病人闷闷不乐,经常叹气、没有食欲、寒冷与发热的症状都比较多,出汗也多,疾病发作时能见到频繁呕吐,呕吐后症状减轻。这种病要抓住时机及时治疗,针刺足太阴经的隐白穴、太白穴和公孙穴。足少阴经的疟疾,病人首先感到全身冷得厉害,寒冷持续的时间较长,然后才发热,热退后停止出汗。病人阳气虚弱,所以喜欢温暖的阳光与火热,接近光和热就感到舒畅。这种病较难治愈,可以针刺足少阴经的太溪穴。足厥阴经的疟疾,病人腰痛、下腹部发胀、小便不畅,好像"癃"病的症状,实际上不是,只是小便次数多而不通畅。病人有恐惧感,气不足,肠中阻滞不畅。可以针刺足厥阴经的太冲穴。

【按语】 本段足阳明之疟与足少阴之疟的症状,《黄帝内经素问校释》疑二节互有错简,因"令人呕吐甚,多寒热,热多寒少,欲闭户牖而处"等症,很像阳明病;而"令人先寒,洒淅洒淅,寒甚久乃热,热去汗出,喜见日月光火气乃快然",颇似少阴病。可从,故白话文中进行了校移。

【原文】 肺疟者,令人心寒,寒甚热,热间善惊,如有所见者,刺手太阴阳明。心疟者,令人烦心甚,欲得清水,反寒多,不甚热,刺手少阴。肝疟者,令人色苍苍然[1],太息,其状若死者,刺足厥阴见血。脾疟者,令人寒,腹中痛,热则肠中鸣,鸣已汗出,刺足太阴。肾疟者,令人洒洒然[2],腰脊痛宛转,大便难,目眴眴然[3],手足寒,刺足太阳少阴。胃疟者,令人且病也,善饥而不能食,食而支满腹大,刺足阳明太阴横脉出血。

【提要】 本段论述了脏腑疟症状及其治疗方法。

【注释】 [1]苍苍然:苍苍,深青色。形容面色。

[2]洒洒然:形容寒冷的样子。

[3]眴眴然:眴,xuàn,音玄。视物不清的样子。

【白话解】 肺疟,病人感到心里发冷,冷到极点就转成发热,在发热过程中,损伤心气则容易发惊,好像看见了什么可怕的东西一样。治疗方法是,针刺手太阴经的列缺穴和手阳明经的合谷穴。心疟,病人心烦不安严重,想喝凉水,由于阳气和热邪郁结在体内,阴气被排挤在外,所以病人的外表症状反而是寒象多,热象不严重。治疗方法是,针刺手少阴经的神门穴。肝疟,病人的面色发青,并经常叹息,肢体发僵不柔和。治疗方法是,针刺足厥阴经的中封穴,刺出血。脾疟,病人发冷,腹中疼痛,发热伴有腹中肠鸣,而后汗出。治疗方法是针刺足太阴经的商丘穴。肾疟,病人表现出怕冷的样子,腰脊疼痛,大便困难,两眼视物不清,手足寒冷。治疗方法是,针刺足太阳经的委中穴和足少阴经的太溪穴。胃疟,病人感到胃里发热,虽有饥饿感,却不想吃东西,如果勉强进食,则腹满撑胀难受。治疗方法是,先针刺足阳明经的厉兑、三里、解溪三个穴位,然后再刺足太阴经的孙络出血。

【原文】 疟发身方热,刺跗上动脉,开其空,出其血,立寒。疟方欲寒,刺手阳明太阴、足阳明太阴。疟脉满大,急刺背俞,用中针傍五胠俞[1]各一,适肥瘦出其血也。疟脉小实,急灸胫少阴,刺指井[2]。疟脉满大,急刺背俞,用五胠俞背俞各一,适行至于血也。疟脉缓大虚,便宜用药,不宜用针。凡治疟先发,如食顷[3]乃可以治,过之则失时也。诸疟而脉不见,刺十指间出血,血去必已,先视身之赤如小豆者尽取之。十二疟者,其发各不同时,察其病形,以知其何脉之病也。先其发时如食顷而刺之,一刺则衰,二刺则知,三刺则已,不已刺舌下两脉出血,不已刺郄中盛经[4]出血,又刺项以下侠脊者必已。舌下两脉者,廉泉也。

【提要】 本段从脉搏和症状的角度论述了治疗疟疾的各种不同针刺法。

【注释】 [1]五胠俞:胠,qū,音区,腋下胁上部分。五胠俞,脊背上五脏俞穴的两旁,靠胁部的五个俞穴:魄户、神堂、魂门、意舍、志室。

[2]井:经脉所出的孔穴,是为井。即四肢最远端的穴位。

[3]如食顷:一顿饭的时间。

[4]盛经:血盛的经络。

【白话解】 治疗疟疾,在刚刚发热时,可以针刺足背的冲阳穴,扩大针孔,放出血来,发热会立即消除。在疟疾就要出现寒冷症状时,可以针刺手阳明经的商阳穴和三间穴,手太阴经的少商穴和太渊穴,足阳明经的厉兑穴和陷谷穴,足太阴经的隐白、太白穴。疟疾病人脉搏充满亢盛,频率快的,可以刺背部五脏的俞穴,再用中等大小的针,在五脏俞穴旁边,靠胁部的五个穴位(魄户、神堂、魂门、意舍、志室)上各刺一次,根据病人的胖瘦,掌握刺出血量的多少。疟疾病人脉搏小而实,频率快的,可以灸少阴经在小腿上的穴位。如复溜穴或太溪穴,并针刺脚趾端的井穴——至阴穴。疟疾病人脉搏缓大而虚的,说明病人的气血虚损,应用药物进行治疗,而不适宜用针刺治疗。凡是治疗疟疾,必须在疟疾发作前约一顿饭的时候给予治疗,效果较好。过了时间就失去了治疗时机。各种疟疾,如果病人脉象沉伏不见的,可以针刺十指间的穴位出血,放出血后病就会好了。治疗之前,先诊察病人的身体,发现有小豆大小的红色斑点,应用针刺。上面所说的十二种疟疾,发作的时间各不相同,应该仔细诊察病人的各种症状,以确定病变在哪一经脉、哪一脏腑,并在疟疾发作前一顿饭的时候用针刺进行治疗。刺一次可以使病情减轻,刺两次就可以见到明显效果,刺三次就能治愈疾病。如果没有治愈,可以针刺舌下的两脉,刺出血。若还没治愈,可以针刺委中穴处充血的经脉,放出血,并针刺项下挟着脊柱两旁的穴位,如大杼穴、风门穴。舌下两脉是指足少阴经的廉泉穴。

【原文】 刺疟者,必先问其病之所先发者,先刺之。先头痛及重者,先刺头上及两额两眉间出血。先项背痛者,先刺之。先腰脊痛者,先刺郄中出血。先手臂痛者,先刺手少阴阳明十指间。先足胫酸痛者,先刺足阳明十指间出血。风疟,疟发则汗出恶风,刺三阳经背俞之血者。䯒酸痛甚,按之不可,名曰胕髓病,以镵针针绝骨出血,立已。身体小痛,刺至阴。诸阴之井无出血,间日一刺。疟不渴,间日而作,刺足太阳。渴而间日作,刺足少阳。温疟汗不出,为五十九刺。

【提要】 本段论述根据疟疾发病过程中各种特殊症状以及最先出现症状而采用的治疗方法。

【白话解】 在针刺治疗疟疾的时候,一定要先问清病人最先发病的部位,并先予以针刺。如果病人先出现头痛头重,就先刺头上的上星穴、百会穴,两额部位的悬颅穴,两眉之间的攒竹穴,要刺出血。如果病人先出现项部和背部疼痛,就要先刺项和背部的穴位,如风池、风府、大杼、神道等穴位。如果病人先出现腰脊疼痛,就先刺委中穴出血。如果病人先出现手臂疼痛,就先刺手的阴经和手的阳经在十指间的井穴出血。如果病人先出现足和小腿部酸痛,就先刺足的阴经和足的阳经在脚趾间的井穴出血。发作时出汗怕风,叫做“风疟”,在风疟发作时,就刺太阳经在背部的俞穴,如大杼穴,使之出血。如果病人小腿部位酸痛剧烈,甚至不能触按,这种病叫做“胕髓病”,可以用头大而锋利的针,刺绝骨穴出血,酸痛会立即停止。如果病人身体疼痛轻微,可以针刺各条阴经的井穴,但不要出血,隔日刺一次。如果疟疾病人口不渴,隔日发作一次,可以针刺足少阳经的穴位。如果是温疟,但病人不出汗,可以针刺治疗热病的五十九个穴位。

气厥论篇第三十七

【题解】 厥,逆、不顺的意思。本篇论述了人体五脏六腑的寒热之邪互相转移,因此造成许多病变,其根本原因在于脏腑之气的运行逆乱不顺。所以本篇叫"气厥论"。

【原文】 黄帝问曰:五脏六腑,寒热相移者何?岐伯曰:肾移寒于肝[1],痈肿少气。脾移寒于肝,痈肿筋挛。肝移寒于心,狂隔中。心移寒于肺,肺消,肺消者饮一溲二,死不治。肺移寒于肾,为涌水[2],涌水者,按腹不坚,水气客于大肠,疾行则鸣濯濯[3]如囊裹浆,水之病也。脾移热于肝,则为惊衄。肝移热于心,则死。心移热于肺,传为鬲消。肺移热于肾,传为柔痓。肾移热于脾,传为虚,肠澼死,不可治。胞移热于膀胱,则癃溺血。膀胱移热于小肠,鬲肠不便,上为口糜。小肠移热于大肠,为虙瘕[4],为沉。大肠移热于胃,善食而瘦入,谓之食亦。胃移热于胆,亦曰食亦[5]。胆移热于脑,则辛频鼻渊,鼻渊者,浊涕下不止也,传为衄衊[6]瞑目,故得之气厥也。

【提要】 本文论述了脏腑寒邪和热邪发生转移时的各种病情。

【注释】 [1]肝:《太素》《甲乙经》皆作"脾"。可从。

[2]涌水:病名。张介宾认为系水自下而上,如泉之涌,泛于大肠。

[3]濯濯:濯,zhuó,音浊,水激荡声。此指肠鸣。

[4]虙瘕:虙,fú,通"伏";瘕,腹部的积块。积块沉伏在内,成为虙瘕。

[5]食亦:病名。其证消谷善饥,而身体消瘦无力。

[6]衄衊:衊,miè,音灭,鼻出血之意。衄衊,皆指鼻出血。

【白话解】 黄帝问道:人体五脏六腑的寒热互相转移,其表现怎样?岐伯回答:肾脏的寒邪转移到脾,就会出现浮肿、气虚等病变;脾脏的寒转移到肝,就会发生痈肿、筋脉痉挛等病变;肝脏的寒邪转移到心,就可能出现精神错乱、脾胃阻塞而饮食不能下行等病变;心脏的寒邪转移到肺,就可能造成"肺消"的病变。肺消病人可以出现"饮一溲二"的症状,这是很难治愈的死证。肺脏的寒邪转移到肾,就会造成"涌水"的病变。这种病可以见到病人腹部胀满,但按上去并不硬。由于水气停留在大肠中,所以在行走时能听到腹中肠鸣,好像是皮口袋里装着水一样,这是由于水邪泛滥造成的。脾脏的热邪转移到肝,就会造成惊恐和鼻出血的病变;肝脏的热邪转移到心,就可能造成死亡;心脏的热邪转移到肺,则转变成"鬲消"病;肺脏的热邪转移到肾,就会转变为柔痓病;肾脏的热邪转移到脾,则损伤脾脏的阴气,甚至造成肠澼病而死亡,这种病比较难治;胞宫和精室的热邪转移到膀胱,则产生小便不通或尿中带血等症状;膀胱的热邪转移到肠,则使肠道阻滞,大便秘结不通,热邪向上侵犯,造成口腔溃疡;小肠的热邪转移到大肠,可能造成"虙瘘"或者痔疮等病变;大肠的热邪转移到胃,胃中有热,出现食欲过于旺盛,虽然吃得很多,但身体仍然消瘦。这种病叫做"食亦";胃中的热邪转移到胆,也会造成多食消瘦的"食亦"病;胆中的热邪转移到脑,会使病人感到鼻根部辛辣,造成"鼻渊"病。所谓"鼻渊"病,是指鼻中经常流出脓状鼻涕。如果热邪损伤了鼻中的血络,就会造成鼻出血。以上各种症状,都是由于脏腑之气运行逆乱造成的。

咳论篇第三十八

【题解】 咳,就是咳嗽。本篇专论咳嗽的病因、病机、症状、分类、治法,所以叫"咳论"。

【原文】 黄帝问曰:肺之令人咳何也?岐伯对曰:五脏六腑皆令人咳,非独肺也。帝曰:愿闻其状。岐伯曰:皮毛者,肺之合也,皮毛先受邪气,邪气以从其合也。其寒饮食入胃,从肺脉上至于肺则肺寒,肺寒则外内合邪,因而客之,则为肺咳。五脏各以其时[1]受病,非其时各传以与之。人与天地相参[2],故五脏各以治时[3]。感于寒则受病,微则为咳,甚者为泄为痛。乘秋则肺先受邪,乘春则肝先受之,乘夏则心先受之,乘至阴则脾先受之,乘冬则肾先受之。帝曰:何以异之?岐伯曰:肺咳之状,咳而喘息有音,甚则唾血。心咳之状,咳则心痛,喉中介介如梗状,甚则咽肿喉痹。肝咳之状,咳则两胁下痛,甚则不可以转,转则两胠下满。脾咳之状,咳则右胁下痛,阴阴[4]引肩背,甚则不可以动,动则咳剧。肾咳之状,咳则腰背相引而痛,甚则咳涎。

【提要】 本段论述了咳嗽的病因、发病机制,以及与五脏、季节的关系,指出了五脏咳的症状。

【注释】 [1]各以其时:是五脏各有所主的时令。如春肝,夏心,长夏脾,秋肺,冬肾。

[2]参:相合,相应的意思。

[3]治时:指五脏所主的时令,也叫旺时。

[4]阴阴:同"隐隐"。

【白话解】 黄帝问道:肺脏有病能使人产生咳嗽,是什么原因?岐伯回答:五脏六腑有病都会使人产生咳嗽,不单是肺脏如此。黄帝说:我想听听五脏六腑各种咳嗽的情况。岐伯说:人体的皮肤毫毛和肺脏有特殊的联系,所以肺与皮毛是内外互相配合的。风寒之邪侵犯人体,往往是皮毛先感受到邪气,而后则向内传给与它有密切关系的肺脏,影响肺的功能。另外,寒冷的饮食进入胃中,寒气会沿着肺的经脉向上到肺中(肺的经脉起点在中焦),则肺也会受到寒气的影响。由于上述原因,来自内外的寒邪互相结合停留在肺中,就会成为肺咳。至于五脏的咳嗽,是由于五脏各自在所主管的季节感受邪气,发病而产生咳嗽。因此,如果不是在肺脏所主管的秋季发生咳嗽,则是其他脏腑感受邪气而转移到肺,引起咳嗽。人体与自然界息息相关,人体的五脏和季节有一定的对应关系,所以,五脏在各自主管的季节中感受寒邪,就会产生疾病。轻的容易造成咳嗽,重的会造成腹泻和腹痛。一般在秋天肺脏先感受邪气而引起咳嗽;在春天肝脏先感受邪气,然后再影响到肺,产生咳嗽;在夏天心脏先感受邪气,然后再影响到肺,产生咳嗽;在长夏脾脏先感受邪气,然后再影响到肺,产生咳嗽;在冬天肾脏先感受邪气,然后再影响到肺,产生咳嗽。黄帝说:那么怎样区分这些咳嗽呢?岐伯说:肺咳的症状是:在咳嗽的同时,气喘,呼吸有声,病情严重时还会咳血;心咳的症状是:咳嗽的时候,病人感到心痛,喉中像有东西梗塞一样,严重时咽喉部肿胀疼痛而闭塞;肝咳的症状是:咳嗽时感到两胁震痛,严重时痛得不能转侧身体,如果转侧就会引起两胁下胀满;脾咳的症状是:在咳嗽的时候右胁下疼痛,并且牵引到肩背部隐隐作痛,严重时肢体不能活动,活动就会使咳嗽加剧;肾咳的症状是:咳嗽时腰部和背部互相牵引作痛,严重时可能咳出涎水。

【原文】 帝曰:六腑之咳奈何?安所受病?岐伯曰:五脏之久咳,乃移于六腑。脾咳不已,则胃受之,胃咳之状,咳而呕,呕甚则长虫[1]出。肝咳不已,则胆受之,胆咳之状,咳呕胆汁。肺咳不已,则大肠受之,大肠咳状,咳而遗失[2]。心咳不已,则小肠受之,小肠咳状,咳而失气[3],气与咳俱失。肾咳不已,则膀胱受之,膀胱咳状,咳而遗溺。久咳不已,则三焦受之,三焦咳状,咳而腹满,不欲食饮,此皆聚于胃,关于肺,使人多涕唾,而面浮肿气逆也。帝曰:治之奈何?岐伯曰:治脏者治其俞,治腑者治其合,浮肿者治其经。帝曰:善。

【提要】 本段论述了六腑咳的症状和针刺治疗的原则。

【注释】 [1] 长虫:指蛔虫。

[2] 遗失:失,是"矢"字的误写,指大便。遗矢,是大便失禁的意思。

[3] 失气:与"矢气"同,俗称"放屁"。

【白话解】 黄帝说:六腑咳的症状是怎样的呢?是如何发病的?岐伯说:五脏咳嗽,长久不愈,病邪就蔓延转移到六腑。如果脾咳长久不愈,胃就会受到影响而发病。胃咳的症状是:咳嗽而伴有呕吐,严重时可能吐出蛔虫;肝咳长久不愈,胆就会受到影响而发病。胆咳的症状是:咳嗽并呕吐胆汁;肺咳长久不愈,大肠就会受到影响而发病。大肠咳的症状是:在咳嗽的时候可能造成大便失禁;心咳长久不愈,小肠就会受到影响而发病。小肠咳的症状是:咳嗽而多矢气,且往往是咳嗽即出现矢气;肾咳长久不愈,膀胱就会受到影响而发病。膀胱咳的症状是:咳嗽时小便失禁;以上各种咳嗽如果长久不愈,都有可能使三焦受到影响而发病。三焦咳的症状是:咳嗽的同时又见腹部胀满,没有食欲。以上诸咳,均可最终影响到脾胃,并上关于肺,出现咳嗽气逆,鼻涕和痰液多,面部浮肿。黄帝说:怎样治疗呢?岐伯说:治疗五脏咳,多取各脏的俞穴;治疗六腑咳,要多取各腑的合穴;如果病人有浮肿,应分别取各脏腑的经穴进行治疗。黄帝说:讲得好!

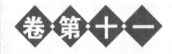

卷·第·十·一

举痛论篇第三十九

【题解】 举,指举例、列举;痛,即疼痛。本篇主要列举了十四种疼痛的临床表现,并阐述了疼痛的病因病机,所以篇名叫"举痛论"。

【原文】 黄帝问曰:余闻善言天者,必有验[1]于人;善言古者,必有合[1]于今;善言人者,必有厌[1]于已。如此,则道不惑而要数极,所谓明也。今余问于夫子,令言而可知[2],视而可见[3],扪而可得[4],令验于已,而发蒙解惑,可得而闻乎? 岐伯再拜稽首对曰:何道之问也? 帝曰:愿闻人之五脏卒痛,何气使然? 岐伯对曰:经脉流行不止,环周不休,寒气入经而稽迟,泣而不行,客于脉外则血少,客于脉中则气不通[5],故卒然而痛。

【提要】 本段论述了突然发生疼痛的原因和机制,指出"寒邪"是痛证的主要病因。

【注释】 [1] 验、合、厌:均可理解为联系。

[2] 言而可知:言,是问诊,意思是通过倾听病人的主诉,可以知其病情。

[3] 视而可见:视,是望诊,意思是通过望色可以知晓病位。

[4] 扪而可得:扪,是切诊,意思是通过触按可以知晓病变。

[5] 客于脉外则血少,客于脉中则气不通:此句为互文,意思是寒邪客于脉外则气血少,客于脉中则气血不通。

【白话解】 黄帝问道:我听说善于研究天地阴阳变化的人,一定能在研究中联系人体的生理病理变化;善于谈论古代经验理论的人,必定要结合当代的实际情况;善于论述人体生理病理活动的人,必会对自己的体质有足够的认识。这样,才能透彻地阐明医理。现在我想请教先生,您是怎样用问诊、望诊、触诊来了解和掌握病情的。以使我有所体会,受到启发,解除疑惑,能否听听您的见解呢? 岐伯恭敬地回答道:您想问哪些方面的问题呢? 黄帝说:我想听听人的五脏突然发生疼痛,是感受了什么邪气? 岐伯说:人体经脉中的气血是运行不停、循环不息的。如果寒邪侵入经脉,停留不去,就会使气血运行不畅。如果寒邪侵犯经脉的外面,由于寒性收引,经脉收缩变细,经脉及所供养的组织气血就会减少;如果寒邪侵犯到经脉中,由于寒性凝滞,会使气血阻滞不通,这两种情况都可能导致发生疼痛。

【按语】 "客于脉外则血少,客于脉中则气不通,故卒然而痛"两句为互文,阐发了疼痛产生的总机制。含义为寒邪客于经脉之外则气血减少,从而导致组织失于荣养而疼痛;客于脉中则气血不通,从而导致不通而痛。提示疼痛的机制主要包括"不通而痛"和"不荣而痛"两方面。

【原文】 帝曰:其痛或卒然而止者,或痛甚不休者,或痛甚不可按者,或按之而痛止者,或按之无益者,或喘动应手[1]者,或心与背相引而痛者,或胁肋与少腹相引而痛者,或腹痛引阴股者,或痛宿昔[2]而成积者,或卒然痛死不知人有少间复生者,或痛而呕者,或腹痛而后泄者,或痛而闭不通者,凡此诸痛,各不同形,别之奈何?

【提要】 本段论述了十四种疼痛的症状表现。

【注释】 [1]喘动应手:是指腹痛时用手按触而跳动应手。

[2]宿昔:指停留时间长久。

【白话解】 黄帝说:有的疼痛会忽然停止;有的疼痛剧烈而持续;有的疼痛剧烈而不可触按;有的疼痛触按后就会停止;也有的疼痛触按不减轻;有的疼痛触按时跳动应手;有的是心与背部牵引作痛;有的则是胁肋部和小腹部互相牵引作痛;有的腹痛放射到大腿内侧;有的腹痛长时间不好而形成积块;有的突然发生疼痛而昏迷不醒,过一会儿又苏醒过来;有的疼痛时伴有呕吐;有的腹痛兼有腹泻;有的腹痛时大便秘结不通。所有这些疼痛,症状表现不同,应该怎样区别呢?

【原文】 岐伯曰:寒气客于脉外则脉寒,脉寒则缩蜷,缩蜷则脉绌急[1],绌急则外引小络,故卒然而痛,得炅[2]则痛立止。因重中于寒,则痛久矣。寒气客于经脉之中,与炅气相薄则脉满,满则痛而不可按也。寒气稽留,炅气从上,则脉充大而血气乱,故痛甚不可按也。寒气客于肠胃之间,膜原之下,血不得散,小络急引故痛,按之则血气散,故按之痛止。寒气客于侠脊之脉,则深按之不能及,故按之无益。寒气客于冲脉,冲脉起于关元,随腹直上,寒气客则脉不通,脉不通则气因之,故喘动应手矣。寒气客于背俞之脉则脉泣,脉泣则血虚,血虚则痛,其俞注于心,故相引而痛,按之则热气至,热气至则痛止矣。寒气客于厥阴之脉,厥阴之脉者,络阴器系于肝,寒气客于脉中,则血泣脉急,故胁肋与少腹相引痛矣。厥气客于阴股,寒气上及少腹,血泣在下相引,故腹痛引阴股。寒气客于小肠膜原之间,络血之中,血泣不得注于大经,血气稽留不得行,故宿昔而成积矣。寒气客于五脏,厥逆上泄[3],阴气竭,阳气未入,故卒然痛死不知人,气复反则生矣。寒气客于肠胃,厥逆上出,故痛而呕也。寒气客于小肠,小肠不得成聚,故后泄腹

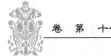

痛矣。热气留于小肠,肠中痛,瘅热焦渴,则坚干不得出,故痛而闭不通矣。

【提要】 本段论述了十四种疼痛的症状及其机制。

【注释】 [1]绌急:绌,chù,音触,屈曲的意思。绌急,是指屈曲拘急的样子。

[2]炅:jiǒng,音炯,热的意思。

[3]上泄:泄,发越。上泄,指厥逆之气上越。

【白话解】 岐伯说:如果寒邪侵犯停留在经脉之外使经脉受寒,就会引起经脉收缩,造成经脉痉挛拘急,而牵引外部的小络而突然发生疼痛。但只要得到温暖,经脉就会舒张开,气血运行通畅,疼痛就立即停止。如果反复感受寒邪,疼痛持续的时间长,就会经久不愈。如果寒邪侵入经脉之中,与经脉中原有的热邪结合在一起,使经脉中的血液运行受阻而使经脉充盈,脉中邪气充实,所以疼痛剧烈,不可触按。如果寒邪侵入肠胃之间,膜原之下,导致气血凝滞不能分布散行,细小的络脉痉挛而出现疼痛。触按局部,可以产生阳热之气,使凝滞的气血分散运行,拘急的络脉得到舒缓,疼痛随之消失。如果寒邪侵入挟脊行走的经脉,由于经脉的部位很深,即使用手触按也不能使凝滞的气血布散开,所以触按无效。如果寒邪侵入冲脉,冲脉是从关元穴起,随腹直上,如寒邪侵入,使冲脉中的气血运行不能畅通,由于冲脉多气血,气郁日久向上逆行,所以病人腹痛,并有腹部能感觉到跳动应手。如果寒邪侵入背部五脏俞穴,致使脉中的气血凝滞,造成血行不畅而见血虚,出现疼痛。如果寒邪侵犯到心俞,就会出现心和背部互相牵引而痛。如果寒邪侵入厥阴之脉,厥阴之脉环绕生殖器官,经过小腹部,向上和位于胁肋部的肝脏相连。寒邪侵入造成气血凝滞,使经脉痉挛拘急,就会产生胁肋部和小腹部位相互牵引作痛。如果寒邪侵犯到大腿内侧,并沿着经脉向上入小腹,使气血凝滞,就会出现小腹部位疼痛牵引到大腿内侧。如果寒邪侵入小肠和膜原之间,络脉之中,造成络脉的血液凝滞,不能回流进入大的经脉,气血停留在局部无法正常运行,时间长久就会形成积块。如果寒邪侵入五脏,逼迫五脏阳气上逆,使阴气阻绝不通,阴阳之气不能正常衔接,出现突然疼痛、昏迷不醒的症状。过一会儿,因为机体自身功能调整,阳气进入体内与阴气相合,病人就会苏醒。如果寒邪侵入肠胃,迫使肠胃之气向上逆行,就会产生疼痛、呕吐的症状。如果寒邪侵入小肠,导致小肠容纳、吸收、消化功能失常,所以发生腹痛、大便泄泻。如果热邪停留在小肠,也会出现疼痛,而热邪会消耗损伤肠中的水液,使病人口干舌燥,大便坚硬难出,形成腹痛而便秘的症状。

【按语】 本段论述了临床常见的十四种胸腹部的疼痛,其中十三种疼痛为寒邪所致,一种为热邪所致,提示寒邪是导致疼痛的主要原因,但不是唯一的原因。除寒邪外,其他六淫之邪、情志、外伤、虫积,均可导致疼痛,以一种热邪以示。

【原文】 帝曰:所谓言而可知者也,视而可见奈何? 岐伯曰:五脏六腑固尽有部,视其五色,黄赤为热,白为寒,青黑为痛,此所谓视而可见者也。帝曰:扪而可得。奈何? 岐伯曰:视其主病之脉,坚而血及陷下者,皆可扪而得也。帝曰:善。

【提要】 本段论述了望诊和触诊等诊断疼痛的方法。

【白话解】 黄帝说:以上病情,是通过问诊可以了解的。那么如何用望诊来了解病情呢? 岐伯说:人的五脏六腑,在面部都有固定与之相对应的部位,通过观察各个部位五色的变化可以知道疾病的性质。例如,面部呈现黄色和红色,表示身体有热;面部呈现白色,表示有寒;面部呈现青黑色,则表示有因气血凝滞而造成的痛证。这是通过望诊可以了解的。黄帝说:如何通过触诊掌握病情呢? 岐伯说:要观察感受病邪的经脉,如果坚实有力,则表示邪气亢盛;如果络脉充血隆起,表示血液停留局部不得布散;如果经脉局部下陷,则表示气血不足。这些是通过触诊可以掌握的。黄帝说:讲得好!

【原文】 余知百病生于气也,怒则气上,喜则气缓,悲则气消,恐则气下,寒则气收,炅则气泄,惊则气乱,劳则气耗,思则气结,九气不同,何病之生? 岐伯曰:怒则气逆,甚则呕血及飧泄,故气上矣。喜则气和志达,荣卫通利,故气缓矣。悲则心系急,肺布叶举,而上焦不通,荣卫不散,热气在中,故气消矣。恐则精却,却则上焦闭,闭则气还,还则下焦胀,故气不行[1]矣。寒则腠理闭,气不行,故气收矣。炅则腠理开,荣卫通,汗大泄,故气泄。惊则心无所倚,神无所归,虑无所定,故气乱矣。劳则喘息汗出,外内皆越,故气耗矣。思则心有所存,神有所归,正气留而不行,故气结矣。

【提要】 本段论述了九种不同致病因素导致人体气机的变化及其临床表现。

【注释】 [1] 气不行:应为气下行。

【白话解】 我已经知道许多疾病的发生,都是和气的变化有关。如大怒使气向上逆行;大喜使气涣散;大悲使气消损;大恐使气下沉;遇寒使气收敛;遇热使气外泄;受惊使气紊乱;过于劳累使气耗损;思虑过度使气郁结。这九种气的变化不同,在临床上会有什么表现呢? 岐伯说:大怒会使肝气上逆,血液也随气向上逆行,病情严重的,可以引起呕血,如果肝气影响到脾胃的消化功能,还可以导致消化不良、大便泄泻的飧泄病。所以说:"怒则气上"。人的心情高兴时,营卫之气运行通畅,但过度喜悦可以使心气涣散,所以说:"喜则气缓"。过度悲哀使心联系其他组织的脉络痉挛拘急,还会影响到肺,使肺叶张大抬高,呼吸异常,以致胸腔胀满,气的运行不通畅,营卫之气不能布散到全身,停留在胸中,时间长久转化成热,而损耗气,所以说:"悲则气消"。过度恐惧会损伤肾脏,肾脏所贮藏的精气也被损伤。肾的功能受伤,使人体上部闭塞不通,下部的气无法上行,停留于下,使人体下部胀满,所以说:"恐则气下"。人体遇到寒后,使汗孔闭塞不通,阳气不能向外通行而收敛于内,所以说:"寒则气收"。人体遇热后汗孔舒张开,营卫之气也随着汗液而外泄,所以说:"热则气泄"。人体突然遭受惊吓就会心悸不宁,精神不安,疑虑不定,所以说:"惊则气乱"。过度疲劳使人气喘汗出,气喘耗损体内的气,出汗损耗体表的气,所以说:"劳则气耗"。人如果思虑太多,精神过度集中于某一事物,就会使体内的正气停留在局部而不能正常运行,所以说:"思则气结"。

【按语】 由于多种疾病的发生,皆是由脏腑气机逆乱所引起的,故本段开始便用"百病生于气"进行概括。本段论述了九种致病因素所导致的气机逆乱,习惯称之为"九气为病",其中有六种气机的变化是由于精神情绪异常引起的,说明了精神因素在发病中的重要作用。

腹中论篇第四十

【题解】 本篇主要是讨论臌胀、血枯、伏梁、热中、消中、厥逆等病变的病因、症状以及治疗方面的问题,这些病变都发生在腹中,所以篇名就叫"腹中论"。

【原文】 黄帝问曰:有病心腹满,旦食则不能暮食,此为何病? 岐伯对曰:名为鼓胀。帝曰:治之奈何? 岐伯曰:治之以鸡矢醴[1],一剂知[2],二剂已[3]。帝曰:其时有复发者何也? 岐伯曰:此饮食不节,故时有病也。虽然其病且已,时故当病,气聚于腹也。

【提要】 本段论述了"臌胀"的病因、治疗药物和复发的原因。

【注释】 [1] 鸡矢醴:是治疗臌胀的药酒方名。"鸡矢",即"鸡屎"。醴,是甜米酒。方用鸡屎白晒干,再用微火焙黄后取一两,放入三碗米酒中,用火烧开数次,澄清后,空腹时热服。

[2] 知:是"见效"的意思。

[3] 已:指"病愈"。

【白话解】 黄帝问道:有的病人胸腹部肿胀发闷,早晨病情较轻还可以吃东西,但到晚上病情较重,就不能吃东西了。这是什么病? 岐伯回答:这种病叫做"臌胀"。黄帝问:怎样治疗呢? 岐伯说:可以用鸡矢醴治疗。通常情况,服一剂就可以见效,服二剂药就能治愈疾病。黄帝说:有的病人在治愈之后,病又复发,是什么原因? 岐伯说:这是因为不注意控制饮食,使脾胃又受到损伤,所以经常复发。此病经过治疗,可以取得不错的疗效,但由于病邪残留在腹中,病根未除,时间长了,病邪又聚合在腹中,再加上饮食不节,所以病会复发。

【原文】 帝曰:有病胸胁支满者,妨于食,病至则先闻腥臊臭,出清液[1],先唾血,四支清,目眩,时时前后血,病名为何? 何以得之? 岐伯曰:病名血枯,此得之年少时,有所大脱血,若醉入房中,气竭肝伤,故月事衰少不来也。帝曰:治之奈何? 复以何术? 岐伯曰:以四乌鲗骨[2]一藘茹[3]二物并合之,丸以雀卵,大如小豆,以五丸为后饭,饮以鲍鱼汁,利肠中及伤肝也。

【提要】 本段论述了血枯病的病因、症状和治疗方药。

【注释】 [1]出清液:指口泛清水。

[2]乌鲗骨:即海螵蛸。

[3]藘茹:即茜草。

【白话解】 黄帝问:有一种病人,其胸胁胀满,妨碍饮食,在病发作时,可以先闻到腥臊的气味,口中泛清水,吐血,四肢清冷,二目发眩,并经常出现大小便中带血的现象,这是什么病? 为什么会得这个病? 岐伯说:这种病叫做"血枯"。因为病人在少年时曾经有过大出血,病根还留在体内;或因醉酒后行房事,导致肝脏和肾脏的精气损伤,造成月经量少,或停经。黄帝说:怎样治疗呢? 用什么方法恢复病人的精气呢? 岐伯说:用四分海螵蛸、一分茜草,将两种药混合在一起,研成细末,再加上麻雀蛋,做成像小豆大小的药丸,每次在饭前吃五丸,用鲍鱼汤送服,这样既可缓解胸胁胀满的症状,又能补益被损伤的肝脏。

【原文】 帝曰:病有少腹盛,上下左右皆有根,此为何病? 可治不[1]? 岐伯曰:病名曰伏梁。帝曰:伏梁何因而得之? 岐伯曰:裹大脓血,居肠胃之外,不可治,治之每切按之致死。帝曰:何以然? 岐伯曰:此下则因阴,必下脓血,上则迫胃脘,生鬲,挟胃脘内痛,此久病也,难治。居脐上为逆,居脐下为从,勿动亟夺。论在《刺法》中。帝曰:人有身体髀股胻皆肿,环脐而痛,是为何病? 岐伯曰:病名伏梁,此风根[2]也。其气溢于大肠而著于肓,肓之原在脐下,故环脐而痛也。不可动之,动之为水溺[3]涩之病。

【提要】 本段论述了两种伏梁病的病因、症状。

【注释】 [1]不:同"否"。

[2]风根:指风寒邪气。

[3]溺:指小便。

【白话解】 黄帝问:有一种病,病人小腹部位坚硬胀满,局部病灶较深,并与上下左右的组织有粘连,这是什么病? 是否能治? 岐伯说:这种病叫做"伏梁"。黄帝问:伏梁病是什么原因引起的? 岐伯说:在患处包裹着大量脓血,部位在肠胃外,不好治。经常因为用手按压患处过重,致使脓血包块穿孔,脓血流入腹中而引起死亡。黄帝问:为什么会这样? 岐伯说:如果这种病在下腹部,部位靠近肛门和尿道,可以出现从大小便中排出脓血的症状。如果病的部位在上腹部接近胃和横膈膜,可以引起胃和横膈膜之间发生脓肿包块,成为病程迁延、很难治愈的重病。所以,伏梁病部位在脐以上的严重难治,部位在脐以下的就稍微轻些。要避免触动患处,也不能用猛药,以免引起穿孔。关于这种病的详细论述,记载在刺法篇中。黄帝问:有的病人大腿和小腿部位都发生肿痛,且有环绕脐部疼痛的症状,这是什么病?岐伯说:这种病也叫"伏梁"。是由于感受风寒邪气引起的。风寒邪气由大肠泄出到肠外,停留附着在肠外的脂肪系膜上,而肠外脂肪系膜的根源在脐下,所以产生绕脐痛的症状。这种病不能重按患处,也不能用猛药泻下,否则会引起小便涩滞不畅的病变。

【按语】 伏梁病在《内经》中凡三见,统指腹中坚硬的积聚,但具体病情又有所不同。本段两种伏梁病,一指少腹部的痈肿,症见少腹包块坚硬,固定不移,大小便下脓血等,病程长,难以治疗;二是指髀、股、胻等的肿痛,连及脐部,系宿受风寒,气血凝结于肠外所致。此外,《灵枢·邪气脏腑病形》"伏梁,在心下,上下行,时唾血",所描述的病证似为现代医学的胃脘部的肿瘤。因此,虽皆名伏梁,但病情各异。

【原文】 帝曰:夫子数言热中消中,不可服高梁[1]芳草石药,石药发瘨[2],芳草发狂。夫热中消中者,皆富贵人也,今禁高梁,是不合其心,禁芳草石药,是病不愈,愿闻其说。岐伯曰:夫芳草之气美,石药之气悍,二者其气急疾坚劲,故非缓心和人,不可以服此二者。帝曰:不可以服此二者,何以然?岐伯曰:夫热气慓悍[3],药气亦然,二者相遇,恐内伤脾,脾者土也而恶木,服此药者,至甲乙日更论。帝曰:善。

【提要】 本段论述了热中和消中病的饮食与药物禁忌。

【注释】 [1]高梁:即膏粱。

[2]瘨:同"癫"。

[3]慓悍:轻急猛峻的意思。

【白话解】 黄帝问:先生您多次提到热中、消中这两种病,不能吃膏粱厚味,也不能用芳香的草药和矿石类药物,因为矿石类药物会使人发生癫疾,芳香的草药会使人发生狂病。但那些患有热中和消中病的人,多数是富贵人,现在不许他们吃膏粱厚味,是不合他们心愿的,而不用芳香草药又无法治愈他们的疾病。应该怎样处理呢?我想听听您的意见。岐伯说:芳香的草药多数性质是辛热的,矿石类药物多数性质是猛烈的,这两种药物都有燥热、刚劲的性质,所以如果不是阴阳平衡、性情和缓的人,是不能服用这两类药的。黄帝问:为什么热中和消中的病人不能吃这两种药呢?岐伯说:因为热中和消中的病人平常多吃膏粱厚味,体内的热气本来已经亢盛,而芳香草药和矿石类药物多数也燥热,这两者合在一起,恐怕会使脾脏正气受到伤害。脾脏在五行中属土,受木的克制,所以,如果在甲乙日(属木)服用这类药物,会使疾病更加严重。黄帝说:讲得好!

【原文】 有病膺肿颈痛胸满腹胀,此为何病?何以得之?岐伯曰:名厥逆。帝曰:治之奈何?岐伯曰:灸之则喑,石之则狂,须其气并,乃可治也。帝曰:何以然?岐伯曰:阳气重上,有余于上,灸之则阳气入阴,入则喑[1];石之则阳气虚,虚则狂;须其气并而治之,可使全也。帝曰:善。

【提要】 本段论述了厥逆病的症状和治疗。

【注释】 [1] 喑:指失音。

【白话解】 有的病人胸肿、颈痛、胸腹部胀满,这是什么病?岐伯说:这种病是由于气上逆所引起的,叫做"厥逆"。黄帝问:怎样治疗呢?岐伯说:治疗这种病,如果用灸法,就可能产生失音的症状;如果用砭石治疗,会使病人产生发狂的症状。所以,要等病人的阴气和阳气互相交和的时候,才可以治疗。黄帝问:为什么?岐伯说:人体的阳气是上升的,现在病人气逆上行,与阳气合并,就形成了上部阳气过盛的情况,如果用灸法,就像火上加油,使阳气更加亢盛,就会消耗损伤阴气,阴气损伤不能滋润咽喉,使声音嘶哑甚至发不出声。如果用砭石刺病人的皮肤,就会使病人的阳气外泄,而出现狂乱的症状。所以要到病人的阴阳之气互相交和时给予治疗,才可能治愈疾病。黄帝说:讲得好!

【原文】 何以知怀子之且生也?岐伯曰:身有病而无邪脉也。帝曰:病热而有所痛者何也?岐伯曰:病热者,阳脉也,以三阳之动也,人迎一盛少阳,二盛太阳,三盛阳明,入阴也。夫阳入于阴,故病在头与腹,乃膜胀而头痛也。帝曰:善。

【提要】 本段论述了发热而兼见头痛、腹胀的病机。

【白话解】 怎样可以知道妇女是怀孕并将正常分娩呢?岐伯说:妇女身体不适,并见闭经、呕吐、食欲不好等症状,好像有病,但脉象正常,诊察不出有病的脉象。黄帝问:有的病人发热且身体疼痛,这是什么病?岐伯说:发热多数是阳经的病变。阳脉的搏动较严重,以人迎脉为例:人迎脉比寸口脉大一倍,是病在少阳;人迎脉比寸口脉大二倍,是病在太阳;人迎脉比寸口脉大三倍,是病在阳明。病邪在阳经就会出现头部不适;病邪在阴经就会出现腹部不适,如果病邪由阳经蔓延到阴经,则阳经和阴经同时有病,所以同时见到头痛和腹胀的症状。黄帝说:讲得好!

刺腰痛篇第四十一

【题解】 本篇讨论各种腰痛病的针刺方法,所以篇名叫"刺腰痛"。

【原文】 足太阳脉令人腰痛,引项脊尻[1]背如重状,刺其郄中。太阳正经出血,春无见血。少阳令人腰痛,如以针刺其皮中,循循然不可以俯仰,不可以顾,刺少阳成骨之端出血,成骨在膝外廉之骨独起者,夏无见血。阳明令人腰痛,不可以顾,顾如有见者,善悲,刺阳明于胻前[2]三痏,上下和之出血,秋无见血。足少阴令人腰痛,痛引脊内廉,刺少阴于内踝上[3]二痏,春无见血,出血太多,不可复也。厥阴之脉令人腰痛,腰中如张弓弩弦,刺厥阴之脉,在腨踵鱼腹之外,循之累累然,乃刺之,其病令人善言,默默然不慧[4],刺之三痏。

【提要】 本段论述了足五经(足太阴腰痛证脱简)病变所引起腰痛的症状特征及其针刺方法。

【注释】 [1]尻:kāo,指臀部。

[2]胻前:指足三里穴。

[3]内踝上:指复溜穴。

[4]不慧:语言不爽朗。

【白话解】 由足太阳经的病变所引起的腰痛,疼痛时牵引着颈项、脊背和臀部,病人有像背着重物一样的感觉。治疗时应针刺足太阳经的委中穴,使之出血。如果在春季,就不要刺出血。足少阳经的病变所引起的腰痛,疼痛时病人有好像被针刺入皮肤中一样的感觉,病人腰部活动逐渐不灵便,既不能前后俯仰,也不能左右转动。治疗时应针刺足少阳经的阳陵泉穴,使之出血。如果在夏季,就不要刺出血。足阳明经的病变所引起的腰痛,疼时腰部不能转动,如果勉强转腰,就会出现幻视,并且容易产生悲哀的情绪。治疗时应针刺足阳明经的足三里穴三次,要刺出血,使上下气血协调平和。但如果在秋季,就不要刺出血。足少阴经的病变所引起的腰痛,疼痛时牵连着脊柱。治疗时应针刺内踝向上两寸处的复溜穴两次,如果在春季,就不要刺出血,如果出血太多,造成血虚,就不容易恢复了。足厥阴经的病变所引起的腰痛,疼痛时病人感到痉挛拘急,像弓弦张开一样。治疗时应针刺足厥阴经,其部位在小腿肚与足跟之间外侧的穴位,用手摸到一串串硬结物者,就用针刺之。这种病常使人沉默少语,精神不爽,要针刺三次。

【原文】 解脉[1]令人腰痛,痛引肩,目𥄂𥄂然[2],时遗溲,刺解脉,在膝筋肉分间郄外廉之横脉出血,血变而止。解脉令人腰痛如引带,常如折腰状,善恐,刺解脉,在郄中结络如黍米,刺之血射以黑,见赤血而已。

【提要】 本段论述了解脉病变所引起的腰痛症状的特征和针刺方法。

【注释】 [1]解脉:是指足太阳经分散在膝关节后的小血络。

[2]𥄂𥄂然:指视物不清的样子。

【白话解】 解脉病变所引起的腰痛,疼痛时牵连到肩部,看东西模糊不清,常有遗尿的症状。治疗时应针刺解脉,在膝后筋肉分界处,委中穴外侧的横脉,使之出血,等血色由紫黑变成红色时即停止。解脉病变所引起的腰痛,疼痛时病人会感到腰部像被带子牵拉一样,又常觉得好像要折了似的,并且经常有恐惧感。治疗时应针刺解脉在膝弯处的委中穴,病人的委中穴处常有络脉结成像小米一样的块状物,针刺时会出紫黑色的血液,针刺直到血色变成红色时停止。

【原文】 同阴之脉[1],令人腰痛,痛如小锤居其中,怫然[2]肿,刺同阴之脉,在外踝上绝骨之端,为三痏。

阳维之脉令人腰痛,痛上怫然肿,刺阳维之脉,脉与太阳合腨下间,去地一尺所。

衡络之脉[3]令人腰痛,不可以俯仰,仰则恐仆,得之举重伤腰,衡络绝,恶血归之,刺之在郄阳、筋之间,上郄数寸,衡居为二痏出血。

会阴之脉[4]令人腰痛,痛上漯漯然汗出,汗干令人欲饮,饮已欲走,刺直阳之脉上三痏,在跷上郄下五寸横居,视其盛者出血,飞阳之脉[5]令人腰痛,痛上拂拂然,甚则悲以恐,刺飞阳之脉,在内踝上五寸,少阴之前,与阴维之会。

昌阳之脉[6]令人腰痛,痛引膺,目䀮䀮然,甚则反折,舌卷不能言,刺内筋为二痏,在内踝上大筋前太阴后,上踝二寸所。

散脉[7]令人腰痛而热,热甚生烦,腰下如有横木居其中,甚则遗溲,刺散脉,在膝前骨肉分间,络外廉,束脉为三痏。

肉里之脉[8]令人腰痛,不可以咳,咳则筋缩急,刺肉里之脉为二痏,在太阳之外,少阳绝骨之后。

【提要】 本段论述了足经的支脉、络脉病变所引起的腰痛症状的特征和针刺方法。

【注释】 [1]同阴之脉:是指足少阳经在腿部的一个分支。

[2]怫然:怫,fú,音服,怒胀的样子。

[3]衡络之脉:是指足太阳经大腿后外侧的一个小分支。

[4]会阴之脉:是指足太阳经从腰中通过骶部的一个分支。

[5]飞阳之脉:是指足太阳经络穴处的一个小分支。

[6]昌阳之脉:是指少阴经的复溜穴处的一个小分支。

[7]散脉:是指足太阴经在小腿部位的支脉。

[8]肉里之脉:是指少阳经在小腿部位的分支。

【白话解】 同阴脉病变所引起的腰痛,疼痛时感到好像有锤子在体内敲击,而且经脉怒胀发肿。治疗时应针刺同阴脉在足踝上端绝骨尽处的阳辅穴,要针刺三次才行。

阳维脉病变所引起的腰痛,疼痛处的经脉会突然肿胀。治疗时应针刺阳维脉。阳维脉与足太阳经交合在足和小腿肚之间,大约离地面一尺的地方。

衡络脉病变所引起的腰痛,疼痛时不能俯仰身体,后仰时好像要跌倒。这种病主要是举重物损伤了腰部,使衡络脉被瘀血阻滞不通。治疗时应取委中穴和委阳穴之间上行数寸处的殷门穴,刺两次,使之出血。

会阴脉病变所引起的腰痛,疼痛时不断出汗,汗止后病人就想喝水,喝了水病人又坐卧不安。治疗时应针刺会阴脉上的穴位三次,在申脉穴上和委中穴下约五寸的地方,针刺有小络脉充血之处,使之出血。

飞阳脉病变所引起的腰痛,疼痛处经脉突然发生肿胀,疼痛剧烈时病人感到悲伤和恐惧。治疗时应针刺飞阳脉,在内踝上五寸,足少阴经脉之前与阴维相交会的地方。

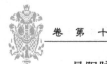

　　昌阳脉病变所引起的腰痛,疼痛时牵连到胸部,两眼视物模糊不清,病情严重的出现腰背向后反折,不能向前弯,舌头卷缩,不能说话。治疗时应针刺复溜穴两次。复溜穴在内踝上两寸,大筋的前面,足太阴经脉的后面。

　　散脉病变所引起的腰痛,疼痛时伴有发热的症状,严重时病人会烦躁不安,感觉腰的下面像有一根横木梗塞在里面,甚至出现遗尿的症状。治疗时应针刺散脉,在膝前内侧骨和肌肉之间,络脉外侧的束脉,就是足太阴经上的地机穴,要针刺三次。

　　肉里脉病变所引起的腰痛,疼痛时不敢咳嗽,如果咳嗽会使筋脉痉挛拘急,治疗时应针刺肉里脉两次,就是位于太阳经的外侧,少阳经上的阳辅穴。

　　【原文】 腰痛侠脊而痛,至头几几然[1],目𥉂𥉂欲僵仆,刺足太阳郄中出血。腰痛上寒,刺足太阳阳明;上热,刺足厥阴;不可以俯仰,刺足少阳;中热而喘,刺足少阴,刺郄中出血。腰痛,上寒不可顾,刺足阳明;上热,刺足太阴;中热而喘,刺足少阴。大便难,刺足少阴。少腹满,刺足厥阴。如折不可以俯仰,不可举,刺足太阳。引脊内廉,刺足少阴。腰痛引少腹控䏚,不可以仰,刺腰尻交者,两髁胂上,以月生死为痏数,发针立已,左取右,右取左。

　　【提要】 本段论述了根据腰痛的不同伴发症状,而采取的各种针刺方法。

　　【注释】 [1]几几然:几,shū,音书。几几然是形容项背牵强不舒的样子。

　　【白话解】 有的腰痛牵连到脊背,一直疼到头顶,颈部僵硬不舒,两眼发眩,走路不稳,好像要跌倒。治疗时应针刺足太阳经的委中穴,要刺出血。有的腰痛伴有怕冷,治疗时应针刺足太阳经和足阳明经;如果腰痛伴有发热,治疗时应针刺足厥阴经;腰痛不能俯仰的,应刺足少阳经;如果腰痛伴有体内有热而气喘,治疗时应针刺足少阴经,并针刺足太阳经的委中穴出血。有的腰痛伴有寒冷症状,且颈部僵硬不舒,不能左右顾盼。治疗时应针刺足阳明经;腰痛伴有燥热症状的,治疗时应针刺足太阴经;腰痛伴有内热气喘的,治疗时应针刺足少阴经;腰痛兼见大便难的,治疗时应针刺足少阴经;腰痛伴有小腹胀满的,治疗时应针刺足厥阴经;如果腰痛剧烈,如折断一样,不能俯仰屈伸,四肢举动不便。治疗时应针刺足太阳经;腰痛牵连到脊柱内侧,治疗时应针刺足少阴经。有的腰痛牵引到小腹和胁下,病人不能后仰身体,治疗时应针刺骶骨部位的下髎穴。即在尾骨两侧臀大肌起始之处。刺法是根据月廓盈亏计算针刺次数。方法是:针刺时,左侧疼痛就针刺右侧穴位;右侧疼痛时就针刺左侧穴位。按照此方法治疗,很快就能见到疗效。

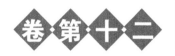

风论篇第四十二

【题解】 本篇讨论了因风邪侵入人体后所引起的多种病变,所以篇名叫"风论"。

【原文】 黄帝问曰:风之伤人也,或为寒热,或为热中[1],或为寒中[2],或为疠风,或为偏枯[3],或为风也,其病各异,其名不同,或内至五脏六腑,不知其解,愿闻其说。岐伯对曰:风气藏于皮肤之间,内不得通,外不得泄,风者善行而数变,腠理开则洒然寒,闭则热而闷,其寒也则衰食饮,其热也则消肌肉,故使人怢栗[4]而不能食,名曰寒热。风气与阳明入胃,循脉而上至目内眦,其人肥则风气不得外泄,则为热中而目黄;人瘦则外泄而寒,则为寒中而泣出。风气与太阳俱入,行诸脉俞,散于分肉之间[5],与卫气相干,其道不利,故使肌肉愤䐜[6]而有疡,卫气有所凝而不行,故其肉有不仁也。疠者,有荣气热胕,其气不清,故使其鼻柱坏而色败,皮肤疡溃,风寒客于脉而不去,名曰疠风,或名曰寒热。

【提要】 本段论述了风邪侵入人体后导致的"寒热"、"疠风"等病的机制及其症状。

【注释】 [1]热中:指病邪稽留体内,不得外出,表现出的里热症状叫做"热中"。

[2]寒中:指阳气素虚,病邪侵入人体后,表现出的里寒症状叫做"寒中"。

[3]偏枯:即半身不遂,是中风的后遗症。

[4]怢栗:怢,tū,音突。怢栗,战栗的样子。

[5]分肉之间:指肌肉与肌肉之间。另一说法指近骨之肉与骨相分之处。

[6]愤䐜:指愤然高起而肿胀的样子。

【白话解】 黄帝问道:风邪侵入人体后,引起的病变有寒热,有热中,有寒中,有疠风,有偏枯,有风病。他们的发病原因是一样的,但表现出的病证却不一样,病名也不相同,有时风邪甚至侵入到五脏六腑,我不知道这其中的道理,希望听听您的解释。岐伯回答说:风邪侵入人体,首先停留在皮肤之中,使毫毛孔闭塞,风邪既不能向体内通行,也无法向体外发散。但风邪的性质是行动迅速,变化多端,如果毫毛孔舒张开启,就会使人感到寒冷;如果毫毛孔关闭不通,就会使人感觉发热而烦闷;寒冷会使人饮食减少,发热会使人肌肉消瘦,因此造成人体振寒而不能饮食的症状,这叫做"寒热"。风邪从阳明经侵入胃中,再沿着经脉向上到眼角内侧。如果病人身体肥胖,毛孔致密,风邪就不能向外发散,仍停留在人体内部,时间长久就会转化成热,形成"热中"病。这种病可以出现眼睛发黄的症状;如果病人身体瘦弱,毛孔疏松,阳气容易随风邪向体外发散,就会形成"寒中"病。寒中病可以见到两眼经常流泪的症状。风邪从太阳经侵入人体,行走到各条经脉的俞穴,散布到肌肉之中,与卫气结合在一起,互相抗争,使经脉运行的通道阻滞不通,造成肌肉肿胀高起,而逐渐形成"疮疡";如果卫气凝滞阻塞,无法运行,不能温暖、营养肌肉皮肤,所以使肌肉出现麻木不知痛痒的症状。"疠风"病是由于风邪侵入经脉,邪气与营气互相结合转化成热,严重的会使营气发生腐败,造成气血污浊不清,而出现鼻柱毁坏而气色败坏。这是因为风寒之邪长久停留在经脉中而逐渐形成的,病名叫"疠风"。又因为首先出现发寒热的症状,所以又叫"寒热"。

【原文】 以春甲乙[1]伤于风者为肝风,以夏丙丁伤于风者为心风,以季夏戊己伤于邪[2]者为脾风,以秋庚辛中于邪者为肺风,以冬壬癸中于邪者为肾风。

【提要】 本段论述了风邪因五行时日而中于不同之脏。

【注释】 [1]春甲乙:春指春季,甲乙指日期。春季属木,甲乙日也属木,是木旺之时。
[2]邪:指风邪。

【白话解】 春季和甲乙日在五行中都属木,而肝在五行中亦属木,所以在春季和甲乙日被风邪侵犯而形成肝风;夏季和丙丁日在五行中属火,心在五行中也属火,所以,在夏季和丙丁日被风邪侵犯而形成心风;长夏和戊己日在五行中属土,脾在五行中也属土,所以在长夏和戊己日被风邪侵犯而形成脾风;秋季和庚辛日在五行中属金,肺在五行中也属金,所以在秋季和庚辛日被风邪侵犯而形成肺风;冬季和壬癸日在五行中属水,肾在五行中也属水,所以在冬季和壬癸日被风邪侵犯而形成肾风。

【原文】 风中五脏六腑之俞,亦为脏腑之风,各入其门户所中,则为偏风[1]。风气循风府而上,则为脑风。风入系头,则为目风,眼寒。饮酒中风,则为漏风。入房汗出中风,则为内风。新沐[2]中风,则为首风。久风入中,则为肠风飧泄。外在腠理,则为泄风。故风者百病之长也,至其变化乃为他病也,无常方,然致有风气也。

【提要】 本段论述了风邪侵入人体而导致的九种风病。

【注释】 [1]偏风:指半身不遂。
[2]沐:指洗头。

【白话解】 风邪侵入五脏六腑的俞穴,传到内部,就会引起五脏六腑的风病。而俞穴位于人体的体表,如果风邪偏着于身体一侧的脏腑俞穴,就会造成一侧身体无法正常活动,而为"偏风"。如果风邪侵犯"风府",并循经脉向上入脑,就会形成"脑风";假若风邪侵犯头部,损伤视觉系统,就会出现眼睛疼痛和怕风寒等症状,叫做"目风";饮酒之后,毛孔舒张出汗,风邪乘虚而入,形成"漏风";如果当行房事时出汗而感受风邪,称为"内风";刚洗完头,毛孔尚未闭合,风邪乘机侵入,造成"首风";风邪停留在体内时间长久,进入肠中则为"肠风"、"飧泄"之病。风邪停留在腠理之间的,经常出汗,称做"泄风"。风邪是造成各种疾病的首要因素。至于风邪侵入人体所引发的不同变化,造成不同疾病,没有固定规律。但这些病的根本原因在于风邪的侵入。

【原文】 帝曰:五脏风之形状不同者何?愿闻其诊及其病能[1]。岐伯曰:肺风之状,多汗恶风,色皏然白,时咳短气,昼日则瘥,暮则甚,诊在眉上,其色白。心风之状,多汗恶风,焦绝[2]善怒吓,赤色,病甚则言不可快,诊在口,其色赤。肝风之状,多汗恶风,善悲,色微苍,嗌干善怒,时憎女子,诊在目下,其色青。脾风之状,多汗恶风,身体怠惰,四肢不欲动,色薄微黄,不嗜食,诊在鼻上,其色黄。肾风之状,多汗恶风,面痝然浮肿,脊痛不能正立,其色炲,隐曲不利,诊在肌上,其色黑。胃风之状,颈多汗恶风,食饮不下,鬲塞不通,腹善满,失衣则䐜胀,食寒则泄,诊形瘦而腹大。首风之状,头面多汗恶风,当先风一日则病甚,头痛不可以出内,至其风日则病少愈。漏风之状,或多汗,常不可单衣[3],食则汗出,甚则身汗,喘息恶风,衣常濡,口干善渴,不能劳事。泄风之状,多汗,汗出泄衣上,口中干,上渍,其风不能劳事,身体尽痛则寒。帝曰:善。

【提要】 本段论述了九种风病的症状和诊断要点。其共同特点是恶风汗出。

【注释】 [1]病能:"能",同"态"。病能,指病态。
[2]焦绝:即焦躁到极点,毫不润泽。
[3]常不可单衣:是说虽然出汗但却想多穿衣服。因为出汗后毛孔疏松,所以怕风的缘故。

【白话解】 黄帝问:五脏风病的症状表现有什么不同?希望您将诊察和病态表现的要点告诉我。岐伯说:"肺风"的症状有多汗怕风,面色淡白,时有咳嗽气短,白天症状轻,夜晚症状加重。诊察的重点是在两眉之间,可以见到白色。"心风"的症状有多汗怕风,唇舌焦躁,常见发怒和恐惧,面色发红,病情严重的可见语言障碍。诊察的重点在口,应见口唇发红。"肝风"的症状有多汗怕风,容易发怒,面色微青,咽喉干燥,病情严重时有厌恶异性的现象。诊察的重点在眼睛下方,应见青色。"脾风"的症状有多汗怕风,身体疲倦,四肢不想动,面色淡黄,不想吃东西。诊察的重点在鼻上,应见黄色。"肾风"的症状有多汗怕风,面部浮肿,腰脊疼痛不能直立,面色发黑好像被煤烟熏过一样,二便不通畅。诊察的重点在两颧,应见黑色。"胃风"的症状有颈部多汗怕风,饮食不下,胸膈阻塞不通,腹部胀满,衣服穿少了,腹部胀满尤甚,饮食寒凉,则大便泄泻。诊察的重点是病人肌肉消瘦而腹部胀大。"头风"的症状有头痛,面部多汗怕风,常在起风的前一天头痛加剧,不能出门,当风起后疼痛反而有所减轻。"漏风"的症状有多汗怕风,不能穿单衣,进食则汗出,严重时有自汗的现象,气喘怕风,衣服经常被汗浸湿,口干易渴,体力差,不耐劳动。"泄风"的症状有多汗,汗出浸湿衣服,口干,上半身汗多,像被水浸泡过一样,不耐体力劳动,身体疼痛且发冷。黄帝说:讲得好!

痹论篇第四十三

【题解】　本篇比较系统地论述了痹病的病因、病机、症状以及治疗方法和预后等问题,所以篇名叫"痹论"。

【原文】　黄帝问曰:痹[1]之安生? 岐伯对曰:风寒湿三气杂至,合而为痹也。其风气胜者为行痹[2],寒气胜者为痛痹[3],湿气胜者为著痹[4]也。帝曰:其有五者何也? 岐伯曰:以冬遇此者为骨痹,以春遇此者为筋痹,以夏遇此者为脉痹,以至阴[5]遇此者为肌痹,以秋遇此者为皮痹。

【提要】　本段论述了痹病的分类和病因。

【注释】　[1]痹:闭也,气血闭阻不通之意。在《内经》指气血被病邪闭阻,运行不畅通所引起的病变。

[2]行痹:指因感受风邪而出现肢体关节酸痛,痛处游走不定的痹证。

[3]痛痹:指因感受寒邪而出现肢体关节疼痛剧烈,痛有定处,得热痛减的痹证。

[4]著痹:指因感受湿邪而出现肢体关节沉重酸痛,或有肿胀,痛有定处,活动不便,肌肤麻木不仁的痹证。

[5]至阴:指长夏。

【白话解】　黄帝问道:痹病是如何形成的? 岐伯回答说:风、寒、湿三种邪气混杂在一起侵犯人体就形成了痹病。如果感受风邪较重的叫做"行痹";感受寒邪较重的叫做"痛痹";感受湿邪较重的叫做"著痹"。黄帝说:那痹病为什么又可分为五种呢? 岐伯说:在五行中冬天与肾相应,肾又主骨,所以冬天得的痹病称为"骨痹";同理,春天与肝相应,肝又主筋,所以春天得的痹病称为"筋痹";夏天与心相应,心主血脉,所以夏天得的痹病称为"脉痹";长夏与脾相应,脾主肌肉,所以长夏得的痹病称为"肌痹";秋天与肺相应,肺主皮毛,所以秋天得的痹病称为"皮痹"。

【按语】　1. "风寒湿三气杂至"一语,指出痹证的外在致病因素是一种复合的邪气,即痹证的发生,是风寒湿三种邪气聚集在一起侵入人体的结果,由于发病因素的复杂性,导致了痹证病情的复杂、难愈。

2. 本段文字对痹证的分类,涉及几种不同的角度。一是按症状特点分为行痹、痛痹、著痹；一是按痹邪流注的部位分为骨痹、筋痹、脉痹、肌痹、皮痹。后世对痹证基本采用了这两种分类法。

【原文】 帝曰：内舍[1]五脏六腑，何气使然？岐伯曰：五脏皆有合，病久而不去者，内舍于其合也。故骨痹不已，复感于邪，内舍于肾。筋痹不已，复感于邪，内舍于肝。脉痹不已，复感于邪，内舍于心。肌痹不已，复感于邪，内舍于脾。皮痹不已，复感于邪，内舍于肺。所谓痹者，各以其时重感于风寒湿之气也。

【提要】 本段论述了五体痹发展为五脏痹的原因。

【注释】 [1]舍：有寄宿潜藏的意思。

【白话解】 黄帝说：痹病的病邪侵犯五脏六腑，是什么原因？岐伯说：人体的五脏与五体是表里相合的。如果病邪长久停留在体表而不离去，就会侵入与体表部位相对应的脏腑。所以骨痹长久不愈，如果重复感受邪气，病就会向内影响到肾；筋痹长久不愈，如果复感邪气，病邪就会向内影响到肝；脉痹长久不愈，如果再受邪气侵犯，病邪就会向内影响到心；肌痹长久不愈，再感受邪气，病邪就会向内影响到脾；皮痹长久不愈，再被邪气侵犯，就会向内影响到肺。所谓五脏痹病，是内脏在各自所主季节里重复感受风、寒、湿邪而形成的。

【按语】 本段论述五体痹转化为五脏痹的两种因素，一是五体痹久而不愈，耗伤相应脏气的精气，使五脏精气内虚，此为五脏痹发生的内在基础；一是复感于邪，此为五脏痹发病的外在因素。

【原文】 凡痹之客五脏者，肺痹者，烦满喘而呕。心痹者，脉不通，烦则心下鼓[1]，暴上气而喘，嗌干善噫，厥气上则恐。肝痹者，夜卧则惊，多饮数小便，上为引如怀。肾痹者，善胀，尻以代踵，脊以代头。脾痹者，四肢解㑊，发咳呕汁，上为大塞。肠痹者，数饮而出不得，中气喘争，时发飧泄。胞痹[2]者，少腹膀胱按之内痛，若沃以汤，涩于小便，上为清涕。

【提要】 本段论述了五脏痹和肠痹、胞痹的症状。

【注释】 [1]鼓：即鼓动的意思。

[2]胞痹：指膀胱痹。

【白话解】 痹病侵犯到五脏，其病变的症状各异。肺痹的症状是，胸闷，气喘，呕吐；心痹的症状是，血脉不通畅，心烦，心慌，心跳像在敲鼓一样，突然发作气喘，咽喉干燥，常有嗳气，当出现气向上逆时，病人会产生恐惧；肝痹的症状是，夜晚睡眠时容易受惊，口渴多饮，小便次数频繁，腹部胀满，形似满弓，状如怀孕；肾痹的症状是，腹部胀满，骨骼软弱无力，不能行走，行动时以尻着地，身体蜷缩，脊背比头高；脾痹的症状是，四肢疲倦无力，咳嗽，呕吐清水，胸部胀满闭塞不畅；肠痹的症状是，多饮但小便不畅通，腹中肠鸣，有时泻出不消化的食物；膀胱痹的症状是，用手触按小腹部时有疼痛感，又像灌了热水一样，有灼热感，小便涩痛，并见流清涕。

【原文】 阴气[1]者,静则神藏,躁则消亡,饮食自倍,肠胃乃伤。淫气喘息,痹聚在肺;淫气忧思,痹聚在心;淫气遗溺,痹聚在肾;淫气乏竭[2],痹聚在肝;淫气肌绝,痹聚在脾。

【提要】 本段论述了脏腑痹发病的内在因素及脏腑痹的典型症状。

【注释】 [1]阴气:指五脏之气。

[2]乏竭:是气血衰败,疲乏力竭的意思。

【白话解】 五脏之气,安静则精神内藏,躁动则容易耗散。如果饮食过量,肠胃就会受到损伤。邪气侵犯引起呼吸喘促,是痹病发生在肺;如果邪气侵犯造成忧愁思虑,是痹病发生在心;若邪气侵犯引起遗尿,是痹病发生在肾;邪气侵犯导致疲乏衰竭,是痹病发生在肝;如果邪气侵犯出现肌肉萎缩消瘦,是痹病发生在脾。

【原文】 诸痹不已,亦益内也。其风气胜者,其人易已也。

帝曰:痹,其时有死者,或疼久者,或易已者,其故何也? 岐伯曰:其入脏者死,其留连筋骨间者疼久,其留皮肤间者易已。帝曰:其客于六腑者何也? 岐伯曰:此亦其食饮居处,为其病本也。六腑亦各有俞,风寒湿气中其俞,而食饮应之,循俞而入,各舍其腑也。帝曰:以针治之奈何? 岐伯曰:五脏有俞,六腑有合,循脉之分,各有所发,各随其过则病瘳[1]也。

【提要】 本段进一步论述了痹病的预后及针刺治疗的方法。

【注释】 [1]瘳:chōu,音抽,病愈的意思。

【白话解】 各种痹病日久不愈,就可能加重逐渐侵入身体内部。以风邪为主要病邪的比较容易治疗。黄帝说:得了痹病的病人,有的会死亡,有的疼痛长久不愈,有的痊愈得很快。这是什么原因呢? 岐伯说:痹病已传入五脏的就会死亡;痹病长久固定在筋骨之间的,就可能长久疼痛不愈;如果痹病只发生在皮肤,就容易治愈。黄帝说:痹病的邪气侵犯六腑,情况如何? 岐伯说:由于饮食居处失调,造成了六腑发生痹病。六腑在背部各有俞穴,如果风、寒、湿邪侵犯六腑的俞穴,而又有饮食不调,则病邪就会循着俞穴侵入相应的腑中。黄帝说:如何用针刺治疗呢? 岐伯说:五脏六腑各有自己的俞穴和合穴,在其经脉分布的部位均有发病之处,应根据这些不同发病部位,进行针刺治疗,痹病就可以治愈。

【按语】 后世对治疗法则中"循脉之分,各有所发"一语,理解不一。一云沿着脏腑经脉分布的部位,有一定的症状表现出来,如马莳:"循脏腑经脉所行之分,各有所发病之经"。因此,此句应理解为随经辨证施治;二是以五输穴中"所出为井"作注解,如张介宾《类经》"各有所发,即所出为井也",即针刺所病脏腑经脉的井穴。两方面可结合理解。

【原文】 帝曰:荣卫之气亦令人痹乎? 岐伯曰:荣者,水谷之精气也,和调于五脏,洒陈[1]于六腑,乃能入于脉也,故循脉上下,贯五脏,络六腑也。卫者,水谷之悍气也,其气慓疾滑利,不能入于脉也,故循皮肤之中,分肉之间,熏于肓膜,散于胸腹。逆其气则病,从其气则愈,不与风寒湿气合,故不为痹。帝曰:善。

【提要】 本段论述了痹病的发病与营气、卫气的关系。

【注释】 [1]洒陈:布散的意思。

【白话解】 黄帝问:营气和卫气也会使人发生痹病吗?岐伯说:营气是食入饮食物的精华转化而成的,它平和协调地布散于五脏六腑之中,然后进入经脉,再沿着经脉上下运行,贯通五脏,联络六腑。卫气是水谷精气中剽悍滑利的部分,运行疾速而滑利,不能进入经脉,只能循行于皮肤之中,分肉之间,并熏蒸体内的筋膜,然后散布到胸腹部。如果营气和卫气运行紊乱,就会产生疾病;营卫之气运行正常,疾病就会痊愈。如果营卫之气正常,不与风、寒、湿邪相合,是不会发生痹病的。黄帝说:讲得好!

【按语】 "逆其气则病,从其气则愈,不与风寒湿气合,故不为痹",从病机和治疗两方面论述了营卫二气与痹证的关系。逆其气则病,表明痹证发生后必有营卫之气的逆乱;从其气则愈,则表明各种治疗只要使营卫二气从顺,便可将痹证治愈。因此,调畅营卫、行气活血是治疗痹证的重要方法。

【原文】 痹或痛,或不痛,或不仁,或寒,或热,或燥,或湿,其故何也?岐伯曰:痛者,寒气多也,有寒故痛也。其不痛不仁者,病久入深,荣卫之行涩,经络时疏[1],故不通[2],皮肤不营,故为不仁。其寒者,阳气少,阴气多,与病相益[3],故寒也。其热者,阳气多,阴气少,病气胜,阳遭阴,故为痹热。其多汗而濡者,此其逢湿甚也,阳气少,阴气盛,两气相感,故汗出而濡也。

【提要】 本段论述了痹病的几种不同症状产生的机制。

【注释】 [1]疏:是空虚的意思。

[2]通:同"痛"。

[3]益:增加、助长之意。

【白话解】 痹病,有痛的,有不痛的,有肌肤麻木不知痛痒的,有发寒的,有发热的,有皮肤干燥的,有皮肤湿润的,这是什么原因?岐伯说:痹病疼痛,是感受寒邪偏多造成的。寒邪使气血运行缓慢,经脉阻滞不通,所以疼痛。痹病不痛,但肌肤麻木不仁,是因为得病时间长久,病邪侵入较深,营卫之气运行缓慢涩滞,使经络时有空虚,所以不痛。肌肉皮肤得不到营气滋养,所以感觉麻木不仁。痹病感到寒冷,是因为病人阳气虚少,阴气偏盛,阴气与病邪互相资助,因此出现寒冷。痹病发热,是由于病人阳气亢盛,阴气虚少,病邪侵入体内,转化为热,虚弱的阴气无法抵抗亢盛的阳热,所以病人发热。痹病多汗而皮肤湿润,是因为感受湿邪太重,阳气虚少,阴气过盛,湿邪与阴气结合,所以病人多汗而皮肤湿润。

【原文】 帝曰:夫痹之为病,不痛何也?岐伯曰:痹在于骨则重,在于脉则血凝而不流,在于筋则屈不伸,在于肉则不仁,在于皮则寒,故具此五者,则不痛也。凡痹之类,逢寒则虫,逢热则纵。帝曰:善。

【提要】 本段概括论述了痹病不痛的病机和影响痹证的因素。

【白话解】 黄帝说:得痹病,有的人并不感觉疼痛,是什么原因?岐伯说:痹病发生在骨则身体沉重;痹病发生在脉则血流不畅;痹病发生在筋则痉挛拘急肢体不能伸展;痹病发生在肌肉则感觉麻木不仁;痹病发生在皮肤则身体感到寒冷;如果具有这五种症状,就不会有疼痛的感觉。凡是痹病,遇到寒气就痉挛拘急疼痛,遇热就疼痛缓解。黄帝说:讲得好!

痿论篇第四十四

【题解】 痿,即痿软无力。痿病指以肢体肌肉萎缩,软弱无力,运动功能失常为主要特点的一类病变。本篇论述了五种痿病的病因、病机、诊断和治疗,是专论痿病的论文,所以篇名叫做"痿论"。

【原文】 黄帝问曰:五脏使人痿何也?岐伯对曰:肺主身之皮毛,心主身之血脉,肝主身之筋膜,脾主身之肌肉,肾主身之骨髓。故肺热叶焦,则皮毛虚弱急薄,著则生痿躄[1]也。心气热,则下脉厥而上,上则下脉虚,虚则生脉痿,枢折挈[2],胫纵[3]而不任地也。肝气热,则胆泄口苦筋膜干,筋膜干则筋急而挛,发为筋痿。脾气热,则胃干而渴,肌肉不仁,发为肉痿。肾气热,则腰脊不举,骨枯而髓减,发为骨痿。

【提要】 本段论述了五脏被热邪侵犯使人产生痿病的机制,并对痿证进行了五体分类。

【注释】 [1] 痿躄:躄,下肢痿废。痿躄,统指四肢痿废不用的病证。

[2] 枢折挈:指关节不能随意举动。

[3] 胫纵:指足和小腿肌肉瘫软无力。

【白话解】 黄帝问道:五脏都能使人产生痿病,是什么原因?岐伯回答说:肺主管全身皮毛;心主管全身血脉;肝主管全身筋膜;脾主管全身肌肉;肾主管全身骨髓。所以肺脏感受热邪,津液受损,以致肺叶枯萎,皮毛也变得虚弱、干枯,热邪长久停留在肺,形成"痿躄";心脏感受热邪,会使下部脉中之血向上逆行,血都聚集在上部,造成下部血脉空虚,血虚就会产生"脉痿",关节不能随意举动,足和小腿肌肉瘫软无力,不能着地行走;肝脏感受热邪,就会使胆汁外泄而见口苦,津液受损,筋膜得不到滋润营养而干枯,出现痉挛拘急,而导致"筋痿";脾脏感受热邪,就会造成胃中津液干燥而出现口渴,肌肉麻木不仁,形成"肉痿";肾脏有热邪停留,肾精耗竭,骨髓减少,腰脊不能举动,产生"骨痿"。

【原文】 帝曰:何以得之?岐伯曰:肺者,脏之长也,为心之盖也,有所失亡,所求不得,则发肺鸣[1],鸣则肺热叶焦。故曰:五脏因肺热叶焦,发为痿躄,此之谓也。悲哀太甚,则胞络绝,胞络绝则阳气内动,发则心下崩,数溲血也。故《本病》曰:大经空虚,发为肌痹,传为脉痿。思想无穷,所愿不得,意淫于外,入房太甚,宗筋[2]弛纵,发为筋痿,及为白淫[3]。故《下经》曰:筋痿者,生于肝使内也。有渐于湿[4],以水为事,若有所留,居处相湿,肌肉濡渍,痹而不仁,发为肉痿。故《下经》曰:肉痿者,得之湿地也。有所远行劳倦,逢大热而渴,渴则阳气内伐,内伐则热舍于肾,肾者水脏也,今水不胜火,则骨枯而髓虚,故足不任身,发为骨痿。故《下经》曰:骨痿者,生于大热也。

【提要】　本段论述了五体痿病的病因与病机。

【注释】　[1]肺鸣:肺属金,金不静则鸣,以"肺鸣"说明肺脏有病变。

[2]宗筋:许多筋的集合处称为宗筋。又男子外生殖器称宗筋。

[3]白淫:在男子为遗精;在女子为白带。

[4]渐于湿:渐,浸渍之意。谓水湿浸渍,成为病因之一。

【白话解】　黄帝问:痿病是怎样形成的呢?岐伯说:肺脏在五脏之中位置最高,覆盖在心脏之上,它是各脏之长,如果精神受到刺激,或欲望不能满足,就会使肺气不通畅,而发生病变,热邪造成肺叶焦枯,无法将津液输送到全身,便产生五体痿,因此说五脏都是由于肺热叶焦,而产生痿躄的,就是这个道理。悲哀太甚,就会损伤胞络,进而使心脏受到伤害,阳气在体内妄动,迫使血液从下部溢出脉外,可见小便带血。所以《本病》上说:大的经脉空虚,可以使人产生脉痹,最后变为脉痿。如果无穷无尽地胡思乱想,过分的欲望不能实现,思想情绪不能安定,房事太过,导致阳痿,逐渐形成筋痿,甚至出现精液自行流出的"白淫"。所以《下经》中有:筋痿发生在肝,是因为房事过度,耗伤精气所致。如果长期感受湿邪,例如长期从事水中作业,使水湿停留体内,或居住在潮湿的环境中,使肌肉受到湿邪浸润,出现感觉麻木不仁,最终形成肉痿。所以《下经》说:肉痿是长期居住在潮湿地方所引起的。如果由于远行疲劳,又遇上天气炎热,热邪侵入人体,损耗阴气,出现口渴,进而热邪损伤到肾,肾在五行中属水,为水脏,现在肾水不能制约热邪,就会出现骨髓枯槁而空虚,两足无法支撑身体,形成骨痿。所以《下经》中说:骨痿是由于大热所引起的。

【原文】　帝曰:何以别之?岐伯曰:肺热者色白而毛败,心热者色赤而络脉溢,肝热者色苍而爪枯,脾热者色黄而肉蠕动,肾热者色黑而齿槁。

【提要】　本段论述了五脏痿病的鉴别诊断要点。

【白话解】　黄帝问:怎样鉴别五种痿?岐伯说:肺脏有热的,会见到面色发白而毛发枯槁衰败;心脏有热,会见到面色发红而体表的小络脉充血;肝脏有热,会见到面色发青而指(趾)甲枯燥;脾脏有热,会见到面色发黄而肌肉软弱;肾脏有热,会见到面色发黑而牙齿枯槁松动。

【原文】　帝曰:如夫子言可矣,论言[1]治痿者独取阳明何也?岐伯曰:阳明者,五脏六腑之海,主润宗筋,宗筋主束骨而利机关也。冲脉者,经脉之海也,主渗灌[2]溪谷,与阳明合于宗筋,阴阳揔[3]宗筋之会,会于气街,而阳明为之长,皆属于带脉,而络于督脉。故阳明虚则宗筋纵,带脉不引,故足痿不用也。帝曰:治之奈何?岐伯曰:各补其荥而通其俞,调其虚实,和其逆顺,筋脉骨肉,各以其时受月,则病已矣。帝曰:善。

【提要】 本段论述了痿病的治疗大法,突出了阳明胃在痿病治疗中的地位。

【注释】 [1]论言:是古代论治的书籍。

[2]渗灌:是渗透灌溉的意思。

[3]揔:同"总"。

【白话解】 黄帝说:按照先生您所说的,痿病都是由于肺热叶焦而产生的,还分为五种类型,是正确可取的。但古代医书上说:治疗痿病"独取阳明",这是什么原因?岐伯说:阳明经为胃之经脉,是五脏六腑营养的源泉,还能滋润营养宗筋,而宗筋又有主管约束关节的功能,使关节活动滑利灵活。冲脉是人体十二经气血汇聚之所,能渗透灌溉全身的肌肉,并与阳明经汇合于宗筋,大凡阴经阳经都会汇合于宗筋,再于气街处交会。阳明经是这些经脉的统领,又都连属于带脉,而联络于督脉。如果阳明经气血不足,则这些经脉得不到营养,就会松弛,同时带脉也失去其约束收引经脉的功能,所以出现两足肌肉萎缩软弱无力,不能运动。

黄帝问:怎样治疗痿病呢?岐伯说:用针刺方法,补益发病经脉的荥穴,疏通各经的俞穴,来调整虚实,和解紊乱之气。无论是筋、脉、骨、肉痿病中的哪种,只要根据相应的脏腑之气偏旺的月份,进行取穴治疗,病就会痊愈。黄帝说:好!

厥论篇第四十五

【题解】 厥,在本篇中是指厥病。由于本篇主要论述了寒厥、热厥的病因、病机及六经厥的症状,所以叫做"厥论"。

【原文】 黄帝问曰:厥之寒热者何也?岐伯对曰:阳气衰于下,则为寒厥;阴气衰于下,则为热厥。帝曰:热厥之为热也,必起于足下者何也?岐伯曰:阳气起于足五指之表,阴脉者集于足下而聚于足心,故阳气胜则足下热也。帝曰:寒厥之为寒也,必从五指而上于膝者何也?岐伯曰:阴气起于五指之里,集于膝下而聚于膝上,故阴气胜则从五指至膝上寒。其寒也,不从外,皆从内也。

【提要】 本段论述了寒厥和热厥的形成机制。

【白话解】 黄帝问道:厥病有寒有热,是什么原因?岐伯回答说:下部的阳气不足,就会产生寒厥病;下部的阴气不足,就会产生热厥病。黄帝问:热厥的发热,一定会从足开始,是什么原因?岐伯说:阳经之气在足五趾的外侧运行,足的阴经之气集中于足心处,如果阳经之气过于亢盛,阴经之气不足,阳气就会乘机占据阴气的位置,所以足底发热。黄帝说:寒厥病的寒冷,一定会从足五趾开始,再向上到膝关节,这是为什么?岐伯说:阴经之气,在足五趾内侧运行,先交会于膝下部位,再向上聚合到膝关节上部,阳气虚少,阴气偏盛,所以寒冷从足五趾开始,向上到膝关节;这种寒冷,并不是外来的寒邪侵犯所造成的,而是由于体内阳气虚弱引起的。

【原文】 帝曰:寒厥何失而然也?岐伯曰:前阴者,宗筋之所聚,太阴阳明之所合也。春夏则阳气多而阴气少,秋冬则阴气盛而阳气衰。此人者质壮,以秋冬夺于所用,下气上争不能复,精气溢下,邪气因从之而上也。气因于中,阳气衰,不能渗营其经络,阳气日损,阴气独在,故手足为之寒也。

【提要】 本段论述了寒厥病的病因。

【白话解】 黄帝问:寒厥是什么过失造成的?岐伯说:前阴是宗筋会聚的部位,也是足太阳经和足阳明经会合的地方。人体在春天和夏天阳气多而阴气少,秋天和冬天则阴气盛而阳气衰。如果有人自恃身体强壮,在秋冬阳气已衰之时,过度劳累或纵欲,造成肾阳虚弱,进而就会向脾胃索取补给,即使如此,肾阳仍然无法恢复到正常状态。肾阳虚,使封藏精气的功能失常,导致精气向下溢出。由于肾阳虚,阴气亢盛,向上逆行,停留在中部脾胃,使脾胃阳气也受到损伤,无法将营养物质输送到全身的经络,阳气没有补充,就会日渐衰弱,而阴气却独自存在,四肢得不到阳气的温煦,所以出现手足寒冷的症状。

【原文】 帝曰:热厥何如而然也?岐伯曰:酒入于胃,则络脉满而经脉虚。脾主为胃行其津液者也,阴气虚则阳气入,阳气入则胃不和,胃不和则精气竭,精气竭则不营其四肢也。此人必数醉若饱以入房,气聚于脾中不得散,酒气与谷气相薄,热盛于中,故热遍于身,内热而溺赤也。夫酒气盛而慓悍,肾气有衰,阳气独胜,故手足为之热也。

【提要】 本段论述了热厥病的病因。

【白话解】 黄帝问:热厥病是什么原因造成的?岐伯说:饮酒进入胃中,使气血趋向体表的小经络,所以形成体表经络充满而体内经脉空虚的状况。脾脏有帮助胃输送营养到全身的功能。如果饮酒过多,酒的热性就会损伤脾脏的阴气,阳气会乘虚而入,造成脾的功能失常。一则使消化功能减弱,二则导致脾脏无法将营养物质输送到全身,使四肢得不到足够的营养。这样的人,多数经常醉酒和饱食后行房事,造成酒和食物停留在胃中无法消化,时间长了,就会转化成热,而出现全身发热,小便赤等症状。因为酒的性质热而猛烈,肾阴必定受损,阴虚则阳气亢盛,所以出现手足发热的症状。

【原文】 帝曰:厥或令人腹满,或令人暴[1]不知人,或至半日远至一日乃知人者何也？岐伯曰：阴气盛于上则下虚，下虚则腹胀满，阳气盛于上则下气重[2]上而邪气逆，逆则阳气乱，阳气乱则不知人也。帝曰：善。

【提要】 本段论述了寒厥病出现腹满和热厥病出现突然昏迷的病机。

【注释】 [1]暴：当"猝然"讲。

[2]重：chóng，当"并"解。

【白话解】 黄帝说：厥病有时会使人腹满，有时会使人突然昏迷，不省人事，过半天，甚至一天后才能苏醒。这是什么原因？岐伯说：人体的阴气偏盛于上，是由于下部的阳气虚少引起的，阳气虚少就会造成腹满；人体的阳气偏盛于上，则下部的气向上逆行，逆行之气就像邪气一样扰乱阳气，就会造成突然昏倒，不省人事。黄帝说：讲得好！

【原文】 愿闻六经脉之厥状病能也。岐伯曰：巨阳之厥，则肿首头重，足不能行，发为眴仆。阳明之厥，则癫疾欲走呼，腹满不得卧，面赤而热，妄见而妄言。少阳之厥，则暴聋颊肿而热，胁痛，胻不可以运。太阴之厥，则腹满䐜胀，后不利，不欲食，食则呕，不得卧。少阴之厥，则口干溺赤，腹满心痛。厥阴之厥，则少腹肿痛，腹胀泾溲[1]不利，好卧屈膝，阴缩肿，胻内热。盛则泻之，虚则补之，不盛不虚，以经取之。

【提要】 本段论述了六经厥病的症状。

【注释】 [1]泾溲：泾，指大便；溲，指小便。

【白话解】 黄帝说：希望您再给我讲讲六经发生厥病的表现。岐伯说：足太阳经发生厥病，可以见到头肿而沉重，两脚不能行走，并有眩晕昏仆的症状；足阳明经发生厥病，可以见到发癫病一样的症状，奔走呼叫，腹部胀满，不能平安躺卧，面部发红发热，神经错乱，出现幻觉，胡言乱语；足少阳经发生厥病，可以见到突发耳聋，面部肿胀发热，胸胁疼痛，小腿活动不便；足太阴经发生厥病，可以见到腹部胀满，大便不通，不想进食，如果勉强进食则出现呕吐，不能安卧；足少阴经发生厥病，可以见到口干，小便颜色发红，腹部胀满，心痛；足厥阴经发生厥病，可以见到小腹部肿胀疼痛，二便不通，喜欢以屈膝状体位睡觉，并有阴囊收缩，小腿内侧发热的症状。对这些厥病的治疗是：病变是实证的用泻法，是虚证的用补法，对于不虚不实的，可以取发病之经的穴位治疗。

【原文】 太阴厥逆，胻急挛，心痛引腹，治主病者。少阴厥逆，虚满呕变，下泄清，治主病者。厥阴厥逆，挛腰痛，虚满前闭[1]谵言，治主病者。三阴俱逆，不得前后，使人手足寒，三日死。太阳厥逆，僵仆呕血善衄，治主病者。少阳厥逆，机关不利，机关不利者，腰不可以行，项不可以顾，发肠痈不可治，惊者死。阳明厥逆，喘咳身热，善惊衄呕血。

【提要】 本段论述了六经厥病的症状分类，以及治疗原则。

【注释】 [1]前闭：指小便不通。

【白话解】 足太阴经的厥逆病变，有小腿痉挛拘急的现象，并见心痛牵连腹痛,治疗时取患病经脉上的穴位;足少阴经的厥逆病变,有腹部虚性胀满,呕吐,腹泻,大便清稀的现象,治疗时取患病经脉上的穴位;足厥阴经的厥逆病变,有腰痛,痉挛,腹部虚性胀满,小便不通,神经错乱,胡言乱语等症状,治疗时取患病经脉上的穴位;如果太阴、少阴、厥阴三阴经脉都发生厥逆病变,就会出现大小便不通,并使病人手足寒冷,出现这种情况三天就会死亡。足太阳经的厥逆病变,有突然发作的身体僵直跌倒,呕吐带血,并有鼻出血的现象,治疗时取患病经脉上的穴位;足少阳经的厥逆病变,有关节筋骨活动不利,腰部不舒,动作不自如,颈项发僵不能回头,如果并发肠部痈肿,就是不治之症;如果病人发惊,就可能死亡。足阳明经的厥逆病变,有咳嗽,身体发热,容易受惊,鼻中出血或呕吐血液等现象,治疗时应取患病的经脉上的穴位。

【原文】 手太阴厥逆,虚满而咳,善呕沫,治主病者。手心主少阴厥逆,心痛引喉,身热。死不可治。手太阳厥逆,耳聋泣出,项不可以顾,腰不可以俯仰,治主病者。手阳明少阳厥逆,发喉痹,嗌肿,痓,治主病者。

【提要】 本段补充论述了六经厥病的症状和治疗原则。

【白话解】 手太阴经的厥逆病变,有腹部虚性胀满,并见咳嗽,经常呕吐出泡沫状物的现象,治疗时,取患病的经脉上的穴位;手厥阴经和手少阴经的厥逆病变,有胸部疼痛,牵连到喉咙,身体发热的现象,是一种很难治愈的病证;手太阳经的厥逆病变,有耳聋,流眼泪,颈项发硬不能回顾,腰部发硬不能俯仰的现象,治疗时取患病的经脉上的穴位;手阳明经和手少阳经的厥逆病变,有喉痹,咽部肿胀,肢体颈项强直等的现象,治疗时应取患病的经脉上的穴位。

病能论篇第四十六

【题解】 能,通"态"字。"病能"就是"病态",即疾病的形态,包括脉象、症状等。本篇主要讨论了胃脘痈、颈痈、睡眠不安、阳厥、酒风等七种疾病的形态,所以篇名就叫"病能论"。

【原文】 黄帝问曰:人病胃脘痈者,诊当何如?岐伯对曰:诊此者当候胃脉,其脉当沉细,沉细者气逆,逆者人迎甚盛,甚盛则热,人迎者胃脉也,逆而盛,则热聚于胃口而不行,故胃脘为痈也。帝曰:善。人有卧而有所不安者何也?岐伯曰:脏有所伤及,精有所之寄[1],则安,故人不能悬[2]其病也。帝曰:人之不得偃卧者何也?岐伯曰:肺者脏之盖也,肺气盛则脉大,脉大则不得偃卧,论在《奇恒阴阳》中。

【提要】 本段论述了胃脘痈、睡眠不安的症状与机制。

【注释】 [1] 精有所之寄:五脏为精神之所舍。五脏损伤,就睡眠不安。精有所之寄,即五脏之损伤恢复,精神有所归宿之意。

[2] 悬:猜测的意思。

【白话解】 黄帝问道:患胃脘痈的病人,应当用什么方法诊断呢?岐伯回答说:诊断这个病,应该先检查胃脉,他的脉搏往往是沉细的,沉细表示胃气上逆,胃气上逆就会见到人迎部脉搏跳动过盛,这说明体内有热。人迎部是胃脉经过的地方,由于气逆而跳动过于亢盛,反映出热邪聚集在胃口不得发散,所以胃脘部发生痈肿。黄帝说:对啊。有的人睡眠不安,这是什么原因?岐伯说:是五脏受七情劳倦的影响,而有所损伤的缘故。要等损伤恢复,精神有所寄托,才能安睡。所以一般的人无法猜出他得的是什么病。黄帝又问:有的病人不能仰卧,为什么?岐伯说:肺脏在各脏中的位置最高,覆盖着其他各脏,如果肺脏中邪气充盛,就会使肺脏中络脉胀大,络脉胀大就不能仰卧,在"奇恒阴阳篇"中有这方面的论述。

【原文】 帝曰:有病厥者,诊右脉沉而紧,左脉浮而迟,不然,病主安在?岐

184

伯曰：冬诊之，右脉固当沉紧，此应四时，左脉浮而迟，此逆四时，在左当主病在肾，颇关在肺，当腰痛也。帝曰：何以言之？岐伯曰：少阴脉贯肾络肺，今得肺脉[1]，肾为之病，故肾为腰痛之病也。帝曰：善。有病颈痈者，或石治之，或针灸治之，而皆已，其真安在？岐伯曰：此同名异等[2]者也。夫痈气之息者，宜以针开除去之，夫气盛血聚者，宜石而泻之，此所谓同病异治也。

【提要】 本段论述了厥病和颈痈的症状及其病因、病机。

【注释】 [1]肺脉：即上文所言之"浮而迟"之脉。

[2]异等："等"即"类"之意。"异等"，就是"异类"。

【白话解】 黄帝问：患厥病的病人，诊察他的右手脉搏沉而紧，左手脉搏浮而迟，不知病变在什么部位？岐伯说：如果是在冬天，右手脉本应沉紧，这是与四时气候相适应的。但左手脉浮迟，就是与四时气候相违背的。如果左手脉见到浮迟，是病变在肾，并与肺脏也有很大关系。病人应该还有腰痛的症状。黄帝说：为什么这样说呢？岐伯回答：足少阴肾经贯穿肾脏，并向上连络到肺脏，现在冬天见到浮迟的肺脉，是肾气不足。肾脏有病，所以有腰痛。黄帝说：讲得好。患颈痈的病人，有的采用砭石方法治疗，有的采用针灸方法治疗，都能治愈。那么，哪种方法是正确的？岐伯说：这些病的病名虽然相同，但疾病的程度不同，那种因为气郁停滞而形成的痈肿，应该用针刺的方法开泄停滞之气；而那种邪气亢盛，血液停聚在局部形成的痈肿，就要以砭石治疗，泻除瘀血。这就是所谓的同病异治。

【原文】 帝曰：有病怒狂者，此病安生？岐伯曰：生于阳也。帝曰：阳何以使人狂？岐伯曰：阳气者，因暴折[1]而难决，故善怒也，病名曰阳厥。帝曰：何以知之？岐伯曰：阳明者常动[2]，巨阳少阳不动[3]，不动而动大疾，此其候也？帝曰：治之奈何？岐伯曰：夺其食即已，夫食入于阴，长气于阳，故夺其食即已。使之服以生铁洛[4]为饮，夫生铁洛者，下气疾也。帝曰：善。

【提要】 本段论述了阳厥病的症状、病因、病机及治疗。

【注释】 [1]暴折：指突然受到难以忍受的刺激。

[2]阳明者常动：指大迎、人迎、冲阳等处的脉搏，搏动明显。

[3]巨阳少阳不动：指太阳经的委中、昆仑，少阳经的听会、悬钟等处，其脉搏搏动不显。

[4]生铁洛：是指冶炼钢铁时锤落下来的铁屑，具有降气开结，清热，重镇安神的功效。

【白话解】 黄帝问：有的病人会出现发怒狂躁，这是怎样产生的？岐伯说：是由于阳气逆乱造成的。黄帝又问；为什么阳气逆乱就会使人发狂呢？岐伯说：是病人突然遭受了严重的精神刺激，并且又不好解决，所以容易发怒狂躁，这种病的病名叫"阳厥"。黄帝又问：怎么知道是阳厥病的呢？岐伯说：正常情况下阳明经脉搏动明显，而太阳、少阳经脉搏动不明显。本来应该搏动不明显的经脉，现在搏动得明显且频率很快，这就是阳厥的证候。黄帝问：如何治疗呢？岐伯说：禁止病人进食，就能痊愈。因为食物进入胃中，经过消化吸收，就会助长阳气,因此要禁止饮食,就会痊愈。再给病人服"生铁洛饮",因为生铁洛饮有迅速降气的作用。黄帝说:讲得好!

【按语】 阳厥病,即癫狂之类的疾病。病因为突然受到难以忍受的精神刺激,志不得伸,事情又难以解决,而致阳气被郁,逆而上行,因病由阳气厥逆所生,故病名阳厥。阳气郁积,逆而上行,故善怒。用生铁落饮治疗。同时要限制饮食,尤其不能吃辛辣厚味之物,以防助阳生热,加重病情。

【原文】 有病身热解墯,汗出如浴,恶风少气,此为何病?岐伯曰:病名曰酒风。帝曰:治之奈何?岐伯曰:以泽泻、术各十分,麋衔[1]五分,合以三指撮[2]为后饭。

【提要】 本段论述了"酒风"病的症状和治疗方药。

【注释】 [1]麋衔:一名薇衔。味苦,平,治风湿痹、历节痛、鼠瘘痈肿。

[2]三指撮:指用三个手指头撮药末,以计药量。

【白话解】 有的病人全身发热,疲乏无力,四肢沉重,出汗多得像洗浴一样,怕风气短,这是什么病?岐伯说:这种病叫"酒风"。黄帝问:怎样治疗呢?岐伯说:可以用泽泻和白术各十份,麋衔五份,混合在一起,研成粉末,每次服三指撮,吃饭前服。

【原文】 所谓深之细者,其中手如针也,摩之切之,聚者坚也,博者大也。《上经》者,言气之通天也。《下经》者,言病之变化也。《金匮》者,决死生也。《揆度》者,切度之也。《奇恒》者,言奇病也。所谓奇者,使奇病不得以四时死也。恒者,得以四时死也。所谓揆者,方切求之也,言切求其脉理也。度者,得其病处,以四时度之也。

【提要】 本段论述了几种脉象的诊法和五部古医书的命名及其含义。

【白话解】 所谓深按得到细小的脉,脉象在指下细小如针;如果使用按摩和推拿的手法,脉气仍然聚集不散,就是坚脉的脉象;脉象搏动有力的是大脉。《上经》是讨论人体生理与自然界关系的;《下经》是论述疾病发展变化的;《金匮》是讲如何诊断疾病,决断生死的;《揆度》是专论切脉以判断疾病的;《奇恒》是记载各种异常奇怪的病变的。所谓奇,是指不受四时季节的影响而死亡的;所谓恒,是指随着四时季节变化而死亡的。所谓揆,是指切按脉象,以推求疾病的所在,以及病因病理。所谓度,是以诊脉所得到的结果,再结合四时气候对人体的影响,进行分析判断,推断疾病的轻重宜忌。

奇病论篇第四十七

【题解】 奇病,是泛指少见而异于平常的一些疾病。本篇论述了失音、息积、疹筋等十余种少见的奇病,所以叫"奇病论"。

【原文】 黄帝问曰:人有重身,九月而喑[1],此为何也? 岐伯对曰:胞之络脉绝[2]也。帝曰:何以言之? 岐伯曰:胞络者系于肾,少阴之脉,贯肾系舌本,故不能言。帝曰:治之奈何? 岐伯曰:无治也,当十月复。《刺法》曰:无损不足,益有余,以成其疹,然后调之。所谓无损不足者,身羸瘦,无用镵石[3]也。无益其有余者,腹中有形而泄之,泄之则精出而病独擅中,故曰疹成也。

【提要】 本段论述了孕妇失音的机制及不需要治疗的道理。

【注释】 [1] 喑:yīn,音音。指声哑。

[2] 绝:阻隔不通的意思。

[3] 镵石:镵,即镵针,九针之一,头大末锐,形如箭头。石,指砭石,古代石制针刺工具。

【白话解】 黄帝问道:有的妇女怀孕到九个月时,说话发不出声,是什么病? 岐伯回答:这是因为胞中的络脉被胎儿压迫,而阻断不通所致。黄帝又问:为什么这样说呢? 岐伯说:胞中的络脉与肾脏相连系,少阴肾脉贯穿肾脏,向上又连系到舌根部,而胞中络脉被阻,使肾脉的气血无法通行到舌,所以出现发不出声音的症状。黄帝说:怎样治疗呢? 岐伯说:无需治疗。等到了胎满十月分娩后,自己就会恢复正常。《刺法》上说:"无损不足,益有余",意思是不要以泻法治疗虚性疾病,也不能用补法治疗实性疾病,以免因误治造成新的疾病。应该审察虚实,然后再给予适当的处理。所谓"无损不足",是说身体虚弱的病人,不可用镵石治疗;"无益有余"是指邪气停留腹部造成肿块,不能用补益方法治疗,如果误用补法,就会使病邪牢固地停聚在体内。所以说盲目处理是会导致疾病的。

【原文】 帝曰:病胁下满气逆,二三岁不已,是为何病? 岐伯曰:病名曰息积,此不妨于食,不可灸刺,积为导引服药,药不能独治也。帝曰:人有身体髀股骺皆肿,环脐而痛,是为何病? 岐伯曰:病名曰伏梁,此风根也。其气溢于大肠而著于肓,肓之原在脐下,故环脐而痛也。不可动之,动之为水溺涩之病也。

【提要】 本段论述了"息积"、"伏梁"病的症状、机制、治疗、禁忌。

【白话解】 黄帝说:有的病人胁下胀满,气逆喘促,两三年不好,这是什么病呢? 岐伯说:这种病叫做"息积"。这种病不妨碍饮食,但不能用艾灸或针刺方法治疗,只能以导引法疏通气血,结合药物治疗慢慢调理,注意不能单纯用药物治疗。黄帝又说:有的病人大腿、小腿部位都肿痛,并有绕脐痛的症状,这又是什么病呢? 岐伯说:这是"伏梁"病。是由于风寒邪气停留在体内所致。风寒邪气散布在大肠的外面,停聚于肓膜,而肓的根源在脐下,所以产生绕脐痛。不能按摩,否则会出现小便不利。

【原文】 帝曰:人有尺脉数甚,筋急而见,此为何病? 岐伯曰:此所谓疹筋[1],是人腹必急,白色黑色见,则病甚。帝曰:人有病头痛以数岁不已,此安得之,名为何病?岐伯曰:当有所犯大寒,内至骨髓,髓者以脑为主,脑逆故令头痛,齿亦痛,病名曰厥逆。帝曰:善。

【提要】 本段论述了疹筋、厥逆病的症状、机制。

【注释】 [1]疹筋:疹,即病。病在筋,故称"疹筋"。

【白话解】 黄帝说:有的病人尺肤急而脉数,筋脉痉挛拘急,明显可见,这是什么病?岐伯说:这种病叫做"疹筋",病人的腹部一定也拘急。如果病人面部出现白色或黑色,说明疾病更为严重。黄帝说:有的病人患头痛,多年不愈,是怎么得的?叫做什么病?岐伯说:这是由于感受了严重的寒气,寒气深入骨髓,而骨髓是以脑为主的,寒气向上侵犯到头脑,所以头痛,牙齿也会疼痛。这种病叫"厥逆"。黄帝说:讲得好!

【原文】 帝曰:有病口甘者,病名为何?何以得之?岐伯曰:此五气之溢也,名曰脾瘅[1]。夫五味入口,藏于胃,脾为之行其精气,津液在脾,故令人口甘也,此肥美之所发也,此人必数食甘美而多肥也,肥者令人内热,甘者令人中满,故其气上溢,转为消渴[2]。治之以兰[3],除陈气也。

【提要】 本段论述了脾瘅的症状、病机及治疗方药。

【注释】 [1]瘅:dān,音丹,是"热"的意思。

[2]消渴:病名。症状有口渴、易饥、小便多、消瘦。为内热日久,伤及阴气所致。

[3]兰:指兰草。

【白话解】 有的病人口中发甜,这是什么病?是怎么得的?岐伯说:这是由于饮食物的精气向上泛溢,病名叫"脾瘅"。正常情况下,饮食入胃,经过初步消化,再由脾输布到全身。如果脾脏有热,失去正常功能,则津液停留,向上泛溢,所以使人产生口中发甜的症状。这是因为饮食过于肥美所诱发的疾病。得这种病的人,大都喜欢吃肥甘厚味的食物。厚味使人生内热,甘味使人胸腹满闷。因此食气上溢出现口甜,日久化为消渴。治疗此病用兰草,以排除蓄积郁热陈腐之气。

【原文】 帝曰:有病口苦,取阳陵泉,口苦者病名为何?何以得之?岐伯曰:病名曰胆瘅。夫肝者,中之将也,取决于胆,咽为之使。此人者,数谋虑不决,故胆虚气上溢而口为之苦,治之以胆募俞。治在《阴阳十二官相使》中。

【提要】 本段论述了"胆瘅"病的症状、病因和治疗原则。

【白话解】 黄帝说:有的病人口苦,针刺阳陵泉穴后口苦仍然不愈,这叫什么病?岐伯说:病名叫"胆瘅"。人的肝脏好比是将军,主管出谋划策;胆好比是公正的法官,主管判断。肝胆的经脉都经过咽部,所以咽部就像是肝胆的信使。患胆瘅的病人,常常是多虑而少决断,造成胆的功能失常,胆汁上溢而出现口苦。治疗时应针刺胆经的募穴、俞穴。有关的治疗,记载在古书《阴阳十二官相使》中。

【原文】 帝曰:有癃者,一日数十溲,此不足也。身热如炭,颈膺如格,人迎躁盛,喘息气逆,此有余也。太阴脉微细如发者,此不足也。其病安在? 名为何病? 岐伯曰:病在太阴,其盛在胃,颇在肺,病名曰厥,死不治,此所谓得五有余二不足也。帝曰:何谓五有余[1]二不足[2]? 岐伯曰:所谓五有余者,五病之气有余也,二不足者,亦病气之不足也。今外得五有余,内得二不足,此其身不表不里,亦正死明矣。

【提要】 本段论述了"厥逆"的症状、机制、预后。

【注释】 [1]五有余:指身热如炭、颈膺如格、人迎躁盛、喘息、气逆。

[2]二不足:指脉细微如发、小便一日数十次。

【白话解】 黄帝说:有的病人小便淋漓不畅,一天解小便数十次,这是正气不足的表现;身体发热如火炭,颈部和胸部有阻塞不通的感觉,人迎脉躁盛,呼吸喘促而气上逆,这些都是邪气亢盛有余的现象;寸口脉微细如发,是正气不足的表现。这种病的病位在哪儿呢? 叫什么病名? 岐伯说:这种病的病位在太阴,由于胃热过于亢盛,影响到肺,症状就偏重于肺,病名叫做"厥病"。这个病很难治疗,有死亡的危险。就是所谓"五有余二不足"的病证。黄帝问:什么叫做"五有余二不足"? 岐伯回答:所谓"五有余",是指上述五种邪气有余的病态;二不足是指两种正气不足的情况。现在一个病人就同时具有外部五种有余和内部两种不足的症状,治疗时,既不能因为出现有余症状而用泻法,也不能因为见到体内不足的症状就用补法。此病复杂,补泻难施,所以必死无疑。

【原文】 帝曰:人生而有病颠疾[1]者,病名曰何? 安所得之? 岐伯曰:病名为胎病,此得之在母腹中时,其母有所大惊,气上而不下,精气并居,故令子发为颠疾也。

【提要】 本段论述了癫痫病的症状、机制、预后。

【注释】 [1]颠疾:即癫痫。一说为巅顶之疾,如头痛等。

【白话解】 黄帝说:有的人生下来就患了"癫疾",这是什么病? 是怎么得的? 岐伯说:这种病叫做"胎病"。是因为胎儿在母体内时,其母曾经受到过很大惊吓,使气血运行逆乱,影响了胎儿,所以婴儿生下来就患了"癫痫"病。

【原文】 帝曰:有病痝然[1]如有水状,切其脉大紧,身无痛者,形不瘦,不能食,食少,名为何病? 岐伯曰:病生在肾,名为肾风。肾风而不能食,善惊,惊已心气痿者死。帝曰:善。

【提要】 本段论述了肾风病的症状、机制和预后。

【注释】 [1]痝然:痝,máng,音忙。是指面部浮肿的样子。

【白话解】 黄帝说:有的病人面部浮肿,像有水一样,脉象大而紧,但身体不痛,形体也不消瘦,不能进食,或吃得很少,这叫什么病? 岐伯说:这种病发生在肾脏,叫做"肾风"。得肾风病的人,出现不能进食,经常惊悸,到惊悸过后,就会心气衰竭而死亡。黄帝说:讲得好!

大奇论篇第四十八

【题解】 本篇论述了疝、瘕、肠澼、偏枯、暴厥等病的脉象和症状,并根据脉象分析十二经经气不足的病变,预测了这些病的死亡日期,其中许多病也是奇怪而少见的,可以认为是对"奇病论"的补充,所以叫做"大奇论"。

【原文】 肝满肾满肺满皆实,即为肿。肺之雍,喘而两胠满。肝雍,两胠满,卧则惊,不得小便。肾雍,脚下至少腹满,胫有大小,髀胻大跛,易偏枯。心脉满大,痫瘛筋挛。肝脉小急,痫瘛筋挛。肝脉鹜暴[1],有所惊骇,脉不至若喑,不治自已。肾脉小急,肝脉小急,心脉小急,不鼓皆为瘕[2]。

【提要】 本段论述了肝、肾、肺的经脉被邪气壅塞所产生的病变,以及从脉象论述了瘕病的症状。

【注释】 [1]鹜暴;鹜,wù,音务。鹜暴,即迅速奔驰。
[2]瘕:病名,为气血积聚而成,有时在腹部可以摸到硬块。

【白话解】 肝脏、肾脏、肺脏的经脉被邪气壅塞而满实,当即就会发生肿胀的病变。如果肺脉壅塞,就会出现气喘而两胁胀满;如果肝脉壅塞,则两胁胀满,睡眠惊悸不安,小便不通;如果肾脉壅塞,就会出现脚下到少腹胀满,两腿看上去粗细不同,有时大腿和小腿都发生肿胀,行走不便,像跛子一样,日久则成为半身不遂。心脉满而大,体内热盛,就会出现手足抽搐,筋脉拘挛,以及癫痫等症状。肝脉小而细,是肝脏虚寒,也会出现手足抽搐,筋脉拘挛和癫痫的症状。如果肝脉搏动疾速如马在奔驰一样,是突然受到惊吓所致;如果脉搏在指下突然按不到,又有失音的症状,也是因为受到了惊吓,无需治疗,过一段时间可以自行恢复正常。肾脉、肝脉、心脉细小而急,跳动无力,是气血积聚在腹内,发为"瘕病"。

【原文】 肾肝并沉为石水,并浮为风水,并虚为死,并小弦欲惊。肾脉大急沉,肝脉大急沉,皆为疝。心脉搏滑急为心疝[1],肺脉沉搏为肺疝[2]。三阳急为瘕,三阴急为疝,二阴急为痫厥[3],二阳急为惊。脾脉外鼓,沉为肠澼,久自已。肝脉小缓为肠澼,易治。肾脉小搏沉,为肠澼下血,血温身热者死。心肝澼亦下血,二脏同病者可治,其脉小沉涩为肠澼,其身热者死,热见七日死。

【提要】 本段论述了"疝病"、"瘕病"、"肠澼"等病的症状和预后。

【注释】 [1]心疝:指寒邪侵犯心经而成的疝病。
[2]肺疝:指寒邪侵犯肺经而成的疝病。
[3]痫厥:指昏迷不省人事。

【白话解】 肝肾脉均见到沉脉,是"石水"病;如果均见到浮脉,则是"风水"病;如果肝肾脉均见到虚象,是有死亡危险的病证;如果肝肾脉搏均见到小而弦的,是将要发生惊病;如果肾脉大急而沉,或肝脉大急而沉,都是寒气积聚的"疝气"病。心脉搏动滑利而疾速的是"心疝"病;肺脉搏动为沉象的是"肺疝"病。膀胱和小肠脉紧急,是"瘕病";脾脉和肺脉紧急,是"疝病";心脉和肾脉紧急,是"痫厥"病;胃脉和大肠脉紧急,是"惊病";脾脉见沉象,并有向外鼓动的趋势,是"肠澼"病,虽然日久,由于内脏的气没有受到大的伤害,还是会自行恢复正常的;肝脉细小而缓,是"肠澼"病,容易治疗;肾脉细小而沉,是"肠澼"病,如果见到大便出血,血液外溢而身体发热,是有死亡危险的重证;心肝二脏得了"肠澼"病,又见到大便出血,由于心与肝在五行中分属火和木,可以相互化生,虽然二脏同病,仍然能治疗。如果是脉细小而沉涩的"肠澼"病,身体发热,就有死亡的危险,发热严重的,七天内就会死亡。

【原文】 胃脉沉鼓涩,胃外鼓大,心脉小坚急,皆鬲偏枯,男子发左,女子发右,不喑舌转,可治,三十日起;其从者[1]喑,三岁起;年不满二十者,三岁死。脉至而搏,血衄身热者死,脉来悬钩浮为常脉。脉至如喘,名曰暴厥,暴厥者不知与人言。脉至如数,使人暴惊,三四日自已。

【提要】 本段论述了"偏枯"病、"暴厥"病的症状、预后。

【注释】 [1] 其从者:指男子病发在右侧,女子病发在左侧。

【白话解】 胃脉沉而涩滞,或者浮大应指,及心脉细小而坚硬的,是气血阻塞不通造成的,会发展为半身不遂的偏枯病。通常,患偏枯病的人,男子发病在左侧,女子发病在右侧。其说话正常,舌头运动灵活者,可以治疗,三十天左右可能痊愈;如果男子病发在右,女子病发在左,且不能说话,就需要三年左右时间才能痊愈;如果是年龄不满二十岁的人,那大约三年就要死亡。鼻出血的病人,如果脉象搏动强硬有力,并且身体发热,就有死亡的危险;脉象悬空无根,浮滑如钩的,才是失血后应有的脉象。脉象在指下如湍急的流水一样,是"暴厥"病。"暴厥"病是指突然昏倒,不省人事,不能言语。突然受到惊吓,脉搏跳动频数,大约经过三四天就会自行恢复正常。

【原文】 脉至浮合[1],浮合如数,一息十至以上,是经气予不足也。微见九十日死。脉至如火薪然,是心精之予夺也,草干而死。脉至如散叶,是肝气予虚也,木叶落而死。脉至如省客,省客者脉塞而鼓,是肾气予不足也,悬去枣华[2]而死。脉至如丸泥,是胃精予不足也,榆荚落[3]而死。脉至如横格,是胆气予不足也,禾熟而死[4]。脉至如弦缕,是胞精予不足也,病善言,下霜而死,不言,可治。脉至如交漆[5],交漆者左右傍至也,微见三十日死。脉至如涌泉,浮鼓肌中,太阳气予不足也,少气味,韭英而死[6]。

【提要】 本段根据脉象推断多种脏腑经脉病证的死期。

【注释】 [1] 浮合:形容脉象如水的波浪,忽分忽合,极难分辨清楚。

[2] 悬去枣华:悬,是花开;去,是花落;"华",同"花"。枣花开的时候是初夏。

[3] 榆荚落:是指榆荚脱落的时候,即农历三月。

[4] 禾熟而死:禾,指稻。是说稻子成熟时,即秋天,会死亡。

[5] 交漆:交,同绞。形容脉搏如绞滤漆汁,四面流散。

[6] 韭英而死:英,指叶子。韭英,就是韭菜叶子。意思是死亡时间在能吃到新鲜韭菜的时候。

【白话解】 脉象在指下像水波一样,变化迅速,一次呼吸脉搏要跳动十次以上,是人体十二经脉的精气都已不足的表现。从开始见到这种脉象的时候起,经过九十天左右就会死亡。脉象如刚燃烧起来的火一样,火势旺盛,是心脏精气已经虚损,到冬季草干的时候,便要死亡。脉象如风吹落叶,是肝脏精气虚弱衰竭,至秋天树叶落时就要死亡。脉象忽来忽去,脉去似乎闭塞欲绝,但忽又应指有力,是肾脏精气已经不足,大约到枣树花开花落的初夏时节就会死亡。脉象如泥土的弹丸,虽圆,但不滑利,是胃腑精气不足的表现,大约会在榆荚脱落的春末夏初时死亡。脉象长而坚硬,如有物横格在指下,说明胆腑的精气已经不足,会在稻谷成熟的时节死亡。脉象紧张如弦,细小如缕,是胞络的精气已经不足,这种病人多言语,大约到下霜的时候就会死亡;如果病人静而言语不多,则尚可治疗。脉象如绞滤漆汁一样四处流散,从开始见到这种脉象起,大约三十天左右病人就会死亡,如果脉象搏动如泉涌,浮而鼓动在肌肉中,是太阳经的精气不足,出现呼吸气短,大约到韭菜长得茂盛的时候,就会死亡。

【原文】 脉至如颓土[1]之状,按之不得,是肌气[2]予不足也,五色先见黑白,垒发死。脉至如悬雍[3],悬雍者浮揣切之益大,是十二俞之予不足也,水凝而死。脉至如偃刀[4],偃刀者浮之小急,按之坚大急,五脏菀熟[5],寒热独并于肾也,如此其人不得坐,立春而死。脉至如丸滑不直手,不直手者按之不可得也,是大肠气予不足也,枣叶生而死。脉至如华者,令人善恐,不欲坐卧,行立常听,是小肠气予不足也,季秋而死。

【提要】 本段接上段继续论述各种病证的预后死期。

【注释】 [1] 颓土:指朽土。形容脉象虚大无力,按之即空。

[2] 肌气:脾主肌肉,肌气,指脾脏的精气。

[3] 悬雍:指喉间的悬雍垂。形容脉象浮取更大,稍按即小。

[4] 偃刀:偃,即仰。形容脉象如仰起之刀口利锐而背坚厚,浮取小急,按之则坚大。

[5] 菀熟:菀,yù,音育,同“郁”。“熟”,同“热”。菀熟即郁热。

【白话解】 脉象如颓败的松土一样,按上去虚大无力,是脾脏的精气已经虚弱不足,如果再见到颜面色黑,到春天白垒生发的时候就要死亡。脉象如悬雍垂一样上大下小,轻按脉小,重按觉得脉象大,说明十二经的俞穴精气不足,到天气寒冷结冰的时候就会死亡。脉象如仰卧的刀刃,轻按脉小而急,重按则脉大而坚,是五脏中有郁热,寒热相交侵犯肾脏,病人不能坐起,到立春时就要死亡。脉象如弹丸,滑利细小无根,按之即无,是大肠的精气不足,在枣树长叶的时候就会死亡。脉象轻浮软弱如花,见到病人惊恐不安,坐卧不宁,行走站立有幻觉出现,好像听到声音,是小肠的精气已经虚损,到深秋的时候就会死亡。

脉解篇第四十九

【题解】 人体三阴三阳经脉之气，受自然界阴阳之气的影响，随着季节的不同，有时偏盛，有时偏衰。这就导致了各条经脉的发病时间和病变特点的差异，本篇就是解释这些理论的，所以叫"脉解篇"。

【原文】 太阳所谓肿腰脽痛者，正月太阳寅[1]，寅太阳也，正月阳气出在上而阴气盛，阳未得自次也，故肿腰脽痛也。病偏虚为跛者，正月阳气冻解地气而出也，所谓偏虚者，冬寒颇有不足者，故偏虚为跛也。所谓强上引背者，阳气大上而争，故强上也。所谓耳鸣者，阳气万物盛上而跃，故耳鸣也。所谓甚则狂颠疾者，阳尽在上而阴气从下，下虚上实，故狂颠疾也。所谓浮为聋者，皆在气也。所谓入中[2]为喑者，阳盛已衰，故为喑也。内夺[3]而厥，则为喑俳[4]，此肾虚也，少阴不至者，厥也。

【提要】 本段论述了太阳经应正月易发病证的症状、机制。

【注释】 [1]正月太阳寅：此为古代天文学的知识。以十二地支（子、丑、寅、卯、辰、巳、午、未、申、酉、戌、亥）将地平方位进行分配。通过观察北斗七星斗柄所指向的方位，来确定时令。即正月指向寅位，二月指向卯位，三月指向辰位，四月指向巳位，五月指向午位，六月指向未位，七月指向申位，八月指向酉位，九月指向戌位，十月指向亥位，十一月指向子位，十二月指向丑位，称为月建。又正月为一年之首，太阳为三阳主气，故三阳以太阳为首，所以正月属太阳，月建在寅，所以说正月太阳寅。

[2]入中：指进入内部的阳气。

[3]内夺：即色欲过度，使精气耗散的意思。

[4]喑俳：指不能说话，四肢软弱，不能运动。

【白话解】 太阳经病变出现腰和臀部肿胀疼痛的症状，是由于正月月建在寅。太阳是诸阳气之首，所以正月主管太阳。正月虽是阳气升发的季节，然而阴寒之气尚盛，以致阳气未能按正常次序逐渐旺盛，所以腰和臀部肿胀疼痛。有的病人因为阳气偏虚而发生跛足，是因为正月阳气上升，冰冻的地气解散，地气随阳气上出，但寒冬的影响仍然存在，人体内的阳气尚不足，一侧偏虚，所以发生跛足。有的病人颈项部僵硬强直，牵连背部，是由于阳气上升互相争扰而引起的。有的病人出现耳聋的症状，是因为阳气像自然界万物向上生长一样活跃，所以出现耳聋。有些患病严重的人，甚至产生癫狂的症状，是因为阳气聚集在上部，阴气停留在下部，阴阳之气不调和，成为下虚上实的情况，所以发生癫狂。有的病人因阳气上浮而发耳聋，是因为气分失调。有的病人发生失音的症状，是由于阳气不足，所以出现不能言语的症状。色欲过度，使精气耗散而导致气逆，就会形成"喑俳"病。这种病是由于肾气虚衰，少阴经气不能到达四肢的缘故。还可引起四肢厥逆。

【原文】 少阳所谓心胁痛者,言少阳盛也,盛者心之所表也,九月阳气尽而阴气盛,故心胁痛也。所谓不可反侧者,阴气藏物也,物藏则不动,故不可反侧也。所谓甚则跃者,九月万物尽衰,草木毕落而堕,则气去阳而之阴,气盛而阳之下长,故谓跃。

【提要】 本段论述了少阳经应九月易发病证的症状、机制。

【白话解】 少阳经病变有心和胁肋部位疼痛的症状,是因为少阳经在九月戌时气盛,其气现于外,其病本在胆,发病影响到心。九月是阳气将尽、阴气方盛的时候,所以心和胁肋部出现疼痛。有的病人出现睡卧时不能转侧身体,是因为阴气渐盛,万物开始闭藏不动,人体相应地出现喜欢安静而不想活动,少阳经受其影响,所以不能转侧。有的病人因少阳经有病而想跳跃,是由于九月万物开始衰败,草木凋零,人体的阳气由表向里运行,阴气旺盛于上,阳气被阻隔于下,所以病人出现想跳跃的症状。

【原文】 阳明所谓洒洒[1]振寒者,阳明者午也[2],五月盛阳之阴也,阳盛而阴气加之,故洒洒振寒也。所谓胫肿而股不收者,是五月盛阳之阴[3]也,阳者衰于五月,而一阴气上,与阳始争,故胫肿而股不收也。所谓上喘而为水者,阴气下而复上,上则邪客于脏腑间,故为水也。所谓胸痛少气者,水气在脏腑也,水者阴气也,阴气在中,故胸痛少气也。所谓甚则厥,恶人与火,闻木音则惕然而惊者,阳气与阴气相薄,水火相恶,故惕然而惊也。所谓欲独闭户牖而处者,阴阳相薄也,阳尽而阴盛,故欲独闭户牖而居。所谓病至则欲乘高而歌,弃衣而走者,阴阳复争,而外并于阳,故使之弃衣而走也。所谓客孙脉则头痛鼻鼽腹肿者,阳明并于上,上者则其孙络太阴也,故头痛鼻鼽腹肿也。

【提要】 本段论述了阳明经应五月易发病证的症状、机制。

【注释】 [1]洒洒:形容非常寒冷的样子。

[2]阳明者午也:阳明为阳之盛,相当于五月,五月月建在午,所以说"阳明者午也"。

[3]五月盛阳之阴:是说五月是阳气到达极点,而阴气也开始逐渐生长了。

【白话解】 阳明经病变有洒洒振寒的症状,是因为阳明经的经气在五月最旺盛,其月建在午。五月是阳气极盛而阴气初生的时候,如果阴气逐渐复加在阳气之上,抑制了阳气的功能,所以出现寒冷、颤抖的症状。有的病人出现足胫肿而且大腿软弱无力,是由于阳气在五月旺盛到极点而开始逐渐衰弱,阴气开始上升,阴阳之气相争,使阳明经气不和,便出现足胫肿而大腿不能自如活动的症状。有的病人上气喘息,发生水肿,是因为阴气从下部上逆,水邪向上停留在脏腑之间,所以发生喘息的症状。水液属阴,若停留在体内,就会产生胸痛呼吸短浅的症状。有的病人因病情严重而出现厥病,并且怕见人,怕见火,听见木击之声就惊恐不安,是由于阳气与阴气相争,水火不相协调,所以发生上述症状。有的病人喜欢独自在屋中,关门闭户,是由于阴气与阳气相争,结果阴胜阳负,阴气主静,所以病人关闭门窗,喜欢独处。如果阳明病极端严重时,就会出现病人想上到高处,胡乱唱歌,脱去衣服,到处奔走的症状。这是由于阴阳二气重复相争,结果阳气胜,则邪气并于阳经,阳气盛则产生热,使病人不欲穿衣服,阳气扰乱心神,则精神错乱,胡乱歌唱。有的病人出现头痛、鼻塞、流涕,及腹部肿胀等症状,这是因为阳明经中的邪气,向上侵犯头部的细小络脉,所以出现头痛、鼻塞、流涕的症状;阳明经和太阴经有表里关系,所以阳明经感受邪气,也会影响太阴经脉,就会发生腹部肿胀的症状。

【原文】 太阴所谓病胀者,太阴子也,十一月万物气皆藏于中,故曰病胀。所谓上走心为噫者,阴盛而上走于阳明,阳明络属心,故曰上走心为噫也。所谓食则呕者,物盛满而上溢,故呕也。所谓得后与气则快然如衰者,十二月阴气下衰,而阳气且出,故曰得后与气则快然如衰也。

【提要】 本段论述了太阴经应十一月易发病证的症状、机制。

【白话解】 太阴经病变有腹胀满的症状,因为太阴是阴中之至阴,其月建属子。十一月是万物收藏的季节,人体的阳气也闭藏在体内,脾脏的经脉布于腹部,易于出现腹部胀满的症状。有的病人出现噫气,是因为太阴经中的阴气亢盛,向上侵入足阳明胃经,而足阳明胃经的络脉和心相连,所以阴气上犯心脏,产生嗳气的症状。有的病人进食后即呕吐,原因是脾经功能减弱,食物过多,不能消化,胃中太满,所以向上漫溢,出现呕吐。有的病人腹满,大便或排气后就感到腹部畅快,胀满减轻,是由于十二月阴气盛到极点而逐渐衰弱,阳气开始出动,所以大便和排气后就会感到舒畅,好像腹部胀满已经痊愈了。

【原文】 少阴所谓腰痛者,少阴者肾也,十月万物阳气皆伤,故腰痛也。所谓呕咳上气喘者,阴气在下,阳气在上,诸阳气浮,无所依从,故呕咳上气喘也。所谓色色[1]不能久立,久坐起则目䀮䀮无所见者,万物阴阳不定未有主也[2],秋气始至,微霜始下,而方杀万物,阴阳内夺,故目䀮䀮无所见也。所谓少气善怒者,阳气[3]不治,阳气不治则阳气不得出,肝气当治而未得,故善怒,善怒者名曰煎厥。所谓恐如人将捕之者,秋气万物未有毕去,阴气少,阳气入,阴阳相薄,故恐也。所谓恶闻食臭者,胃无气,故恶闻食臭也。所谓面黑如地色者,秋气内夺,故变于色也。所谓咳则有血者,阳脉伤也,阳气未盛于上而脉满,满则咳,故血见于鼻也。

【提要】 本段论述了少阴经应十月易发病证的症状、机制。

【注释】 [1]色色:"色"当从《太素》作"邑"。邑邑,心神不安的样子。

[2]未有主也:指阴阳交替,尚未确定。

[3]阳气:指少阳经脉之气。

【白话解】 少阴经病变有腰痛的症状,是指足少阴肾经有病,出现腰痛。

像十月间天地万物阳气被抑制而下降一样,人体阳气衰弱,所以发生腰痛。有的病人出现呕吐、气逆而喘的症状,是由于阴气盛于下,阳气浮越于上而无所依附,所以气上逆而成呕吐以及气逆而喘的症状。有的病人心神不安,坐卧不宁,起立则眼花缭乱,视物不清,是由于天地间万物生长及阴阳交替尚未安定,没有主裁,而秋天肃杀之气已经降临,微霜开始下降,万物因感受肃杀之气衰落,人体阴阳之气的夺伐,与自然界相一致,所以眼睛模糊,视物不清。有的病人气少而容易发怒,是因为少阳之气郁滞,失去调节作用,阳气郁结在体内不能正常通达于外,肝气郁结不舒,所以使人易怒,病名叫"煎厥"。有的病人恐惧不安,好像有人要抓捕他一样,是由于秋天初到,阳气还未大衰,阴气也未大盛,阴阳之气在体内互相争执,所以出现恐惧不安的症状。有的病人厌恶闻到食物的气味,是因为胃气衰败,不能消化食物,所以不愿闻到食物的气味。有的病人面色发黑如泥土的颜色,是因秋天肃杀之气耗散内脏精华,肾脏之气被损伤而衰竭,就会出现面色发黑如泥土。有的病人咳嗽而出血,是由于上部的络脉受伤,并非阳气充盛于上,而是络脉充满血液,所以发生咳嗽,以及鼻出血的症状。

【原文】 厥阴所谓癞疝,妇人少腹肿者,厥阴者辰也,三月阳中之阴,邪在中,故曰癞疝少腹肿也。所谓腰脊痛不可以俯仰者,三月一振荣华,万物一俯而不仰[1]也。所谓癞癃疝肤胀者[2],曰阴亦盛而脉胀不通,故曰癞癃疝也。所谓甚则嗌干热中者,阴阳相薄而热,故嗌干也。

【提要】 本段论述了厥阴经应三月易发病的症状和机制。

【注释】 [1]一俯而不仰:是形容腰脊疼痛,俯仰不便。

[2]癞癃疝肤胀者:指前阴肿痛,不得小便而肌肤肿胀。

【白话解】 厥阴经病变有男性的"癞疝"和女性的小腹肿胀等症状,是因为厥阴经月建在辰月,即三月,三月阳气刚刚旺盛,阴气将尽,为阳中之阴。阴邪聚集在小腹内,所以会出现癞疝和小腹肿胀等症状。有的病人出现腰脊部位疼痛,不能俯仰身体,是由于三月阳气振奋,草木万物繁茂,但余寒未尽,人体阳气的生发仍然受到抑制,所以就会有不能俯仰的症状。有的病人出现癞疝、癃闭、腹胀的病变,这是由于阴邪旺盛,厥阴经脉闭塞不通,所以出现疝、癃、腹胀的病变。有的严重的病人可以见到咽喉干燥及身体发热的症状,这是因为阴阳相争而产生内热,热伤津液,所以咽喉干燥。

刺要论篇第五十

【题解】 刺要,就是针刺的要领。本篇主要是讨论针刺深浅的要领,所以叫"刺要论"。

【原文】 黄帝问曰:愿闻刺要。岐伯对曰:病有浮沉[1],刺有浅深,各至其理,无过其道。过之则内伤,不及则生外壅,壅则邪从之。浅深不得,反为大贼[2],内动五脏,后生大病。故曰:病有在毫毛腠理者,有在皮肤者,有在肌肉者,有在脉者,有在筋者,有在骨者,有在髓者。是故刺毫毛腠理无伤皮,皮伤则内动肺,肺动则秋病温疟,泝泝然[3]寒栗。刺皮无伤肉,肉伤则内动脾,脾动则七十二日四季之月,病腹胀烦不嗜食。刺肉无伤脉,脉伤则内动心,心动则夏病心痛。刺脉无伤筋,筋伤则内动肝,肝动则春病热而筋弛。刺筋无伤骨,骨伤则内动肾,肾动则冬病胀腰痛。刺骨无伤髓,髓伤则销铄胻酸,体解㑊然不去矣。

【提要】 本篇论述了针刺深度应视病情需要而定。太深或太浅均会产生不良作用。

【注释】 [1] 浮沉:浮即在表,沉即在里。
[2] 大贼:作"极大的危害"解。
[3] 泝泝然:泝,sù,音素。形容怕冷的样子。

【白话解】 黄帝问道:我想听听针刺的要领。岐伯回答说:疾病有在表和在里的区别,所以刺法就有深刺和浅刺的不同,疾病在表当浅刺,疾病在里当深刺,要根据病情的需要,针刺到适宜的深度,不要超过或不及应刺的深度,而错过气血运行的通道。如果刺得太深,就会伤到五脏,但也不能刺得太浅,太浅则达不到病处,使在表的气血受到扰乱而壅阻,邪气乘机侵入。所以针刺深浅不依法度,反而有很大的危害,造成五脏功能失常而发生大病。所以说:疾病的部位,有的在毫毛和皮肤的纹理上,有的在皮肤内,有的在肌肉中,有的在脉中,有的在筋中,有的在骨中,有的在髓中。因此,应该针刺毫毛和皮肤纹理的,就不要损伤皮肤的深层,如果损伤皮肤深层,就会影响到肺脏功能,一旦肺脏功能紊乱,到秋天就容易患温疟病,而出现怕冷战栗的症状;应该针刺皮肤深层的,就不要损伤肌肉,如果损伤了肌肉,就会影响到脾脏功能,以致在每个季节最后十八天产生腹部胀满、烦闷、不思饮食等症状;应该针刺肌肉的,就不要损伤到脉,如果脉受到损伤,就会扰乱心脏功能,心脏功能被扰,到夏天就容易出现心痛的病证;应该针刺脉的,就不要损伤到筋,如果筋受到损伤,就会影响肝脏的功能,肝脏功能被扰乱,到春天就容易患热性病,而且筋缓弛纵;应该针刺筋的,就不要损伤到骨,如果骨受到损伤,就会影响肾脏的功能,肾脏功能被扰乱,到冬天容易发生腹胀、腰痛等病证;应该针刺骨的,就不要损伤到髓,如果髓受到损伤,髓就会日渐消减,髓少不能充养骨骼,则出现小腿酸软,身体疲倦无力,不能举动等症状。

刺齐论篇第五十一

【题解】 齐,限度的意思。是说针刺的浅、深要有一定的限度,否则就违反了刺法原则,所以本篇叫"刺齐论"。

【原文】 黄帝问曰:愿闻刺浅深之分。岐伯对曰:刺骨者无伤筋,刺筋者无伤肉,刺肉者无伤脉,刺脉者无伤皮,刺皮者无伤肉,刺肉者无伤筋,刺筋者无伤骨。

【提要】 本段主要论述了针刺时,首先要明确疾病的深浅表里,而后作出适宜的处理方法。应深刺的就深刺,应浅刺的就浅刺。

【白话解】 黄帝问道:愿听听关于针刺深浅部位的情况。岐伯说:应针刺至骨的就不要浅刺而伤到筋;应针刺至筋的就不要浅刺而伤到肌肉;应针刺至肌肉的就不要浅刺而伤到外层的血脉,应针刺血脉的就不要浅刺而伤到皮肤。反之,应针刺至皮肤的就不要深刺而伤到肌肉;应针刺至肌肉的就不要深刺而伤到筋;应针刺至筋的就不要深刺而伤到骨。

【原文】 帝曰:余未知其所谓,愿闻其解。岐伯曰:刺骨无伤筋者,针至筋而去,不及骨也。刺筋无伤肉者,至肉而去,不及筋也。刺肉无伤脉者,至脉而去,不及肉也。刺脉无伤皮者,至皮而去,不及脉也。所谓刺皮无伤肉者,病在皮中,针入皮中,无伤肉也。刺肉无伤筋者,过肉中筋也。刺筋无伤骨者,过筋中骨也。此之谓反也。

【提要】 本段指出在针刺的深浅上,超过或不足于应刺的深度都是违反针刺原则的。

【白话解】 黄帝说:我不明白您这些话的意思。愿意听听您的解释。岐伯说:所谓针刺骨而不伤筋,是说针刺深度要达到骨的部位,不要只刺到筋的部位,还没达到骨的深度就停止进针;所谓针刺筋而不伤肉,是说针刺深度要达到筋的部位,不要只刺到肌肉,还没达到筋的深度就停止进针;所谓针刺肉而不伤脉,是说针刺深度要达到肉的部位,不要只刺到脉,还没达到肌肉的深度就停止进针;所谓针刺脉而不伤皮肤,是说针刺深度要达到脉的部位,不要只刺到皮,还没达到脉的深度就停止进针。

所谓针刺皮肤不要损伤肌肉,是说病位在皮中,针刺至皮部即可,不要再深刺而伤到肌肉;所谓针刺肌肉不要损伤筋,是说病位在肌肉,针刺至肌肉即可,不要再深刺而伤到筋;所谓针刺筋不要损伤骨,是说病位在筋,针刺至筋即可,不要再深刺而伤及骨。以上是说,在针刺的深浅上超过或不及应刺病所的深度,都是违反针刺原则的。

刺禁论篇第五十二

【题解】 禁,是制止、禁忌的意思。本篇主要论述了人体某些部位或因某些原因不适宜针刺,所以叫"刺禁论"。

【原文】 黄帝问曰:愿闻禁数。岐伯对曰:脏有要害,不可不察,肝生于左,肺藏于右,心部于表[1],肾治于里[2],脾为之使,胃为之市[3]。鬲肓之上,中有父母,七节之傍,中有小心[4],从之有福,逆之有咎[5]。

【提要】 本段论述了内脏禁刺部位。

【注释】 [1]心部于表:心属火,为阳中之阳,所以心气布散于体表。

[2]肾治于里:肾属水,为阴中之阴,所以肾主持人体之里。

[3]胃为之市:市,通畅之意,言胃收纳水谷,宜于通畅。有协助五脏气机通畅的作用。

[4]小心:在此指心胞络。

[5]咎:jiù,音就。灾祸的意思。

【白话解】 黄帝问道:我想听您讲一下人体禁刺的部位。岐伯回答说:五脏各有要害的部位,不可不仔细观察。肝气是从左侧上升的;肺气是从右侧下降的;心气布散于体表;肾脏管理着内部的阴气;脾脏有运化输送水谷精华以营养各脏器的作用;胃容纳和消化饮食物,应该保持通畅;横膈膜上面,有维持人体生命的心肺二脏,在第七椎旁,里面有心胞络。这些部位是禁刺之处。遵守禁忌,就不会犯错误,给病人造福,反之就会发生灾祸。

【原文】 刺中心,一日死,其动为噫。刺中肝,五日死,其动为语。刺中肾,六日死,其动为嚏。刺中肺,三日死,其动为咳。刺中脾,十日死,其动为吞。刺中胆,一日半死,其动为呕。刺跗上[1]中大脉,血出不止死。刺面中溜脉[2],不幸为盲。刺头中脑户,入脑立死。刺舌下中脉太过,血出不止为喑。刺足下布络[3]中脉,血不出为肿。刺郄中大脉,令人仆脱色[4]。刺气街中脉,血不出,为肿鼠仆[5]。刺脊间中髓,为伛。刺乳上,中乳房,为肿根蚀。刺缺盆中内陷,气泄,令人喘咳逆。刺手鱼腹内陷,为肿。

【提要】 本段论述了针刺时误伤脏腑的预后。

【注释】 [1]跗上:指足面。

[2]溜脉:溜,与"流"通。流脉指与眼目相流通的血脉。

[3]布络:指散布的经脉。

[4]脱色:脸色泛白。是晕针时的一种表现。

[5]鼠仆:即鼠蹊。

【白话解】 如果误刺中心脏,大约一天就会死亡,心在气为噫,若见噫气,即为死亡的征兆。如果误刺中肝脏,大约五天内就会死亡,肝在气为语,若见自言自语即为死亡的征兆。如果误刺中肾脏,大约六天内就会死亡,肾在气为嚏,若见有打喷嚏的症状,即为死亡的征兆。如果误刺中肺脏,大约三天内就会死亡,肺在气为咳,若见到有咳的症状,即为死亡的征兆。如果误刺中脾脏,大约十天内就会死亡,脾在气为吞,若见到吞咽困难的症状,即为死亡征兆。如果误刺中胆,大约一天半就会死亡,刺中胆则产生胆汁外泄而呕吐不止的症状。如果误刺中足背的大动脉,可能会造成出血不止而死亡。针刺面部时,如果误刺与眼睛相流通的经脉,就会出现眼睛失明的后果。针刺头部时,如果误刺中脑户穴,且针刺深入脑髓,会使人立即死亡。针刺廉泉穴时,如果刺入脉中过深,就会造成出血不止,导致失音。如果误刺足下散布的络脉,血液不出,就会形成局部肿胀。针刺委中穴时,如果刺得过深,误伤大的血脉,就会使人晕倒而面色苍白。针刺气街穴时,如果误刺血脉,血液留聚于内不得流出,鼠蹊部位就会肿胀。针刺脊骨间隙时,如果误伤骨髓,就会造成伛偻背弯曲的病证。针刺乳中穴时,如果误刺乳房,就会使乳房肿胀,从内部腐蚀溃烂。针刺缺盆时,如果进针太深,伤及肺脏,使肺气外泄,会出现喘息咳逆、呼吸困难的症状。针刺手上鱼际穴时,如果刺入过深,则局部会发生肿胀。

【原文】 无刺大醉,令人气乱。无刺大怒,令人气逆。无刺大劳人,无刺新饱人,无刺大饥人,无刺大渴人,无刺大惊人。刺阴股中大脉,血出不止死。刺客主人内陷中脉,为内漏为聋。刺膝髌出液,为跛。刺臂太阴脉,出血多立死。刺足少阴脉,重虚[1]出血,为舌难以言。

【提要】 本段论述了机体在特殊状态时的针刺禁忌。

【注释】 [1]重虚:是指肾脏原来虚弱,复用针刺,使其更虚。

【白话解】 不可针刺饮酒大醉的病人,否则会使人气血紊乱;不可针刺大怒的病人,否则会使人气逆。此外不能针刺疲劳过度的病人;不可针刺刚吃饱饭的病人;也不可针刺过于饥饿的病人或极度口渴的病人,以及刚受到惊吓的病人。针刺大腿内侧时,误刺中大的血脉,造成流血不止,就会死亡。针刺客主人穴时,如果进针过深,误伤经脉,会产生耳底生脓、耳聋。针刺膝盖,使关节腔液外流,就会导致跛足。针刺手太阴经脉时,如果误伤血脉,出现失血过多,就会立

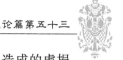

即死亡。针刺足少阴经脉时,若病人肾脏素来虚弱,再有误伤出血造成的虚损,这双重虚损会使舌僵硬不灵活,语言困难。

【原文】 刺膺中陷中肺,为喘逆仰息。刺肘中内陷,气归之,为不屈伸。刺阴股下三寸内陷,令人遗溺。刺掖[1]下胁间内陷,令人咳。刺少腹中膀胱溺出,令人少腹满。刺腨肠内陷,为肿。刺匡上[2]陷骨中脉,为漏为盲[3]。刺关节中液出,不得屈伸。

【提要】 本段论述了人体的某些部位,在针刺时不宜过深。

【注释】 [1]掖:同"腋"。

[2]匡上:匡,同"眶",眶上,指眼眶。

[3]为漏为盲:流泪不止为漏;视物不见为盲。

【白话解】 针刺胸部时,如果进针太深,会使气凝聚于局部而不能运行,损伤肺脏,产生气喘、呼吸困难,身体随呼吸而前后俯仰。针刺肘弯部位,如果进针过深,就会出现气凝聚在局部不能运行,手臂不能屈伸。如果针刺大腿内侧下三寸的部位过深,就会造成小便失禁的症状。如果针刺腋下胁肋之间太深,会使人咳嗽。如果针刺少腹太深,膀胱破损,使小便流入腹腔,就会产生少腹胀满的症状。如果针刺小腿肚过深,则使局部发生肿胀。如果针刺眼眶而损伤到眼的络脉,就会流泪不止,甚至失明。针刺关节时,如果误伤,使关节腔中的体液外泄,会造成关节屈伸功能障碍。

刺志论篇第五十三

【题解】 志,是记的意思。本篇讨论虚实证候的常变和针刺的补泻手法,为了强调本篇内容的重要性,提示应记之不忘。所以叫"刺志论"。

【原文】 黄帝问曰:愿闻虚实之要。岐伯对曰:气实形实,气虚形虚,此其常也,反此者病。谷盛气盛,谷虚气虚,此其常也,反此者病。脉实血实,脉虚血虚,此其常也,反此者病。帝曰:如何而反?岐伯曰:气虚身热,此谓反也。谷入多而气少,此谓反也。谷不入而气多,此谓反也。脉盛血少,此谓反也。脉小[守]血多,此谓反也。

【提要】 本段从形气、脉证是否相应论述了虚实的正常与反常。

【白话解】 黄帝问道:我想听听虚实的要领都有哪些?岐伯回答说:人体的气充实,则其形体就强壮;人体的气少,他的形体就衰弱。这是正常的生理现象,否则就是反常的病态。饮食量大的人,他的气也相应旺盛;饮食量小的人,他的气相应也就虚弱。这是正常的生理现象,相反即为反常。脉搏充实有力的人,他的血液也就相应地充实旺盛;脉搏虚弱无力的人,他的血液相应也不足。这是正常的现象,如果违反这一规律的就是反常的病态。黄帝又问:反常的病态是怎样的? 岐伯说:气旺盛但身体反而感觉寒冷;气虚少而身体反而感到发热,就是反常的病态。饮食量多反而气虚弱,这是反常的现象;饮食量少反而表面上觉得气盛,这也是反常的病态。脉搏充实有力但血液不足,是反常现象;脉搏虚弱无力但血液反而充实旺盛,这也是反常的现象。

【原文】 气盛身寒,得之伤寒。气虚身热,得之伤暑。谷入多而气少者,得之有所脱血,湿居下[1]也。谷入少而气多者,邪在胃及与肺也。脉小血多者,饮中热也。脉大血少者,脉有风气[2],水浆不入,此之谓也。夫实者,气入也。虚者,气出也。气实者,热也。气虚者,寒也。入实者,左手开针空[3]也。入虚者,左手闭针空也。

【提要】 本段论述从脉症辨病因及针刺治疗虚实的方法。

【注释】 [1] 湿居下:指脾脏有病不能为胃行津液,水谷不能化精微,湿气聚居下部。

[2] 风气:指外来的风邪。

[3] 开针空:"空"即"孔"。开针孔是指出针后不按针孔。

【白话解】 人体的气旺盛但感觉身体寒冷,是受到寒邪的伤害;人体的气虚少而感到发热,是由于受到暑热邪气的侵害。饮食量虽大但气反而少,是因为失血后,或是湿邪聚居下部。饮食量小但感觉气反而旺盛,是邪气侵犯胃和肺的结果。脉搏小但血多,是饮酒产生内热的表现;脉搏大但血少,是风邪侵犯血脉和饮食不进造成的。这就是造成反常现象的机制。所谓实,是指邪气侵入人体后的亢盛状态;所谓虚,是指正气外泄后的虚弱状态。气实的多数表现为发热;气虚的多数表现为寒冷。针刺治疗实证,出针时左手开针孔,使邪气外泄;针刺治疗虚证,出针时左手闭合针孔,不使正气外泄。

针解篇第五十四

【题解】 本篇的主要内容是解释如何用针的道理,所以叫"针解篇"。

【原文】黄帝问曰:愿闻九针之解,虚实之道。岐伯对曰:刺虚则实之者,针下热也,气实乃热也。满而泄之者,针下寒也,气虚乃寒也。菀陈[1]则除之者,出恶血也。邪胜则虚之者,出针勿按。徐而疾则实者,徐出针而疾按之。疾而徐则虚者,疾出针而徐按之。言实与虚者,寒温气多少也。若无若有者,疾不可知也[2]。察后与先者,知病先后也。为虚与实者,工勿失其法。若得若失者,离其法也。虚实之要,九针最妙者,为其各有所宜也。补泻之时者,与气开阖相合也。九针之名,各不同形者,针穷其所当补泻也。

【提要】 本段论述了针刺时的补泻手法。

【注释】 [1]菀陈:菀,指郁积;陈,即久。菀陈,指郁积的水液废料。一说指瘀血。

[2]疾不可知也:形容针刺后寒温感觉变化之快。

【白话解】 黄帝问道:希望您能给我解释一下九针的内容,以及虚实补泻的方法。岐伯回答说:针刺治疗虚性疾病时,要用补法,要使病人觉得针下有发热的感觉,因为正气充实,所以才会有发热的感觉;治疗实性疾病时,要用泻法,要使病人感到针下有发凉的感觉,因为针刺后邪气衰退,所以病人觉得有发凉的感觉;血液中有郁积日久的邪气,应该用放血的方法泄出恶血,祛除邪气;针刺邪气亢盛的疾病,要用泻法,出针后不要按闭针孔,使邪气得以外泄。"徐而疾则实",讲的是缓慢出针,出针后迅速按闭针孔,这样正气就不会外泄,是一种补法;"疾而徐则虚",讲的是迅速出针,出针后不按闭针孔,使邪气尽量外散,是一种泻法;虚实补泻的道理,是指经气来时病人对针下寒温感觉的多少。对寒温感觉不清的人,是气至迅速而不易察觉,不细心体会就感觉不到。要审察疾病的标本先后,以便分辨疾病的表象与本质。辨别疾病的虚实,医生不能不熟练掌握虚实补泻的方法。针刺效果有时好有时差,说明运用补泻方法有失误的地方,虚证误用泻法,而实证却误用补法,就背离了正确的法则。虚实补泻的关键,在于灵活运用九针。九针大小形状各异,各有适应证,治疗效果也各不相同,要根据病情选择不同的针。针刺进行补泻,要与经气的开阖来去配合。九针指针有九种名称,形状不同,根据治疗需要,发挥其各自补泻的作用。

【原文】 刺实须其虚者,留针阴气隆至,乃去针也。刺虚须其实者,阳气隆至,针下热乃去针也。经气已至,慎守勿失者,勿变更也。深浅在志者,知病之内外也。近远如一者,深浅其候等也。如临深渊者,不敢惰也。手如握虎者,欲其壮也。神无营于众物者,静志观病人,无左右视也。义无邪下者,欲端以正也。必正其神者,欲瞻病人目制其神[1],令气易行也。所谓三里者,下膝三寸也。所谓跗之者,举膝分易见也。巨虚者,跷足䯒独陷者。下廉者,陷下者也。

【提要】 本段论述了针刺时的一些重要注意事项。

【注释】 [1]制其神:制约病人,使之聚精会神的意思。

【白话解】 针刺实证应该用泻法,要留针等待经气到来,当病人感到针下有寒凉的感觉时,然后出针;针刺虚证应该用补法,要等到经气到来,当病人感到针下有发热的感觉时,然后出针。如果针刺时经气已经来到,要谨慎守护,不要轻易改变手法。应根据疾病的部位在内在外来决定针刺的深浅,病深则深刺,病浅则浅刺。虽然针刺的深浅有所不同,但等候经气到来的方法都是一样的。在进行针刺时,要像面临深渊唯恐跌落下去一样谨慎小心,持针要像握虎一样坚定有力。精神集中,不要受外界的干扰,要专心致志地观察病人,不能左右张望。下针时,要保持针端正垂直,不能歪斜。下针后,要注意病人的精神,要注视病人双目,以控制其情绪,使经气容易运行。足三里穴在膝下外侧三寸的地方;

冲阳穴在足背上,举膝易见之处。上巨虚穴就是上廉穴,在胫骨与腓骨之间,足三里下三寸的地方;下巨虚穴就是下廉穴,在上廉穴下凹陷处。

【原文】 帝曰:余闻九针,上应天地四时阴阳,愿闻其方,令可传于后世以为常也。岐伯曰:夫一天、二地、三人、四时、五音、六律、七星、八风、九野,身形亦应之,针各有所宜,故曰九针。人皮应天,人肉应地,人脉应人,人筋应时,人声应音,人阴阳合气应律,人齿面目应星,人出入气应风,人九窍三百六十五络应野。故一针皮,二针肉,三针脉,四针筋,五针骨,六针调阴阳,七针益精,八针除风,九针通九窍,除三百六十五节气,此之谓各有所主也。人心意应八风,人气应天,人发齿耳目五声应五音六律,人阴阳脉血气应地,人肝目应之九。

【提要】 本段从人与自然界相对应的角度,阐述了九针的不同功用。

【白话解】 黄帝说:听说九针和天地、四时、阴阳是相互对应的,我想听听其中的道理,以便使之流传于后世,作为治疗疾病的法则。岐伯说:第一是天,第二是地,第三是人,第四是四时,第五是五音,第六是六律,第七是七星,第八是八风,第九是九野,人的形体各部分与这些事物是相对应的。针的大小形状及适应证都不同,所以叫"九针"。人的皮肤如同覆盖万物的天一样,所以皮肤与天相对应;人的肌肉如同厚实的大地,所以肌肉与地相对应;人有动静,而脉搏也有盛衰,所以脉与人相对应;人有十二条筋起于四肢,好像十二个月组成四季一样,所以筋与四时相对应;人的声音包含五音,所以人的发声与自然界五音相对应;人体脏腑的阴阳相互对应,与六律需要协调是相对应的;人的面部七窍与牙齿的分布,与天上七星的排列相对应;人身之气的运行出入于全身,如八风一样充满天地,相互对应;人的九窍及三百六十五络遍布全身,与大地上九野的分布相对应。所以,在九针中,第一种针是镵针,用以针刺皮肤病变;第二种针是圆针,用以针刺肌肉的病变;第三种针是锓针,用以针刺络脉病变;第四种针是锋针,用以针刺筋的病变;第五种针是铍针,用以针刺骨的病变;第六种针是员利针,用以针刺脏腑经脉阴阳失调的病变;第七种针是毫针,用以补益精气;第八种针是长针,用以驱除风邪;第九种针是大针,用以疏通九窍,驱除全身三百六十五个骨节之间的邪气。这就是九针各自的功能和主治。人的意志变化多端,好像自然界的八风一样变化无常,人体的气与天气相对应;人体的头发、牙齿、耳目、声音,都和自然界的五音、六律一样有规律,人体气血运行,像大地上的江河之水奔流不息;人的肝脏之气通于目,和九之数相对应。

【原文】 九窍三百六十五。人一以观动静天二以候五色七星应之以候发母泽五音一以候宫商角徵羽六律有余不足应之二地一以候高下有余九野一节俞应之以候闭节三人变一分人候齿泄多血少十分角之变五分以候缓急六分不足三分寒关节第九分四时人寒温燥湿四时一应之以候相反一四方各作解。

【按语】 本段文义难解,疑为衍文。

长刺节论篇第五十五

【题解】 长,有推广、扩充、引申的意思。刺节,指针刺腧穴的方法。本篇内容主要是推广、扩充"五节"、"十二节"的刺法,所以叫"长刺节论"。

【原文】 刺家不诊,听病者言,在头头疾痛,为藏针之,刺至骨病已,上无伤骨肉及皮,皮者道也[1]。阴刺[2],入一傍四处[3]。治寒热深专者[4],刺大脏,迫脏刺背,背俞也,刺之迫脏,脏会,腹中寒热去而止,与刺之要,发针而浅出血。治腐肿者刺腐上,视痈小大深浅刺,刺大者多血,小者深之,必端内针为故止。

【提要】 本段论述了治疗头痛、寒热、痈肿的针刺方法及注意事项。

【注释】 [1]皮者道也:指皮肤是针刺必须通过的道路。

[2]阴刺:《甲乙经》:"阳刺者,正内一,傍内四。"当为阳刺。

[3]入一傍四处:指中间正直针刺一次,左右斜刺四次。

[4]深专者:是病邪深入,专攻内脏的意思。

【白话解】 精通针刺技术的医生,有时不受诊脉的限制,而是在听取病人的自诉病情后,就可以针刺治疗。病在头部,且头痛剧烈,可用针刺头部穴位治疗,针刺至骨,病可痊愈。但针刺的深浅要适当,不能伤及骨肉与皮,因为皮肤是针刺进出的通道。阳刺的手法,是中间直刺一针,左右斜刺四次,用以治疗寒热病。如果病邪深入而专攻内脏,应该针刺五脏的募穴;如果邪气迫近五脏,应针刺背部的五脏俞穴治疗。背部是内脏之气会聚之处,针刺背部俞穴可以驱除迫近内脏的邪气。针刺直到腹中的寒热之邪消除即止。针刺的要点是,出针时稍微出点血,使邪气随血泄出。治疗脓肿时,要针刺在痈肿的腐软部位。并根据痈肿的大小来确定针刺的深浅。大的痈肿,脓血较多,部位较浅,所以浅刺即可;小的痈肿,往往部位较深,应该深刺,持针要端正,直刺而下,到达一定深度后即停止进针。

【按语】 "刺家不诊,听病者言"一语,张介宾《类经》注:"善诊者不必待诊,但听病者之言,则发无不中,此以得针之神者为言,非谓刺家概不必诊也……故九针十二原篇又曰:凡将用针,必先诊脉,视气之易剧,乃可以治,其义为可知矣。"故对其含义,不可过分拘执,更不应以此为临病不进行诊断的依据。实际上《内经》所反复强调的是,望、闻、问、切四诊合参,全面诊断疾病。

【原文】 病在少腹有积,刺皮䯏[1]以下,至少腹而止,刺侠脊两傍四椎间,刺两髂髎季胁肋间,导腹中气热下已。病在少腹,腹痛不得大小便,病名曰疝,得之寒,刺少腹两股间,刺腰髁骨间,刺而多之,尽炅病已。

【提要】 本段论述了少腹积聚、疝的针刺方法。

【注释】 [1]皮䯏:䯏,tǔ,音土。指皮肉肥厚之处。

【白话解】 少腹有"积聚"病,应当针刺腹部皮肉较厚处的穴位,从上腹部到小腹部都可以取穴;然后再针刺挟着第四椎两旁的穴位,髂骨旁的居髎穴,以及季肋间的穴位。引导腹中的热气下行,则积聚就会消散,病也就好了。少腹有病,腹痛,大小便困难,病名叫"疝"。是受了寒邪侵袭引起的。治疗时应针刺小腹两侧和大腿内侧的穴位;再针刺腰部和髂骨之间的穴位,要针刺多个穴位,至腹部产生发热的感觉,寒气消散,疾病就会痊愈。

【原文】 病在筋,筋挛节痛,不可以行,名曰筋痹,刺筋上为故,刺分肉间,不可中骨也,病起筋炅病已止。病在肌肤,肌肤尽痛,名曰肌痹,伤于寒湿,刺大分小分[1],多发针而深之,以热为故,无伤筋骨,伤筋骨,痈发若变[2],诸分尽热病已止。病在骨,骨重不可举,骨髓酸痛,寒气至,名曰骨痹,深者刺无伤脉肉为故,其道大分小分,骨热病已止。

【提要】 本段论述了筋痹、肌痹、骨痹的针刺治疗方法。

【注释】 [1]大分小分:分,即指肌肉的会合处。较大的肌肉会合处称为大分;较小的肌肉会合处称为小分。

[2]痈发若变:发生痈肿,并引起其他病变。

【白话解】 病变发生在筋,出现筋脉痉挛拘急,关节疼痛,不能行走等症状,此病叫"筋痹"。治疗应当针刺筋,因为筋是肌肉会合之处,与骨相连,所以针刺时要注意不能损伤到骨。针刺后病处有发热的感觉,说明疾病好转,直到疾病痊愈就停止治疗。病变在肌肉皮肤,可以见到肌肉和皮肤都疼痛,这种病叫"肌痹",是由于寒湿之邪侵袭所致。治疗应针刺大小肌肉会合处的穴位,要多针刺几处,进针应较深,以局部产生热感为止。注意不要损伤筋和骨,如果筋骨受伤,就会发生痈肿或其他病变。针刺后肌肉都有发热的感觉时,表明病已痊愈,可以停止治疗。病变发生在骨,病人骨骼沉重不能举动,骨髓酸痛,局部感觉寒冷,这种病叫"骨痹"。治疗时应深刺,但以不伤及脉和肌肉为原则。针刺的部位应选在大小肌肉之间。针刺后病人感到骨中发热,表示病已痊愈,应停止针刺。

【原文】 病在诸阳脉[1],且寒且热,诸分且寒且热,名曰狂。刺之虚脉[2],视分尽热病已止。病初发岁一发,不治月一发,不治月四五发,名曰癫病。刺诸分诸脉,其无寒者以针调之,病已止。病风且寒且热,炅汗出,一日数过,先刺诸分理络脉;汗出且寒且热,三日一刺,百日而已。病大风,骨节重,须眉堕,名曰大风。刺肌肉为故,汗出百日,刺骨髓,汗出百日,凡二百日,须眉生而止针。

【提要】 本段论述了狂、癫、大风等病的针刺治疗。

【注释】 [1]诸阳脉:指手足太阳、少阳、阳明经脉。

[2]刺之虚脉:指用泻法针刺以泄散病邪。

【白话解】 病变发生在各条阳经,就会出现时寒时热的症状,全身大小分肉处,也有或寒或热的感觉,这种病叫"狂"。针刺治疗应该用泻法,以泄散阳经的病邪。如果观察到病人身体各处肌肉有发热感,说明病已痊愈,要停止针刺。

有一种疾病,刚开始是一年发作一次;如果不治疗,就会发展为一个月发作一次;再不治疗,就会每个月发作四五次,这种病叫"癫"。治疗应针刺大小分肉和各部经脉上的穴位。如果没有寒冷的症状,可以用针刺调理气血,到疾病痊愈为止。风邪侵犯人体,出现时寒时热的症状,发热时汗出,一天中发作数次。治疗时应针刺肌肉皮肤上的络脉;如果依旧汗出,且有时寒时热的症状,应该三天针刺一次,治疗百日,疾病就可以痊愈。如果是因大风侵袭,周身骨节沉重,胡须眉毛脱落,这种病叫"大风"。治疗应以针刺肌肉为主,使病人汗出,连续治疗百日,再针刺骨髓,也要使病人汗出,还应治疗百日,直到胡须眉毛重新生长出来才停止针刺。

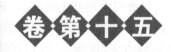

皮部论篇第五十六

【题解】 本篇主要论述了:十二经脉在皮肤的分部;疾病由皮肤入里的次序、途径;皮肤络脉颜色不同所反映出的病变等。由于所讨论的问题都和皮肤有关,所以篇名就叫做"皮部论"。

【原文】 黄帝问曰:余闻皮有分部[1],脉有经纪[2],筋有结络[3],骨有度量,其所生病各异,别其分部,左右上下,阴阳所在,病之始终,愿闻其道。岐伯对曰:欲知皮部以经脉为纪者,诸经皆然。

【提要】 本段论述了经脉在皮肤上的分部,可以反映人体不同疾病。

【注释】 [1]皮有分部:分部,即分属之部位。皮有分部,就是皮肤上有十二经脉分属的部位。

[2]脉有经纪:脉络直行者为"经";横行者为"纪"。

[3]筋有结络:筋之系结为"结";连络为"络"。

【白话解】 黄帝说:我听说人体皮肤上有十二经脉分属的部位,经络的分布有纵向有横向,筋也有一定的系结与连络,骨骼的大小长短有一定的度数,它们所生的疾病也各不相同。现在我想从皮肤的分布上来区分病变部位的上下左右和病证的阴阳属性,并了解发病的原因和发展过程,愿意听你说一说其中的道理。岐伯回答说:想要知道皮肤上的分区,必须以经脉在体表的循行分布为标记,所有的经脉都是这样。

【原文】 阳明之阳,名曰害蜚[1],上下同法[2],视其部中有浮络[3]者,皆阳明之络也,其色多青则痛,多黑则痹,黄赤则热,多白则寒,五色皆见,则寒热也,络盛则入客于经,阳主外,阴主内。少阳之阳,名曰枢持[4],上下同法,视其部中有浮络者,皆少阳之络也,络盛则入客于经,故在阳者主内,在阴者主出,以渗于内,诸经皆然。太阳之阳,名曰关枢[5],上下同法,视其部中有浮络者,皆太阳之络也,络盛则入客于经。

【提要】 本段阐明了手足三阳络脉在皮肤上的分部、名称,及其络脉的不同颜色,以推测疾病的性质。

【注释】 [1]害蜚:害,通阖,即合;蜚,fei,音非,通扉,指门。关门的意思。

[2]上下同法:上下,是代表六经的手足,上指手经,下指足经。同法,即方法相同。

[3]浮络:是浅在的络脉。

[4]枢持:枢,是门轴的意思。持,指主持。这里是说少阳掌握转枢出入之机。

[5]关枢:关,是固卫的意思。是说太阳能约束少阳的转枢出入之机。

【白话解】 阳明是三阳之"阖",所以阳明经的阳络,叫做"害蜚",手阳明经与足阳明经是一样的。凡是在阳明经上下分部区内可以看到的,浮现在体表的小血脉,都是阳明经的络脉。如果这些小络脉大多是青色的,则是有痛证;如果络脉多数是黑色的,则表示有痹病;如果络脉的颜色是黄赤色的,那么说明发生了热性病;如果络脉颜色多数是白色的,则说明发生了寒性病;假如五种颜色都可以见到,则表明是有寒热互相兼杂的病。体表络脉中的邪气亢盛,就会向体内侵犯它所归属的经脉。络脉属阳,主管人体的外部;经脉属阴,主管人体的内部。

少阳是三阳之"枢",所以少阳经的阳络叫做"枢持",并且手少阳经和足少阳经相同。凡是在少阳经上下分部区内能见到的,浮现在体表的小血脉,都是少阳经的络脉。如果体表络脉中的邪气亢盛,就会侵犯体内它所归属的经脉;一般情况下,在络脉中的邪气不被驱除,则向内传入经脉,经脉中的邪气不被驱除,则渗透到内脏中。各条经脉都是这样。

太阳是三阳之"开",有保卫体表,约束阳气的功能,少阳的枢轴作用也受到太阳功能的制约,所以太阳经的阳络叫做"关枢",并且手太阳经与足太阳经是一样的。凡是在太阳经上下分部区内能看到的浮现在体表的小血脉,都是太阳经的络脉。如果体表络脉中的邪气亢盛,就会侵入它所归属的体内的经脉。

【原文】 少阴之阴,名曰枢儒[1],上下同法,视其部中有浮络者,皆少阴之络也,络盛则入客于经,其入经也,从阳部注于经[2],其出者,从阴内注于骨[3]。心主之阴,名曰害肩[4],上下同法,视其部中有浮络者,皆心主之络也,络盛则入客于经。太阴之阴,名曰关蛰[5],上下同法,视其部中有浮络者,皆太阴之络也,络盛则入客于经。凡十二经络脉者,皮之部也。

【提要】 本段论述了手足三阴络脉在皮肤上的分部、名称,及其络脉的不同变化,以推测病变。

【注释】 [1]枢儒:儒,是"臑"的通假字,指肢体内侧肌肉厚软之处,为少阴络脉经过的地方。少阴又是三阴之枢,故称其络脉为"枢臑"。

[2]其入经也,从阳部注于经:经与络分为阴阳,则络是阳,经是阴,病邪由络入经,故称从阳部注于经。

[3]其出者,从阴内注于骨:邪由经出,而更向内注之于骨,故称其出者从阴内注于骨。

[4]害肩:害,同前面害蜚的解释。厥阴脉向上到达肩腋之处,所以叫"害肩"。

[5]关蛰:关,有固外之义;蛰,指闭藏、蛰伏于中。是说太阴约束了闭藏的阴气,而不使

外泄。

【白话解】 少阴是三阴之"枢",所以少阴经的阴络叫做"枢儒",并且手少阴经和足少阴经是一样的。凡是在少阴经上下分部区内能看到的,浮现于体表的小血脉,都是少阴经的络脉。如果体表的络脉中邪气亢盛,就侵入体内它所归属的经脉。病邪从阳络传入经脉,再出于经脉,侵犯到骨骼中。

厥阴是三阴之"阖",厥阴经的阴络叫做"害肩",并且手厥阴经与足厥阴经是同样的。凡是在厥阴经上下分部区内能看到的,浮现于体表的小血脉,都是厥阴经的络脉。如果体表络脉中的邪气亢盛,则侵入体内它所归属的经脉。

太阴是三阴之"开",在三阴中太阴主外,足太阴主肌肉,手太阴主皮毛,好像关守着内脏的精气,所以太阴经的阴络叫做"关蛰",并且手太阴经和足太阴经都是一样的。凡是在太阴经上下分部区内能看到的,浮现于体表的小血脉,都是太阴经的络脉。如果体表络脉中的邪气亢盛,就会侵入体内它所归属的经脉。

以上所说的十二经的络脉,分别处在皮肤的各个部位上,是十二经的皮部。

【原文】 是故百病之始生也,必先于皮毛,邪中之则腠理开,开则入客于络脉,留而不去,传入于经,留而不去,传入于腑,廪[1]于肠胃。邪之始入于皮也,泝然起毫毛,开腠理;其入于络也,则络脉盛色变;其入客于经也,则感虚乃陷下[2];其留于筋骨之间,寒多则筋挛骨痛,热多则筋弛骨消,肉烁䐃破,毛直而败。

【提要】 本段论述了病邪由表入里的次序和途径。指出外来的邪气侵袭人体,一般都是从皮肤开始,然后再向内或传入经脉、腑或传入筋骨,及其症状表现。

【注释】 [1]廪:聚集的意思。

[2]感虚乃陷下:是说邪气客于经脉,由于经脉之气虚,所以使邪气内陷。

【白话解】 所以说许多疾病的发生,往往是从皮肤毫毛处开始的。病邪侵袭体表后,就使毫毛孔张开;毫毛孔张开后,病邪就侵入络脉中;邪气在络脉之中久留不去,则进一步向内侵入经脉中;邪气在经脉中久留不去,就会向内传入腑中,聚积在肠胃。在邪气侵犯体表皮肤毫毛阶段,可以出现怕冷,颤抖,毫毛竖起等症状;当邪气侵犯到络脉中的时候,则会出现体表络脉充血,颜色改变等症状;邪气侵犯到经脉中,则往往是经脉之气本来已虚,而导致邪气内陷,当邪气侵入经脉,病人则感到疲乏衰弱,病情逐渐加重;当邪气侵袭停留在筋骨之间的时候,如果寒气偏多则会产生筋脉痉挛拘急,骨骼关节疼痛等症状;如果热气偏多,则会产生筋脉弛缓不收,骨髓消减,骨骼弱软,肌肉消瘦,毛发枯槁败落等症状。

【原文】 帝曰:夫子言皮之十二部,其生病皆何如?岐伯曰:皮者脉之部也,邪客于皮则腠理开,开则邪入客于络脉,络脉满则注于经脉,经脉满则入舍于腑脏也,故皮者有分部,不与[1]而生大病也。帝曰:善。

【提要】 本段论述了病邪侵犯自皮入络、入经、入脏腑的传递次序。

【注释】 [1]不与：与，同预。指不给予及时的预防、治疗。

【白话解】 黄帝说：先生您所说的十二经脉分属的皮部，它们发生疾病的情况是怎么样的？岐伯说：皮部，是按照经脉的循行分布来划分的。也就是说，人体全身的皮肤，分别属于十二经脉。邪气侵犯皮肤毫毛，则毛孔开张，邪气就乘机侵入络脉；络脉中的邪气充满，则传入经脉；经脉中的邪气亢盛就入侵到相关的脏腑。所以，如果在邪气侵犯皮部时不及时治疗，病邪就会向内深入，而使人体产生严重的病变。黄帝说：很好！

经络论篇第五十七

【题解】 本篇主要讨论经脉和络脉的颜色变化及其在诊断中的意义，所以篇名为"经络论"。

【原文】 黄帝问曰：夫络脉之见也，其五色各异，青黄赤白黑不同，其故何也？岐伯对曰：经有常色而络无常变也。帝曰：经之常色何如？岐伯曰：心赤，肺白，肝青，脾黄，肾黑，皆亦应其经脉之色也。帝曰：络之阴阳[1]，亦应其经乎？岐伯曰：阴络之色应其经，阳络之色变无常[2]，随四时而行也。寒多则凝泣[3]，凝泣则青黑，热多则淖泽，淖泽则黄赤，此皆常色，谓之无病。五色具见者，谓之寒热。帝曰：善。

【提要】 本文阐明了根据络脉的色泽变化诊察病情的道理。

【注释】 [1]络之阴阳：阴络指深在的络脉，阳络指浅在的络脉。

[2]阴络之色应其经，阳络之色变无常：是说阴络的颜色与经脉是相对应的，阳络的颜色变化无常，不一定与经脉的颜色相对应，而是随着四时气候的转移而变化。

[3]泣：音义同"涩"。

【白话解】 黄帝问道：人体的络脉显现在体表，而表现出的颜色各不相同，有青色的，有黄色的，有赤色的，有白色的，有黑色的，这是什么缘故？岐伯回答说：经脉的颜色固定不变，络脉却没有固定的颜色，而经常变化。黄帝问：经脉固定的正常颜色是什么？岐伯说：心主赤色，肺主白色，肝主青色，脾主黄色，肾主黑色。经脉和脏腑相通，所以，经脉所主的颜色是和内脏主色相对应的。黄帝又问：阴络和阳络，它们也和经脉的颜色相对应吗？岐伯说：阴络的颜色与经脉是相对应的，阳络的颜色变化无常，不一定与经脉相对应，而是随着四时气候的转移而变化。这些都是正常的颜色变化，不是病理性的改变。如果寒气过重，使体表络脉中的气血运行缓慢涩滞，络脉就可以出现青黑色；如果温热过重，使体表络脉中的气血滑利加速，络脉就出现黄赤色；如果体表络脉上五色同时出现，则是患有寒热病的缘故。黄帝说：讲得好。

气穴论篇第五十八

【题解】 气穴,即指穴位,是经络之气输注出入之处。本篇主要论述了三百六十五个穴位所在的部位,及孙络、豀谷与气穴的关系,所以篇名叫"气穴论"。

【原文】 黄帝问曰:余闻气穴[1]三百六十五以应一岁,未知其所,愿卒闻之。岐伯稽首再拜对曰:窘乎哉问也! 其非圣帝,孰能穷其道焉,因请溢意[2]尽言其处。帝捧手逡巡而却[3]曰:夫子之开余道也,目未见其处,耳未闻其数,而目以明,耳以聪矣。岐伯曰:此所谓圣人易语[4],良马易御也。帝曰:余非圣人之易语也,世言真数[5]开人意,今余所访问者真数,发蒙解惑,未足以论也。然余愿闻夫子溢志尽言其处,令解其意,请藏之金匮,不敢复出。岐伯再拜而起曰:臣请言之,背与心[6]相控而痛,所治天突与十椎[7]及上纪,上纪者胃脘也,下纪者关元也。背胸邪系阴阳左右,如此其病前后痛涩,胸胁痛而不得息,不得卧,上气短气偏痛,脉满起斜出尻脉,络胸胁支心贯鬲,上肩加天突,斜下肩交十椎下。脏俞五十穴[8],腑俞七十二穴,热俞五十九穴,水俞五十七穴,头上五行行五,五五二十五穴,中胎两傍各五,凡十穴,大椎上两傍各一,凡二穴,目瞳子浮白二穴,两髀厌分中二穴,犊鼻二穴,耳中多所闻二穴,眉本二穴,完骨二穴,项中央一穴,枕骨二穴,上关二穴,大迎二穴,下关二穴,天柱二穴,巨虚上下廉四穴,曲牙二穴,天突一穴,天府二穴,天牖二穴,扶突二穴,天窗二穴,肩解二穴,关元一穴,委阳二穴,肩贞二穴,喑门一穴,脐一穴,胸俞十二穴,背俞二穴,膺俞十二穴,分肉二穴,踝上横二穴,阴阳跷四穴,水俞在诸分,热俞在气穴,寒热俞在两骸厌中二穴,大禁二十五,在天府下五寸,凡三百六十五穴,针之所由行也。

【提要】 本段阐述三百六十五个气穴的分布及胸、背、胁、痛刺法。

【注释】 [1] 气穴:指经气所注的穴位。

[2] 溢意:是畅达的意思。

[3] 捧手逡巡而却:形容恭敬谦逊的样子。

[4] 圣人易语:即聪明有德的人,很容易理解事物和接受意见。

[5] 真数:指三百六十五个穴位之数。

[6] 心:指心胸部。

[7] 十椎:指背部第十椎下的中枢穴。

[8] 脏俞五十穴:脏,指五脏;俞,指五输穴,即井、荥、输、经、合。每脏有五穴,为二十五穴,左右合而言之,则是五十穴。

【白话解】 黄帝问道:我听说人身上有三百六十五个气穴,与一年三百六十五天相对应,但是却不知道这些气穴所在的部位,愿意听你详尽地讲解一下。

岐伯叩头再拜回答说:这真是个使我为难的问题啊! 如果不是圣帝,谁还肯深入研究这些道理呢? 既然圣帝已经提出来了,那么,就尽我所知道的,把这些气穴的部位详尽地说明一下。黄帝拱手退让,谨虚地说:先生对我的开导启发很大,虽然我眼睛没有看到你要讲的事物,耳朵也没有听见你要讲的道理,但是却好像已经使我耳聪目明,心领神会了。岐伯说:这大概就是所谓的"圣人易语,良马易御"吧! 黄帝说:我并不是那种容易告知,一听就明的圣人,俗话所说,探求事物的道理可以开拓人的思维。但我今天所要请教的有关气穴的内容,只不过是想启发我的蒙昧,解除一些疑惑,还算不上什么探讨深刻精细的道理。我希望先生你能畅所欲言,详尽地说明讲解气穴的部位,使我知道其中的意义。我一定把所学到的内容珍藏在金匮里,决不轻易地出示给别人。

岐伯再拜后起来说:那我就来谈一谈吧。背部属阳,胸部属阴,如果见到背部和胸部互相牵引而疼痛,这是因为阴脉和阳脉互相牵引造成的。治疗时应该取天突穴,背部第十椎下的中枢穴,以及上纪和下纪。上纪就是胃脘部的中脘穴,下纪则是指关元穴。胸背部的经脉斜着连系前后左右,所以,发病时可以出现前胸后背部疼痛而感到闭塞,胸胁部位疼痛得不能呼吸,不能平卧,呼吸急促,气上逆喘息,或者偏于一侧疼痛,经脉胀满。这是由于其脉斜向下连着尾骶部,再连络到胸胁部,其分支脉入心而连贯到膈,并上出达到天突,又向下斜行经过肩而交会于背部十椎之下的缘故。

脏输有五十个穴位,即每脏各有井、荥、输、经、合五穴,五脏共计二十五个穴位,左右两侧共为五十个穴位;腑输有七十二个穴位,即每腑各有井、荥、输、经、合、原六穴,六腑计三十六穴,左右两侧共为七十二个穴位;针刺热病的穴位有五十九个;针刺水病的穴位有五十七个;头上的五行,每行有五个穴位,共五五二十五个穴位;五脏的背俞在脊椎两旁各有五个,共十个穴位;大椎上面两旁各有一穴,共二个穴位:眼旁的瞳子髎和耳旁的浮白,左右两侧共计四个穴位;两侧髀厌中有环跳穴二个穴位;犊鼻穴左右二个穴位:听宫穴左右二个穴位;眉根部攒竹穴,左右共二个穴位;完骨左右共二个穴位;项部中央有风府一个穴位;枕骨处窍阴穴左右共二个穴位;上关穴左右共二个穴位;大迎穴左右共二个穴位;下关穴左右共二个穴位;天柱穴左右共二个穴位;巨虚上廉、巨虚下廉左右共四个穴位;曲牙(颊车)左右共二个穴位;天突一个穴位;天府左右共二个穴位;天牖左右共二个穴位;扶突左右共二个穴位;天窗左右共二个穴位;肩解(肩井)左右共二个穴位;关元一个穴位;委阳左右共二个穴位;肩贞左右共二个穴位;喑门一个穴位;脐中央有神阙一个穴位;胸部有俞府、彧中、神藏、灵墟、神封、步廊六穴,左右共十二个穴位;背部有膈俞穴,左右共二个穴位;胸两旁的膺部有云门、中府、周荣、胸乡、天溪、食窦六个穴位,左右共十二个穴位;足外踝上有分肉(阳辅穴),左右共二个穴位;踝上横纹处有解谿穴、左右共二个穴位;阴跷穴(照海)、阳跷穴(申脉),左右共为四个穴位;治水病的穴位都在各条经脉的肌肉之间;治热病的穴位都在各条经脉的阳气会聚之处;治寒热的穴位在左右两侧骹厌中有二个穴位;大禁穴是五里穴,禁二十五刺,在天府穴下五寸处,左右各一,共两个穴位;以上所说的共三百六十五个穴位,都是针刺时所用的穴位。

【按语】 文中虽然反复说有三百六十五个穴位,但除去重复的穴位之外,实际上不足此数,可能与本书在流传过程中传抄失误有关。

【原文】 帝曰:余已知气穴之处,游针之居[1],愿闻孙络谿谷,亦有所应乎?岐伯曰:孙络三百六十五穴会,亦以应一岁,以溢奇邪,以通荣卫,荣卫稽留,卫散荣溢,气竭血著,外为发热,内为少气,疾泻无怠,以通荣卫,见而泻之,无问所会。帝曰:善。愿闻谿谷之会也。岐伯曰:肉之大会为谷,肉之小会为溪,肉分之间,谿谷之会,以行荣卫,以会大气[2]。邪溢气壅,脉热肉败,荣卫不行,必将为脓,内销骨髓,外破大腘,留于节凑,必将为败。积寒留舍,荣卫不居,卷肉缩筋,肋肘不得伸,内为骨痹,外为不仁,命曰不足,大寒留于谿谷也。谿谷三百六十五穴会,亦应一岁。其小痹淫溢,循脉往来,微针所及,与法相同。帝乃辟左右而起,再拜曰:今日发蒙解惑,藏之金匮,不敢复出。乃藏之金兰之室,署曰气穴所在。岐伯曰:孙络之脉别经者,其血盛而当泻者,亦三百六十五脉,并注于络,传注十二络脉[3],非独十四络脉也,内解泻于中者十脉[4]。

【提要】 本段论孙络、谿谷与气穴的功能及相互关系。

【注释】 [1] 游针之居:游针,是灵活运用针的意思。居,作"止"讲。

[2] 大气:指宗气。

[3] 十二络脉:十二,当为十四。十四络脉是十二经之络脉加上任脉、督脉两经之络脉。

[4] 十脉:指五脏之脉,左右共十脉,故曰十脉。

【白话解】 黄帝说:我已经知道了气穴的部位和用针的道理,还想再听一听孙络和谿谷的情况,它们是否也与什么相对应呢?岐伯说:孙络和三百六十五气穴相会合,所以孙络也与一年三百六十五天相对应。孙络有驱邪外出的作用。如果邪气侵入人体,造成营气和卫气运行凝滞而不通,使卫气消散到体外而虚损,营气内溢到体内而停留于局部,出现既有发热,又有气虚的症状。这时应赶快用针刺泻除邪气,不要迟疑延误,要使营气和卫气通达畅行。只要见到有血液停留而局部络脉颜色改变的地方,就应该用针刺泻法,不必受是否穴位的限制。黄帝说:讲得好。

我想再听听谿谷的会合情况。岐伯说:人体较大肌肉的会合之处叫做"谷",较小肌肉的会合之处叫做"谿"。肌肉之间,也就是谿谷的会合之处,可以通行营气和卫气,但也可以停留邪气。如果邪气侵犯人体,使人体的正气壅塞,不能正常运行,就会产生血脉中发热,肌肉腐烂败坏。而营气和卫气不能运行,最终也将腐败成脓肿,向内深入可以使骨髓腐败,向外蔓延则可以使大的肌肉也消瘦破溃,如果邪热之气侵入停留在关节,将造成筋骨败坏等更严重的病变。如果寒邪侵犯人体，停留不去，则使营气和卫气不能正常运行，就会造成肌肉萎缩，筋脉拘急，不能伸展四肢和肋部。在身体内部造成骨痹，在身体表面引起皮肤感觉麻木不仁。这是由于阳气虚损不足，大寒之气停留在豁谷所造成的病证。豁谷和三百六十五气穴相会合，所以也与一年三百六十五天相对应。如果是较轻微的邪气所造成的"小痹"，邪气沿着脉来往不定，可以用微针治疗，与一般刺孙络的方法相同。

黄帝遣退左右之人，起身再拜说：今天承蒙先生开导启发，使我解除了疑惑，我要把这些内容藏在金匮之中，不轻易拿出来给别人。并将金匮藏在金兰之室，署名为"气穴所在"。岐伯说：孙络之脉是经脉分出来的别支，如果孙络血盛满应该用泻法，孙脉亦有三百六十五脉，但都能回流入络脉之中，络脉再回流入十二经脉。虽不是与十四络脉相通，实际上已经包括在其中了。即便是深入到骨缝中的络脉，受邪后也可以传入五脏的经脉之中。

气府论篇第五十九

【题解】 气府，在本篇中指经脉之气通达灌注的地方。本篇主要论述了手足三阳经脉和督脉、任脉、冲脉的穴位，穴位也是经脉之气通达灌注的地方。所以篇名叫"气府论"。

【原文】 足太阳脉气所发[1]者七十八穴：两眉头[2]各一，入发至项三寸半，傍五，相去三寸，其浮气在皮中者凡五行[3]，行五，五五二十五，项中大筋两傍各一，风府两傍各一，挟脊以下至尻尾二十一节十五间各一，五脏之俞各五，六腑之俞各六[4]，委中以下至足小指傍各六俞。足少阳脉气所发者六十二穴：两角上各二，直目上发际内各五，耳前角上各一，耳前角下各一，锐发下各一，客主人各一，耳后陷中各一，下关各一，耳下牙车之后各一，缺盆各一，掖下三寸，胁下至胠，八间各一，髀枢中，傍各一，膝以下至足小指次指各六俞。足阳明脉气所发者六十八穴：额颅发际傍各三，面鼽骨空各一，大迎之骨空各一，人迎各一，缺盆外骨空各一，膺中骨间各一，挟鸠尾之外，当乳下三寸，挟胃脘各五，挟脐广三寸各三，下脐二寸挟之各三，气街动脉各一，伏兔上各一，三里以下至足中指各八俞，分之所在穴空。手太阳脉气所发者三十六穴：目内眦各一，目外各一，鼽骨下各一，耳郭上各一，耳中各一，巨骨穴各一，曲掖上骨穴各一，柱骨上陷者各一，上天窗四寸各一，肩解各一，肩解下三寸各一，肘以下至手小指本各六俞。手阳明脉气所发者二十二穴：鼻空外廉项上各二，大迎骨空各一，柱骨之会各一，髃骨之会各一，肘以下至手大指次指本各六俞。手少阳脉气所发者三十二穴：鼽骨下各一，眉后各一，角上各一，下完骨后各一，项中足太阳之前各一，挟扶突各一，肩贞各一,肩贞下三寸分间各一,肘以下至手小指次指本各六俞。

　　【提要】　本段论述了手足三阳经脉的脉气通达灌注所形成的穴位。

　　【注释】　[1]所发:指与其经有密切关系之穴位。

　　[2]两眉头:指攒竹穴。

　　[3]凡五行:指行于头部之经脉,中行是囟会、前顶、百会、后顶、强间等五穴;次侠旁二行是五处、承光、通天、络却、玉枕五穴;又次旁两行是临泣、目窗、正营、承灵、脑空五穴。

　　[4]五脏之俞各五,六腑之俞各六:肺俞、心俞、肝俞、脾俞、肾俞谓之五脏俞。胃俞、三焦俞、胆俞、大肠俞、小肠俞、膀胱俞谓之六腑俞。

　　【白话解】　足太阳经脉之气所通达灌注的穴位共有七十八个:两眉头陷中的攒竹穴,左右各一,共二个穴位;从攒竹穴向上行进入头发到前顶穴,这之中有神庭穴、上星穴、囟会穴,共长三寸半,前顶穴居中央一行,两旁各有二行,连中央一行共计五行,中央一行到外行的距离为三寸。太阳经脉之气上浮于头部皮肤中,共有五行,每行有五个穴位,五五共计二十五个穴位;天柱穴在后颈中大筋的两侧,左右各一,共为二个穴位;风府穴两旁各有一穴,即风池穴,共二个穴位;自这里向下行到脊背两旁,从大椎顺着脊椎往下,到尾骨共有二十一节,其中十五个脊椎骨间两旁约一寸半处,各有一个穴位,共计三十个穴位;五脏的俞穴左右各有五个,六腑的俞穴左右各有六个,共为二十二个穴位,从委中以下到足小趾旁,左右各有六个穴位,即委中穴、昆仑穴、京骨穴、束骨穴、通谷穴、至阴穴,共计十二穴。

　　足少阳经脉之气所通达灌注的穴位共有六十二个:头角上左右各二穴,即曲鬓穴、天冲穴,共计四个穴位;从瞳孔直上行到发际之内,左右各有五个穴位,即临泣穴、目窗穴、正营穴、承灵穴、脑空穴,共计十个穴位;耳前角上有一穴,即颔厌穴,左右共二个穴位;鬓发下左右各一个穴位,即和髎穴,共二穴;客主人穴(上关穴)左右各一,共为二;耳后陷中有翳风穴,左右共二穴;下关穴左右各一,共为二个穴位;颊车穴左右各一,共二个穴位:缺盆穴左右各一穴,共二穴;腋下三寸,各有三穴,即渊腋、辄筋、天池三穴,左右共六穴;从胁下到季肋,肋间有日月穴、章门穴、带脉穴、五枢穴、维道穴、居髎穴六个穴位,左右共十二穴。髀枢中有一穴,即环跳穴,左右共二穴;膝以下至足小趾间有阳陵泉、阳辅、丘墟、临泣、侠溪、窍阴六个穴位,左右共十二个穴位。

　　足阳明经脉之气所通达灌注的穴位有六十八个:额颅发际旁有三个穴位:即悬颅穴、阳白穴、头维穴,左右共六个穴位;颧骨下骨空中间有一个穴位,即四白穴,左右共二穴;大迎穴在骨空中,左右共二穴;人迎穴左右各一,共二穴;缺盆外骨空中有一穴,即天髎穴,左右共二穴;胸膺部每根肋骨间有一穴位,即膺窗穴、气户穴、库房穴、屋翳穴、乳中穴、乳根穴,左右共十二穴;挟在鸠尾穴之外,正在乳房下三寸,挟着胃脘部左右各有五个穴位,即不容穴、承满穴、梁门穴、关门穴、太乙穴,两侧共计十个穴位;挟着脐部,旁开二寸各有三个穴位,即滑肉门穴、天

216

枢穴、外陵穴，两侧共六穴；脐下二寸，左右各有三个穴位，即大巨穴、水道穴、归来穴，两侧共六穴；归来下动脉跳动处是气街穴，左右共二穴；伏兔穴上有髀关穴，左右各一，共二穴；从足三里穴开始，向下到足中趾共有八个穴位，即足三里穴、上巨虚穴、下巨虚穴、解溪穴、冲阳穴、陷谷穴、内庭穴、厉兑穴，左右共十六个穴位，这些穴位分布在骨空之中。

手太阳经脉之气所通达灌注的穴位有三十六个：眼睛内角有睛明穴，左右共二穴；眼睛外角有瞳子髎穴，左右共二穴；颧骨下有颧髎穴，左右共二穴；耳廓上左右各有一个角孙穴，共二穴；耳中有听宫穴，左右各一，共二穴；巨骨穴左右各一，共二穴；曲腋上有一穴，即臑俞穴，左右共二穴；天柱上凹陷的中央有肩井穴，左右各一，共二穴；天窗穴上四寸左右有窍阴穴，左右各一，共二穴；肩解部为秉风穴，左右各一，共二穴；肩解部下三寸处有天宗穴，左右各一，共二穴；肘部以下至手小指端有六个穴位，即小海穴、阳谷穴、腕骨穴、后溪穴、前谷穴、少泽穴，左右共十二个穴位。

手阳明经脉之气通达灌注的穴位共有二十二个：鼻孔外侧有迎香穴，左右共二穴；项部有扶突穴，左右共二穴；大迎穴在骨空中，左右各有一穴；颈与肩相会处有天鼎穴，左右共二穴；肩髃穴左右各一，共二穴；从肘部以下到手大指侧的二指间，共有六个穴位，即三里穴、阳溪穴，合谷穴、三间穴、二间穴、商阳穴，左右共十二个穴位。

手少阳经脉之气通达灌注的穴位共有三十二个：颧骨下面左右各有一穴，即颧髎穴；眉后有丝竹空穴，左右各一，共二穴；头角处有额厌穴，左右各一，共二穴；完骨之下后方有天牖穴，左右各一，共二穴；项部足太阳经脉之前有风池穴，左右共二穴；挟在扶突穴旁的是天窗穴，左右各一，共二穴；肩贞穴左右各一，共二穴；肩贞穴之下三寸，这中间有三个穴位，即肩髎穴、臑会穴、消泺穴，左右共六穴；自肘部往下到手小指侧的次指端，有六个穴位，即天井穴、支沟穴、阳池穴、中渚穴、液门穴、关冲穴，左右共十二个穴位。

【原文】 督脉气所发者二十八穴：项中央二，发际后中八，面中三，大椎以下至尻尾及傍十五穴，至骶下凡二十一节，脊椎法也。任脉之气所发者二十八穴：喉中央二，膺中骨陷中各一，鸠尾下三寸，胃脘五寸，胃脘以下至横骨六寸半一。腹脉法也。下阴别一，目下各一，下唇一，龂交一。冲脉气所发者二十二穴：挟鸠尾外各半寸至脐寸一，挟脐下傍各五分至横骨寸一，腹脉法也。足少阴舌下，厥阴毛中急脉各一，手少阴各一，阴阳跷各一，手足诸鱼际脉气所发者[1]，凡三百六十五穴也。

【提要】 本段论述了冲脉、任脉和督脉之气通达灌注所形成的穴位。

【注释】 [1]手足诸鱼际脉气所发者：是说手足均有鱼际，都是脉气所发之处。

【白话解】 督脉之气所通达灌注的穴位共有二十八个：颈项中央有两个穴

位,即风府穴和哑门穴;从前发际到后发际,中行有八个穴位,即神庭穴、上星穴、囟会穴、前顶穴、百会穴、后顶穴、强间穴、脑户穴八穴;面部中行有三个穴位,即素髎穴、水沟穴、兑端穴三穴;从大椎向下到尾骨以及旁线上共有十五个穴位,即大椎穴、陶道穴、身柱穴、神道穴、灵台穴、至阳穴、筋缩穴、中枢穴、脊中穴、悬枢穴、命门穴、阳关穴、腰俞穴、长强穴及会阳穴;从大椎到骶骨共二十一节,这是计算脊椎骨来确定穴位的方法。

任脉之气所通达灌注的穴位共有二十八个:喉中央有两个穴位,即廉泉穴和天突穴;胸骨陷中共有六个穴位,即璇玑穴、华盖穴、紫宫穴、玉堂穴、膻中穴和中庭穴六穴;从鸠尾下三寸间有三个穴位,即鸠尾穴、巨阙穴和上脘穴三穴;从中脘穴到脐中长五寸,其中有五个穴位,即中脘穴、建里穴、下脘穴、水分穴和神阙穴五穴;从脐中到横骨毛际是六寸半,这之中有六个穴位,即阴交穴、气海穴、石门穴、关元穴、中极穴、曲骨穴六穴。任脉在腹部共有十四个穴位。下部前阴与后阴中间,有会阴穴;眼睛下有承泣穴,左右共二穴;唇下有一个承浆穴;还有一个龈交穴。

冲脉之气所通达灌注的穴位有二十二个穴位:挟鸠尾外两旁半寸下行到脐的左右,每侧各有六个穴位,即幽门穴、通谷穴、阴都穴、石关穴、商曲穴和肓俞穴六穴,左右共十二个穴位;挟脐旁开半寸下行到横骨,这之间每侧各有五个穴位,即中注穴、四满穴、胞门穴、大赫穴和下极穴五穴,左右两侧共十个穴位;每寸一穴,这是冲脉在腹部的取穴方法。

足少阴经脉之气所通达灌注的穴位:在舌下有二穴;足厥阴经脉之气所通达灌注的穴位,在毛际左右各有一个急脉穴;手少阴在腕后左右各有一个阴郄穴;阴跷、阳跷各有一穴,左右共四穴。手足掌两旁肌肉丰满隆起之处,都是经脉之气通达灌注的地方。

以上共计三百六十五个穴位。

【按语】 本篇所说三百六十五穴,后世注家有的认为不合此数,究其原因,大概有三条:①原文流传过程中脱简讹误;②各注家理解角度不同;③后人不断地发明补充。这三点形成了上述局面。

骨空论篇第六十

【题解】 骨空即周身骨骼间的孔隙,人体的腧穴多位于骨空之中。本文在论述几种疾病的针灸治疗方法的同时,特别提出了人的周身骨节均有空,腧穴位于骨空之中。故篇名为"骨空论"。

【原文】 黄帝问曰:余闻风者百病之始也,以针治之奈何?岐伯对曰:风从外入,令人振寒,汗出头痛,身重恶寒,治在风府,调其阴阳,不足则补,有余则泻,大风颈项痛,刺风府,风府在上椎。大风汗出,灸譩譆[1],譩譆在背下挟脊傍三寸所,厌之[2]令病者呼譩譆,譩譆应手[3]。从风憎风,刺眉头。失枕在肩上横骨间,折使揄臂齐肘正,灸脊中。胁络季胁引少腹而痛胀,刺譩譆。腰痛不可以转摇,急引阴卵,刺八髎与痛上,八髎在腰尻分间。鼠瘘寒热,还刺寒府,寒府在附膝外解营。取膝上外者使之拜,取足心者使之跪。

【提要】 本段主要论述风证、腰痛、鼠瘘等病证的针灸穴位及取穴方法。

【注释】 [1]譩譆:yì xǐ,音意喜,穴位名,在第六椎下两旁,距脊柱各三寸处,属足太阳膀胱经。

[2]厌之:用手压其穴位。

[3]譩譆应手:指以手按其处,能感到震动。

【白话解】 黄帝问道:我听说风邪为多种疾病的起始,用针法来治疗,应采取什么样的方法?岐伯回答说:风邪从外侵入人体,使人寒战汗出,头痛,身体沉重,恶寒,治疗应针刺风府穴以调和阴阳。正气不足的虚证用补法,邪气有余的实证用泻法。若感受严重的风邪出现颈项疼痛,刺风府穴,风府穴在颈椎第一椎上面;若感受严重的风邪而汗出,应灸譩譆穴,譩譆穴在胸椎第六椎旁开三寸,用手指按压其穴位,病人便会感觉疼痛而发出譩譆的声音,此时医生的手指下会有跳动感。见风怕风的人,应刺眉头攒竹穴。颈项疼痛,不能着枕的疾患,应取肩上横骨间的穴位治疗。腰痛不能转侧动摇,下引睾丸者,刺八髎穴和疼痛之处,八髎穴在腰尻骨间的孔隙中。鼠瘘病寒热往来,应刺寒府穴,寒府穴在膝盖外侧的骨缝中。凡取膝上外侧的孔穴时,要使病人身体弯曲,呈揖拜体位;取足心涌泉穴时,使患者作跪的体位。

【原文】 任脉者,起于中极之下[1],以上毛际,循腹里上关元,至咽喉,上颐循面入目。冲脉者,起于气街,并少阴之经,侠脐上行,至胸中而散。任脉为病,男子内结七疝,女子带下瘕聚。冲脉为病,逆气里急[2]。督脉为病,脊强反折。督脉者,起于少腹以下骨中央,女子入系廷孔,其孔,溺孔之端也,其络循阴器合篡间[3],绕篡后,别绕臀,至少阴与巨阳中络者,合少阴上股内后廉,贯脊属肾,与太阳起于目内眦,上额交巅上,入络脑,还出别下项,循肩髆内,侠脊抵腰中,入循膂络肾;其男子循茎下至篡,与女子等;其少腹直上者,贯脐中央,上贯心入喉,上颐环唇,上系两目之下中央。此生病,从少腹上冲心而痛,不得前后,为冲疝。其女子不孕,癃痔遗溺嗌干。督脉生病治督脉,治在骨上,甚者在脐下营[4]。

【提要】 本段主要论述了任脉、冲脉、督脉的循行起止以及三经之病常见的症状表现。

【注释】 [1]中极之下:中极穴之下,指小腹部。

[2]里急:指腹痛。

[3]篡间:指会阴部。

[4]脐下营:指脐下一寸的阴交穴。

【白话解】 任脉起于中极穴之下,上行至毛际,再循腹部经关元穴到咽喉,上颐循面入于目中。冲脉起于气街穴,与足少阴肾经相并,侠脐左右上行,到胸中而散。任脉发生病变,男子腹内结为各种疝病,女子则为带下和瘕聚。冲脉发生病变,则气逆上冲,腹内拘急疼痛。督脉发生病变,则见脊柱僵硬反折。督脉起于少腹下横骨的中央,在女子则内系廷孔。廷孔就是尿道的外端。从此处分出一支别络,循着阴户会合于会阴部,绕行于肛门外侧,再分支别行绕臀部到少阴,与太阳经的中络相合。少阴经从股内后廉而上,穿过脊柱而连属于肾脏,又与太阳经起于目内眦,上行至额,交于巅顶,内入联络于脑,复还出循项下至肩髆内,侠脊抵腰中,入内循膂络于肾而止。在男子,督脉则循阴茎,下至会阴,这与女子是相同的。不同的是,此后它从少腹直上,穿过脐中央,再向上贯心入喉,上行至颐,环绕口唇,再上行系于两目之下。督脉发生病变症状是气从少腹上冲至心而疼痛,不能大小便,此称为冲疝。如在女子,便产生不孕,或小便不利,或遗尿、嗌干等症。总之,督脉生了病,还是应从督脉进行治疗,轻者治横骨上的曲骨穴,重者取脐下的阴交穴。

【原文】 其上气有音者治其喉中央,在缺盆中者。其病上冲喉者治其渐,渐者上侠颐也。蹇[1]膝伸不屈治其楗[2]。坐而膝痛治其机。立而暑解,治其骸关。膝痛,痛及拇指治其腘。坐而膝痛如物隐者,治其关。膝痛不可屈伸,治其背内。连骺若折,治阳明中俞髎。若别,治巨阳少阴荥。淫泺[3]胫酸,不能久立,治少阳之维,在外上五寸。辅骨上横骨下为楗,侠髋为机,膝解为骸关,侠膝之骨为连骸,骸下为辅,辅上为腘,腘上为关,头横骨为枕。

【提要】 本段主要论述了气喘、行走困难、膝痛等病证的针刺治疗方法。

【注释】 〔1〕蹇:行走困难。

〔2〕楗:股骨。此指足阳明的髀关穴。

〔3〕淫泺:即膝、胫部酸痛无力。

【白话解】 如患者气逆喘息有音,治疗则取喉部的天突穴,天突穴在两缺盆的中央;如有逆气上冲于喉部,则取侠颐部的大迎;膝关节能伸不能屈的病人,治其髀关穴;坐下时膝疼痛的,治其环跳穴;站立时感到骨缝似裂而有热痛感的,治其膝部经穴;膝部疼痛,牵引至踇趾的,刺其膝弯处的委中穴;坐下来,如有物隐藏于其中者,治其承扶穴;膝痛不可屈伸者,治疗时可取背部的足太阳经的俞穴;如疼痛牵连小腿如折断者,治疗时可取阳明中俞的陷谷穴;膝痛如骨肉分离一样者,可取太阳经荥穴通谷、阳明经的荥穴然谷;膝、胫部酸痛无力,不能久立者,治疗时取少阳之络的光明穴,穴位在外踝上五寸处。辅骨之上,横骨之下称为"楗",侠髋骨相接之处称为"机",膝部的骨缝叫"骸关",侠膝两旁的高骨为"连骸",连骸下面叫"辅骨",辅骨上面叫"腘",腘上骨节动处叫"关",头后部的横骨叫"枕骨"。

【原文】 水俞五十七穴者,尻上五行,行五,伏兔上两行,行五,左右各一行,行五,踝上各一行,行六穴。髓空[1]在脑后三分,在颅际锐骨之下,一在龂基[2]下,一在项后中复骨下,一在脊骨上空在风府上。脊骨下空,在尻骨下空。数髓空在面挟鼻,或骨空在口下当两肩。两髆骨空,在髆中之阳。臂骨空在臂阳,去踝四寸两骨空之间。股骨上空在股阳,出上膝四寸。箭骨空在辅骨之上端。股际骨空在毛中动下。尻骨空在髀骨之后,相去四寸。扁骨有渗理凑,无髓孔,易髓无空。

【提要】 本段主要论述治疗水肿病的五十七个穴位的位置。

【注释】 〔1〕髓空:头颅及脊椎的骨孔之处。

〔2〕龂基:龂,yín,音义同龈,下颌骨正中骨缝。

【白话解】 治疗水病的腧穴有五十七个:尻上有五行,每行各五穴;伏兔上各有两行,每行各五穴;又左右各一行,每行各五穴;足内踝上各一行,每行各六穴。髓空在脑后三分,颅骨边际锐骨之下的风府;有一孔在龂基下面的下颌,有一孔在项后复骨的下面,有一孔在脊骨上孔的风府穴上面,即脑户穴;脊骨下端之孔,在尻骨下面的髓孔,即长强穴。在面部侠鼻两旁有数处髓孔,有的在口下通于两侧肩骨的大迎。两肩髆骨空在肩髆的外侧。臂骨的骨空在臂骨的外侧,距手踝四寸处两骨的中间。股骨上面的骨孔,在股骨的外侧膝上四寸的地方。箭骨的骨空在辅骨的上端。股际的骨孔在阴毛中的动脉下面。尻骨的骨孔在髀骨的后面相去四寸。扁骨有血脉渗灌的纹理,没有髓孔。其渗透腠理的功能,可依靠血脉完成,所以没有髓孔。

【原文】　灸寒热之法,先灸项大椎,以年为壮数,次灸橛骨[1],以年为壮数,视背俞陷者灸之,举臂肩上陷者灸之,两季胁之间灸之,外踝上绝骨之端灸之,足小指次指间灸之,腨下陷脉灸之,外踝后灸之,缺盆骨上切之坚痛如筋者灸之,膺中陷骨间灸之。掌束骨下灸之,脐下关元三寸灸之,毛际动脉灸之,膝下三寸分间灸之,足阳明跗上动脉灸之,巅上一灸之,犬所啮之处灸之三壮,即以犬伤病法灸之,凡当灸二十九处。伤食灸之,不已者,必视其经之过于阳者,数刺其俞而药之。

【提要】　本段介绍了寒热、犬咬、伤食等病的灸治方法,并指出灸治无效时应当结合其他方法治疗。

【注释】　[1] 橛骨:即尾骶骨,此处有尾闾穴。

【白话解】　灸寒热证的方法是,先灸项后的大椎穴,并根据患者的年龄决定艾灸的壮数。次灸尾骶骨的尾闾穴,也是根据年龄定艾灸的壮数。观察背俞凹陷处灸之,举臂肩上凹陷处灸之;两侧季肋下的京门穴可用灸法;足外踝绝谷之端的阳辅穴可用灸法;足小趾和足四趾之间的侠溪穴可用灸法;小腿腓肠肌下面凹陷处的承山穴可用灸法;足外踝后的昆仑穴可用灸法;缺盆上用手按,如有结块,坚硬如筋而疼痛的,可在疼痛的局部用灸法;胸骨上凹陷处的天突穴可用灸法;掌横骨下的阳池穴可用灸法;脐下三寸关元穴可用灸法;脐下毛际两旁有动脉跳动的地方,即气冲穴,可用灸法;膝下三寸骨肉之间的足三里穴可用灸法;足阳明经在足背上动脉处的冲阳穴可用灸法;头顶上的百会穴可用灸法;被狗咬伤的,就在咬伤处灸三壮,应该按照狗咬伤的方法来运用灸法。以上应该灸的地方共有二十九处。伤食引发寒热的,也可以用灸法。如果用灸法后病情不好转,就必须诊察病人的经脉,在阳邪过于亢盛的地方,多针刺几个穴位,并同时配合药物进行治疗。

水热穴论篇第六十一

【题解】　水热穴,指治疗水肿病和热病的穴位。本篇主要讨论水肿病的病因、病机和症状,以及治疗水肿病的五十七个穴位,及热病的病机及治疗热病的五十九个穴位,故篇名为"水热穴论"。

【原文】　黄帝问曰:少阴何以主肾? 肾何以主水? 岐伯对曰:肾者至阴也,至阴者盛水也,肺者太阴也,少阴者冬脉也,故其本在肾,其末在肺,皆积水也。帝曰:肾何以能聚水而生病? 岐伯曰:肾者,胃之关也,关门不利,故聚水而从其类也。上下溢于皮肤,故为胕肿[1]。胕肿者,聚水而生病也。

【提要】　本段论述了水肿病的病因、病机,说明肺肾两脏对水液代谢调节的重要作用。

【注释】 [1]胕肿:胕,同肤。胕肿,指全身皮肤浮肿。

【白话解】 黄帝问道:少阴为什么主管肾?肾又为什么主管水?岐伯回答说:在阴阳属性分类中,人体的上半身属阳,下半身属阴,六腑为阳,五脏属阴,肾的位置在人体的下部,为阴中之阴,所以称为至阴之脏,水属至阴,所以肾脏是人体中主管水的内脏;在和气候阴阳的关系中,肺脏和太阴相对应,肾脏和少阴相对应,少阴之气在冬季最旺盛,冬季与水相对应,而肾经的经脉(足少阴经)之气在冬季最旺盛,少阴经脉起源于肾脏,其末端分支进入肺中,所以,水肿病的根本在肾,标在肺,如果肾脏或肺脏功能失常,都可能造成体内水液停聚而形成水肿病。黄帝又问:肾脏为什么能使水液停聚而造成病变呢?岐伯说:肾注前后二阴,如果肾脏发生病变,就会造成二便不利,而二便的正常与否,又直接影响到胃的功能。所以说,肾脏好像是胃的关卡,或者说是闸门,肾脏的功能异常,则水液代谢失常,就像闸门失灵了。水液排泄不畅,停留在体内四处泛滥,流溢到皮肤中就形成了浮肿。因此,所谓浮肿,就是水液停聚而产生的病变。

【原文】 帝曰:诸水皆生于肾乎?岐伯曰:肾者牝脏[1]也,地气上者属于肾,而生水液也,故曰至阴。勇而劳甚则肾汗出,肾汗出逢于风,内不得入于脏腑,外不得越于皮肤,客于玄府,行于皮里,传为胕肿,本之于肾,名曰风水。所谓玄府者,汗空也。

【提要】 本段进一步说明风水本之于肾的道理。

【注释】 [1]牝脏:即属阴性的脏器。

【白话解】 黄帝又问:所有的水肿病都是由肾脏病变引起的吗?岐伯说:肾是阴脏,凡是人身由下部上升的水气,都是由肾气的蒸腾而化生的,这就好像地气上升为云一样,地和肾都属阴,故称肾为至阴。如果有的人自恃身强力壮,过度劳力或房事过度,就会造成大汗淋漓,这种出汗与肾脏有关,在出汗的时候,又遭到风邪侵袭,汗孔骤然关闭,汗出不尽,水气既不能返回到内脏,又不能向外排泄,于是留滞在玄府中,在皮肤之中流动,而形成了浮肿,这种病的根源在肾脏,病名叫做风水。所谓玄府,就是指汗孔。

【原文】 帝曰:水俞五十七处者,是何主也?岐伯曰:肾俞五十七穴,积阴之所聚也,水所从出入也。尻上五行行五者,此肾俞。故水病下为胕肿大腹,上为喘呼,不得卧者,标本俱病,故肺为喘呼,肾为水肿,肺为逆不得卧,分为相输,俱受者水气之所留也。伏兔上各二行行五者,此肾之街也。三阴之所交结于脚也。踝上各一行行六者,此肾脉之下行也,名曰太冲。凡五十七穴者,皆藏之阴络,水之所客也。

【提要】 本段指出治水肿病的五十七个腧穴的分布及诸水穴,均为肾脏所主。

【白话解】　黄帝说:治疗水肿病的五十七个穴位,是什么脏器所主管的呢?岐伯说:肾脏主管水,所以这五十七个治水肿病的穴位都和肾脏关系密切。这些穴位,是阴气所积聚的地方,水液之气也从这里出入。尾骨以上共有五行,每行有五个穴位,中间一行是督脉,两旁的四行是足太阳膀胱经的经脉。中间一行的五个穴位是:长强穴、腰俞穴、命门穴、悬枢穴和脊中穴;次二行左右各五个穴位是:白环俞、中膂内俞、膀胱俞、小肠俞和大肠俞;边上两行左右各五个穴位是:秩边穴、胞肓穴、志室穴、肓门穴和胃仓穴。这二十五个穴位都居处在下焦,是和肾脏有密切关系的穴位。水肿病可以引起下部的浮肿和腹部胀大等症状,也可以引起上部的呼吸喘促、不能平卧等症状。这是肺脏和肾脏同时发生疾病所导致的。水气犯肺,就会出现呼吸喘促、不能平卧等症状;水肿则是肾脏功能失常造成的。两脏同时发生病变,互相影响,所以引起了水气停留。在伏兔穴以上的腹部挟脐两侧各有两行,共四行,每行有五个穴位,内侧两行的穴位是:中注穴、四满穴、气穴、大赫穴和横骨穴,左右共十六;外侧两行的穴位是:外陵穴、大巨穴、水道穴、归来穴和气冲穴,左右共十六。这二十个穴位是肾气通行的道路。它和肝、脾两条经脉,合成三条阴经,交会于脚趾。足内踝上有一行,六个穴位,即大钟穴、照海穴、复溜穴、交信穴、筑宾穴和阴谷穴,左右共十二个穴位。这是足少阴肾经的经脉下行的部分,又叫太冲。以上共五十七个穴位,都是五脏的阴络经过之处,也是水气停留的地方。所以,在治疗水肿病时,可以针刺这些穴位。

【原文】　帝曰:春取络脉分肉[1]何也?岐伯曰:春者木始治,肝气始生,肝气急,其风疾,经脉常深,其气少,不能深入,故取络脉分肉间。帝曰:夏取盛经分腠何也?岐伯曰:夏者火始治,心气始长,脉瘦气弱[2],阳气留溢,热熏分腠,内至于经,故取盛经分腠,绝肤[3]而病去者,邪居浅也。所谓盛经者,阳脉也。帝曰:秋取经俞何也?岐伯曰:秋者金始治,肺将收杀,金将胜火,阳气在合,阴气初胜,湿气及体,阴气未盛,未能深入,故取俞以泻阴邪,取合以虚阳邪,阳气始衰,故取于合。帝曰:冬取井荥何也?岐伯曰:冬者水始治,肾方闭,阳气衰少,阴气坚盛,巨阳伏沉[4],阳脉乃去,故取井以下阴逆,取荥以实阳气。故曰:冬取井荥,春不鼽衄。此之谓也。

【提要】　本段指出针刺治病要提高疗效,针刺方法必须顺应四时阴阳变化的规律。

【注释】　[1]春取络脉分肉:是说春天用针须浅,刺及络脉分肉即可。

[2]脉瘦气弱:这是以脉瘦气弱来形容脉气未盛,而不是衰弱的意思。

[3]绝肤:绝,横度、横越的意思。绝肤,是指针刺透过皮肤,不宜过深。

[4]巨阳伏沉:巨阳即太阳经,与肾为表里,冬令阴气盛,阳气衰,所以其脉沉伏。

【白话解】　黄帝说:春天针刺,为什么多取络脉和肌肉呢?岐伯说:春天是五行之中木气所主治的季节,草木开始生发,与春季相应的肝脏之气也开始萌动。肝脏之气的性能很急,像春天的风一样变动迅速。经脉处在人体较深的部位,而在春天时人体的阳气外趋体表,经脉中的阳气较少,病邪侵犯人体时,往往在刚进入体表时就与卫气相互结合抗争,而不能深入到经脉中去。由于病邪在人体较表层的络脉和肌肉之间,所以在用针刺进行治疗时,只要刺络脉和肌肉之间就可以了。黄帝说:夏天针刺,为什么多取盛经和皮肤腠理呢? 岐伯说:夏天是五行之中火气所主管的季节,人体的心脏之气与夏季相对应,这时心脏之气刚开始生长,其气较少,所以脉气未盛,由于气候较炎热,阳气充盛流溢,向外则熏蒸皮肤腠理,向内则进入经脉之中,所以针刺治疗时多数针盛经和皮肤腠理,只要针刺穿透皮肤,病邪就会外泄。因为阳气充满体表,邪气停留在人体的部位更加表浅。所谓盛经,就是指充盈浮现在体表皮肤和肌肉之间的络脉。黄帝说:秋天针刺,为什么多取经脉上的腧穴呢? 岐伯说:秋天是五行之中金气所主管的季节,肺脏之气与秋天收敛清肃的气候相对应。此时火气渐衰,金气渐盛,这时人体的阳气在经脉的合穴。秋季阴气开始旺盛,如果湿邪侵犯人体,达到合穴处和阳气相合,仍然不能深入机体内部,所以,治疗时多取各经的输穴,用来泻除阴邪;并且多取各经的合穴,用来泻除与阳经相合的病邪,因为体表的阳气开始衰弱,而向内运行到合穴之处,所以要取合穴针刺。黄帝说:冬天针刺,为什么多取各条经脉的井穴和荥穴呢? 岐伯说:冬天是五行之中水气所主管的季节,人体的肾脏之气与冬季相对应,开始发挥闭藏的功能,人体表层的阳气更加衰少,大部分潜藏入体内深处,而阴气却充盛于人的体表。由于太阳之气潜藏于内,体表的络脉也随之而沉伏少见,所以,在针刺时多取各条经脉的井穴,用来抑制过于亢盛的阴气;多取各条经脉的荥穴,用来充实人体不足的阳气。因此说:冬天取井穴和荥穴治疗,到春天就不会发生流鼻涕和鼻出血的疾病,就是指上面所说的道理。

【原文】 帝曰:夫子言治热病五十九俞,余论其意,未能领别其处,愿闻其处,因闻其意。岐伯曰:头上五行行五者,以越诸阳之热逆也。大杼、膺俞、缺盆、背俞,此八者,以泻胸中之热也。气街,三里,巨虚上下廉,此八者,以泻胃中之热也。云门、髃骨、委中、髓空,此八者,以泻四肢之热也。五脏俞傍五,此十者,以泻五脏之热也。凡此五十九穴者,皆热之左右也。帝曰:人伤于寒而传为热何也? 岐伯曰:夫寒盛则生热也。

【提要】 本段论述了治疗热病五十九个腧穴的名称、部位及其适应范围。

【白话解】 黄帝说:先生你讲的治疗热病有五十九个穴位,我已经知道了大概的意思,但还不能很清楚地分别它们所在的部位,但愿你能告诉我这些穴位所在的部位,它们有什么作用? 岐伯说:这五十九个穴位,在头上有五行,每行各有五个穴位。中间一行是督脉,五个穴位是上星穴、囟会穴、前顶穴、百会穴和后顶穴;旁边四行都是足太阳经脉,靠着中线的两行,各有五个穴位,即五处穴、承光穴、通天穴、络却穴和玉枕穴;偏外的两行也各有五个穴位,即临泣穴、目窗穴、正营穴、承灵穴和脑空穴。因为各条阳经的气都上行到头部，所以，取这五行的穴位，能够发散各条阳经向上逆行的热邪。大杼穴、膺俞穴、缺盆穴和背俞穴，左右共八个穴位，这八个穴位在胸背部，针刺这些穴位，可以泻除胸中的热邪；气街穴、三里穴、上巨虚穴和下巨虚穴，也是左右对称共八个穴位，它们都属于足阳明胃经，所以，针刺这些穴位可以泻除胃中的热邪；云门穴、肩髃穴、委中穴和髓空穴，左右共八个穴位，这八个穴位所在的经脉运行到四肢，所以针刺这些穴位可以泻除四肢上的热邪；背部五脏俞的两旁，各有五个穴位，即肺俞之旁的魄户穴，心俞之旁的神堂穴，肝俞之旁的魂门穴，脾俞之旁的意舍穴，以及肾俞之旁的志室穴，这十个穴位都是足太阳经的穴位，并且在五脏俞旁，所以，针刺这些穴位，可以泻除五脏的热邪。上述这五十九个穴位，不论其在左侧还是在右侧，都是治疗热病的穴位。黄帝问：人受了寒邪的侵犯，却能转变成热，这是什么原因呢？岐伯说：物极必反，如果寒气亢盛到极点，就会转变成热。

调经论篇第六十二

【题解】 调,是调和、协调、调整的意思;经,指经脉。本篇主要论述了在治疗人体气血阴阳紊乱所导致的各种虚实病变时,采用调和经脉气血的方法,具有十分重要的意义。故篇名为"调经论"。

【原文】 黄帝问曰:余闻刺法言,有余泻之,不足补之,何谓有余? 何谓不足? 岐伯对曰:有余有五,不足亦有五,帝欲何问? 帝曰:愿尽闻之。岐伯曰:神有余有不足,气有余有不足,血有余有不足,形有余有不足,志有余有不足,凡此十者,其气不等也。帝曰:人有精气津液,四肢九窍,五脏十六部,三百六十五节,乃生百病,百病之生,皆有虚实。今夫子乃言有余有五,不足亦有五,何以生之乎? 岐伯曰:皆生于五脏也。夫心藏神,肺藏气,肝藏血,脾藏肉,肾藏志,而此成形。志意通,内连骨髓,而成身形五脏。五脏之道,皆出于经隧,以行血气,血气不和,百病乃变化而生,是故守经隧焉。

【提要】 本段概括说明了五脏是人体的中心,各脏均有所藏,又因经脉能运行气血,以沟通表里上下五脏六腑,故调畅经脉气血能治疗各种疾病。

【白话解】 黄帝问道:我看到刺法篇上说,有余的病应该用泻法,不足的病应该用补法。那么什么叫做有余? 什么叫做不足? 岐伯回答说:有余的情况有五种,不足的情况也有五种,你想问哪一种呢? 黄帝说:我想全部了解一下。岐伯说:神,既有有余的情况,也有不足的情况;气,既有有余的情况,也有不足的情况;血,既有有余的情况,也有不足的情况;形,既有有余的情况,也有不足的情况;志,既有有余的情况,也有不足的情况。这十个方面的病理变化和表现是各不相同的。黄帝说:人体有精、气、津、液、四肢、九窍、五脏、十六部、三百六十五节,以上这些部位均可受邪气侵犯而产生疾病,而这些疾病可以发生或虚或实的变化。现在,先生你只说有余的情况有五种,不足的情况也只有五种,这些情况是怎样产生的呢? 岐伯说:这十种情况都是产生于五脏的。心脏蕴藏着人体的神,肺脏蕴藏着人体的气,肝脏蕴藏着人体的血,脾脏蕴藏着人体的肉(形),肾脏蕴藏着人体的志。五脏各有不同的分工,而形成了有机的人体。但人体只有精神畅快,气血才能流通正常,并与内部的骨髓相联系,才能使五脏和全身的功能正常协调,形成一个身心平衡的健康人体。五脏是人体的中心,五脏与身体各部分以及五脏之间的联系,都是由经脉这个通道来完成的,经脉中运行气血,使身体各部分之间发生联系,协调全身的功能。如果气血的运行发生障碍,各种各样的疾病就要产生了。所以,必须保持经脉的畅通无阻。诊察判断疾病,应该以经脉的生理、病理变化为依据;而治疗疾病,也可以通过调整经脉中的气血来取得效果。

【原文】 帝曰:神有余不足何如? 岐伯曰:神有余则笑不休,神不足则悲。血气未并,五脏安定,邪客于形,洒淅起于毫毛,未入于经络也,故命曰神之微。帝曰:补泻奈何? 岐伯曰:神有余,则泻其小络之血,出血勿之深斥[1],无中其大经,神气乃平。神不足者,视其虚络,按而致之,刺而利之,无出其血,无泄其气,以通其经,神气乃平。帝曰:刺微奈何? 岐伯曰:按摩勿释,著针勿斥,移气于不足,神气乃得复。

【提要】 本段论述了神(心)虚实病变表现和相应的针刺治疗方法。

【注释】 [1] 深斥:深,指深刺;斥,指进针后开大针孔。

【白话解】 黄帝问道:神有余和神不足的表现各是怎么样的? 岐伯回答说:神有余则表现为自笑不止;神不足则容易产生悲哀的情绪。当气血的运行功能正常,没有偏聚在身体某一部位时,五脏就会安定,功能正常,而不会产生或笑或悲的现象。这时即使病邪侵犯人体,一般也只能侵犯到人体表层的皮肤和毫毛,造成洒然恶寒的症状,而没有侵入较深层的经络之中,这只是一种轻微的神病。黄帝问:治疗神的病变时,怎样运用补泻的方法呢? 岐伯说:对神有余的病变,可用泻法针刺其小的络脉,使之出血,但不要针刺过深,也不要开大针孔,不要刺中大的经脉。经过这样的治疗后,神气就可以协调,恢复正常。对神不足的病变,应该诊察虚络在什么地方,先用按摩的方法导引气血,使局部的气血较为充盈,然后再用针刺的方法来调和气血,但不要使其出血,也不能使气外泄,只要使其经脉的气血运行通畅,病人的神气就会协调正常了。黄帝说:对轻微的神病,应该怎样针刺呢? 岐伯说:对病变部位要多加按摩,针刺时不要开大针孔,通过运针把气血引导到虚弱不足的地方,神气就可以恢复正常了。

【原文】 帝曰:善。有余不足[1]奈何? 岐伯曰:气有余则喘咳上气,不足则息利少气。血气未并,五脏安定,皮肤微病,命曰白气微泄[2]。帝曰:补泻奈何? 岐伯曰:气有余,则泻其经隧,无伤其经,无出其血,无泄其气。不足,则补其经隧,无出其气。帝曰:刺微奈何? 岐伯曰:按摩勿释,出针视之,曰我将深之,适人必革,精气自伏,邪气散乱,无所休息,气泄腠理,真气乃相得。

【提要】　本段论述了气(肺)虚实病变表现和相应的针刺治疗方法。

【注释】　[1]有余不足:当据《太素·卷二十四·虚实补泻》"有"字前补"气"字,以与前后文相合。

[2]白气微泄:白气,指肺气。白气微泄,就是肺气微虚的意思。

【白话解】　黄帝说:好。那么气有余和气不足的表现各是怎么样的呢?岐伯说:气有余就表现为咳嗽、气喘;气不足则表现为鼻塞、呼吸不利、气短等症状。当气血运行正常畅通,没有偏聚在身体的某一部位时,五脏就功能正常而安定,这时即使病邪侵犯人体,一般也只能侵入皮肤肌肉的表层,对肺脏的功能活动造成轻度的影响和损伤,将这样的病证叫做肺气微虚。黄帝问:治疗气的病变时,应该怎样运用补泻方法呢?岐伯说:对气有余的病变,治疗时应该用针刺泻比较表浅的经脉,而不要损伤机体深部的大经脉,针刺时不要放血,不能使正气外泄;对气不足的病变,应该用补法来补充病人的经脉之气,不要使病人的气外泄。黄帝说:对轻微的气病,怎样用针刺治疗呢?岐伯说:对轻微的气病,应在针刺前先对针刺局部多加按摩,同时把针取出来给病人看,并对病人说:"我准备深刺"。但实际上针刺时并不深刺,而改为浅刺。这样做的目的,是使病人注意力集中,精神内守,精气收敛于体内,而邪气散乱趋向于体表,没有藏身之处。这样,在针刺时只要浅刺,达到病邪所在的部位,邪气就会从皮肤毫毛孔中排泄出来,人体的正气也就能得以恢复正常。

【按语】　对于气之微病,本文使用了心理暗示疗法,即"按摩勿释,出针视之,曰我将深之,适人必革,精气自伏,邪气散乱,无所休息,气泄腠理,真气乃相得",即通过语言、动作暗示,使患者精神集中,精气收敛于内,提高治疗效果。精神疗法在《内经》中使用较广泛。

【原文】　帝曰:善。血有余不足奈何?岐伯曰:血有余则怒,不足则恐。血气未并,五脏安定,孙络水溢[1],则经有留血。帝曰:补泻奈何?岐伯曰:血有余,则泻其盛经出其血。不足,则视其虚经内针其脉中,久留而视,脉大,疾出其针,无令血泄。帝曰:刺留血奈何?岐伯曰:视其血络,刺出其血,无令恶血得入于经,以成其疾。

【提要】　本段论述了血(肝)虚实病变表现和相应的针刺治疗方法。

【注释】　[1]孙络水溢:水,《甲乙经》及《太素·卷二十四·虚实补泻》均作"外",可从。

【白话解】　黄帝说:讲得好。那么血有余和血不足的表现各是怎样呢?岐伯说:血有余就会表现为容易发怒;血不足则表现为容易恐惧。如果气血的运行正常,没有偏聚在身体的某一部位时,则五脏安定,功能正常,这时,即使邪气侵犯人体,一般也只是在体表的孙络中,但孙络被邪气阻塞不通畅,邪气外溢,也会导致络脉和经脉中的血运不畅而停留在局部。黄帝说:对血的病变应该怎样治疗呢?岐伯说:对血有余的病变,治疗时应该针刺泻体表充血显露的络脉,使局部出血;对血不足的病变针刺补虚弱不足的经脉,把针刺入经脉中,久久留针,观察效果,等到局部虚弱的经脉充盛胀大起来,立即快速拔出针,但不要使病人出血。黄帝说:对瘀血病变,应该怎样进行针刺治疗呢? 岐伯说:观察到有瘀血的络脉,就用针刺出瘀血,不要让瘀血进入大的经脉,而形成更为严重的病变。

【按语】 本文中"久留而视,脉大,疾出其针"一语,强调了《内经》针刺治疗"气至而有效"的理论,所谓"气至",其判断的方法,除本篇提到的"脉大"之外,亦有医生感到针下有滑利或沉紧,以及有病人自感针刺穴位麻、胀、酸,或感到经气走窜等针感现象。

【原文】 帝曰:善。形有余不足奈何? 岐伯曰:形有余则腹胀泾溲不利[1],不足则四肢不用。血气未并,五脏安定,肌肉蠕动,命曰微风。帝曰:补泻奈何?岐伯曰:形有余则泻其阳经,不足则补其阳络。帝曰:刺微奈何? 岐伯曰:取分肉间,无中其经,无伤其络,卫气得复,邪气乃索[2]。

【提要】 本段论述了形(脾)虚实病变表现和相应的针刺治疗方法。

【注释】 [1]泾溲不利:即二便不利。

[2]索:消散的意思。

【白话解】 黄帝说:很好。形有余和形不足的病变各是怎样的情况? 岐伯说:形有余就腹胀,二便不利;形不足则表现为四肢软弱无力,不能正常活动。如果气血的运行正常,没有发生偏聚在身体某一局部时,则五脏安定,功能正常,即使外邪侵袭,也仅仅出现肌肉微微蠕动的症状,将这样的病变叫做微风。黄帝说:对形的病变,应该怎样运用针刺补泻的方法? 岐伯说:对形有余的病变,治疗时应该用针刺泻足阳明胃经的经脉;对形不足的病变,则应该用针刺补足阳明胃经的络脉。黄帝说:对轻微的形病,如微风,应该怎样治疗呢? 岐伯说:针刺时应针刺到肌肉之间,用以驱散邪气,但不要刺中经脉,也不要刺伤络脉,这样就能使卫气得以恢复,卫气恢复后,邪气自然就消散了。

【原文】 帝曰:善。志有余不足奈何? 岐伯曰:志有余则腹胀飧泄,不足则厥。血气未并,五脏安定,骨节有动。帝曰:补泻奈何? 岐伯曰:志有余则泻然筋[1]血者,不足则补其复溜。帝曰:刺未并奈何? 岐伯曰:即取之,无中其经,邪所乃能立虚。

【提要】 本段论述了志(肾)虚实病变表现和相应的针刺治疗方法。

【注释】 [1]然筋:杨上善认为"然筋"指然谷穴下的筋脉。

【白话解】 黄帝说:好。那么志有余和志不足的病变各是怎样的呢? 岐伯说:志有余就会表现出腹胀、泄泻、完谷不化等症状;志不足则表现为手脚清冷。如果气血的运行正常,还没有出现气血偏聚在身体某一局部时,则五脏安定,功能正常,即使病邪侵袭,一般也只是病人感到骨节里有轻微的震动。黄帝说:对志的病变,应该怎样运用针刺补泻的方法呢?岐伯说:对志有余的病变,治疗时应用针刺泻足少阴肾经的荥穴,即然谷穴,要针刺出血;对志不足的病变,则应该用针刺补足少阴肾经的经穴,即复溜穴。黄帝说:对轻微的志的病变,在气血没有偏留积聚时,应该怎样治疗?岐伯说:就在骨节有震动(即有邪气)的局部针刺,但不要深刺损伤经脉。这样,停留在局部的邪气就能很快被驱除掉。

【原文】 帝曰:善。余已闻虚实之形,不知其何以生。岐伯曰:气血以并,阴阳相倾,气乱于卫,血逆于经,血气离居,一实一虚。血并于阴,气并于阳,故为惊狂。血并于阳,气并于阴,乃为炅中[1]。血并于上,气并于下,心烦惋善怒。血并于下,气并于上,乱而喜忘。帝曰:血并于阴,气并于阳,如是血气离居,何者为实?何者为虚?岐伯曰:血气者,喜温而恶寒,寒则泣不能流,温则消而去之,是故气之所并为血虚,血之所并为气虚。帝曰:人之所有者,血与气耳。今夫子乃言血并为虚,气并为虚,是无实乎?岐伯曰:有者为实,无者为虚,故气并则无血,血并则无气,今血与气相失,故为虚焉。络之与孙脉俱输于经,血与气并,则为实焉。血之与气并走于上,则为大厥,厥则暴死,气复反则生,不反则死。

【提要】 本段论述了虚实的病机,及各种气血虚实的临床表现。

【注释】 [1]炅中:炅,jiǒng,音炯,热之意。炅中,内热的意思。

【白话解】 黄帝说:很好。我已经听到了关于虚实病变的表现。不知道这些虚实病变是怎样产生的呢?岐伯说:虚实病变的发生,是由于病邪的入侵,造成了气血运行紊乱,阴阳之间失去平衡,气的分布发生混乱,血也出现逆行,气血偏离了正常位置,从而形成了机体有的部位偏虚,有的部位偏实的状况。如果血偏聚在属阴的五脏中,就会发生癫的病变;如果气偏聚在属阳的六腑中,就会发生狂的病变;如果血偏聚在属阳的体表,就会形成体表发凉;如果气偏聚在属阴的体内,则会形成体内发热;如果血逆行偏聚在人体上部,就会产生心中烦闷的症状;如果气郁积在下焦的肝脏中,就会产生容易发怒的症状;如果血液停留瘀阻在人体下部,就会产生健忘的现象;如果阳气偏聚在人体上部,扰乱心神,则使人心烦意乱。黄帝说:血液偏聚在阴,气偏聚在阳,像这样的气血偏离了正常位置的情况,什么样属于实?什么样属于虚?岐伯说:血和气都是喜欢温暖而厌恶寒冷的。寒冷会使气血的运行涩滞而不通畅,而温暖则能使被寒冷凝滞的气血消散而运行滑利。如果阳气偏于亢盛,则阴血就会虚少。如果阴血过于亢盛,阳气也会不足。黄帝说:人身所具有的最重要的物质,就是气和血。现在先生你说血液偏聚则阳气虚,阳气偏聚则血液虚,那么,这样不是没有实性病证了吗?岐伯说:亢盛有余的就是实,缺少不足的就是虚。在阳气亢盛积聚的地方,则血液就显得相对不足;在血液积聚偏多的地方,阳气也就显得相对不足。血和气失去平衡协调,从这个角度来看,气或血相对不足的地方就形成了虚性病证。络脉和孙脉中的气血在正常情况下都要回流输入到经脉中去。如果气血都停留积聚在经脉中，则形成了实性病证。如果血和气都逆行停聚在人体的头部，则会形成大厥病，大厥病可以见到病人突然昏倒，不省人事，好像突然死亡了一样。如果气血能复返下降，恢复到正常，则病人还能苏醒过来，否则就会造成真的死亡。

【原文】 帝曰：实者何道从来？虚者何道从去？虚实之要，愿闻其故。岐伯曰：夫阴与阳皆有俞会[1]，阳注于阴，阴满之外，阴阳匀平，以充其形，九候若一，命曰平人。夫邪之生也，或生于阴，或生于阳。其生于阳者，得之风雨寒暑。其生于阴者，得之饮食居处，阴阳喜怒。帝曰：风雨之伤人奈何？岐伯曰：风雨之伤人也，先客于皮肤，传入于孙脉，孙脉满则传入于络脉，络脉满则输于大经脉，血气与邪并客于分腠之间，其脉坚大，故曰实。实者外坚充满，不可按之，按之则痛。帝曰：寒湿之伤人奈何？岐伯曰：寒湿之中人也，皮肤不收，肌肉坚紧，荣血泣，卫气去，故曰虚。虚者聂辟[2]气不足，按之则气足以温之，故快然而不痛。帝曰：善。阴之生实奈何？岐伯曰：喜怒不节则阴气上逆，上逆则下虚，下虚则阳气走之，故曰实矣。帝曰：阴之生虚奈何？岐伯曰：喜则气下，悲则气消，消则脉虚空，因寒饮食，寒气熏满，则血泣气去，故曰虚矣。

【提要】 本段论述了致病因素的分类方法，及外感、内伤所致的虚实病机。

【注释】 [1] 俞会：指经气输注会合之处。

[2] 聂辟：是皮肤松弛而有皱纹的意思。

【白话解】 黄帝说：实性病证是怎样形成的？虚性病证是怎样形成的？愿意听你讲一讲虚实病证形成的关键。岐伯说：阴经和阳经，都有气血灌注而形成的穴位，如果阳经中的气血充满了，就要灌注到阴经中去；反之，阴经中的气血充满了，也要灌注到阳经中去，通过这样的调节，以保持阴阳之间的相对平衡。平衡的阴阳之气，充实了人的形体，人体三部九候的脉象表现一致，这样才能称为健康正常的人。邪气侵犯人体而产生病变，有的先在阴经而后才影响到阳经，有的则先在阳经而后才影响到阴经。先发生在阳经的病变，多数是遭受了风雨寒暑等外邪的侵袭而引起的；先发生于阴经的病变，则多数是由于饮食失调，生活起居没有规律，房事过度以及情绪波动剧烈等内因所导致的。黄帝说：风雨之邪是怎样侵袭损伤人体的？岐伯说：风雨之邪损伤人体，是先侵入人体的皮肤，然后进入细小的孙脉中；孙脉中的邪气充满了，则输送传入到大的经脉之中，并且病邪和人体的气血相合并，停留在肌肉和皮肤之间，这样的病人可以见到脉搏坚硬而大，所以称为实性病证。实性病证的病变局部表面往往是坚硬而充满的，并且不可以按压，如果按压就感到疼痛。黄帝说：寒湿之邪是怎样侵袭损伤人体的？岐伯说：寒湿之邪损伤人体，先造成人体的皮肤收缩，功能失常，但肌肉紧张坚硬，血液受寒后凝涩而运行不畅，卫气受到损伤而不足，所以将这种病称为虚性病证。虚性病证的病人,病变局部的皮肤往往松弛而有皱纹,体表卫气不足,所以病人喜欢按摩病变局部,按摩后气血通行,而感到温暖,所以病人觉得舒服而不疼痛。黄帝说:好。先发生在阴经的实性病证是怎样形成的?岐伯说:如果喜怒不加节制,就会造成下部的阴气特别是肝经之气向上逆行,阴气向上逆行后,下部就显得空虚,阳气就会乘虚而入,侵占原来属于阴气的部位,所以将这种病称为实性病证。黄帝问:那么先发生在阴经的虚性病证是怎样形成的呢?岐伯说:如果狂喜过度,就会使心气涣散而下行。如果过度悲哀,就会使肺气消散,心肺之气消散则造成血脉空虚。如果再过食了寒凉饮食损伤了阳气,使寒冷之气充斥于体内,影响到内脏,而导致血液运行涩滞不畅,阳气也被耗损消散,所以这种病称为虚性病证。

【按语】 "寒湿之中人也,皮肤不收",《太素》、《甲乙》无"不"字。寒主收引,《太素》、《甲乙》为是。

【原文】 帝曰:经言阳虚则外寒,阴虚则内热,阳盛则外热,阴盛则内寒,余已闻之矣,不知其所由然也。岐伯曰:阳受气于上焦,以温皮肤分肉之间,今寒气在外,则上焦不通,上焦不通,则寒气独留于外,故寒栗。帝曰:阴虚生内热奈何?岐伯曰:有所劳倦,形气衰少,谷气不盛,上焦不行,下脘不通。胃气热,热气熏胸中,故内热。帝曰:阳盛生外热奈何?岐伯曰:上焦不通利,则皮肤致密,腠理闭塞,玄府不通,卫气不得泄越,故外热。帝曰:阴盛生内寒奈何?岐伯曰:厥气上逆,寒气积于胸中而不泻,不泻则温气[1]去,寒独留,则血凝泣,凝则脉不通,其脉盛大以涩,故中寒。

【提要】 本段详细地阐述了由于阴阳的偏盛偏衰引起的表里寒热病变的机理。

【注释】 [1]温气:即阳气。

【白话解】 黄帝说:古医经上说,阳气虚弱则产生外寒;阴气虚弱则产生内热;阳气亢盛则产生外热;阴气亢盛则产生内寒。这些我已经听说了,但不知道为什么会这样的。岐伯说:人体体表禀受从上焦输送分布来的阳气,这些阳气有温暖和养护皮肤、肌肉的功能。现在寒气从外部侵袭人体,使大小经脉收缩,上焦的阳气不能通达到体表,在体表的阳气不足,而寒气却停留在皮肤肌肉之中,所以使人发生寒冷颤抖的症状。黄帝说:阴气虚弱产生内热是怎样形成的?岐伯说:人体如果疲劳过度,形体和气都会耗损而虚弱,影响到脾胃消化饮食吸收营养的功能,饮食精华不能正常地输送到上焦,糟粕也不能顺利地从下部排泄出而停留阻滞在胃中,时间长了转化成热邪,热气向上熏蒸到胸内,所以出现内热的症状。黄帝说:阳气亢盛产生外热是怎样形成的?岐伯说:由于邪气从外面侵袭,使上焦不通畅,皮肤变得紧密,腠理闭塞,汗孔也不通畅,人体的阳气不能向外发散,郁积在体表,所以产生外热的症状。黄帝说:阴气亢盛产生内寒是怎样形成的？岐伯说：由于寒气向上逆行，停留积聚在胸中而不能向外泄除，使胸中的阳气被耗损而虚少，寒气单独停留，则使经脉中的血液运行凝涩不畅，血行不畅则使经脉阻塞不通，所以产生内寒的症状，这种病人的脉象盛大而涩。

【按语】 "阳虚则外寒，阴虚则内热，阳盛则外热，阴盛则内寒"的病机，所指内容与后世所言"阳虚则寒"、"阴虚则热"、"阳盛则热"、"阴盛则寒"有所不同。

"阳虚则外寒"是指卫气虚感受风寒之邪，导致阳虚不能温煦皮表，寒邪独留于外而出现的恶寒，是外感风寒证；"阳虚则寒"则是人体阳气不足，导致畏寒肢冷，临床以肾阳虚为多见。

"阴虚则内热"，是指劳倦伤脾，脾气不能运化水谷，饮食水谷郁于胃中，郁而化热。阴虚是指脾虚，李东垣称之为"气虚发热"；"阴虚则热"，是人体阴气虚不能制阳所导致的发热。以肾阴虚多见。

"阳盛则外热"，是指外感风寒之邪，郁闭腠理，卫气不能发越而发热。"阳盛则热"则是指阳热之邪亢盛所导致的发热。

"阴盛则内寒"，系寒邪厥逆于上焦胸中，损伤胸中阳气而出现的寒冷，即后世的胸痹证。"阴盛则寒"则是全身阴气偏盛所导致的病证。

【原文】 帝曰：阴与阳并，血气以并，病形以成，刺之奈何？岐伯曰：刺此者取之经隧，取血于营，取气于卫，用形哉，因四时多少高下。帝曰：血气以并，病形以成，阴阳相倾，补泻奈何？岐伯曰：泻实者气盛乃内针，针与气俱内，以开其门，如[1]利其户，针与气俱出，精气不伤，邪气乃下，外门不闭，以出其疾，摇大其道，如利其路，是谓大泻，必切而出，大气[2]乃屈。帝曰：补虚奈何？岐伯曰：持针勿置，以定其意，候呼内针，气出针入，针空四塞[3]，精无从去，方实而疾出针，气入针出，热不得还，闭塞其门，邪气布散，精气乃得存，动气候时，近气不失，远气乃来，是谓追之[4]。

【提要】 本段论述了针刺因人因时而异及经气虚实的补泻手法。

【注释】 [1] 如：义同"而"。

[2] 大气：指亢盛的邪气。

[3] 针空四塞：空，同孔。针空四塞，是使针与孔穴周围紧密接触。

[4] 追之：针刺法中补法的术语。

【白话解】 黄帝说：阴、阳、气、血的偏聚，就形成了疾病，对这些疾病怎样用针刺方法来治疗呢？岐伯说：针刺这些疾病，一般应该取经脉上的穴位。对血的病变应调理治疗血，用深刺法；对气的病变应调理治疗气，用浅刺法。并且要根据病人的胖瘦强弱的体质情况，以及四时气候的变化，来决定针刺穴位数量的多少、部位的上下。或者多取，或者少取；或取上部，或取下部。黄帝说：如果气血已经发生合并，运行紊乱，是疾病已经形成。此时病人身体之中的阴阳失去平

衡,对这种病变,应该怎样运用补法和泻法呢?岐伯说:用泻法治疗实性病证的
方法是,当病人在吸气时进针,使针与气一起进入人体内,并摇大针孔,从而开放
邪气外泄的门户;在病人呼气时出针,使针随着呼气而拔出体外,这样,人体的正
气就不受到损伤,而邪气则与针同时泄出来,得以消散。因为针孔是邪气外泄的
门户,所以不能按闭针孔,以便让邪气尽快外泄。甚至可以用摇大针孔,使邪气
外出的道路更加通利,这种方法就叫大泻。出针的时候要加重手法,用左手切按
穴位,迅速出针,这样,亢盛的邪气才能被制服。黄帝说:补法治疗虚性病证怎样
用针呢?岐伯说:医生持针后,不要立即刺入,而需要先安定病人的情绪,等到病
人呼气时进针,针随着呼气而进入体内。这样进针,针孔就紧闭,而人体的正气
就不会外泄,等到经气来到针下有充实感觉的时候,应当迅速出针,出针应在病
人吸气时进行,随着吸气而拔出针,并按闭针孔。这样就可以使邪气散失,不再
复还于体内,而使人体的正气得以保存。留针等待经气到来要有足够长的时间,
这样才能使已经来到针下的气不会散失,并把远处的气引导到针下来。这就是
针刺的补法。

【原文】 帝曰:夫子言虚实者有十,生于五脏,五脏五脉耳。夫十二经脉皆
生其病,今夫子独言五脏。夫十二经脉者,皆络三百六十五节,节有病必被[1]经
脉,经脉之病皆有虚实,何以合之?岐伯曰:五脏者,故得六腑与为表里,经络支
节,各生虚实,其病所居,随而调之。病在脉,调之血;病在血,调之络;病在气,调
之卫;病在肉,调之分肉;病在筋,调之筋;病在骨,调之骨。燔针劫刺[2]其下及
与急[3]者;病在骨,焠针药熨;病不知所痛,两跷为上;身形有痛,九候莫病,则缪
刺之;痛在于左而右脉病者,巨刺之。必谨察其九候,针道备矣。

【提要】 本段论述了调治经脉的主要原则及治疗大法。

【注释】 [1]被:波及的意思。

[2]燔针劫刺:燔,fán,音烦,火烧之意。燔针劫刺,是把针刺入人体后,用艾火烧其针,
也就是温针法。

[3]急:此处指风寒痹病之筋脉拘急。

【白话解】 黄帝说:先生你谈到虚和实的病变有十种,都是由五脏所产生
的。五脏只有五条经脉,但人身的十二经脉都可以发生病变,为什么先生你现
在只谈五脏呢?而且十二条经脉,连系着人体的三百六十五节,每一节都可能发
生病变,这些病变,都能影响波及经脉,而经脉的病变,又各有虚实,这与五脏所
产生的虚实病变是什么样的配合关系呢?岐伯说:五脏与六腑有紧密的联系,称
为表里的关系。经脉、络脉、四肢和关节都能产生虚实的病变。在治疗的时候,
应该根据病变所在的部位,进行恰当的调整和治疗。如果病变部位在脉的,治疗
时应调理血;如果病变在血中的,治疗时可以调理络脉;如果病变在气中的,治疗
时可以调理其卫气;如果病变部位在肌肉中,治疗时则应该调理肌肉;如果病变
部位在筋,治疗时应该调理筋;如果病变部位在骨,治疗时应该调理骨;如果是风

寒痹痛,经脉拘急,可以用火针劫刺患处;如果是风寒病邪在骨造成病变,也可以用火针或药物温熨患处进行治疗;如果病人皮肤肌肉感觉麻痹,不知痛痒,则针刺阴跻和阳跻两条经脉,效果最好;如果身体疼痛,但三部九候的脉象却是正常的,没有病态表现,则应该用缪刺的方法进行治疗。病人疼痛部位在左侧,而右脉表现出病变,则可以用巨刺的方法进行治疗。一定要仔细地诊察病人三部九候的脉象变化和症状,然后再进行治疗,这样才能比较完备地掌握针刺的技术。

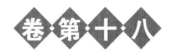

缪刺论篇第六十三

【题解】 "缪"的含义是指交错。缪刺是一种针刺方法,即病变在络脉中而采用右病取左,左病取右,交叉针刺的方法。本文是讨论缪刺法的专篇,故篇名为"缪刺论"。

【原文】 黄帝问曰:余闻缪刺,未得其意,何谓缪刺? 岐伯对曰:夫邪之客于形也,必先舍于皮毛,留而不去,入舍于孙脉,留而不去,入舍于络脉,留而不去,入舍于经脉,内连五脏,散于肠胃,阴阳俱感,五脏乃伤,此邪之从皮毛而入,极于五脏之次也,如此则治其经焉。今邪客于皮毛,入舍于孙络,留而不去,闭塞不通,不得入于经,流溢[1]于大络[2],而生奇病[3]也。夫邪客大络者,左注右,右注左,上下左右与经相干,而布于四末,其气无常处,不入于经俞,命曰缪刺。帝曰:愿闻缪刺,以左取右,以右取左奈何? 其与巨刺[4]何以别之? 岐伯曰:邪客于经,左盛则右病,右盛则左病,亦有移易者,左痛未已而右脉先病,如此者,必巨刺之,必中其经,非络脉也。故络病者,其痛与经脉缪处[5],故命曰缪刺。

【提要】 本段叙述了外邪侵入人体的传变规律,并阐明了巨刺与缪刺的适应证、针刺部位及意义。

【注释】 [1] 流溢:就是水涨满而泛滥的意思。

[2] 大络:指较大的络脉,即十五络脉。

[3] 奇病:即异乎寻常的疾病。

[4] 巨刺:也是左病取右,右病取左的一种针刺方法,但直刺至经脉,较缪刺的部位为深。

[5] 缪处:不同的部位,这里指在经在络的深浅部位有异。

【白话解】 黄帝问道:我听说有一种缪刺法,但不知道它的意义,究竟什么叫做缪刺法呢? 岐伯回答说:邪气侵袭人体的时候,一般先侵入皮肤和毫毛之间,如果邪气停留不去,就要进入人体表层的孙脉之中;邪气再停留不去,则进入比孙脉稍大一点的络脉之中;邪气停留在络脉中不去,则会进一步侵入较大的经脉之中。经脉和体内的五脏直接相连,所以邪气就从经脉侵入五脏,并散布到胃肠之中。此时,病人的身体内外、经脉、内脏都被邪气侵犯,所以,五脏就要受到损伤了。这就是邪气从侵犯人体皮肤毫毛开始,一直到最后侵入五脏的次序。在这种情况下应当治其经脉,这是属于正刺法。假如邪气侵入皮肤毫毛,进入到孙脉中停留不去,时间久了,使络脉也闭塞不通,邪气就不能经过络脉侵入经脉中,而满溢流行到大络中去。大络是人体十四经脉的分支,所以会产生各种不同寻常的奇病。人身的大络是互相贯通交流的,邪气侵入停留在大络中,就会从左流窜到右,从右流窜到左,或者上下流窜。所以,有时可以见到病邪停留在左侧,病人却出现右侧的症状;病邪停留在右侧,病人反而表现出左侧的症状。由于病邪上下左右到处流窜,干扰经脉的正常功能状态,却又不入于经脉之中,而是布散到四肢的末端。因为病邪流窜不定,没有固定的停留之处,也不侵入经脉的腧穴,又往往表现出病邪所在之处与症状表现之处的不一致,所以只能采用左病治右,右病治左,针刺病人络脉的方法,这种方法就叫做缪刺法。黄帝说:我愿意听你说说缪刺,为什么要左病取右,右病取左? 缪刺法与巨刺法怎样进行区别? 岐伯说:邪气侵入经脉中,左侧的邪气亢盛而症状反而表现在右侧;右侧的邪气亢盛而症状却出现在左侧。由于经脉之气是左右互相贯通的,邪气也左右互相流窜,有时左侧的疼痛还没有好,而右侧的脉象又出现病变,像这样的情况,就一定要采用巨刺法,巨刺法针刺必须刺中经脉,而不是络脉。邪气侵犯络脉而造成的病变,其疼痛发生的部位与经脉病变所致疼痛的部位不同,所以对络脉病变要采用缪刺法。

【原文】 帝曰:愿闻缪刺奈何? 取之何如? 岐伯曰:邪客于足少阴之络,令人卒心痛暴胀,胸胁支满,无积者,刺然骨之前出血,如食顷而已,不已,左取右,右取左,病新发者,取五日已。邪客于手少阳之络,令人喉痹舌卷,口干心烦,臂外廉痛,手不及头,刺手中指次指爪甲上,去端如韭叶各一痏[1],壮者立已,老者有顷已,左取右,右取左,此新病数日已。邪客于足厥阴之络,令人卒疝暴痛,刺足大指爪甲上,与肉交[2]者各一痏,男子立已,女子有顷已,左取右,右取左。邪客于足太阳之络,令人头项肩痛,刺足小指爪甲上,与肉交者各一痏,立已,不已,刺外踝下三痏,左取右,右取左,如食顷已。邪客于手阳明之络,令人气满胸中,喘息而支胠[3],胸中热,刺手大指次指爪甲上,去端如韭叶各一痏,左取右,右取左,如食顷已。

【提要】 本段论述了邪客于手足络脉所出现的病证及缪刺方法。

【注释】 [1] 痏:wěi,音伟,指针刺的次数。

[2] 肉交:就是指甲和皮肉相交接的地方。

[3] 支胠:支,支撑;胠,胸侧腋下的部位。支胠,指胸侧腋下部位胀满,如有物撑持,难以自如舒缩。

【白话解】 黄帝说:愿意听一听怎样进行缪刺? 如何取穴运用? 岐伯说:如果邪气侵入足少阴肾经的络脉,会使病人产生突然心痛、腹胀、胸胁部支撑胀

闷等症状。如果仅有上述症状,还没有形成积聚的,可以针刺然谷穴出血,大约
经过一顿饭的时间,就会痊愈。病仍不见好转,如果症状在左侧,就应该取右侧
的穴位治疗;如果症状在右侧,则应该取左侧的穴位进行治疗。一般新发病的患
者,经过治疗,五天左右就可以痊愈。如果邪气侵入手少阳三焦经的络脉,会使
病人产生咽喉肿胀疼痛、舌体卷缩、口干渴、心中烦闷、手臂外侧疼痛而不能抬高
到头部的病变。对这样的病变,治疗是可以针刺小指次指(即无名指)上的关冲
穴,在距离指甲根约韭菜叶那样宽的地方,各刺一次。如果病人身强力壮,立刻
就可以见效;如果是年老体弱的病人,稍微过一会儿也可以见到效果。针刺时,
也应该采取左侧病变针刺右侧,右侧病变针刺左侧的方法进行治疗。如果是新
发生的病变,过几天就可以恢复正常。如果邪气侵入足厥阴肝经的络脉,可以使
病人产生疝气而突然剧烈疼痛。治疗时可以针刺足大趾爪甲与皮肉相交接处的
大敦穴,各刺一次,如果是男性病人,立刻就会痊愈;如果是女性病人,稍过一些
时候就可以好。左侧有病的则取右侧,右侧有病的则取左侧。如果邪气侵入足
太阳膀胱经的络脉,会使病人产生头部、颈项部和肩部的疼痛。治疗的时候,应
该取足小趾爪甲和皮肉相交接之处的至阴穴进行针刺,各刺一次,一般立刻可以
见到效果。如果病还没有痊愈,可以改刺外踝下的金门穴三次。左病刺右,右病
刺左,一般过一顿饭左右的时间,就可以痊愈。如果邪气侵入手阳明大肠经的络
脉,就会使病人发生胸中气满、喘息、胸肋胀闷及胸内发热等症状。治疗这种病,
应该针刺食指之端距离指甲约韭菜叶那么宽的地方,即商阳穴进行治疗,各刺一
次。左侧病变就针刺右侧,右侧病变则针刺左侧,一般约过一顿饭的时间可以
痊愈。

【原文】 邪客于臂掌之间[1],不可得屈,刺其踝后,先以指按之痛,乃刺之,
以月死生为数,月生一日一痏,二日二痏,十五日十五痏,十六日十四痏。邪客于
足阳跷之脉,令人目痛从内眦始,刺外踝之下半寸所各二痏,左刺右,右刺左,如
行十里顷而已。人有所堕坠,恶血留内,腹中满胀,不得前后,先饮利药[2],此
上伤厥阴之脉,下伤少阴之络,刺足内踝之下,然骨之前血脉出血,刺足跗上动
脉,不已,刺三毛上各一痏,见血立已,左刺右,右刺左。善悲惊不乐,刺如
右方。

【提要】 本段论述了邪气客于手阳明之络和足阳跷之络的病证表现和针
刺方法。

【注释】 [1]臂掌之间:臂掌之间究竟为哪条经脉,后世注家解释不一,杨上善认为是
手阳明之络;高士宗认为是手厥阴心包络。本书从前者。

[2]利药:此处指通便祛瘀的药品。

【白话解】 如果邪气侵入臂掌之间,就会使病人臂掌之间的腕关节不能屈
伸,活动不便,治疗这种病变,应该针刺手腕关节之后的部位。先用手按压,疼痛

的地方就是针刺的部位。针刺时，要根据月亮轮廓的盈亏（圆缺）来决定针刺的次数。上半月月亮由缺变圆时，初一刺一针，初二刺二针，逐日递增一针，到十五那一日刺十五针。下半月月亮由圆到缺，每日递减一针，如第十六日刺十四针等。如果邪气侵入足部的阳跻脉，就会使病人眼睛疼痛，疼痛一般从内侧眼角处开始。治疗这种病，应该取外踝下半寸处的申脉穴进行针刺，各刺二次。左侧有病的则针刺右侧，右侧有病的则针刺左侧。一般经过大约走十里路的时间，疾病就可以痊愈。人如果从高处坠落下来而受伤，瘀血停留在体内，就会产生腹中胀满疼痛，大小便不通等症状。治疗这种病证，先要给病人服用通便祛瘀的药物。因为这种病人坠落后，损伤了上部的厥阴经的经脉，也损伤了下部的少阴经的络脉，应该取足内踝下面足厥阴肝经的中封穴和然谷穴前少阴经的络脉，使之出血。并且针刺足背上动脉跳动处足阳明胃经的冲阳穴。如果没有效果，可以再针刺足大趾部位三毛上面的大敦穴，各刺一次，出血后，立刻可以见到效果。左侧的病痛则针刺右侧的穴位，右侧的病痛则应针刺左侧的穴位。如果有的病人经常出现悲哀惊恐，闷闷不乐等症状，也可以按上述的方法进行针刺。

【原文】 邪客于手阳明之络，令人耳聋，时不闻音，刺手大指次指爪甲上，去端如韭叶各一痏，立闻，不已，刺中指爪甲上与肉交者，立闻，其不时闻者，不可刺也。耳中生风[1]者，亦刺之如此数，左刺右，右刺左。

凡痹往来行无常处者，在分肉间痛而刺之，以月死生为数，用针者，随气盛衰，以为痏数，针过其日数则脱气，不及日数则气不泻，左刺右，右刺左，病已止，不已，复刺之如法，月生一日一痏，二日二痏，渐多之，十五日十五痏，十六日十四痏，渐少之。

【提要】 本段论述了邪客手阳明之络及痹证的针刺方法。

【注释】 [1] 耳中生风：就是耳中鸣响，飕飕有声。

【白话解】 如果邪气侵入手阳明大肠经的络脉，就可能使病人产生耳聋的症状，这种耳聋的症状时好时坏。治疗这种病证，应当针刺手食指端距离指甲约一根韭菜叶宽度的地方，即商阳穴，各针一次，一般说来，病人立刻可以恢复听觉；如果听觉不能恢复，可以再针刺中指上指甲与皮肉相交接处的中冲穴，病人即可以立刻听到声音；如果耳聋听力全无，无论何时都听不到声音的，则不是外邪入侵造成的耳聋，而是身体内部损伤引起的，对这种耳聋不可以用针刺的方法。如果病人耳鸣，时刻都像听见风吹的声音，也可以按照上面所说的方法进行针刺治疗。左侧有病的则针刺右侧，右侧有病的则针刺左侧。

患行痹的病人，疼痛游走不定，这是由于邪气侵入肌肉之间到处流窜所引起的，治疗时应在疼痛的部位进针，刺到肌肉之间。治疗时要根据月亮轮廓的盈亏（圆缺）来决定针刺的次数。因为人和自然界相应，月廓的盈亏影响着人体气血的强弱，所以这也是根据病人正气的盛衰来决定针刺的次数。如果针刺超过了

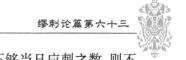

该日应刺之数,就会使人体的正气受到损伤;如果针刺不够当日应刺之数,则不能把邪气驱除。左侧有病的针刺右侧,右侧有病的针刺左侧,到疾病痊愈时停止针刺。如果还没有治好,可以仍然采用上面所说的方法进行针刺,月亮由缺变圆的初一那天刺一针,初二那天刺二针,以后逐日递增一针,到十五那天,针刺十五针;以后逐日递减一针,如十六那天刺十四针等。

【原文】 邪客于足阳明之经[1],令人鼽衄上齿寒,刺足中指次指爪甲上,与肉交者各一痏,左刺右,右刺左。邪客于足少阳之络,令人胁痛不得息,咳而汗出,刺足小指次指爪甲上,与肉交者各一痏,不得息立已,汗出立止,咳者温衣饮食,一日已,左刺右,右刺左,病立已,不已,复刺如法。邪客于足少阴之络,令人嗌痛不可内食,无故善怒,气上走贲上,刺足下中央之脉[2]各三痏,凡六刺,立已,左刺右,右刺左。嗌中肿,不能内唾,时不能出唾者,缪刺然骨之前,出血立已,左刺右,右刺左。

【提要】 本段论述了邪客于足阳明络脉及足少阴络脉所出现的病证及针刺方法。

【注释】 [1]足阳明之经:新校正云:“按全元起本与《甲乙经》阳明之经作阳明之络。”可从。

[2]足下中央之脉:即涌泉穴。

【白话解】 如果邪气侵入到足阳明胃经的络脉,就可能使病人出现流涕或鼻出血,上齿寒冷等症状。对于这种病变,治疗时应针刺足二趾趾甲与皮肤相交接处的厉兑穴,各刺一针,左侧有病的则针刺右侧,右侧有病的则针刺左侧。如果邪气侵入足少阳胆经的络脉,则可能使病人产生胁肋部疼痛,呼吸不畅,咳嗽,汗出等症状。治疗这种病变,应该针刺足四趾端趾甲与皮肉相交接处的窍阴穴,各刺一次。针刺之后,呼吸不畅的症状立刻可以缓解,汗出的症状也立刻可以停止。如果有咳嗽的病人,则要注意衣服和饮食的温暖,大约过一天,疾病就可以痊愈。左侧有病的则针刺右侧,右侧有病的则针刺左侧,一般情况下,疼痛立刻就会好转,如果没有治好,应当按照上面的方法再进行针刺。如果邪气侵入足少阴肾经的络脉,就可能使病人出现咽痛而不能进食,并易无故发怒,自觉腹部有气上冲到贲门之上的症状。对这种病变,治疗时应该针刺足心的涌泉穴,各刺三针,共六针,病痛立刻能得到缓解。左侧有病的针刺右侧,右侧有病的则针刺左侧。如果病人咽部肿痛,不能咽下唾沫,有时也吐不出唾沫的,可以针刺病人然骨前面的然谷穴,针刺出血,病痛就会立刻得到缓解。左侧有病痛的则针刺右侧,右侧有病痛的则针刺左侧。

【原文】 邪客于足太阴之络,令人腰痛,引少腹控眇[1],不可以仰息,刺腰尻之解,两胛[2]之上,是腰俞,以月死生为痏数,发针立已,左刺右,右刺左。邪客于足太阳之络,令人拘挛背急,引胁而痛,刺之从项始数脊椎挟脊,疾按之应手如痛,刺之傍三痏,立已。邪客于足少阳之络,令人留于枢中痛,髀不可举,刺枢中以毫针,寒则久留针,以月死生为数,立已。治诸经刺之,所过者不病,则缪刺之。耳聋,刺手阳明,不已,刺其通脉出耳前者[3]。齿龋,刺手阳明,不已,刺其脉入齿中,立已。邪客于五藏之间,其病也,脉引而痛,时来时止,视其病,缪刺之于手足爪甲上,视其脉,出其血,间日一刺,一刺不已,五刺已。缪传[4]引上齿,齿唇寒痛,视其手背脉血者去之,足阳明中指爪甲上一痏,手大指次指爪甲上各一痏,立已,左取右,右取左。

【提要】 此段论述了邪客于足络脉及五脏所出现的病证及针刺方法。

【注释】 [1]眇:季胁下空软之处。

[2]胂:shēn,音申,指挟脊两旁的肌肉。

[3]通脉出耳前者:指听宫穴。

[4]缪传:就是不当传而传的意思。

【白话解】 如果邪气侵入足太阴脾经的络脉,则可能使病人产生腰部疼痛,牵连到小腹部,甚至波及胁下部位,并且不能挺胸呼吸。对这种病变,治疗时应该针刺腰骶部骨缝当中脊柱两旁肌肉上的下髎穴,针刺的次数,应以月廓的圆缺日数为依据来决定,拔出针后,立刻可以见到效果。病痛在左侧的则针刺右侧,病痛在右侧的则针刺左侧。如果邪气侵入足太阳膀胱经的络脉,就可能使病人产生背部痉挛拘急,牵连到胁肋部位发生疼痛。针刺的时候,应从颈后数着脊椎,用两手按脊柱两侧向下,按到病人感到疼痛的地方,则针刺脊椎骨旁三针,一般说来,会立刻见到效果。如果邪气侵入足少阳胆经的络脉,则可能使病人出现股部环跳穴处持久性疼痛,髋关节活动受限因而大腿不能抬高的症状。对这样的病变,应该用细长的毫针针刺环跳穴。如果寒气严重,则应该留针较长时间。针刺治疗时,也要以月廓的盈亏日数为依据,来确定针刺的次数,针刺后一般立刻可以见到效果。治疗各条经脉的病变,应该采用针刺其经脉的方法。如果经脉所分布的部位没有发生病变,则说明病变发生在络脉,应当采用缪刺的方法。对于耳聋病证,可以针刺手阳明大肠经的商阳穴,如果没有取得疗效,就要改为针刺手阳明经所经过耳前分支上的听宫穴。龋齿病,可以针刺手阳明大肠经的商阳穴,如果无效,就应当改刺那些通入齿中的经脉,一般立即可以收到效果。如果邪气侵入体内五脏之间,引起发病,可以见到经脉和络脉互相牵引而疼痛,时发时止。治疗这种病,应仔细诊察病变所在的部位,用缪刺法,针刺病人手足上的井穴。并察看相关经脉分布区内有无充血显露的络脉,如见到充血的络脉,可用针刺出血,隔一天刺一次,如果一次不见效,那么刺五次左右就可以治愈病变。如果手阳明大肠经中的病邪,不能按照正常的途径流动,而是反常地流窜入足阳明胃经的经脉中,牵连到上齿的部位,使病人发生口唇牙齿寒冷疼痛等症状,应该察其手背,看到有充血显露的络脉,则用针刺使之出血,驱除邪气。然后针刺足阳明胃经在足二趾趾甲上的内庭穴一次,再针刺手食指指甲上的商阳穴各一次,针刺后立刻就可以治好。左侧的病变就针刺右侧,右侧的病变则针刺左侧。

【原文】 邪客于手足少阴太阴足阳明之络,此五络皆会于耳中,上络左角,五络俱竭,令人身脉皆动,而形无知也,其状若尸,或曰尸厥,刺其足大指内侧爪甲上,去端如韭叶,后刺足心,后刺足中指爪甲上各一痏,后刺手大指内侧,去端如韭叶,后刺手心主,少阴锐骨之端各一痏,立已,不已,以竹管吹其两耳,鬄[1]其左角之发方一寸燔治,饮以美酒一杯,不能饮者灌之,立已。

【提要】 此段论述了尸厥病的治疗方药及针刺、吹耳方法。

【注释】 [1] 鬄:俗剃字。

【白话解】 如果邪气侵入手少阴心经、足少阴肾经、手太阴肺经、足太阴脾经和足阳明胃经的络脉之中,由于这五条经脉的络脉都会聚到耳内,并向上连系着左额角部位,所以邪气闭阻这五条经脉的络脉,就会使病人全身的经脉都受到振动,形体失去知觉,其状态像死尸一样的,称为尸厥。治疗这种病变,应该针刺病人足大趾趾端内侧距离趾甲约一根韭菜叶宽度之处,即足太阴脾经的隐白穴,然后再针刺足心部位足少阴肾经的涌泉穴,然后刺足中趾趾甲上足阳明胃经的分支脉一次,然后刺手拇指指端内侧距离指甲约一根韭菜叶宽度之处的手太阴肺经少商穴,然后针刺手少阴心经在掌后锐骨端的神门穴。以上诸穴各刺一次,一般情况下,疾病很快可以治好。如果不愈,可以再用竹管向病人两耳中吹气,并剃下病人左额角处约一寸见方的头发,用火烧成灰末,用好酒一杯冲后给病人饮服,如病人仍然昏迷,不能自己饮用,可将药酒强行灌入病人口中,其病情立刻可以好转。

【原文】 凡刺之数,先视其经脉,切而从之,审其虚实而调之,不调者经刺[1]之,有痛而经不病者缪刺之,因视其皮部有血络者尽取之,此缪刺之数也。

【提要】 本段是对全篇的总结,并进一步明确了巨刺与缪刺在应用时的区别。

【注释】 [1] 经刺:就是巨刺。

【白话解】 一般说来,凡是针刺治病的方法,一定要首先诊察病人的经脉,用手仔细按摸,审察疾病性质的属虚或属实,然后再给予适当的治疗调整。如果病人经脉气血不调,可以用巨刺法治疗。如果病人感到疼痛,但病变部位不在经脉上的,则可以用缪刺法治疗。如果诊察到病人皮下有充血显露的经脉,应当全部针刺,使之出血,这就是缪刺的方法。

【按语】 本段主要论述了络脉的病证和运用缪刺治疗疾病的方法,以及在不同的病证中缪刺和巨刺的具体操作方法。缪刺和巨刺虽皆左病刺右,右病刺左,但有刺经刺络的不同。凡邪气侵入部位较深,入经入脏的,用巨刺法;邪入部位较浅,止于络脉的用缪刺法。

四时刺逆从论篇第六十四

【题解】 本篇主要论述了针刺治病顺应四时之气的道理,并说明逆四时而刺产生的危害,故篇名为"四时刺逆从论"。

【原文】 厥阴有余病阴痹,不足病生热痹[1],滑则病狐疝风,涩则病少腹积气。少阴有余病皮痹隐轸[2],不足病肺痹,滑则病肺风疝[3],涩则病积溲血。太阴有余病肉痹寒中,不足病脾痹,滑则病脾风疝,涩则病积心腹时满。阳明有余病脉痹身时热,不足病心痹,滑则病心风疝,涩则病积时善惊。太阳有余病骨痹身重,不足病肾痹,滑则病肾风疝,涩则病积善时巅疾。少阳有余病筋痹胁满,不足病肝痹,滑则病肝风疝,涩则病积时筋急目痛。

【提要】 本段主要说明人身三阴三阳六经经气在有余不足等情况下发生的各种病变。

【注释】 [1]热痹:痹痛肌肤有灼热感,由于厥阴之气不足,阳邪乘之,故为热痹。

[2]隐轸:即瘾疹,就是皮肤上出现的小疹,有瘙痒感。

[3]肺风疝:病名,因疝气由于外感风邪所致,故名。

【白话解】 如果足厥阴肝经的经气过于亢盛,则使病人发生气血凝滞不通的阴寒性的痛痹病;如果足厥阴肝经的经气过于虚少,则可能使病人发生热痹病;厥阴脉滑,说明邪气亢盛,则可能会发生狐疝风病;厥阴脉涩,则表示经气不足,可能会发生少腹积气的病证。如果足少阴肾经的经气过于亢盛,影响到肺经,则使病人发生皮痹和瘾疹的病变;如果足少阴肾经的经气过于虚少,影响到肺,则会使病人发生肺痹病;少阴脉滑,说明邪气亢盛有余,外来的阳邪侵入肺脏,因此形成肺风疝病;少阴脉涩,说明是影响了心,而心经之气血不足,会使经脉中气血运行缓慢涩滞,甚至停留形成积聚病,而积聚的形成,又会使血液的运行发生紊乱,而产生尿中带血的症状。如果足太阴脾经的经气过于亢盛,则可能使病人发生肉痹病和寒中病;如果足太阴脾经的经气过于虚少,则可能使病人发生脾痹病;太阴脉滑,说明湿气侵入脾脏很严重,则可能使病人发生脾风疝病;太阴脉涩,则表示太阴经的经气不足,有可能使病人产生积聚和胸腹部胀满等病变。如果足阳明胃经的经气过于亢盛,影响到心,则可能使病人产生脉痹,而出现身体经常发热的症状;如果足阳明胃经的经气过于虚少,影响到心,则可能使病人发生心痹病;阳明脉滑,说明从体外侵入的邪气亢盛,则有可能会使病人发生心风疝病;阳明脉涩,则表示阳明经的气血不足,病人则有可能发生积聚病以及时常惊恐的病变。如果足太阳膀胱经的经气过于亢盛,影响到肾,就可能使病人发生骨痹和身体沉重的病变;如果足太阳膀胱经的经气过于虚少,则可能使病人发生肾痹病;太阳脉滑,说明侵入的外邪严重,则可能使病人发生肾风疝病;太阳脉涩,则表示太阳经的经气不足,有可能使病人产生积聚病以及经常发生头顶部的疾病。如果足少阳胆经的经气过于亢盛,影响到肝,则可能使病人发生筋痹病和胁肋部胀满等病变;如果足少阳胆经的经气过于虚少,则可能使病人发生肝痹病;少阳脉滑,说明侵入的外邪严重,则可能使病人发生肝风疝病;少阳脉涩,则表示少阳经的经气不足,有可能使病人产生积聚病以及筋脉拘急和眼睛疼痛等病证。

【原文】 是故春气在经脉,夏气在孙络,长夏气在肌肉,秋气在皮肤,冬气在骨髓中。帝曰:余愿闻其故。岐伯曰:春者,天气始开,地气始泄,冻解冰释,水行经通,故人气在脉。夏者,经满气溢,入孙络受血,皮肤充实。长夏者,经络皆盛,内溢肌中。秋者,天气始收,腠理闭塞,皮肤引急[1]。冬者盖藏,血气在中,内著骨髓,通于五脏。是故邪气者,常随四时之气血而入客也,至其变化不可为度[2],然必从其经气,辟除[3]其邪,除其邪则乱气不生。

【提要】 本段阐述了人身经脉与四时相应的正常生理状态,说明经脉之气在四时中各有不同的所主部位。

【注释】 [1]皮肤引急:就是皮肤毛孔收缩的意思。
[2]不可为度:就是不能测度的意思。
[3]辟除:驱除的意思。

【白话解】 人体脏腑和经脉之气是随着四时气候的变迁而发生相应变化的。所以,春季人身之气在经脉;夏季人身之气在孙络;长夏人身之气在肌肉;秋季人身之气在皮肤;冬季人身之气在骨髓中。黄帝说:我想听一听其中的道理。岐伯说:春天是自然界中万物开始生长的季节,天地之间的阳气开始趋于生长、旺盛,阴气开始趋于衰弱,气候渐趋温暖,冰冻的大地开始融化消解,江河流通,与之相应,人体经脉中的气血也旺盛、流通,所以说人身之气春天旺盛在经脉之中;夏天是自然界中万物生长最旺盛的季节,阳气最旺盛,气候由温暖转为炎热,此时,人身经脉中的气血充盈,并充溢到孙络中,孙络得到了气血的营养,皮肤就变得润泽而充实;在长夏季节中,人身上经脉和络脉的气血都很旺盛,故能充分地营养滋润肌肉;秋天是收获的季节,自然界的阳气开始收敛,人体皮肤纹理、毛孔也随之收缩关闭;冬天是万物闭藏的季节,人身的气血也趋向于体内而闭藏,向内附着在骨髓,流通在五脏。所以,邪气也常常随着四时人体气血的不同情况侵入人体的不同部位,引起各种不同的病变。至于病邪侵入人体后产生的各种变化,是不容易预测的。所以,必须根据人体经脉中气血的四时变化,来确定适宜的治疗措施,用以驱除邪气。邪气被驱除了,则气血调和而不致于逆乱。

【原文】 帝曰:逆四时而生乱气奈何?岐伯曰:春刺络脉,血气外溢,令人少气;春刺肌肉,血气环逆[1],令人上气;春刺筋骨,血气内著,令人腹胀。夏刺经脉,血气乃竭,令人解㑊;夏刺肌肉,血气内却,令人善恐;夏刺筋骨,血气上逆,令人善怒。秋刺经脉,血气上逆,令人善忘;秋刺络脉,气不外行,令人卧不欲动;秋刺筋骨,血气内散,令人寒栗。冬刺经脉,血气皆脱,令人目不明;冬刺络脉,内气外泄,留为大痹[2];冬刺肌肉,阳气竭绝,令人善忘。凡此四时刺者,大逆之病,不可不从也,反之,则生乱气相淫病焉。故刺不知四时之经,病之所生,以从为逆,正气内乱,与精相薄,必审九候,正气不乱,精气不转。帝曰:善。

【提要】 本段主要说明了因逆四时之气而误刺造成的各种病变情况,强调只有详审三部九候,针刺又本于四时经气之盛衰,方可"正气不乱,精气不转"。

【注释】 [1]环逆:指不能按照正常规律循环。

[2]大痹:是指由于五脏气血俱虚所致的痹证。

【白话解】 黄帝说:如果治疗时违反了四时变化的规律,就会使人体的气血紊乱,情况又怎么样呢? 岐伯说:春气在经脉,春季如果错误地针刺络脉,使人体的气血向外散溢,就会使病人产生气短的症状;春季如果错误地针刺了肌肉,就会使人体气血的循环运行发生紊乱,使病人出现气喘的症状;春季如果错误地针刺筋和骨,则会使气血停留在体内而不通畅,病人就可能发生腹部胀满等症状。夏气在孙络之中,夏季如果错误地针刺了经脉,就会损伤人体的气血,而使气血衰竭,病人则出现疲倦,懈惰无力等症状;夏季如果错误地针刺了肌肉,使血内虚,病人则容易出现恐惧的症状;夏季如果错误地针刺了筋和骨,会使人体的气血运行紊乱而上逆,使病人产生容易发怒的症状。秋气在皮肤之中,秋季如果错误地针刺了经脉,也会使气血紊乱而上逆,使病人产生健忘的症状;秋季如果错误地针刺了络脉,使阳气不能运行于体表,就会使病人嗜睡而不想活动;秋季如果错误地针刺了筋和骨,就会使内部的气血受到损伤而紊乱,病人则容易出现寒冷颤抖的症状。冬气在骨髓之中,冬季如果错误地针刺了经脉,则会使病人的气血都受到损伤而虚弱,不能上行滋养双眼,就会产生视物模糊的症状;冬季如果错误地针刺了络脉,就会使人体的气血外泄,内脏空虚,外部的邪气乘机侵入而形成大痹病;冬季如果错误地针刺了肌肉,就会使阳气损伤衰竭,也会使病人心神失养而产生健忘的症状。以上所说的都是违背了四时变化规律而针刺,因而使人的气血严重紊乱而产生疾病。所以,针刺时不可以不遵从四时规律。否则,不仅不能达到驱除邪气,治疗疾病的目的,反而会使人体正气发生紊乱,气血失调,导致复杂的病理变化。所以,针刺时如果不知道四时人体经气所在的部位,以及病变产生的原因和有关的情况,而把正常的方法和错误的方法搞颠倒,乱用针刺,势必会助长邪气,削弱正气,使邪气与正气纠缠在一起,互相抗争。所以,在用针之前,必须仔细地审察三部九候的脉象变化,并结合四时的经气部位,给予恰当的治疗,才能使正气不被扰乱,正气不受邪气的攻击。黄帝说:讲得好。

【原文】 刺五脏,中心一日死,其动为噫。中肝五日死,其动为语。中肺三日死,其动为咳。中肾六日死,其动为嚏欠。中脾十日死,其动为吞。刺伤人五脏必死,其动,则依其脏之所变候知其死也。

【提要】 本段主要说明了误刺伤及五脏后引起的严重后果,以及对其变证和死期的预测。

【白话解】 如果用针不谨慎,而刺中五脏,将会造成非常严重的后果。如果误刺心脏,一天左右就要死亡,被刺中后的症状是频繁嗳气;如果误刺肝脏,五天左右就要死亡,被刺中后的症状是多语;如果误刺肺脏,三天左右就要死亡,被刺中后的症状是咳嗽;如果误刺肾脏,六天左右将要死亡,被刺中后的症状是多打喷嚏和哈欠;如果误刺脾脏,十天左右将要死亡,被刺中后的症状是不自主地作吞咽动作。总之,如果误刺损伤了五脏,一般都会导致死亡。根据被刺中后发生的种种异常的症状变化,就可以知道是哪一脏被刺伤了,并进而推测死亡的日期。

标本病传论篇第六十五

【题解】 标本,此处指发病的先后次序;病传,指疾病的传变规律。本篇中主要内容有两点:一是说明了病变有标病和本病的区别;二是讨论了疾病的五脏传变问题,故篇名为"标本病传论"。

【原文】 黄帝问曰:病有标本,刺有逆从奈何? 岐伯对曰:凡刺之方,必别阴阳,前后相应,逆从得施,标本相移,故曰有其在标而求之于标,有其在本而求之于本,有其在本而求之于标,有其在标而求之于本。故治有取标而得者,有取本而得者,有逆取而得者,有从取而得者。故知逆与从,正行无问,知标本者,万举万当,不知标本,是谓妄行。

夫阴阳逆从标本之为道也,小而大,言一而知百病之害,少而多,浅而博,可以言一而知百也。以浅而知深,察近而知远,言标与本,易而勿及[1]。

治反为逆,治得为从。先病而后逆者治其本,先逆而后病者治其本,先寒而后生病者治其本,先病而后生寒者治其本,先热而后生病者治其本,先热而后生中满者治其标,先病而后泄者治其本,先泄而后生他病者治其本,必且调之,乃治其他病,先病而后生中满者治其标,先中满而后烦心者治其本。人有客气有同气。小大不利治其标[2],小大利治其本。病发而有余,本而标之,先治其本,后治其标。病发而不足,标而本之,先治其标,后治其本。谨察间甚[3],以意调之,间者并行[4],甚者独行[5]。先小大不利而后生病者治其本。

【提要】 本节主要说明了病有标本之分,治有逆从之法的道理,强调掌握标本逆从之理在治疗疾病上的重要意义,并举例说明了标本逆从在临床上的具体应用。

【注释】　[1] 易而勿及:指标本的道理是容易理解的,但临床上运用起来并不那么简单。

[2] 小大不利治其标:是说大小便不通是危急的症状,即使它是标病,应当先治。

[3] 间甚:间,指轻浅;甚,指深重。间甚,是指浅深轻重。

[4] 并行:可以和其他病一同治疗,也就是标本同治。

[5] 独行:是单独进行治疗,不能和其他病兼治,也就是或治标或治本。

【白话解】　黄帝问道:疾病有所谓标病和本病的区别,针刺方法有所谓逆治和从治的不同,这是为什么呢? 岐伯回答说:凡是在针刺之前,首先必须分辨清楚病变性质是属阴还是属阳,并把病变过程中先出现的症状和后出现的症状的相互关系搞清楚,然后再决定运用合适的治法,或者运用逆治法,或者运用从治法,或者先治疗标病,或者先治疗本病,灵活掌握。因此,有的情况下可以见到标病就先治疗标病,有的情况下见到本病就先治疗本病,有的情况下见到本病却先治疗标病,有的情况下见到标病却先治疗本病。从治疗效果来看,有的采用治疗标病的方法而见效;有的则采用治疗本病的方法而治愈了疾病;有的则运用逆治的方法而使病变痊愈;有的则运用从治的方法而获得效果。所以,如果能熟练地掌握逆治和从治的原则方法,那么就可以放手治疗,而不必有所疑虑;如果能透彻地认识疾病的标病和本病,以及疾病的先后、轻重、缓急,治疗时就能屡治屡效,万无一失;如果不懂得标本的道理,治疗时必然是盲目错乱的。

病情的属阴和属阳,治疗的逆治和从治,疾病的标病和本病,这些道理,看起来很小,但实际上包含着很大的意义。从对一个疾病的标病和本病,逆治和从治的认识,可以举一反三,触类旁通,进一步了解许多疾病的原理及其对人体造成的危害。使人们的知识由少到多,由浅显到深广,言一而知百。从浅便能知道深,从近便能知道远。尽管如此,标病和本病的道理,说起来容易理解,但要真正掌握,在临床实践中运用自如,却不是那么简单。

不懂得标本的道理,治疗时违反了标本的原则,称为逆;知道标本的道理,治疗时顺从标本的原则,则称为从。一般说来,如果病人先患某种病,然后才出现气血紊乱的,则先患之病是本病,气血紊乱是标病,应该首先治疗病人的本病;如果病人先出现气血紊乱,然后才出现某种病变的,则气血紊乱就是本病,后出现的病为标病,应该首先治疗气血紊乱。如果病人先出现寒证而后产生其他病变的,则其寒为本病,其他病为标病,应当先治其寒;如果病人先患某种疾病,然后才出现寒性病证的,那么原本先患的病是本病,应当先治其原本之病。如果病人先患热病,然后才出现其他病变的,则热病是本病,其他病是标病,应当先治热病;如果病人先患某热病,而后才出现脘腹胀满的病变,当先治脘腹胀满的标病。如果病人先患某种疾病,然后才引起泄泻的,则病人先患之病为本病,泄泻为标病,应当先治疗本病;如果病人先有泄泻的,然后才引起其他疾病的,则泄泻为本病,其他病为标病,应当先治疗本病,必须首先把泄泻调理好,然后才能治疗其他疾病。如果病人先患某种病,然后才引起脘腹胀满的,则先病为本病,脘腹胀满为标病,但应该先解除脘腹胀满的标病;如果病人先发生脘腹胀满的症状,然后才产生心烦的,则脘腹胀满为本病,心烦为标病,应当先治疗脘腹胀满的本病。人体发生疾病有的是新感受外界邪气引起的,有的则是体内本身固有的邪气所引起的,新感邪气致病为标病,固有邪气致病为本病。凡是由某种疾病而引起大小便不通利的,应当先治疗大小便不通这个标病;如果大小便通利,然后再治疗本病。一般说来,由于邪气亢盛有余而导致的实性疾病,应该采取本而标之的治法,即先治本病,然后再治疗标病,也就是先驱除邪气,然后才调理人体阴阳气血的紊乱;如果是患病后引起正气虚损不足的虚性疾病,则应采取标而本之的治法,即先治其标病,然后治其本病,也就是先扶助正气,然后驱除病邪。要谨慎仔细地诊察病情的轻重浅深,细心地辨别标本先后,然后再根据具体情况进行适当的治疗。病情比较轻浅的,可以同时治疗标病和本病;病情深重的,则应当集中力量治疗其最危急的病变,或者单独治疗标病,或者单独治疗本病。另外,如果先是大小便不利,而后发生其他病变的,那么应先治疗大小便不利的本病。

【原文】 夫病传者,心病先心痛,一日而咳,三日胁支痛,五日闭塞不通,身痛体重,三日不已死,冬夜半,夏日中。肺病喘咳,三日而胁支满痛,一日身重体痛,五日而胀,十日不已死,冬日入,夏日出。肝病头目眩胁支满,三日体重身痛,五日而胀,三日腰脊少腹痛胫酸,三日不已死,冬日入,夏早食。脾病身痛体重,一日而胀,二日少腹腰脊痛胫酸,三日背胛[1]筋痛小便闭,十日不已死,冬人定,夏晏食。肾病少腹腰脊痛胻酸,三日背胛筋痛小便闭,三日腹胀,三日两胁支痛,三日不已死,冬大晨,夏晏晡。胃病胀满,五日少腹腰脊痛胻酸,三日背胛筋痛小便闭,五日身体重,六日不已死,冬夜半后,夏日昳。膀胱病小便闭,五日少腹胀腰脊痛胻酸,一日腹胀,一日身体痛,二日不已死,冬鸡鸣,夏下晡。诸病以次相传,如是者,皆有死期,不可刺。间一藏止,及至三四藏者,乃可刺也。

【提要】 本段通过对五脏及胃、膀胱等病相传之死期的论述,说明了疾病传变的一般规律。

【注释】 [1] 胛:同髀。

【白话解】 疾病的传变,有些是按照五行中生克制约的规律,先传到患病之脏所克制的脏中。如果心脏有病,则先有心痛的症状;如果不愈,大约过一天时间,病就传到肺脏中,这是火气亢盛而克制金的缘故,所以产生咳嗽的症状;如果肺脏之病不愈,又过大约三天时间,病就传到肝脏中,这是金气亢盛克制木的缘故,所以产生胁肋部位胀满疼痛的症状;肝脏之病不愈,又过大约五天时间,病就传到脾脏中,这是木气亢盛克制土的缘故,所以产生脘腹部胀闷闭塞,大便不通,身体疼痛沉重等症状;如果再过三天还不痊愈,就会五脏都受到损伤而导致死亡。冬天多死于半夜时，夏天多死于日中时。如果肺脏有病，则先发生咳嗽气喘的症状；如果不愈，大约过三天时间，病就传到肝脏中，这是金气亢盛而克制木的缘故，所以出现胁肋胀满疼痛等症状；如果肝脏之病不愈，又过大约一天时间，病就传到脾脏中，这是木气亢盛克制土的缘故，脾主肌肉，所以又出现身体疼痛而沉重的症状；脾脏之病不愈，又过大约五天时间，病就传到胃中，使胃气不和，而出现脘腹部胀闷的症状；如果再过十天左右还不痊愈，就会导致死亡。冬天多在日落之时死亡，夏天多在日出之时死亡。如果肝脏有病，则先出现头晕目眩，胁肋胀满疼痛等症状；如果肝脏之病不愈，大约过三天时间，病就传到脾脏中，这是木气亢盛而克制土的缘故，所以见到体重身痛的症状；如果脾脏之病不愈，又过大约五天时间，病就传到胃中，这是脏病传腑的缘故，胃有病则可以见到脘腹发胀的症状；如果病仍不愈，再过三天左右，病传到肾脏，这是土气亢盛而克制水造成的，肾脏有病则产生腰、脊背、小腹部位疼痛，以及小腿肌肉发酸；再过三天仍然不愈，则会导致死亡。冬天多在日落的时候死亡，夏天多数在吃早餐的时候死亡。如果脾脏有病，则先出现身体疼痛沉重的症状；如果脾脏之病不愈，大约过一天时间，病就传到胃中，胃有病则可以见到脘腹发胀的症状；如果病还是不愈，再过大约二天时间，病就传到肾脏，肾脏有病则产生小腹和腰脊背部疼痛，以及小腿肌肉发酸；如果病仍不愈，再过三天左右，病传到膀胱之中，膀胱有病则使脊背部的筋骨疼痛，并且小便不通；如果再过十天左右仍然不愈，则会导致死亡。冬天多在夜深人静的时候死亡，夏天多在吃晚饭的时候死亡。如果肾脏有病，则先产生小腹和腰脊背部位疼痛，以及小腿肌肉发酸等症状；如果病不愈，大约过三天时间，病就传到膀胱之中，膀胱有病则使脊背部的筋骨疼痛，并且小便不通；如果病还是不愈，再过大约三天时间，病就传到小肠，小肠有病会发生腹部胀满的症状；如果病仍不愈，再过三天左右，病传到心包，心包有病，可见到胸部及两胁部发胀疼痛，因为心包经的经脉从腋下再进入胸中；如果再过三天左右仍然不愈，则会导致死亡。冬天多在天亮的时候死亡，夏天多在黄昏的时候死亡。如果胃有病，则先产生脘腹胀满的症状；如果病不愈，大约过五天时间，病就传到肾脏，肾脏有病则产生小腹和腰脊背部位疼痛，以及小腿肌肉发酸等症状；肾脏之病不愈，大约过三天左右，病就传到膀胱之中，膀胱有病则使脊背部的筋骨疼痛，并且小便不通；如果病还是不愈，再过大约五天时间，病就传到心脏，心脏有病也可以见到身体沉重的症状；如果再过六天左右仍然不愈，则会导致死亡。冬天多在半夜之后死亡，夏天多在中午之后死亡。如果膀胱有病先产生小便不通的症状；如果病不愈，大约过五天时间，病就传到肾脏，肾脏有病则产生小腹部位胀满和腰脊背部位疼痛，以及小腿肌肉发酸等症状；肾脏之病不愈，大约过一天左右，病就传到小肠，小肠有病会发生腹部胀满的症状；如果小肠之病不愈，过一天左右，病就传到心脏中，心脏有病也可以出现身体疼痛的症状；如果再过二天左右心脏之病仍然不愈,则会导致死亡。冬天多在鸡鸣的时候死亡,夏天多在下午死亡。以上各种疾病,按照一定的次序传变,这些病都是危重的病变,有可能导致死亡,按照上述规律,可以推测出大概的死亡日期。对这类病,不可以用针刺方法治疗。如果疾病不是按照上述次序传变,而是间隔一脏或者间隔三四脏传变的,对这样的疾病,就可以用针刺治疗。

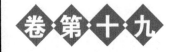

天元纪大论篇第六十六

【题解】 天,指整个宇宙;元,是根源、元气,并包涵着无限大的意思;纪,就是纲纪、规律。由于本篇重点讨论了宇宙间元气运动变化的基本规律,介绍了五运六气学说的基本概念,认为运气的变化是万物生化的本源,故篇名为"天元纪大论"。

【原文】 黄帝问曰:天有五行御五位,以生寒暑燥湿风;人有五脏化五气,以生喜怒思忧恐。论言五运相袭而皆治之,终朞[1]之日,周而复始,余已知之矣,愿闻其与三阴三阳之候奈何合之? 鬼臾区[2]稽首再拜对曰:昭乎哉问也。夫五运阴阳者,天地之道也,万物之纲纪,变化之父母,生杀之本始,神明之府也,可不通乎! 故物生谓之化,物极谓之变,阴阳不测谓之神,神用无方谓之圣。夫变化之为用也,在天为玄[3],在人为道,在地为化,化生五味,道生智,玄生神。神在天为风,在地为木;在天为热,在地为火;在天为湿,在地为土;在天为燥,在地为金;在天为寒,在地为水。故在天为气,在地成形,形气相感而化生万物矣。然天地者,万物之上下也;左右者,阴阳之道路也;水火者,阴阳之征兆也;金木者,生成之终始也。气有多少,形有盛衰,上下相召而损益彰矣。

【提要】 本段讲述了以阴阳五行学说为基础的五运之气与宇宙万物变化的关系。

【注释】 [1] 朞:jī,音机,一周年的意思。

[2] 鬼臾区:是黄帝臣子之一。

[3] 玄:幽远的意思,又指道理之微妙者。

【白话解】 黄帝问道:天有木、火、土、金、水五行,它的作用广泛地分布在东、西、南、北、中五个方位,因而产生寒、暑、燥、湿、风五时之气;五行之气构成了人体,使人体具有五脏,并且因而产生喜、怒、思、忧、恐五种情志活动。"六节藏象论"中曾谈到,五运之气相互承袭,各有其所主治的时令,一年为一个周期,到了一年终结时又从新开始,如此周而复始,环转无穷。这些道理我已经知道了,还想听听五运与三阴三阳六气之间是怎样相互配合的？鬼臾区鞠躬再拜回答说：你问得真高明。五运阴阳，是自然界发展运动的根本规律，是一切事物发生的纲纪、变化的根本、生长和灭亡的本源、神奇变幻的发源地，这样的道理哪能不通晓呢？所以，把事物发生、成长叫做化；把事物发展到极点叫做变；把阴阳变化无穷，难以探测，叫做神；把能够灵活掌握那些神奇变幻的内在规律，而不拘泥于具体方法的人，叫做圣。自然界这种阴阳变化的作用，在天就表现为幽远玄妙，变化无穷，而为主宰万物的无限力量；在人就表现为能够正确地认识和巧妙地运用这些道理，而适应自然界的一切变化；在地就表现为使万物生长发育。由于地能生长化育，就产生了具有酸、苦、甘、辛、咸五种不同滋味的物质；人们明白了这些道理，就能产生无穷的智慧；天地自然在这种规律的主宰下，就能产生神妙难测的变化。这种阴阳难测的作用还可以表现在：在天成为无形的风气，在地成为有形的木；在天成为无形的热气，在地成为有形的火；在天成为无形的湿气，在地成为有形的土；在天成为无形的燥气，在地成为有形的金；在天成为无形的寒气，在地成为有形的水。所以总的说来，在天为风、热、湿、燥、寒无形之五气，在地为木、火、土、金、水有形的五行。天地间无形的气和有形的五行之阴阳相互感应，就化生出万物了。所以，天在上，地在下，天地之间是万物化生的场所；左为阳，右为阴，左右是阴阳升降的道路；水为阴，火为阳，水火是阴阳的具体征象；金象收敛，木象生发，金木是万物生长与收成的始终。在天无形的六气有多有少，在地有形的五行有盛有衰，上下形气相互感召，便会使运气产生有余和不足的变化，并明显地显现出来。

【原文】 帝曰：愿闻五运之主时也何如？鬼臾区曰：五气运行，各终期日，非独主时也。帝曰：请闻其所谓也。鬼臾区曰：臣积考《太始天元册》文曰：太虚寥廓，肇基化元，万物资始，五运终天，布气真灵，揔统坤元[1]，九星悬朗，七曜周旋，曰阴曰阳，曰柔曰刚，幽显既位，寒暑弛张，生生化化，品物[2]咸章。臣斯十世，此之谓也。

【提要】 本段论述了天地万物的化生过程，指出太虚元气是宇宙万物产生的本源。

【注释】 [1]坤元：坤为地。坤元，指地之德，为万物生长的根源。
[2]品物：品，就是众多的意思。品物，就是万物。

【白话解】 黄帝说：希望听你讲一讲五运主时是怎么回事？鬼臾区说：木、火、土、金、水五行之气的运行，每运各统主一年，终而复始，并非单独只主某一时令。黄帝说：请问这是什么道理？鬼臾区说：我查考了《太始天元册》一书，那上面说：广阔无垠的天空，是宇宙创造化育物质的基础和本源，万物依靠它开始成长，五运之气在那儿找到自己的归宿。它还敷布天元真灵之气，是总统万物生长的根源。天蓬、天芮、天冲、天辅、天禽、天心、天任、天柱、天英等九星也悬挂在那儿,发出明亮的光。日、月以及木星、火星、土星、金星、水星等七曜则循着一定的轨道在那儿不停地环周旋转。于是天道有阴阳的转移变化,大地有刚柔的生杀现象,昼夜有明亮与黑暗的交替,四时有寒暑往来的次序。这样生化不息,万物自然就都会明显地繁荣昌盛了。我家祖传已经十代了,就是研究前面所讲的这些道理的。

【原文】 帝曰:善。何谓气有多少,形有盛衰? 鬼臾区曰:阴阳之气各有多少,故曰三阴三阳也。形有盛衰,谓五行之治,各有太过不及也。故其始也,有余而往,不足随之;不足而往,有余从之,知迎知随,气可与期。应天为天符[1],承岁为岁直[2],三合[3]为治。帝曰:上下相召[4]奈何? 鬼臾区曰:寒暑燥湿风火,天之阴阳也,三阴三阳上奉之。木火土金水火,地之阴阳也[5],生长化收藏下应之。天以阳生阴长,地以阳杀阴藏。天有阴阳,地亦有阴阳。木火土金水火,地之阴阳也,生长化收藏[6]。故阳中有阴,阴中有阳。所以欲知天地之阴阳者,应天之气,动而不息[7],故五岁而右迁,应地之气,静而守位[8],故六期而环会,动静相召,上下相临,阴阳相错,而变由生也。帝曰:上下周纪,其有数乎? 鬼臾区曰:天以六为节,地以五为制。周天气者,六期为一备;终地纪者,五岁为一周。君火以明,相火以位。五六相合而七百二十气为一纪,凡三十岁;千四百四十气,凡六十岁,而为一周,不及太过,斯皆见矣。

【提要】 本段讨论了气候现象的形成、变化规律和时间周期。

【注释】 [1] 天符:中运与司天之气相符的年份。

[2] 岁直:中运与年支之气相同的年份。又叫岁会。

[3] 三合:中运、司天、年支三者相同的年份,即既为天符,又为岁会。也叫太一天符。

[4] 上下相召:即天气和地气相互感召的意思。

[5] 木火土金水火,地之阴阳也:五行本是五个,而本文却为六个,是因为火分为君火与相火,以配三阴三阳。所以火有二。

[6] 木火土金水火,地之阴阳也,生长化收藏:此十六字,文意重复,疑是衍文。

[7] 应天之气,动而不息:天属阳而主动,故天之气动而不息。

[8] 应地之气,静而守位:古人认为地属阴而行迟,所以说"静而守位"。

【白话解】 黄帝说:你讲得很好。那么再请问什么叫做气有多少,形有盛衰呢? 鬼臾区说:阴气与阳气各有多少的不同,所以有一阴、二阴、三阴和一阳、二阳、三阳的区别。形有盛衰,是说五行分主各岁之运,而有太过和不及的情况。具体地说:将十天干配属五行,即甲己配属于土、乙庚配属于金、丙辛配属于水、丁壬配属于木、戊癸配属于火,但甲、丙、戊、庚、壬为阳干,在主岁之年,其运太过;乙、丁、己、辛、癸为阴干,在主岁之年,其运不及。例如:逢甲年土运有余、己年土运不及,逢丙年水运有余、辛年水运不及等。在相连续的各年之间,其运的太过与不及是交替相随的,如果开始的一运太过,随之而来的下一运则是不及;相反,如果开始的一运不及,随之而来的下一运则是太过。例如,岁运从甲年算起,是土运太过,那么乙年便是金运不及随之而来;乙年是金运不及,则丙年水运太过从之而至等。明白了这个太过与不及的道理,也就可知道运气的周期,并可以判断各时令的气候是否属于正常范围了。凡统主一岁之运与司天之气相符的,叫做天符。所谓司天之气,是客气中的一种,它随着每年的地支而变化,也就是将十二地支分别配属六气,用来推算客气。即丑未配属太阴湿土、卯酉配属阳明燥金、辰戌配属太阳寒水、巳亥配属厥阴风木、子午配属少阴君火、寅申配属少阳相火,而各年配属之气正是司天之气。例如:凡遇丑未年就是太阴湿土司天、卯酉年便是阳明燥金司天等。有时统主一年的运和司天之气相合,如己丑、己未年,己为土运,而丑、未年是太阴湿土司天,气与运都属土,这就叫做天符。每六十年中有十二年出现这种情况,即:己丑、己未、戊寅、戊申、戊子、戊午、乙卯、乙酉、丁巳、丁亥、丙辰、辛辰年。若统主一岁之运,与该年的年支相符合的叫做岁直,又叫岁会。所谓年支,是用十二地支与五行配属的另一种方法,即寅卯配属木、午巳配属火、辰戌丑未配属土、申酉配属金、亥子配属水。例如丁卯年丁为木运,而卯也配属木,便是岁直。每六十年中有八年出现这种情况,即丁卯、戊午、甲辰、甲戌、己丑、己未、乙酉、丙子年。如若既是天符,又为岁直的年份,便叫做三合,又叫太一天符。每六十年中,有四年是这种情况,即戊午、乙酉、己丑、己未年,天符十二年中有此四年,岁直八年中也有此四年,所以均属于太一天符。黄帝说:天地之气上下相互感召是怎么回事呢?鬼臾区说:寒、暑、燥、湿、风、火六者,是在天的阴阳之气,所以三阴三阳与它相应。木、火、土、金、水、相火,是地的阴阳之气,生长化收藏的变化与它相应。春夏二季,在上半年属阳,所以有春生夏长;秋冬二季,在下半年属阴,所以有秋收冬藏。天有阴阳,地也有阴阳,天地之气上下相合,则阴中有阳,阳中有阴。所以要想知道天地阴阳变化的情况,就必须了解五行与天干相配合是运转不息的,每五年岁运轮转一周,并自东向西右迁一步。如:甲己年土运、乙庚年金运、丙辛年水运、丁壬年木运、戊癸年火运,五年环转一周,即甲年土运过后,五年值己年又是土运。此外,还必须了解天之六气与地之五运相配合,每六年环转一周。如:子午年为少阴司天、丑未年为太阴司天、寅申年为少阳司天、卯酉年为阳明司天、辰戌年为太阳司天、巳亥年为厥阴司天,即子年少阴司天过后,六年值午年仍是少阴司天,所以说六年环转一周。由于天地之气有动有静,上下相应,阴阳相互交错,所以六十年的运气变化就由此而产生了。黄帝说:天干地支上下五六相合,而形成周和纪,这有没有一定常数呢?鬼臾区说:司天之气循环,以六为常数,地之五运以五为常数。所以六气司天,需要六年方能循环一周;地之五运,需要五年才能循环一周。因为君火主宰神明,只有相火主运,所以运仅有五,而气有六,五与六相合,计三十年当中共有七百二十个节气,称为一纪。两纪一千四百四十个节气,计六十年就成为甲子一周,于是各年运气的太过和不及,就都可以清楚了。

【原文】 帝曰:夫子之言,上终天气,下毕地纪,可谓悉矣。余愿闻而藏之,上以治民,下以治身,使百姓昭著,上下和亲,德泽下流,子孙无忧,传之后世,无有终时,可得闻乎?鬼臾区曰:至数之机^[1],迫迮^[2]以微,其来可见,其往可追,敬之者昌,慢之者亡,无道行私,必得天殃,谨奉天道,请言真要。帝曰:善言始者,必会于终,善言近者,必知其远,是则至数极而道不惑,所谓明矣。愿夫子推而次之,令有条理,简而不匮^[3],久而不绝,易用难忘,为之纲纪,至数之要,愿尽闻之。鬼臾区曰:昭乎哉问!明乎哉道!如鼓之应桴^[4],响之应声也。臣闻之,甲己之岁,土运统之;乙庚之岁,金运统之;丙辛之岁,水运统之;丁壬之岁,木运统之;戊癸之岁,火运统之。帝曰:其于三阴三阳,合之奈何?鬼臾区曰:子午之岁,上^[5]见少阴;丑未之岁,上见太阴;寅申之岁,上见少阳;卯酉之岁,上见阳明;辰戌之岁,上见太阳;巳亥之岁,上见厥阴。少阴所谓标也,厥阴所谓终也。厥阴之上,风气主之;少阴之上,热气主之;太阴之上,湿气主之;少阳之上,相火主之;阳明之上,燥气主之;太阳之上,寒气主之。所谓本也,是谓六元。帝曰:光乎哉道!明乎哉论!请著之玉版,藏之金匮,署曰《天元纪》。

【提要】 本段论述了天干主五运、地支主六气及六气与三阴三阳的结合情况。

【注释】 [1]至数之机:至数,指五运六气相合的常数。五运六气之交错轮转,六十年中有一定的规律,所以叫做"至数之机"。

[2]迫迮:迮,zhǎi,音窄。迫迮,有切近而深细的意思。

[3]匮:乏的意思。

[4]桴:fú,音浮,指鼓槌。

[5]上:指司天而言。

【白话解】 黄帝说:先生所讲的,上通天气,下达地理,可以说极为详尽了。我愿意把听到的知识珍藏起来,上以治疗百姓的疾苦,下以保护自身的健康,并使百姓也都明白这个道理,上下和睦相处,德泽广泛流行,让他们无忧无虑,并能传给子孙后世,代代相传,永远没有终止的时候。你能不能再把如何应用这个道理来防治疾病讲给我听听呢?鬼臾区说:五运六气演化的常数,有一定的规律,可以说它是近乎微妙的,应用这个规律,可以追溯以往之气的变化,也可以推测将要发生之气的情况。因此,重视它就可以知道预防和治疗疾病,使生命昌盛;忽视它,人体就会受到自然变化的伤害,发生疾病,甚至死亡。如果违背了这个道理而行为放肆,必然会遭受灾祸,所以,必须谨慎地遵照和适应运气的规律。现在就让我讲讲其中主要的道理吧。黄帝说:善于讲解事物起源的人,也必然知道事物的结局;善于讲解事物现状的人,也必然通晓其将来的发展。只有这样,对五运六气的道理才能深刻理解而不致于迷惑,这样的人才算是真正明白事理的人。请你依次推理,有条不紊,简明扼要地进行讲解,以使其永久流传而不会断绝,容易推广应用而不被忘记。对于这些五运六气的纲要,我愿意详尽地听听。鬼臾区说：你问得真高明。而运气的道理又是多么明确啊！这个问题对你来说，就像鼓槌敲在鼓上发出的声音立即得到回响一样，会很快就明白的。我听说是这样的：甲年和己年都是土运、乙年和庚年都是金运、丙年和辛年都是水运、丁年和壬年都是木运、戊年和癸年都是火运，因为这五运是统主一年的，所以又叫做统运，也叫中运。黄帝说：五运和三阴三阳是如何配合的呢？鬼臾区说：子年、午年均为少阴司天，丑年、未年均为太阴司天，寅年、申年均为少阳司天，卯年、酉年均为阳明司天，辰年、戌年均为太阳司天，巳年、亥年均为厥阴司天。年支阴阳的次序，是以子年为始，亥年为终，所以少阴为首，厥阴为终。风是厥阴的本气，热是少阴的本气，湿是太阴的本气，相火是少阳的本气，燥是阳明的本气，寒是太阳的本气。因为风、热、湿、火、燥、寒是三阴三阳的本气，又都是由天元一气所化，所以叫做六元。黄帝说：这是多么明白的道理啊！你讲得又是多么清楚啊！我要把它刻在玉版上，藏在金匮里，题上一个名字，叫做"天元纪"。

五运行大论篇第六十七

【题解】 天之寒、暑、燥、湿、风五气，地之木、火、土、金、水五行，它们不断地变化运行，这就是五运行。由于本篇主要讨论了五（六）气、五运的变化运动规律，及其对人体和万物生化的影响，故篇名为"五运行大论"。

【原文】 黄帝坐明堂[1]，始正天纲[2]，临观八极，考建五常[3]，请天师而问之曰：论言天地之动静，神明为之纪，阴阳之升降，寒暑彰其兆。余闻五运之数于夫子，夫子之所言，正五气之各主岁尔，首甲定运，余因论之。鬼臾区曰：土主甲己，金主乙庚，水主丙辛，木主丁壬，火主戊癸。子午之上，少阴主之；丑未之上，太阴主之；寅申之上，少阳主之；卯酉之上，阳明主之；辰戌之上，太阳主之；巳亥之上，厥阴主之。不合阴阳，其故何也？岐伯曰：是明道也，此天地之阴阳也。夫数之可数者，人中之阴阳也，然所合，数之可得者也。夫阴阳者，数之可十，推之可百，数之可千，推之可万。天地阴阳者，不以数推以象之谓也。帝曰：愿闻其所始也。岐伯曰：昭乎哉问也！臣览《太始天元册》文，丹天[4]之气经于牛女戊分[5]，黅天[4]之气经于心尾己分[6]，苍天[4]之气经于危室柳鬼，素天[4]之气经于亢氐昴毕，玄天[4]之气经于张翼娄胃。所谓戊己分者，奎壁角轸，则天地之门户也。夫候之所始，道之所生，不可不通也。帝曰：善。

【提要】 本段首先论述了五运六气与天干地支配合的规律，其次说明五运规律的产生是来源于对天文现象的直接观察。

【注释】 [1] 明堂：黄帝处理事务和宣布政令的地方。

[2] 天纲：指天之大纲，如日月轨道，斗纲月建，二十八宿，四时方位等。

[3] 考建五常:指观察推求五运六气之大法。

[4] 丹天、黅天、苍天、素天、玄天:丹是赤,黅是黄,苍是青,素是白,玄是黑。据传说,上古观天时,见有五色之云气,横亘于天空,所以有丹、黅、苍、素、玄五天之气的说法。

[5] 经于牛女戊分:经,横亘的意思;牛女,以及下文的心、尾、危、室、柳、鬼、亢、氐、昴、毕、张、翼、娄、胃、奎、壁、角、轸等,都是二十八宿的名称。二十八宿是古代测天的基础。戊分,即奎壁二宿之位。

[6] 己分:即角轸二宿之位。

【白话解】 黄帝坐在明堂之中,开始验算校正天体运行的规律,观看八方的地理形势,研究如何创立五运六气的理论,并请来岐伯向他问道:有的著作中说,天地的运行变化,可以通过观察日月星辰作为标志和纪度,阴阳的升降运动,可以通过四时寒暑的变迁,来看到它的征兆。我曾听你讲过五运的规律,但先生所讲的仅仅是五运之气分别主岁的问题。至于确定六十年的运气,而从甲子开始,即天干与地支相配合的内容,我曾和鬼臾区讨论过。他说五运与天干配合的规律是:土运统主甲己年,金运统主乙庚年,水运统主丙辛年,木运统主丁壬年,火运统主戊癸年。六气与地支相配合的规律是:逢子午两年,是少阴君火司天;逢丑未两年,是太阴湿土司天;逢寅申两年,是少阳相火司天;逢卯酉两年,是阳明燥金司天;逢辰戌两年,是太阳寒水司天;逢巳亥两年,是厥阴风木司天。这与先生所讲的阴阳归类不相符合,是什么缘故呢? 岐伯说:这个道理是显而易见的,因为这里所讲的,是五运六气天地的阴阳变化,以前所讲可以数得清的阴阳,那是人体中的阴阳。人体中的脏与腑、气与血、阴精与阳气有相合的关系,是容易计算出来的。由于事物的阴阳属性是相对的,又是可分的,所以推演下去,可以从十而至百,从百而至千,从千而至万。天空无限的广大,大地无比的辽阔,它们的阴阳变化,是不可能用数字去推算的,而只能从观察自然现象的变化中来进行估算。黄帝说:希望听你讲讲运气的理论是如何创立的? 岐伯说:你问得很高明。我曾经阅览过《太始天元册》一书,书中记载:古人观测天象时,看见有五色云气横布在天空,那赤色的火气,横布在牛、女二宿与西北方的戊位之间;黄色的土气,横布在心、尾二宿与东南方的己位之间;青色的木气,横布在危、室二宿与柳、鬼二宿之间;白色的金气,横布在亢、氐二宿与昴、毕二宿之间;黑色的水气,横布在张、翼二宿与娄、胃二宿之间。而戊位与己位,分别处于奎、壁二宿及角、轸二宿的方位。奎、壁正当秋分时,日渐短,气渐寒,角、轸正当春分时,日渐长,气渐暖,所以被称作天地阴阳的门户。以上所说五色云气横布天空的理论,是研究气候变化的第一步,对于这个自然规律的基本知识,是不能不通晓的。黄帝说:讲得好。

【原文】 论言天地者,万物之上下,左右[1]者,阴阳之道路,未知其所谓也。岐伯曰:所谓上下者,岁上下见阴阳之所在也。左右者,诸上见厥阴,左少阴右太阳;见少阴,左太阴右厥阴;见太阴,左少阳右少阴;见少阳,左阳明右太阴;见阳明,左太阳右少阳;见太阳,左厥阴右阳明。所谓面北而命其位[2],言其见也。帝曰:何谓下? 岐伯曰:厥阴在上则少阳在下,左阳明右太阴;少阴在上则阳明在下,左太阳右少阳;太阴在上则太阳在下,左厥阴右阳明;少阳在上则厥阴在下,左少阴右太阳;阳明在上则少阴在下,左太阴右厥阴;太阳在上则太阴在下,左少阳右少阴。所谓面南而命其位,言其见也。上下相遘[3],寒暑相临[4],气相得[5]则和,不相得[6]则病。帝曰:气相得而病者何也? 岐伯曰:以下临上[7],不当位也。

【提要】 本段主要说明六气的流行次序,及上下、左右的概念。

【注释】 [1]上下,左右:上,指司天;下,指在泉;左右,指司天、在泉之左右,即左右间气。

[2]面北而命其位:上为南,下为北。面向南方时的左右和面向北方时的左右恰恰相反,故经文说明司天的左右是面向北方时所定的左右。

[3]上下相遘:遘,gòu,音购,遇之意。上指客气,下指主气。上下相遘,就是客主加临。

[4]寒暑相临:客气与主气交感,则客气与主气相加临,六气之中,此处只提寒暑,乃是举例而言。

[5]相得:相互生旺的为相得。

[6]不相得:相互克贼的为不相得。

[7]以下临上:君火为上,相火为下,二火相加,本为相得,然须分别,若下加临于上为逆,上加临于下为顺。

【白话解】 我还曾听鬼臾区说过,天地是万物的上下,左右是阴阳运行的道路,不知道这是什么意思? 岐伯说:所谓上,是指一年的司天之气;所谓下,是指与司天相对的在泉之气;所谓左右,是指司天、在泉左右两侧的四个间气。司天、在泉以及间气,都属于客气,也就是三阴三阳之气,它们分为六个阶段,称为六步。每一步约为六十日又八十七刻半。客气六步的次序,是先三阴、后三阳,即:厥阴为一阴、少阴为二阴、太阴为三阴;少阳为一阳、阳明为二阳、太阳为三阳。由于客气是随各年纪年的地支而演变的,所以上述三阴三阳之气,互为司天、互为在泉、互为左右间气。无论何气司天,都在六步中的第三步;而在泉之气,则是在第六步。而司天、在泉左右两侧,便是间气。客气六步的具体情况是:厥阴司天,则左间是少阴,右间是太阳;少阴司天,则左间是太阴,右间是厥阴;太阴司天,则左间是少阳,右间是少阴;少阳司天,则左间是阳明,右间是太阴;阳明司天,则左间是太阳,右间是少阳;太阳司天,则左间是厥阴,右间是阳明。这里所说的方位,是上为南,下为北,司天在正南方。所谓左右,是指面向北方所见的位置。黄帝说:那么在泉是怎么回事呢? 岐伯说:与司天相对的便是在泉,司天在上为正南方,在泉在下为正北方,具体情况是:厥阴司天,则少阳在泉,以在泉定位,则左间是阳明,右间是太阴;少阴司天,则阳明在泉,那么在泉的左间是太阳,右间是少阳;太阴司天,则太阳在泉,那么在泉的左间是厥阴,右间是阳明;少阳司天,则厥阴在泉,那么在泉的左间是少阴,右间是太阳;阳明司天,则少阴在泉,那么在泉的左间是太阴,右间是厥阴;太阳司天,则太阴在泉,那么在泉的左间是少阳,右间是少阴。这里所说的左右,是指面向南方而确定的位置。上述司天、在泉、间气等客气,与主气相遇,也就是每年轮转的客气,加临在固定不变的主气之上,这叫客主加临。每年的主气,又叫地气,或称为主时之六气。地属阴,所以是固定不变的。主时六气分管一年的二十四节气,按照五行相生的次序,分为六步,每步约六十日八十七刻半,包括四个节气。具体分步是:厥阴风木为初气,主春分前六十日八十七刻半;少阴君火为二气,主春分后六十日八十七刻半;少阳相火为三气,主夏至前六十日八十七刻半;太阴湿土为四气,主秋分前六十日八十七刻半;阳明燥金为五气,主秋分后六十日八十七刻半;太阳寒水为六气,主冬至前六十日八十七刻半。上述六步之气,共为三百六十五日又二十五刻,一年周遍,年年如此。了解每年客主加临的具体方法,是把司天之气加临在主气的三气上,那么其余五气,再自然依次相加。举卯酉年为例,其客主加临的情况是:初气的主气是厥阴风木,客气是太阴湿土;二气的主气是少阴君火,客气是少阳相火;三气的主气是少阳相火,客气是阳明燥金(司天);四气的主气是太阴湿土,客气是太阳寒水;五气的主气是阳明燥金,客气是厥阴风木;六气的主气是太阳寒水,客气是少阴君火(在泉)。其余辰戌、巳亥、子午、丑未、寅申诸年,也按此法相加,那么主气与客气的关系,便可以看清楚了。在客气与主气相加临的关系中,则反映出气候寒暑变化是否正常。如果主客之间,属于五行相生关系的,则气候和平,不引起疾病;若主气克制客气的,便是气候失常,会使人们生病。黄帝说:有时主气并不克制客气,也会使人生病,这是为什么呢? 岐伯说:这是上下关系颠倒造成的,也就是君火与相火虽属同类,并不相克制,但若地位低下的相火,加临于至高无上的君火,就是这种情况,所以气候也会异常,并能引起人们生病。

【原文】 帝曰:动静何如? 岐伯曰:上者右行,下者左行,左右周天,余而复会也。帝曰:余闻鬼臾区曰:应地者静。今夫子乃言下者左行,不知其所谓也,愿闻何以生之乎? 岐伯曰:天地动静,五行迁复,虽鬼臾区其上候而已,犹不能遍明。夫变化之用,天垂象,地成形,七曜纬虚[1],五行丽地[2]。地者,所以载生成之形类也。虚者,所以列应天之精气也。形精[3]之动,犹根本之与枝叶也,仰观其象,虽远可知也。帝曰:地之为下否乎? 岐伯曰:地为人之下,太虚之中者也。帝曰:冯[4]乎? 岐伯曰:大气举之也。燥以干之,暑以蒸之,风以动之,湿以润之,寒以坚之,火以温之。故风寒在下,燥热在上,湿气在中,火游行其间,寒暑六入[5],故令虚而生化[6]也。故燥胜则地干,暑胜则地热,风胜则地动,湿胜则地泥,寒胜则地裂,火胜则地固矣。

【提要】 本段首先阐明了《内经》对宇宙结构的认识,其次叙述了六气在地面的分布,最后论述了六气的特性及其对大地的影响。

【注释】 [1]七曜纬虚:纬,围绕之意;虚,太虚,即天空。七曜纬虚即日月七星围绕在太空之中。

[2]五行丽地:丽,附着的意思。即木、火、土、金、水等附着在大地之上。

[3]形精:形指大地的万物,精指天之精气,即日月星辰。

[4]冯:通凭。

[5]寒暑六入:寒暑指一年,六指六气。一年之内,六气下临大地如自外而入,故称六入。

[6]令虚而生化:古人认为实则不能接受外来的东西,不接受外来的东西就不能生化,因为六气的影响能使大地生化万物,所以说"令虚而生化"。

【白话解】 黄帝说:司天、在泉之气的动静如何? 岐伯说:在上的司天之气右行,自东而西,在下的在泉之气左行,自西而东,左右旋转一周为一年,然后又回到原来的位置。黄帝问:我听鬼臾区说,地之气是静而不动的,现在先生却说在下的在泉之气左行,不知道这是怎么回事,希望听听是怎样运动的? 岐伯回答说:天地阴阳的运动与静止,五行之气的周而复始,是十分复杂的,虽然鬼臾区祖孙十代研究这个学问,但也仅能观测和推算天之运动而有象,地之相对静止而有形,却不能全部明白天地阴阳运行的规律。那天地阴阳的运动变化,作用十分强大而且微妙,在天上表现为高悬的星象,在地上表现为万物的形态。日月五星,往来穿梭在太空中运行,各有各的轨道,五星之气附着在大地上,而形成各种事物的形体。所以说,大地盛载着有形体的物质,天空悬列着日月五星。大地上有形的万物,与天空中精气的关系,好像树木的根干与枝叶一样,是紧密联系着的。因此,仰观天象,它虽然幽深玄远,但仍是可以了解的。黄帝说:地是否处在天空的下边呢? 岐伯说:大地是在人的下面,而处在太空的中间。黄帝说:那么它有依靠吗? 岐伯说:是大气托举着它,才使它动而不坠。其中,燥气使它干燥,暑气使它蒸发,风气使它运动,湿气使它滋润,寒气使它坚实,火气使它温暖。风寒之气在下,燥热之气在上,湿气位于中央,火气游行于诸气之间。一年之中,四时更移,寒暑往来,风、暑、湿、燥、寒、火六气,自天空而进入地面,地面受其影响而能生长万物。所以燥气太过,大地就干燥;暑气太过,大地就发热;风气太过,大地上的万物就动摇;湿气太过,大地就湿润;寒气太过,大地就冻裂;火气太过,大地就坚实固密。

【原文】 帝曰:天地之气,何以候之? 岐伯曰:天地之气,胜复之作[1],不形于诊也。《脉法》曰:天地之变,无以脉诊。此之谓也。帝曰:间气[2]何如? 岐伯曰:随气所在,期于左右。帝曰:期之奈何? 岐伯曰:从其气则和,违其气则病,不当其位[3]者病,迭移其位[4]者病,失守其位[5]者危,尺寸反者死,阴阳交[6]者死。先立其年,以知其气,左右应见,然后乃可以言死生之逆顺。

【提要】 本段主要说明了六气变化与脉象的关系。

【注释】 [1]胜复之作:凡本运不及者,胜我之气往往乘虚而至,便是胜气;胜极则衰,衰则子运之气复至,便是复气。

[2]间气:每年主令的六气。三气为司天,终气为在泉,二气与四气加于司天之左右间,初气与五气加于在泉之左右间,故为间气。

[3]不当其位:指当应的脉象,不应于本位,而应于它位。

[4]迭移其位:指当应的脉象互相更移,即当应于左,反见于右;当见于右,反应于左。

[5]失守其位:指当应之脉位,不见当应之脉,而反见克贼之脉。

[6]阴阳交:指脉当应左手者,反见于右手,当应于右手者,反见于左手。

【白话解】 黄帝说:司天、在泉之气的变化,在人体的脉象上能够诊察到吗? 岐伯说:天地之气有相互克制的胜气发生,其后必然会有报复的复气到来,这种胜气与复气的变化,在人体的脉象上是诊察不出来的。《脉法》上所说:天地之气的变化,无法从脉象上来诊察,就是这个意思。黄帝说:那么,左右间气在脉象上有什么反映呢? 岐伯说:根据间气所在的位置,来诊察相应的左右脉搏。黄帝说:怎样进行诊察呢? 岐伯说:脉象变化与间气变化相一致的,是和平无病的表现;相反,脉象与间气变化相违背的,就会发生疾病;如果间气不在自己相应的位置上,就会引起疾病;间气的位置左右颠倒的,也会引起疾病;脉象上出现相克表现的,病情就很危重;尺部与寸部的脉象变化,都与间气变化相反的,就会死亡;若应在左脉发生的变化而反见于右脉,或应在右脉发生的变化而反见于左脉,这样左右交错,阴阳逆乱的,也会死亡。在诊察脉象时,首先要确定该年的司天、在泉,才能知道它的左右间气,及其左右应该出现的脉象,然后才可以推测疾病或生、或死、或为逆、或为顺。

【原文】 帝曰:寒暑燥湿风火,在人合之奈何? 其于万物何以生化? 岐伯曰:东方生风,风生木,木生酸,酸生肝,肝生筋,筋生心。其在天为玄,在人为道,在地为化。化生五味,道生智,玄生神,化生气。神在天为风,在地为木,在体为筋,在气为柔,在脏为肝。其性为暄[1],其德为和,其用为动,其色为苍,其化为荣,其虫[2]毛,其政为散,其令宣发,其变摧拉,其眚[3]为陨,其味为酸,其志为怒。怒伤肝,悲胜怒;风伤肝,燥胜风;酸伤筋,辛胜酸。

【提要】 本段主要讨论了木运风气的变化与人体及万物生化的关系。

【注释】 [1]暄:温暖的意思。

[2]虫:在此指动物的总称。

[3]眚:shěng,音省,灾害的意思。

【白话解】 黄帝说:寒、暑、燥、湿、风、火六气是怎样与人体的生理和病理相配合的? 这六气与万物的生化又有什么联系呢? 岐伯说:东方与春季相应,阳气开始上升,是风气发生的地方,风能使草木欣欣向荣。木气能产生酸味,酸味能滋养肝脏,肝脏的气血能营养筋。在五行关系中,木能生火,而心属火,所以说筋木能生心火。风的力量是非常强大的,它在天便表现为幽深玄远,变化无穷;在人便表现为能够掌握事物发展变化的规律;在地则表现为能使万物生化不息。

地的生化作用,就能生成具有五种滋味的物质。人能掌握事物发展变化的规律,就能产生无穷尽的聪明智慧。天幽深玄远,变化无穷,具有神妙莫测的无限力量,因而产生了五运六气。它在天为六气中的风气,在地是五行中的木气,在人体是五体中的筋,风木之气可使万物柔软,其在内脏是五脏中的肝。风木之气的性质温暖,它的品德属于和平,它的功能特点是动摇,它的颜色是苍青,它的变化结果是使万物欣欣向荣。风木之气养殖的动物,属于有毛的一类。它的作用是升散,它的时令气候特点是宣散温和。风木之气的异常变化,能使万物受到摧残。它所造成的灾害,可以使草木折损败坏。它在滋味上属于酸味,在情志上属于忿怒。发怒太过会伤害肝脏,但悲哀的情绪能够制约忿怒;风气太过也会伤害肝脏,但燥气能够克制风气;酸味太过伤害筋,但辛味能够抑制酸味。

【原文】 南方生热,热生火,火生苦,苦生心,心生血,血生脾。其在天为热,在地为火,在体为脉,在气为息,在脏为心。其性为暑,其德为显,其用为躁,其色为赤,其化为茂,其虫羽,其政为明,其令郁蒸,其变炎烁,其眚燔炳,其味为苦,其志为喜。喜伤心,恐胜喜;热伤气,寒胜热;苦伤气,咸胜苦。

【提要】 本段主要讨论了火运火气的变化与人体及万物生化的关系。

【白话解】 南方与夏季相应,阳气旺盛而产生热气,热就能生火。火气能产生苦味,苦味能滋养心脏,心脏能生血液。在五行关系中,火能生土,而脾属土,所以说血火能生脾土。火热之气的力量是非常强大的,它在天为六气中的热气,在地是五行中的火气,在人体是五体中的脉,火热之气可使万物生长繁茂,其在内脏是五脏中的心。它的性质暑热,它的品德属于光华显明,它的功能特点是躁动急速,它的颜色是赤,它的变化结果是使万物繁茂昌盛。火热之气养殖的动物,属于羽毛类。它的作用是光明普照,它的时令气候特点是盛热蒸腾。火热之气的异常变化,是炎热而消灼津液。它所造成的灾害,可以产生大火焚烧。它在滋味上属于苦味,在情志上属于喜乐。喜乐太过会伤害心脏,但恐惧的情绪能够制约喜乐;火热太过能耗伤气,但寒气能够克制火热之气;苦味太过会损伤心气,但咸味能够抑制苦味。

【原文】 中央生湿,湿生土,土生甘,甘生脾,脾生肉,肉生肺。其在天为湿,在地为土,在体为肉,在气为充,在脏为脾。其性静兼[1],其德为濡,其用为化,其色为黄,其化为盈[2],其虫倮[3],其政为谧,其令云雨,其变动注,其眚淫溃,其味为甘,其志为思。思伤脾,怒胜思;湿伤肉,风胜湿;甘伤脾,酸胜甘。

【提要】 本段主要讨论了土运湿气的变化与人体及万物生化的关系。

【注释】 [1]兼:二物相并叫做兼,这里是包容万物的意思。

[2]盈:充盈丰满的意思。

[3]倮:指无毛无甲无鳞无羽的倮体动物。

【白话解】 中央与长夏相应,气候多雨而生湿气,湿润能助长滋养万物的土气。土气能产生甘味,甘味能滋养脾脏,脾脏能使肌肉生长旺盛。在五行关系中,土能生金,而肺属金,所以说肌肉能生肺金。湿气的力量是非常强大的,它在天为六气中的湿气,在地是五行中的土气,在人体是五体中的肌肉,湿土之气可使万物充实盈满,其在内脏是五脏中的脾。它的性质沉静而兼容万物,它的品德属于濡润,它的功能特点是生化不息,它的颜色是黄色,它的变化结果是使万物充盈丰满。湿土之气养殖的动物,属于倮体类。它的作用是安静宁谧,它的时令气候特点是云行雨施。湿土之气的异常变化,是容易发生暴雨倾注或淫雨连绵。它所造成的灾害,是大水流溢,堤坝崩溃而洪水泛滥。它在滋味上属于甘味,在情志上属于思虑。思虑太过会伤害脾脏,但忿怒的情绪能够制约思虑;湿气太过能损伤肌肉,但风气能够克制湿气;甘味太过也会伤害脾脏,但酸味能够抑制甘味。

【原文】 西方生燥,燥生金,金生辛,辛生肺,肺生皮毛,皮毛生肾。其在天为燥,在地为金,在体为皮毛,在气为成,在脏为肺,其性为凉,其德为清,其用为固,其色为白,其化为敛,其虫介,其政为劲,其令雾露,其变肃杀,其眚苍落[1],其味为辛,其志为忧。忧伤肺,喜胜忧;热伤皮毛,寒胜热;辛伤皮毛,苦胜辛。

【提要】 本段主要讨论了金运燥气的变化与人体及万物生化的关系。

【注释】 [1] 苍落:苍老陨落,即凋谢的意思。

【白话解】 西方与秋季相应,秋天雨湿减少而干燥,燥能助长收敛清凉的金气。金气能产生辛味,辛味能滋养肺脏,肺脏能够使皮肤和毫毛健康。在五行关系中,金能生水,而肾属水,所以说皮毛能生肾水。燥气的力量是非常强大的,它在天为六气中的燥气,在地是五行中的金气,在人体是五体中的皮毛,燥金之气可使万物收成,其在内脏是五脏中的肺。它的性质凉爽,它的品德属于清净,它的功能特点是坚固,它的颜色是白色,它的变化结果是使万物收敛。燥金之气养殖的动物,属于甲介类。它的作用是强劲有力,它的时令气候特点是雾生露降。燥金之气的异常变化,是肃杀凋残。它所造成的灾害,是苍老陨落。它在滋味上属于辛味,在情志上属于忧愁。忧愁太过会伤害肺脏,但喜乐的情绪能够制约忧愁;热气太过能损伤皮毛,但寒气能够克制热气;辛味太过也能损伤皮毛,但苦味能够抑制辛味。

【原文】 北方生寒,寒生水,水生咸,咸生肾,肾生骨髓,髓生肝。其在天为寒,在地为水,在体为骨,在气为坚,在脏为肾。其性为凛,其德为寒,其用为□[1],其色为黑,其化为肃,其虫鳞,其政为静,其令□□[2],其变凝冽[3],其眚冰雹,其味为咸,其志为恐。恐伤肾,思胜恐;寒伤血,燥胜寒;咸伤血,甘胜咸。五气更立[4],各有所先,非其位则邪,当其位则正。帝曰:病生之变何如? 岐伯曰:气相得则微,不相得则甚。帝曰:主岁[5]何如? 岐伯曰:气有余,则制己所胜而侮所不胜;其不及,则己所不胜侮而乘之,己所胜轻而侮之。侮反受邪,侮而受邪,寡于畏也。帝曰:善。

【提要】 本段主要讨论了水运寒气的变化与人体及万物生化的关系,其次说明五运之气,各有一定的先后顺序,并论述了五运有其胜复规律。

【注释】 〔1〕□:原书阙文。明抄本为"藏"字。

〔2〕□□:原书阙文。明绿格抄本为"霰雪"二字。

〔3〕凝冽:水结冰为凝,冷极为冽。

〔4〕五气更立:五气指五行之气,更立指四时更换。五气更立,指五行之气交替主时。

〔5〕主岁:五行之气各主一岁。

【白话解】 北方与冬季相应,阴气盛而产生寒,天气寒能保护水,所以说寒能滋助水,而水气能产生咸味,咸味能滋养肾脏,肾脏能使骨髓充满。在五行关系中,水能生木,而肝属木,所以说骨髓能生肝木。寒气的力量是非常强大的,它在天为六气中的寒气,在地是五行中的水气,在人体是五体中的骨骼,寒水之气可使万物坚凝,其在内脏是五脏中的肾。它的性质清冷,它的品德属于寒冽,它的功能特点是闭藏,它的颜色是黑色,它的变化结果是使万物肃静。寒水之气养殖的动物,属于鳞虫之类。它的作用是澄澈清冷,它的时令气候特点是寒凝。寒水之气的异常变化,是寒甚冰冻。它所造成的灾害,是冰雹非时而降。它在滋味上属于咸味,在情志上属于恐惧。恐惧太过会伤害肾脏,但思虑的情绪能够制约恐惧;寒气太过可以损伤血液,但燥热之气能够克制寒气;咸味太过也会损伤血液,但甘味能够抑制咸味。五气运行,交替更换以主时令,是有一定先后次序的。若五气出现在它不该出现的时令,那便属于邪气;如果五气与时令相合,那就是正常的气候。黄帝问:邪气致病会有什么样的变化?岐伯说:来气与主时之令相合的,虽病亦轻;不相合的,其病必重。黄帝说:五运主岁怎样?岐伯说:五运之气太过,不仅加重克制它所能克制的气,而且还欺侮本来是克制自己的气;五运之气不及,就使本来能克制自己的气,加重了克制的力量,另外,原属于自己所克制的气,也轻视自己反而侵犯。但是,凡恃强而欺侮侵犯它气的,自己也会受到邪气的伤害。之所以产生这样的结果,是由于它肆无忌惮地横行,消弱了本身防御力量的缘故。黄帝说:讲得好。

六微旨大论篇第六十八

【题解】 六,是指风、火、热、湿、燥、寒六气;微旨,就是极精湛微妙的理论。由于本篇对六气运动变化的规律,从理论方面进行了深入的探讨与论述,为了强调这是一篇原则性很强、包罗广泛的篇章,故篇名为"六微旨大论"。

【原文】 黄帝问曰:呜呼远哉!天之道也,如迎浮云,若视深渊,视深渊尚可测,迎浮云莫知其极。夫子数言谨奉天道,余闻而藏之,心私异之,不知其所谓也。愿夫子溢志尽言其事,令终不灭,久而不绝,天之道可得闻乎? 岐伯稽首再拜对曰:明乎哉问天之道也! 此因天之序,盛衰之时也。

帝曰:愿闻天道六六之节盛衰何也? 岐伯曰:上下有位,左右有纪。故少阳之右,阳明治之;阳明之右,太阳治之;太阳之右,厥阴治之;厥阴之右,少阴治之;少阴之右,太阴治之;太阴之右,少阳治之。此所谓气之标[1],盖南面而待也。故曰:因天之序,盛衰之时,移光定位,正立而待之[2],此之谓也。少阳之上,火气治之,中见厥阴;阳明之上,燥气治之,中见太阴;太阳之上,寒气治之,中见少阴;厥阴之上,风气治之,中见少阳;少阴之上,热气治之,中见太阳;太阴之上,湿气治之,中见阳明。所谓本也,本之下,中之见也,见之下,气之标也,本标不同,气应异象。

【提要】 本段阐述了六气在天之气(即客气)的循行规律,指出了六气标本中气的关系是十分密切的,由于标本中气的不同,故六气出现各种变化。

【注释】 [1] 气之标:此指三阴三阳为六气之标,六气为三阴三阳之本。

[2] 移光定位,正立而待之:是古代测天以定节气的方法,在最初用"树立木杆"来观看日影,后来逐步改进而成为一种叫做圭表的天文仪器。

【白话解】 黄帝问道:啊! 关于自然的道理,是多么深远呀! 真好像仰观浮云,又好像俯视深渊。尽管深渊很深,但仍是可以测量的,而空中的浮云飘忽不定,却是很难找到它真正的边际。先生曾多次谈到,要谨慎地遵循天地阴阳六气的规律,我听了以后,铭记在心,然而私下里却常常因为不知其所以然而感到疑惑。请先生尽量详细地讲讲这方面的道理,以便使它长久地流传下去,永不泯灭。这种有关阴阳六气的重要道理,可以讲给我听听吗? 岐伯恭敬地行礼之后而回答说:你问得很高明。这是自然界的重要法则,正是因为六气的循环运动,才表现出来时序有盛衰的变化。

黄帝说:请你讲一讲六气循环盛衰是怎样的? 岐伯说:司天在上,在泉在下,有它一定的位置,左右有四个间气,它们的升降,也有一定的次序。这司天、在泉、间气六步之气运转的方向,是按照三阴三阳的顺序,自左向右旋转的,例如:少阳的右面一步,是由阳明所主司的;阳明的右面一步,是由太阳所主司的;太阳的右面一步,是由厥阴所主司的;厥阴的右面一步,是由少阴所主司的;少阴的右面一步,是由太阴所主司的;太阴的右面一步,是由少阳所主司的。这是面向南方而确定的位置,三阴三阳,就是六气的标志,称为标,而六气是三阴三阳的本。所以说六气按照次序循环运动,就产生了时令的盛衰变化,这些变化可以用圭表察看日影的长度,予以测定。六气是三阴三阳的本,正因为它是本,所以又称为上。而三阴三阳构成表里相合的三对,每一对之间又互为中气。例如:少阳的上面,是火气主司,中气是厥阴;阳明的上面,是燥气主司,中气是太阴;太阳的上面,是寒气主司,中气是少阴;厥阴的上面,是风气主司,中气是少阳;少阴的上面,是热气主司,中气是太阳;太阴的上面,是湿气主司,中气是阳明。所说的上面,是三阴三阳的本气,也就是六气;本的下面,就是中气,又叫中见之气;中气的下面,是六气的标。由于六气有标、本、中气的不同,因此所反映出来的疾病症状和脉象也不一样。

【原文】 帝曰:其有至而至,有至而不至,有至而太过,何也? 岐伯曰:至而至者和;至而不至,来气不及也;未至而至,来气有余也。帝曰:至而不至,未至而至如何? 岐伯曰:应则顺,否则逆,逆则变生,变则病。

帝曰:善。请言其应。岐伯曰:物生其应也,气脉其应也。

【提要】 本节讨论了六气的盛衰,主要表现在太过与不及的年岁。

【白话解】 黄帝问:就时令季节与气候的关系来说,有的时令到了而相应的气候也到,有的时令到了而相应的气候不到,有的时令未到而气候却先到了,这都是为什么呢? 岐伯说:时令到了而相应的气候也到的,这是正常的和平之气;时令虽到而相应的气候迟迟不到的,这是应来之气不及;时令尚未到来而气候却提前到来的,这是应来之气有余的缘故。黄帝说:那么,时令已到而气候不到,或者时令未到而气候先到,将会引起什么后果呢? 岐伯说:时令与气候相应同时到来的,为顺;相反,时令与气候不相应的,为逆。逆就要发生反常的变化,反常的变化就会引起疾病。

黄帝说:好。请问时令与气候相应,会有哪些表现? 岐伯说:从自然界来说,表现于万物能够正常地生长;从人体来说,表现于脉象的变化与时令相应。

【原文】 帝曰:善。愿闻地理之应六节气位[1]何如? 岐伯曰:显明[2]之右,君火之位也;君火之右,退行一步[3],相火治之;复行一步,土气治之;复行一步,金气治之;复行一步,水气治之;复行一步,木气治之;复行一步,君火治之。相火之下,水气承之;水位之下,土气承之;土位之下,风气承之;风位之下,金气承之;金位之下,火气承之;君火之下,阴精承之。帝曰:何也? 岐伯曰:亢则害,承乃制[4],制则生化,外列盛衰,害则败乱,生化大病。

【提要】 本段重点论述了六气亢害承制的生化特性。

【注释】 [1]地理之应六节气位:地理之应,是指主时之六气,年年相同,静而守位;六节气位,是指主时之六气,有一定的步位。地理之应六节气位,是说明六气主时的位置。

[2]显明:显明之位,正当日出之所,卯正之位。在一年的时间里,则正当春分时。

[3]退行一步:主气六步运转的方向是自右而左,即自西而东,故位退行。六气分主一年,有如行走了六步,故每一气也称一步。初之气自大寒至惊蛰,二之气自春分至立夏,三之气自小满至小暑,四之气自大暑至白露,五之气自秋分至立冬,终之气自小雪至小寒。每步等于60.875日,六步合计365.25日,即一年。

[4]承乃制:其含义是当六气中的一气出现太过时,便有其所不胜之气去克制它,使其不至于太亢,称为“承”。如少阳相火之气过亢,则由太阳寒水之气去承制,以防其太过。

【白话解】 黄帝说:好。希望听你讲讲六气主时的位置是怎样的? 岐伯说:六气各有主司的位置,称为六步,每步主司六十日又八十七刻半,包括四个节气。其具体情况是:春分之后,是少阴君火所主司的位置;君火的右面,退行一步,在小满之后,是少阳相火的位置;再退行一步,大暑之后,是太阴湿土的位置;再退行一步,秋分之后,是阳明燥金的位置;再退行一步,小雪之后,是太阳寒水的位置;再退行一步,大寒之后,是厥阴风木的位置;再退行一步,又重回到春分之后,是少阴君火的位置。六气虽各有所主的时令,但在它们主时的下面,又各有制约之气随之而生,如:相火的下面,有水气上奉而制约着;水气的下面,有土气上奉而制约着;土气的下面,有风气上奉而制约着;风气的下面,有金气上奉而制约着;金气的下面,有火气上奉而制约着;君火的下面,有阴精上奉而制约着。黄帝说:这是为什么呢?岐伯说:六气亢盛,就会产生伤害的作用,因此必须有相应的气来制约。只有加以制约,才能有正常的生化过程,才能保证主岁之气循环相接,盛衰有时,保持正常的时序变迁。如果六气过亢,而无制约之气,就会引起气候紊乱失常,使生化受到严重损伤,而产生病变。

【按语】 本段的中心内容是强调"亢则害,承乃制",即六气之变化过程中,如果某一气过于亢盛,将会产生危害作用,所以要有一气制约亢盛之气,使之维持正常,以达到生生化化,盛衰不已的状态,这就是著名的"亢害承制"理论。后世医家对此阐发颇丰,并应用于对人体生理、病理的分析。

【原文】 帝曰:盛衰何如?岐伯曰:非其位[1]则邪,当其位则正,邪则变甚,正则微。帝曰:何谓当位?岐伯曰:木运临卯,火运临午,土运临四季[2],金运临酉,水运临子,所谓岁会[3],气之平也。帝曰:非位何如?岐伯曰:岁不与会也。帝曰:土运之岁,上见太阴;火运之岁,上见少阳、少阴;金运之岁,上见阳明;木运之岁,上见厥阴;水运之岁,上见太阳,奈何?岐伯曰:天之与会[4]也。故《天元册》曰天符。天符岁会何如?岐伯曰:太一天符[5]之会也。帝曰:其贵贱何如?岐伯曰:天符为执法,岁位为行令,太一天符为贵人。帝曰:邪之中也奈何?岐伯曰:中执法者,其病速而危;中行令者,其病徐而持;中贵人者,其病暴而死。帝曰:位之易也何如?岐伯曰:君位臣则顺,臣位君则逆。逆则其病近,其害速;顺则其病远,其害微。所谓二火也。

【提要】 本段讨论了天符、岁会、太一天符的概念,及其引起人体发病的情况。

【注释】 [1]位:指十二地支在方位中的位置。正北方为子位,属水;正南方为午位,属火;正东方为卯位,属木;正西方为酉位,属金。丑寅居东北隅中,辰巳居东南隅中,未申居西南隅中,戌亥居西北隅中。土位中央,寄旺于四季之末各十八日,所以辰戌丑未属土。

[2]四季:指辰戌丑未四个方位。

[3]岁会:又称岁直或岁位。岁会必须具备两个条件:一是地支与天干的五行属性相同;二是当五方之正位。因此所谓岁会是该岁的天干与地支相会于五方正位。

[4]天之与会:即司天与中运相符合。

[5]太一天符:就是"天元纪大论"里所说的"三合"。共有四年,即戊午、己丑、己未、乙酉。

【白话解】 黄帝说:六气的盛衰变化怎样?岐伯说:每年所属的地支,恰好在五方正位上的,叫做"当其位"。例如,子为正北方、午为正南方、卯为正东方、酉为正西方、辰戌丑未为正中央;而寅、申、巳、亥均不在五方正位上,叫做"非其位"。在非其位时,气候便不正常,称为邪气,它们引起的疾病比较严重,而且变化多、变化快;当其位时,气候就和平,叫做正气,它一般不引起疾病,即使有时引起疾病,病情也比较轻微。黄帝说:怎样才叫当其位?岐伯说:木运又遇东方卯位,火运又遇南方午位,土运又遇辰、戌、丑、未中央之位,金运又遇西方酉位,水运又遇北方子位,上述各年天干与地支的五行属性相同,并且相互会合于五方正位,这就是当其位,也是所说的岁会。岁会之年,就属于和平之气,而不引起疾病。黄帝说:不当其位怎样呢?岐伯说:那就是天干与地支不能会合于五方正位,也就不是岁会之年啦。黄帝说:土运之年而遇到太阴司天,火运之年而遇到少阳或少阴司天,金运之年而遇到阳明司天,木运之年而遇到厥阴司天,水运之年而遇到太阳司天,这是怎么回事呢?岐伯说:这是司天之气与五运之气相会合,在《天元册》里把这种情况称作天符。黄帝又说:那么既是天符,又是岁会的年份怎样呢?岐伯说:那就叫做太一天符之会。黄帝说:天符、岁会以及太一天符之会,它们有高低贵贱之分吗?岐伯说:天符好像是执法官,岁会好像是行令官,太一天符好像是贵人。黄帝说:在引起人们发病方面,这三者有什么不同?岐伯说:感受执法之邪的,发病急速而且比较危险;感受行令之邪的,病势缓和而且病程较长;感受贵人之邪的,发病急骤而且多会引起死亡。黄帝说:六气的位置相互变换,会产生怎样的后果呢?岐伯说:君居臣位是顺,发病就比较缓慢,危险性也小;臣居君位是逆,发病就会很急,而且危险性也大。所谓气有位置变换,是指君火与相火而言的,也就是说少阴君火作为客气,加临于少阳相火主气之上,就是顺;而少阳相火作为客气,加临于少阴君火主气之上,因为君臣位置上下颠倒了,所以就是逆。

【原文】 帝曰:善。愿闻其步何如?岐伯曰:所谓步者,六十度而有奇[1],故二十四步积盈百刻而成日[2]也。帝曰:六气应五行之变何如?岐伯曰:位有终始,气有初中[3],上下[4]不同,求之亦异也。帝曰:求之奈何?岐伯曰:天气始于甲,地气治于子,子甲相合,命曰岁立,谨候其时,气可与期[5]。

帝曰:愿闻其岁,六气始终,早晏何如?岐伯曰:明乎哉问也!甲子之岁,初之气,天数始于水下一刻[6],终于八十七刻半;二之气,始于八十七刻六分,终于七十五刻;三之气,始于七十六刻,终于六十二刻半;四之气,始于六十二刻六分,终于五十刻;五之气,始于五十一刻;终于三十七刻半;六之气,始于三十七刻六分,终于二十五刻。所谓初六,天之数[7]也。乙丑岁,初之气,天数始于二十六刻,终于一十二刻半;二之气,始于一十二刻六分,终于水下百刻;三之气,始于一刻,终于八十七刻半;四之气,始于八十七刻六分,终于七十五刻;五之气,始于七十六刻,终于六十二刻半;六之气,始于六十二刻六分,终于五十刻。所谓六二,天之数也。丙寅岁,初之气,天数始于五十一刻,终于三十七刻半;二之气,始于三十七刻六分,终于二十五刻;三之气,始于二十六刻,终于一十二刻半;四之气,始于一十二刻六分,终于水下百刻;五之气,始于一刻,终于八十七刻半;六之气,始于八十七刻六分,终于七十五刻。所谓六三,天之数也。丁卯岁,初之气,天数始于七十六刻,终于六十二刻半;二之气,始于六十二刻六分,终于五十刻;三之气,始于五十一刻,终于三十七刻半;四之气,始于三十七刻六分,终于二十五刻;五之气,始于二十六刻,终于一十二刻半;六之气,始于一十二刻六分,终于水下百刻。所谓六四,天之数也。次[8]戊辰岁,初之气,复始于一刻,常如是无已,周而复始。帝曰:愿闻其岁候何如? 岐伯曰:悉乎哉问也! 日行一周,天气始于一刻,日行再周,天气始于二十六刻,日行三周,天气始于五十一刻,日行四周,天气始于七十六刻,日行五周,天气复始于一刻,所谓一纪也。是故寅午戌岁气会同[9],卯未亥岁气会同,辰申子岁气会同,巳酉丑岁气会同,终而复始。

【提要】 本节论述了六气二十四步的推算方法。

【注释】 [1]六十度而有奇:即一气所主一步的度数为六十度有零。古人根据四分历法,定周天度数为365.25度,按日数为365.25日,即地球绕太阳公转一周的日数。365.25日÷6=60.875日,为每一步的实际日数,所以说六十度而有奇。

[2]二十四步积盈百刻而成日:每年为六步,二十四步就是四年,盈指每年余数25刻。25刻×4=100刻,乃为一日。

[3]气有初中:指六气的每一步又分为两段,前段为初气,后段为中气,初气地气用事,中气天气用事,每段为三十日四十三又四分之三刻。

[4]上下:上指天干,下指地支。

[5]期:推求的意思。

[6]水下一刻:古代无钟表,用铜壶贮水,壶上穿一个小孔,使水自然经小孔滴漏以为计时之器,名叫铜壶。壶中所贮水量恰巧一昼夜漏尽,在壶面刻着101条横线,横线与横线之间称为刻,合计共得100刻,每刻又分十分。所谓水下一刻,是壶水贮满至第一条横线处开始下滴,水面微低于第一条横线的一刹那间。如果以现代的习惯来说,应该称为零刻。

[7]初六,天之数:初六,指以甲子年开始六气的第一周;天,指天之六气;数,指六气始终的刻分数。

[8]次:六气始终刻分早晏的一个周期为四年,第五年为第二个周期开始,所以用"次"字。

[9]岁气会同:岁气,这里是指一年中六气始终的刻分数;会同,是复归相同的意思。岁气会同,是指六气始终的时刻相同的年岁。

【白话解】 黄帝说:好。我希望听听关于步的道理。岐伯说:所谓一步,就是六十天有零的时间,每年有六步,所以在二十四步中,也就是四年内,积累每年的余数零头,共为一百刻,就成为一天。黄帝说:六气与五行相应的情况怎样?岐伯说:每一气主时的位置,都有开始与终止的时间,一气之中又分为初气和中气,初气与中气各有三十日四十三又四分之三刻,由于每年的天干和地支各不相同,所以推求起来也就不能一律了。黄帝说:那么应该怎样推求呢?岐伯说:天干之气从甲开始,地支之气从子开始,天干和地支相互配合,用甲子来确立岁气,称为岁立。岁气确立之后,就可以推求六气的各步开始和终止的时刻了。

黄帝说:我想听听不同的年份,六气开始和终止的时间早晚是怎样的?岐伯说:你问得很高明。六气始终的时刻是这样的:甲子的年份,第一气,开始于水下一刻,终止于八十七刻半;第二气,开始于八十七刻六分,终止于七十五刻;第三气,开始于七十六刻,终止于六十二刻半;第四气,开始于六十二刻六分,终止于五十刻;第五气,开始于五十一刻,终止于三十七刻半;第六气,开始于三十七刻六分,终止于二十五刻。这就是六十年之首甲子年的六气终始具体时间。乙丑的年份,第一气,开始于二十六刻,终止于一十二刻半;第二气,开始于一十二刻六分,终止于水下百刻;第三气,开始于一刻,终止于八十七刻半;第四气,开始于八十七刻六分,终止于七十五刻;第五气,开始于七十六刻,终止于六十二刻半;第六气,开始于六十二刻六分,终止于五十刻。这就是六气第二周的终始具体时间。丙寅的年份,第一气,开始于五十一刻,终止于三十七刻半;第二气,开始于三十七刻六分,终止于二十五刻;第三气,开始于二十六刻,终止于一十二刻半;第四气,开始于一十二刻六分,终止于水下百刻;第五气,开始于一刻,终止于八十七刻半;第六气,开始于八十七刻六分,终止于七十五刻。这就是六气第三周的终始具体时间。丁卯的年份,第一气,开始于七十六刻,终止于六十二刻半;第二气,开始于六十二刻六分,终止于五十刻;第三气,开始于五十一刻,终止于三十七刻半;第四气,开始于三十七刻六分,终止于二十五刻;第五气,开始于二十六刻,终止于一十二刻半;第六气,开始于一十二刻六分,终止于水下百刻。这就是六气第四周的终始具体时间。下一年是戊辰的年份,第一气,又从水下一刻开始,仍按照上述的次序,周而复始地循环下去。黄帝说:希望听听以年为单位,应该如何计算?岐伯说:您问得可真详尽。太阳每运行一周,就是一年。在第一周,六气开始于水下一刻,而终止于三百六十五度又二十五刻,所以太阳运行第二周时,六气开始于二十六刻,这样推算下去,其具体情况是:太阳运行的第一周,六气开始于一刻;太阳运行的第二周,六气开始于二十六刻;太阳运行的第三周,六气开始于五十一刻;太阳运行的第四周,六气开始于七十六刻;太阳运行的第五周,六气又从第一刻开始。可以看出,太阳运行四周,也就是经过四年,六气开始的时刻就出现一次循环,这就称为一纪。所以各年六气终始的刻数,寅、午、戌三年相同,卯、未、亥三年相同,巳、酉、丑三年相同。如此周流不息,循环无穷。

【原文】 帝曰:愿闻其用也。岐伯曰:言天者求之本[1],言地者求之位,言人者求之气交。帝曰:何谓气交? 岐伯曰:上下之位,气交之中,人之居也。故曰:天枢[2]之上,天气主之;天枢之下,地气主之;气交之分,人气从之,万物由之。此之谓也。

【提要】 本段论述了六气与人体的关系。

【注释】 [1] 本:就是六气——风、热、湿、火、燥、寒,六气属天,故为天气之本。

[2] 天枢:有天地之气升降之枢机的含义。张介宾认为当以"中"字为解。

【白话解】 黄帝说:希望听你讲一讲六气升降动静,在自然界所发挥的作用。岐伯说:研究天气的变化,必须抓住六气这个根本。研究地气的变化,应该掌握六气主时的步位。研究人体的生命活动,就要明确天地之气相交对人体产生的影响。黄帝说:什么叫天地之气相交? 岐伯说:天气在上而下降,地气在下而上升,天气与地气相互交会的地方,叫做气交。人类就生活在天地气交之中。气交之处,好像划分天气与地气的枢纽,所以叫做天枢。在天枢的上面,由天气所主司,天枢的下面,由地气所主司。人类生活在气交之中,从而有生长壮老已的不同阶段,万物存在于气交之中,从而有生长化收藏的生化过程。

【原文】 帝曰:何谓初中? 岐伯曰:初凡三十度而有奇[1],中气同法。帝曰:初中何也? 岐伯曰:所以分天地也。帝曰:愿卒闻之。岐伯曰:初者地气也,中者天气也。帝曰:其升降何如? 岐伯曰:气之升降,天地之更用也。帝曰:愿闻其用何如? 岐伯曰:升已而降,降者谓天;降已而升,升者谓地。天气下降,气流于地;地气上升,气腾于天。故高下相召,升降相因,而变作矣。

帝曰:善。寒湿相遘[2],燥热相临[2],风火相值[2],其有间乎? 岐伯曰:气有胜复,胜复之作,有德有化,有用有变,变则邪气居之。帝曰:何谓邪乎? 岐伯曰:夫物之生从于化,物之极由乎变,变化之相薄,成败之所由也。故气有往复,用有迟速,四者之有,而化而变,风之来也。帝曰:迟速往复,风所由生,而化而变,故因盛衰之变耳。成败倚伏游乎中何也? 岐伯曰:成败倚伏生乎动,动而不已,则变作矣。帝曰:有期乎? 岐伯曰:不生不化,静之期也。帝曰:不生化乎? 岐伯曰:出入废则神机化灭,升降息则气立孤危。故非出入,则无以生长壮老已;非升降,则无以生长化收藏。是以升降出入,无器不有。故器者生化之宇,器散则分之,生化息矣。故无不出入,无不升降。化有小大,期有近远,四者之有,而贵常守,反常则灾害至矣。故曰:无形无患。此之谓也。帝曰:善。有不生不化乎? 岐伯曰:悉乎哉问也! 与道合同,惟真人也。帝曰:善。

【提要】 本段论述了六气的变化规律,是由天地之气升降出入运动而产生的,指出升降出入运动是宇宙万物共同的规律。

【注释】 [1] 三十度而有奇:一步六十度有奇,初气与中气各占一半,所以说三十度而有奇。

[2] 遘、临、值:都是遇合的意思。

【白话解】 黄帝说:什么叫做初气和中气呢? 岐伯说:初气有三十天挂零,

中气也同样如此。黄帝说:为什么要区分初气和中气呢? 岐伯说:这是用来区分天气与地气的。黄帝说:请再讲详细些。岐伯说:初气就是地气,中气就是天气。黄帝说:那么天地之气是如何升降运动的呢? 岐伯说:气的升降运动,是天地阴阳相互作用的结果。黄帝说:希望你讲讲天地之气是如何相互作用的? 岐伯说:地气可以上升,但升到极点就要下降,而下降却是天气的作用;天气可以下降,但降到极点就要上升,而上升却是地气的作用。天气下降,其气就流荡于大地;地气上升,其气就蒸腾于天。由于天气和地气上下感应,升降相互为因,这就产生了自然界的运动和变化。

黄帝说:讲得好。天地之间寒气与湿气相遇,燥气与热气相接,风气与火气相逢,其中有没有异常变化呢? 岐伯说:六气都可以成为胜气,而主动地去抑制其他的气,同时也有被动的反抗作用,叫做复气,这种胜气与复气不断发生,相互作用,就产生了六气的特性和生化作用,以及异常的变化。而异常的变化,就会产生邪气。黄帝说:邪气是怎样产生的? 岐伯说:万物的生长都由于生化作用,万物发展到极点就要变。变与化的相互斗争,是事物成长与衰败的根源。所以说气有往复盛衰,作用有迅速和迟缓,由于有往复和迟速的不同作用,自然界也就有了化与变的过程,从而产生出既能长养万物也能伤害万物的风气。黄帝说:气的迟速往复,是风气产生的原因,由化而至变,是随着气的盛衰而进行的。事物的生成与败亡是相互联系、相互倚伏着的。在生成的过程中,已经潜伏着衰败的因素,当衰败过程开始的时候,也已经孕育着新生的因素。但是生成与败亡的因素,都是从变化中来的,这是为什么呢? 岐伯说:生成与败亡的因素相互倚伏,是由于六气的运动,因为六气不断的运动,就会产生出变化的缘故。黄帝说:运动有没有静止的时候呢? 岐伯说:生化停止了,静止的时期就到了。黄帝说:静止的时期就不能生化了吗? 岐伯说:自天地开辟以来,就没有不运动、不生化的事物。如果没有出入运动,那么阴阳变化的神机也就毁灭了,因而也就没有生长壮老已的生命过程;如果没有升降运动,那么一切生气也就消亡了,因而也就没有自然界中生长化收藏的生化过程。所以说升降出入,是任何事物都具有的内在规律。一切有形的物体,都是一个包含着生化过程的小天地。如果形体瓦解了,生化才会停止。因此,在天地万物之中,升降出入无处不有,万物之间的区别,仅是生化的大小与时间的长短不同而已。升降出入运动,必须保持一定的规律,否则就会产生灾害。而一切灾害,都是在形体上发生的。所以说,没有形体也就没有灾害,就是这个道理。黄帝说:对。那么有没有不受生化规律影响的人呢? 岐伯说:问得真详细。能够结合自然规律而适应其变化的,只有真人才能这样。黄帝说:讲得好。

【按语】 本段重点论述了生化活动在生命体中存在的普遍性,原文用"夫物之生从于化,物之极由乎变"以及"不生不化,静之期也"进行了表述。同时认为,万物进行生化活动的前提是气机的升降出入活动,这种气机的升降不仅存在于天地之气,而且存在于事物的各种层次,"出入废则神机化灭,升降息则气立孤危。故非出入,则无以生长壮老已;非升降,则无以生长化收藏。是以升降出入,无器不有"。这种理论体现于人体便是阴阳、脏腑、经脉、营卫之气等皆存在着升降出入。

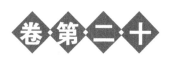

气交变大论篇第六十九

【题解】 天气下降而流荡于地,地气上升而蒸腾于天,天地之气相互交会之处,叫做气交;变,就是变化、变动。人类与万物都生活、存在于气交之中,无时无刻不受着天地阴阳之气变化的影响,从而或正常健康发展,或产生各种灾病。本篇正是讨论这些问题的,所以叫做"气交变大论"。

【原文】 黄帝问曰:五运更治,上应天朞,阴阳往复,寒暑迎随,真邪相薄,内外分离,六经波荡,五气倾移,太过不及,专胜兼并[1],愿言其始,而有常名,可得闻乎? 岐伯稽首再拜对曰:昭乎哉问也! 是明道也。此上帝所贵,先师传之,臣虽不敏,往闻其旨。

帝曰:余闻得其人不教,是谓失道,传非其人,慢泄天宝。余诚菲德,未足以受至道;然而众子哀其不终,愿夫子保于无穷,流于无极,余司其事,则而行之奈何? 岐伯曰:请遂言之也。《上经》[2]曰:夫道者,上知天文,下知地理,中知人事,可以长久。此之谓也。

帝曰:何谓也? 岐伯曰:本气位也。位天者,天文也。位地者,地理也。通于人气之变化者,人事也。故太过者先天,不及者后天,所谓治化而人应之也。

【提要】 本节概括地论述了人体的生理病理随岁运的变化而变化。

【注释】 [1]专胜兼并:一气独盛侵犯它气,称为专胜;一气独衰,被两气相兼所吞并即被侵犯,称为兼并。专胜为太过,兼并为不及。

[2]《上经》:古书名。

【白话解】 黄帝问道:五运之气,相互更替,与周天三百六十五度相应,阴阳消长而往复无穷,寒暑转化而迎随不息。外来的邪气与内在的正气相互斗争,以致人体内外阴阳之气不能协调,三阴三阳六经的气血动荡不定,五脏之气失去平衡,而出现偏盛偏衰。运气有太过与不及之分,太过就会一气独盛,而制其他之气;不及就有所胜、所不胜二气合并来侵犯。我希望听听怎样开始推算五运的太过与不及,以及五运的规律如何? 岐伯再次行礼而后回答说:你问得太好了,这确实是一个应该明白的道理。历代的帝王对此都非常重视,这是我的先师传授下来的。我虽然很不聪明,但是曾经听老师讲过这些道理。

黄帝说:我听说如果遇到合适的人而不教给他,就会使学术失传,这叫做失道;而把重要的理论泄露给不适当的人,这就是对学术态度不严肃。我诚然才德菲薄,未必符合接受和掌握这个重要理论的资格,但是我又很同情黎民百姓因疾病而夭折,不能享尽正常寿命的苦难,因此要求先生为了保全黎民百姓的生命和学术的永久流传,请你把这个理论讲出来,由我来主持掌握,一定按照规矩办事,你看可以吗?岐伯说:请允许我详细地讲一讲。《上经》上说:研究医学理论的人,必须上通天文,下知地理,中晓人事,只有这样,医学的理论才能发扬光大,永久流传,说的就是这个意思。

黄帝说:这又怎么讲呢?岐伯说:这里的核心问题就是要推求天、地、人三气的位置。所谓天气的位置,就是天文学;地气的位置,就是地理学;人生活在天地气交之中,随四时阴阳的变迁而变化,这个理论,就叫做人事。所以五运太过的,气候就先于时令而到来;五运不及的,气候就晚于时令而到来。因此说岁运有常有变,人体的生理病理也必然随着发生相应的变化。

【原文】 帝曰:五运之化,太过何如?岐伯曰:岁木太过,风气流行,脾土受邪。民病飧泄食减,体重烦冤,肠鸣腹支满,上应岁星[1]。甚则忽忽[2]善怒,眩冒巅疾。化气不政,生气独治,云物飞动,草木不宁,甚而摇落,反胁痛而吐甚,冲阳绝者死不治,上应太白星[3]。

【提要】 本段论述木运太过引起的自然界各种灾害以及人体的多发病。

【注释】 [1]岁星:即木星。古代认为它十二年周天一次(实际是 11.86 年),每年走十二次中的一次,因此叫做岁星。

[2]忽忽:精神失意的样子。

[3]太白星:即金星。由于它光色银白,亮度极强,所以称为太白星。

【白话解】 黄帝说:五运气化太过,是什么情况呢?岐伯说:壬申、壬午、壬辰、壬寅、壬子、壬戌年,壬为阳干,属于木运,所以这六年木运太过,就会有风气流行,木胜克土,所以脾土易受到它的侵害。人们多患飧泄、消化能力减弱、饮食减少、肢体沉重、烦闷抑郁、肠鸣腹胀等病证。由于木运太过,所以天上相应的木星,就显得分外明亮。如果风气过度亢盛,反而会伤害属于木的肝脏,而出现精神失意、发怒和头晕、目眩等头部疾患。这是土气不能发挥正常作用,而木气独胜的现象。由于风木之气太盛,致使天上的云雾飞腾,地上的草木动摇不定,甚至于枝叶摇落,人体反而出现肝气逆乱引起的胁痛,以及木盛克土引起的剧烈呕吐。如果胃经的冲阳脉断绝,那就是不治之证。由于木气太盛,就会有金气来制约报复它,与此相应,天上的金星就显得分外明亮。

【原文】 岁火太过,炎暑流行,肺金受邪。民病疟,少气咳喘,血溢血泄注

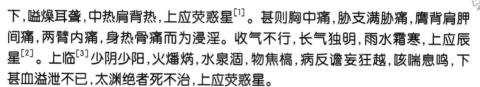

下,嗌燥耳聋,中热肩背热,上应荧惑星[1]。甚则胸中痛,胁支满胁痛,膺背肩胛间痛,两臂内痛,身热骨痛而为浸淫。收气不行,长气独明,雨水霜寒,上应辰星[2]。上临[3]少阴少阳,火燔焫,水泉涸,物焦槁,病反谵妄狂越,咳喘息鸣,下甚血溢泄不已,太渊绝者死不治,上应荧惑星。

【提要】 本段论述火运太过引起的自然界各种灾害以及人体的多发病。

【注释】 [1] 荧惑星:即火星。由于它红光荧荧似火,以及它在天空的运动,有时自西而东,有时自东而西,很易迷惑人,故称荧惑星。

[2] 辰星:即水星。古人认为水星之出入,不违其时,故称辰星。

[3] 上临:指司天。

【白话解】 戊辰、戊寅、戊子、戊戌、戊申、戊午年,戊为阳干,属于火运,所以这六年火运太过,就会有炎热的暑气流行,火胜克金,所以肺金受到它的侵害。人们多患疟疾、少气、咳喘、口鼻出血、便血、尿血、或泄泻如注、咽喉干燥、耳聋、胸中以及肩背部发热等病证。由于火运太过,所以天上相应的火星,就显得分外明亮。如果火运过度亢盛,反而会伤害属于火的心脏,而出现胸中、膺部、背部、肩胛部疼痛,两胁部也胀满疼痛,两臂内侧疼痛,身体发热,骨节疼痛,以及浸淫疮等病证。由于火气太盛,就会有寒水之气来制约报复它,所以出现雨冰寒霜降临,与此相应,天上的水星就显得分外明亮。如果是戊子、戊午年,或是戊寅、戊申年,又逢少阴君火或少阳相火司天,也就是天符的年份,火热之气就会更加严重,致使水泉干涸,万物枯焦。火热上迫心神,就会出现神昏谵语,咳嗽喘息,喉中痰鸣,狂躁不安;火热之气迫于下部,就会出现便血不止。若肺经的太渊脉断绝,说明火亢已极,肺金衰竭,那是不治之证。这时,天上相应的火星,也就分外明亮。

【原文】 岁土太过,雨湿流行,肾水受邪。民病腹痛,清厥意不乐,体重烦冤,上应镇星[1]。甚则肌肉萎,足痿不收,行善瘈,脚下痛,饮发中满食减,四肢不举。变生得位,藏气伏,化气独治之,泉涌河衍,涸泽生鱼,风雨大至,土崩溃,鳞见于陆,病腹满溏泄肠鸣,反下甚而太溪绝者死不治,上应岁星。

【提要】 本段论述土运太过引起的自然界各种灾害以及人体的多发病。

【注释】 [1] 镇星:又名填星,即土星。古人认为它二十八年一周天(实际是29.45年),好似每年坐镇或填满二十八宿中的一宿,故称镇星或填星。

【白话解】 甲子、甲戌、甲申、甲午、甲辰、甲寅年,甲为阳干,属于土运,所以这六年土运太过,就会有雨湿之气流行,土胜克水,所以肾水受到它的侵害。人们多患腹痛、手足清冷、心情抑郁不乐、肢体沉重、心烦闷乱等病证。由于土运太过,所以天上相应的土星,就显得分外明亮。如果土气过度亢盛,反而会伤害属于土的脾脏,而出现肌肉萎缩,两足痿弱不能行走,筋脉拘挛抽搐,脚底疼痛,或者形成痰饮,脘腹胀满,食欲减退,四肢不能举动等病证。这些病证,都是土运太过所发生的脾脏自伤的现象。由于土运太过,而过分地制约水气,使水的潜藏功能遭到破坏,因而出现泉水涌出,河水泛滥,本来干枯的池塘之中也出现了鱼类。湿土之气亢盛不止,就会有风木之气来制约报复它,因而可以出现暴风骤雨。土虚不能制约水气,以致出现堤防崩溃,鱼类在陆地上漫游等现象。人们多发生腹部胀满,肠鸣大便稀溏,甚至严重腹泻等病证。如果泻下不止,而肾经的太溪脉断绝,这是脾脏衰竭、肾脏败坏的表现,属于不治之证。由于土气太盛,就会有木气来制约报复它,与此相应,天上的木星就显得分外明亮。

【原文】 岁金太过,燥气流行,肝木受邪。民病两胁下少腹痛,目赤痛眦疡,耳无所闻。肃杀而甚,则体重烦冤,胸痛引背,两胁满且痛引少腹,上应太白星。甚则喘咳逆气,肩背痛,尻阴股膝髀腨胻足皆病,上应荧惑星。收气峻,生气下,草木敛,苍干雕陨,病反暴痛,胠胁不可反侧,咳逆甚而血溢,太冲绝者死不治,上应太白星。

【提要】 本段论述金运太过引起的自然界各种灾害以及人体的多发病。

【白话解】 庚午、庚辰、庚寅、庚子、庚戌、庚申年,庚为阳干,属于金运,所以这六年金运太过,就会有燥气流行,金胜克木,所以肝木受到它的侵害。人们多患两胁肋及少腹部疼痛,双目肿痛,眼角发生溃疡,两耳不能听见声音等病证。如果金气的收敛作用过盛,还可以出现肢体沉重无力,烦闷抑郁,胸痛牵引背部,两胁胀满疼痛并牵引少腹等病证。由于金运太过,所以天上相应的金星,就显得分外明亮。如果金气过度亢盛,反而会伤害属于金的肺脏,于是出现喘息,咳嗽,气逆,肩背疼痛,尾骶、前后阴、大腿、膝关节、髋关节、小腿肌肉、小腿骨骼以及足等部位发生病变。由于金气太盛,就会有火热之气来制约报复它,与此相应,天上的火星就显得分外明亮。由于金气收敛太过,木气受到克制而生气不足,于是草木呈现出收敛之象,甚至苍老干枯而凋零。在人体上,因为肝气被抑制,所以多表现为胁肋疼痛,因而不能转身,咳嗽气喘,甚至咳血、衄血等病证。如果肝经的太冲脉断绝,这是金气过亢,而木气衰竭的表现,那是不治之证。这时,天上相应的金星,也就分外明亮。

【原文】 岁水太过,寒气流行,邪害心火。民病身热烦心躁悸,阴厥上下中寒,谵妄心痛,寒气早至,上应辰星。甚则腹大胫肿,喘咳,寝汗出憎风,大雨至,埃雾朦郁,上应镇星。上临太阳,则雨冰雪,霜不时降,湿气变物,病反腹满肠鸣,溏泄食不化,渴而妄冒,神门绝者死不治,上应荧惑、辰星。

【提要】 本段论述水运太过引起的自然界各种灾害以及人体的多发病。

【白话解】 丙寅、丙子、丙戌、丙申、丙午、丙辰年,丙为阳干,属于水运,所以这六年水运太过,就会有寒水之气流行,水胜克火,所以心火受到它的侵害。人们多患身热、烦躁、心悸等病证。阴寒之气偏盛,上中下三焦的阳气衰弱,使心气被抑制,于是发生谵语、心痛等病证。在气候方面,表现为寒冷之气过早地到来。与此相应,天上相应的水星就显得分外明亮。如果寒水之气过度亢盛,反而会伤害属于水的肾脏,而出现腹部胀大、足胫浮肿、喘息咳嗽、盗汗、恶风等病证。由于水气太盛,就会有土湿之气来制约报复它,所以出现大雨下降,尘雾迷蒙,郁结于天地之间的现象。与此相应,天上的土星就显得分外明亮。如果是丙辰、丙戌年,逢太阳寒水司天,也就是天符的年份,水寒之气会更加严重,就会有冰雹霜雪不时而降的气候出现,过分的水湿之气,会使万物改变形态。在人体中,由于水寒太盛,反侮脾土,于是出现腹满、肠鸣、泄泻、饮食不消化、口渴、眩晕、神识不清等病证。如果心经的神门脉断绝,是水盛而火衰的表现,那是不治之证。这时,天上的火星昏暗,而水星却分外明亮。

【原文】 帝曰:善。其不及何如?岐伯曰:悉乎哉问也!岁木不及,燥乃大行,生气失应,草木晚荣,肃杀而甚,则刚木辟著,柔萎苍干,上应太白星,民病中清,胠胁痛,少腹痛,肠鸣溏泄,凉雨时至,上应太白星,其谷苍。上临阳明,生气失政,草木再荣,化气乃急,上应太白、镇星,其主苍早。复[1]则炎暑流火,湿性燥,柔脆草木焦槁,下体再生[2],华实齐化,病寒热疮疡痱胗痈痤,上应荧惑、太白,其谷白坚。白露早降,收杀气行,寒雨害物,虫食甘黄,脾土受邪,赤气后化,心气晚治,上胜肺金,白气乃屈,其谷不成,咳而鼽,上应荧惑、太白星。

【提要】 本段论述了木运不及引起的自然界各种灾害以及人体的多发病。

【注释】 [1]复:指复气。复有报复或报仇之义。凡本气不及,则己所不胜之气侮而乘之,己所生之气,又将复之,故称复气。

[2]下体再生:即从根部重新生长。

【白话解】 黄帝说:讲得好。那么五运不及的情况又是怎样的呢?岐伯说:问得可真详细。丁卯、丁丑、丁亥、丁酉、丁未、丁巳年,丁为阴干,属于木运,所以这六年木运不及。木运不及,它所不胜的燥金之气,就会大规模流行。由于木的生发之气不能按时到来,所以草木繁荣的时间也会晚。如果燥金之气收敛太过,那么会使坚硬树木的枝条干枯,使柔软树木的叶子干卷。与此相应,天上的金星分外明亮。人们多患中焦寒冷,胠胁部疼痛及少腹痛等肝经受病的症状。由于木气不及,土气反来欺侮它,但欺侮木气的结果,是使土气自己受病,因而出现肠鸣、溏泻等脾脏的病证。在气候方面,因为金气过盛,所以有凉雨时至。与此相应,天上的金星分外明亮。在谷类,与木气相应的青色谷物,不能成熟。如果是丁卯、丁酉年,又逢阳明燥金司天,那么燥气会更盛,致使木之生气不能发挥正常的作用。同时,由于木虚不能制约土气,而土气兴起,致使草木再度繁荣。由于草木繁茂得晚,因而开花、结果、成熟的过程急速。金气与土气偏盛,与此相应,天上的金星、土星也显得明亮。木气不及,金气偏盛,所以属于木气的青色植物,会过早地凋落。金气太盛,就会有火气来制约报复它,那么就将出现炎热的暑气流行,湿润的万物变得干燥,软弱柔脆的草木枝叶因而枯焦,但是又从根部重新长出叶子。于是一边开花,一边结果,在短促的时间内一齐完成全部生化过程。在人体中,多患发热恶寒、疮疡、疿、疹、痈、痤等病证。与此相应,天上的火星分外明亮,而金星变得昏暗。五谷也因金气受到制约,而不能成熟。上述阳明司天之年,金气偏盛,所以白露提前下降,收敛之气流行,寒雨连绵不断,损害万物。味甘色黄的谷物,遭到虫害。在人体中,脾土受到损害。金气太盛,就会有火气来制约报复它,于是属于火的赤色植物,生化的时间较晚,而人的心火旺盛时间也较晚。火气虽是复气,但仍可制约金气,于是使属于金的白色植物受到抑制,谷物也不能成熟。在人体中,会出现咳嗽、流鼻涕等肺脏的病证。与此相应,天上的火星明亮,而金星昏暗。

【原文】 岁火不及,寒乃大行,长政不用,物荣而下,凝惨而甚,则阳气不化,乃折荣美,上应辰星,民病胸中痛,胁支满,两胁痛,膺背肩胛间及两臂内痛,郁冒朦昧,心痛暴喑,胸腹大,胁下与腰背相引而痛,甚则屈不能伸,髋髀如别,上应荧惑、辰星,其谷丹。复则埃郁,大雨且至,黑气乃辱,病鹜溏腹满,食饮不下,寒中肠鸣,泄注腹痛,暴挛痿痹,足不任身,上应镇星、辰星,玄谷不成。

【提要】 本段论述了火运不及引起的自然界各种灾害以及人体的多发病。

【白话解】 癸酉、癸未、癸巳、癸卯、癸丑、癸亥年,癸为阴干,属于火运,所以这六年火运不及。火运不及,它所不胜的寒水之气,就会大规模流行。由于火气不能发挥长的作用,植物就会由繁茂走向凋零。阴寒之气过盛,阳气不能敷布,于是万物的繁茂就会被摧毁了。与此相应,天上的水星分外明亮。人们多患胸中疼痛,两胁胀满疼痛,胸膺部、背部、肩胛之间以及两臂内侧都感到疼痛,甚至可以出现筋脉屈曲不能伸展的病证。与此相应,天上的火星显得昏暗,而水星却分外明亮。与火气相应的红色谷物,也不能成熟。寒水太盛,就会有土气来制约报复它,湿土之气郁蒸而成为云,于是有大雨不时而降。土气制约了水气,在人体中就会出现大便溏泄,腹部胀满,饮食不下,中焦寒冷,肠鸣和泻下如注,腹痛,筋脉猝然拘挛,以及痿、痹,两足不能支撑身体等病证。与此相应,天上的水星昏暗,而土星却分外明亮。与水气相应的黑色谷物,也不能成熟。

【原文】 岁土不及,风乃大行,化气不令,草木茂荣,飘扬而甚,秀而不实,上应岁星,民病飧泄霍乱,体重腹痛,筋骨繇[1]复,肌肉眴酸,善怒,藏气举事,蛰虫早附,咸病寒中,上应岁星、镇星,其谷黅。复则收政严峻,名木苍雕,胸胁暴痛,下引少腹,善太息,虫食甘黄,气客于脾,黅谷乃减,民食少失味,苍谷乃损,上应太白、岁星。上临厥阴,流水不冰,蛰虫来见,藏气不用,白乃不复,上应岁星,民乃康。

【提要】 本段论述了土运不及引起的自然界各种灾害以及人体的多发病。

【注释】 [1] 繇:摇动的意思。

【白话解】 己巳、己卯、己丑、己亥、己酉、己未年,己为阴干,属于土运,所以这六年土运不及。土运不及,它所不胜的风木之气就会大规模流行,而土气不能发挥化的作用,于是草木虽然茂盛,但仅仅是枝叶飘扬,华秀而不能结实。与此相应,天上的木星显得分外明亮。在人体上,多患飧泄、霍乱、肢体沉重、腹痛、筋骨摇动、肌肉瞤动、酸楚、容易发怒等脾虚肝旺等病证。由于土气不及而不能制约水气,使水气藏的作用亢盛,因而虫类提前蛰伏在土里。在人体中多发生里寒之病。由于土被木制,所以天上相应的土星昏暗,而木星显得分外明亮。与土气相应的黄色谷物,也不能成熟。木气太盛,就会有金气来制约报复它,因此,收敛之气严峻,从而可以使大的树木凋零。在人体中,就会发生胸胁猝然疼痛,向下牵引少腹,频频叹息等肝气抑郁的病证。土气不及,因而与它相应的味甘、色黄的谷类,遭受虫害,使之减产。脾土受到邪气侵害,致使人们多发生饮食减少、食不知味的病证。由于金气制约了木气,所以与木气相应的青色谷物,受到损害。与此相应,天上的木星昏暗,而金星分外明亮。但若遇己巳、己亥年,又逢厥阴风木司天,而少阳相火在泉,所以下半年不寒冷,于是流水不能结冰,虫类也不蛰藏而出来活动。厥阴司天之年,至秋冬之时,木气已平,所以金气也不来报复,与此相应,天上的木星也不昏暗,人们健康无病。

【原文】 岁金不及,炎火乃行,生气乃用,长气专胜,庶物以茂,燥烁以行,上应荧惑星,民病肩背瞀重,鼽嚏血便注下,收气乃后,上应太白星,其谷坚芒[1]。复则寒雨暴至,乃零[2]冰雹霜雪杀物,阴厥且格,阳反上行,头脑户痛,延及囟顶发热,上应辰星,丹谷不成,民病口疮,甚则心痛。

【提要】 本段论述了金运不及引起的自然界各种灾害以及人体的多发病。

【注释】 [1] 坚芒:白的颜色。

[2] 零:降落的意思。

【白话解】 乙丑、乙亥、乙酉、乙未、乙巳、乙卯年,乙为阴干,属于金运,所以这六年金运不及。金运不及,它所不胜的火热之气,就会大规模流行。金衰不能制约木气,所以与木相应的生气旺盛,同时属于火的长气专胜,因而万物茂盛,但气候会有干燥灼热之害。与此相应,天上的火星分外明亮。在人体,多患肩背沉重、鼻流清涕、喷嚏、便血、泄下如注等病证。由于金气不及,所以收敛之气后至,使白色的谷物不能成熟。与此相应,天上的金星也就昏暗。火气过盛,就会有寒水之气来制约报复它,于是寒雨暴至,然后降落冰雹霜雪,杀害万物。在人体中,就会出现寒邪盛于下部,而格拒阳气,使阳气浮越于上。阳气上浮,以致头后部疼痛并牵连头顶,身体发热。与此相应,天上的水星就分外明亮。水盛火衰,所以与火气相应的红色谷物,不能成熟。心火上炎,因而口舌生疮,甚至发生心痛。

【原文】 岁水不及,湿乃大行,长气反用,其化乃速,暑雨数至,上应镇星,民病腹满身重,濡泄寒疡流水[1],腰股痛发,腘腨股膝不便,烦冤足痿清厥,脚下痛,甚则跗肿,藏气不政,肾气不衡,上应辰星,其谷秬[2]。上临太阴,则大寒数举,蛰虫早藏,地积坚冰,阳光不治,民病寒疾于下,甚则腹满浮肿,上应镇星,其主黅谷。复则大风暴发,草偃木零,生长不鲜,面色时变,筋骨并辟,肉𥆧瘛,目视䀮䀮,物疏璺[3],肌肉胗发,气并鬲中,痛于心腹,黄气乃损,其谷不登,上应岁星。

【提要】 本段论述了水运不及引起的自然界各种灾害以及人体的多发病。

【注释】 [1]寒疡流水:阴性疮疡,由于阳虚不化,溃后脓水清稀,状如流水。

[2]秬:指黑色的谷物。

[3]疏璺:璺,wèn,音问,裂纹的意思。疏璺,破裂的意思。

【白话解】 辛未、辛巳、辛卯、辛丑、辛亥、辛酉年,辛为阴干,属于水运,所以这六年水运不及。水运不及,它所不胜的土湿之气,就会大规模流行。水气衰不能制约火气,所以属于火的长气旺盛,使万物生化迅速,气候炎热,暴雨频繁。与此相应,天上的土星分外明亮。在人体,常发生腹部胀满、身体困重、腹泻、疮疡流脓清稀如水、腰股疼痛、下肢运动不便、烦闷抑郁、两足痿软清冷、脚底疼痛、甚至足背浮肿等湿邪偏盛的病证。土气盛而制约水气,使水的封藏作用减弱,肾气不能保持平衡。与此相应,天上的水星昏暗,而与水气相应的黑色谷物,也不能成熟。如果是辛丑、辛未年,又逢太阴湿土司天,而太阳寒水在泉,寒湿大盛,因而有强大的寒流频繁侵袭而来,蛰虫也就提前藏伏。在地面上,凝结成坚固的厚冰;在天上,太阳也不能发挥温暖的作用;在人体中,多发生下半身寒冷的疾病,严重的可以出现腹部胀满、浮肿。因为太阴湿土司天,湿土之气就偏盛,与此相应,天上的土星就显得分外明亮,而与土气相应的黄色谷物,得以成熟。土气过盛,就会有风木之气来制约报复它,因而出现大风暴发,草木倒伏,枝叶零落。由于风吹干裂,所以植物失去了鲜艳润泽的气象。木盛克土,使人们面色变得萎黄而无光泽,筋骨拘挛疼痛,肌肉跳动抽搐,两眼昏花,视物不清,甚至出现复视,肌肉发出风疹,胸膈中气壅滞而满闷,心腹疼痛。木气盛而土气受损,因而黄色谷物难以成熟。与此相应,天上的木星显得分外明亮。

【原文】 帝曰:善。愿闻其时也。岐伯曰:悉哉问也!木不及,春有鸣条律畅[1]之化,则秋有雾露清凉之政,春有惨凄残贼之胜,则夏有炎暑燔烁之复,其眚[2]东,其藏肝,其病内舍胠胁,外在关节。火不及,夏有炳明光显之化,则冬有严肃霜寒之政,夏有惨凄凝冽之胜,则不时有埃昏大雨之复,其眚南,其藏心,其病内舍膺胁,外在经络。土不及,四维[3]有埃云润泽之化,则春有鸣条鼓拆之政,四维发振拉飘腾[4]之变,则秋有肃杀霖霪[5]之复,其眚四维,其藏脾,其病内舍心腹,外在肌肉四肢。金不及,夏有光显郁蒸之令,则冬有严凝整肃之应,夏有炎烁燔燎之变,则秋有冰雹霜雪之复,其眚西,其藏肺,其病内舍膺胁肩背,外在皮毛。水不及,四维有湍润埃云之化,则不时有和风生发之应,四维发埃昏骤注之变,则不时有飘荡振拉之复,其眚北,其藏肾,其病内舍腰脊骨髓,外在豁谷腨膝。

夫五运之政,犹权衡也,高者抑之,下者举之,化者应之,变者复之,此生长化成收藏之理,气之常也,失常则天地四塞矣。故曰:天地之动静,神明为之纪,阴阳之往复,寒暑彰其兆。此之谓也。

【提要】 本节讨论了五运不及时相应的胜气、复气的变化与五脏病变的关系。

【注释】 [1]鸣条律畅:形容春天的正常时令。

[2]眚:shěng,音省,疾苦之意。

[3]四维:又名四隅。东南、东北、西南、西北称为四维;人的四肢也叫四维;辰戌丑未(三、六、九、十二、)月也叫四维。此处指四季之末,应土气。

[4]振拉飘腾:是对暴风的形容。

[5]霖霪:就是久雨不止的意思。

【白话解】 黄帝说:好。希望再讲一下五运之气与四时的关系是怎样的?岐伯说:您问得真详细。在木运不及的年份,如果金气不来克制,那么气候就和平,春天会有鸟语花香,秋天会有雾露清凉的正常气象;假如木不及而有金气来制,那么春天就会出现清凉凄惨的景象。金气太盛,就会有火热之气来制约报复它,于是到了夏天,必然有炎暑如焚的火热气候。因为这些胜气、复气,都是由木气不及所引起的,所以灾害往往发生在属于木的东方。人体的肝脏与它相应,因此疾病在内常表现在肤胁部,在外常表现在关节上。在火运不及的年份,如果水气不来克制,那么气候就和平,夏天自然会有暑热光明,冬天会有霜雪严寒的正常气象;假如火气不及而有水气来克制,那么夏天就会出现凄惨严寒的变化。水寒之气太盛,就会有湿土之气来制约报复它,于是到了长夏,必然会有湿气郁蒸,天空昏蒙不清,大雨倾盆而降的气候变化。因为这些胜气、复气,都是由火气不及所引起的,所以灾害往往发生在属于火的南方。人体的心脏与它相应,因此疾病在内常表现在胸胁部,在外常表现在经络之间。在土运不及的年份,如果木气不来克制,那么气候就和平,春、夏、秋、冬四季之末的各十八日,都会有湿润之气,春天会有风和日丽,鸟语花香,草木萌芽破土而出的正常气象;假如土气不及而有木气来克制,那么在相应的四季之末,就会有大风飞扬,草木摇折的异常现象。由于木气太盛,就会有清凉的金气来制约报复它,于是到了秋季,就会出现阴凉久雨不止的现象。因为这些胜气、复气都是由土气不及所引起的,所以灾害往往发生在与土气相应的东南、西南、东北、西北四隅。人体的脾脏与它相应,因此疾病常常是内在心腹部,外在肌肉四肢。在金气不及的年份,如果火气不来克制,那么气候就和平,夏天就会有光明炎热,草木郁郁葱葱的繁荣景象,冬天就会有严寒冰冻的正常气候;假如金气不及而有火气来克制,那么夏天就会出现炎热如焚异常变化。由于火气过盛,就会有寒水之气来制约报复它,于是到了秋天,就会出现冰雹霜雪的情况。因为这些胜气、复气都是由于金气不及所引起的,所以灾害往往发生在与金气相应的西方。人的肺脏与它相应,因此疾病的部位,常是内在胸胁肩背,外在皮毛。在水运不及的年份,如果土气不来克制,那么气候就和平,在四季之末都会有湿润之气随时发生,以利于万物;假如水运不及而有土气来克制,那么四季之末就出现湿气郁蒸,天空昏暗,暴雨如注的异常变化。由于土气太盛,就会有风木之气来制约报复它,于是就时常发生大风飘扬,摇折草木的情况。因为这些胜气、复气都是由于水气不及所引起的,所以灾害往往发生在与水气相应的北方。人体的肾脏与它相应,因此疾病部位,常常是内在腰脊骨髓,外在腧穴及膝关节、小腿处肌肉等部位。

五运之气的太过、不及以及胜气与复气的发生,相互之间犹如秤杆和秤锤那样,应当保持平衡。太过的就会受到抑制,不及的就会得到扶助。正常的变化,就有正常的感应;异常的变化,就有相应之气产生,促使它恢复正常。这就是万物生长化收藏的自然规律,生态平衡的内在依据。如果运气失去这些规律,那么天地之气的升降运动就会阻塞不通了。天地的动静变化,虽无形迹可察,但却有日月星辰的运动可以参照;阴阳消长往复,虽无形体可见,但却有寒暑的变迁可以作为征兆,就是说的这个道理。

【原文】　帝曰:夫子之言五气之变,四时之应,可谓悉矣。夫气之动乱,触遇而作,发无常会,卒然灾合,何以期之? 岐伯曰:夫气之动变,固不常在,而德化政令灾变,不同其候也。帝曰:何谓也? 岐伯曰:东方生风,风生木,其德敷和,其化生荣,其政舒启[1],其令风,其变振发,其灾散落。南方生热,热生火,其德彰显,其化蕃茂,其政明曜,其令热,其变销烁,其灾燔焫[2]。中央生湿,湿生土,其德溽蒸,其化丰备,其政安静,其令湿,其变骤注,其灾霖溃。西方生燥,燥生金,其德清洁,其化紧敛,其政劲切,其令燥,其变肃杀,其灾苍陨。北方生寒,寒生水,其德凄沧,其化清谧,其政凝肃,其令寒,其变溧冽[3],其灾冰雪霜雹。是以察其动也,有德有化,有政有令,有变有灾,而物由之,而人应之也。

【提要】　本段说明了观察岁候是测知岁运变动的方法之一。

【注释】　[1] 舒启:舒展开发的意思。

[2] 燔焫:燔,fán,音凡。焫,ruò,音弱。燔焫,就是燃烧的意思。

[3] 溧冽:溧,lì,音利,寒冷的意思。

【白话解】　黄帝说:先生所讲五运太过不及与四时气候的相应关系,可以说已经很详尽了。然而五气发生动乱,与另外之气接触后,常可发作为灾害,而这种灾害的发作,并无一定的规律可循,又多属于突然产生的,请问对于这些异常的变动,应该怎样预测呢? 岐伯说:五气的异常变动固然没有一定的规律,但是它们各自的特性、作用、职权、表现以及变动、灾害,却是可以从不同的物候变化上表现出来的。黄帝说:这是怎么回事呢? 岐伯说:风气生于东方,与木气相应,它的特性是布散柔和温暖之气;它的作用是使万物滋生,欣欣向荣;它的职权,是使万物舒展松缓,它的表现是风气。它的异常变动是狂风大作,它引起的灾害是使草木振摇,飘零散落。热气生于南方,与火气相应,它的特性是彰明显著;它的作用是使万物秀美茂盛;它的职权是光明照耀,它的表现是热气。它的异常变动是酷热,它引起的灾害是大火焚烧而销烁万物。湿气生于中央,与土气相应,它的特性是蒸腾滋润,它的作用是使万物丰满盈盛;它的职权是安静,它的表现是湿气。它的异常变动是暴雨骤然而降,它引起的灾害是久雨不止,堤防崩溃,土烂成泥。燥气生于西方,与金气相应,它的特性是清洁凉爽;它的作用是使万物收敛紧缩,它的职权是强劲急切,它的表现是燥气。它的异常变动是寒肃而杀伤万物,它引起的灾害是使草木干枯而凋落。寒气生于北方,与水气相应,它的特性是寒冷凄沧;它的作用是使万物清静;它的职权是中外坚固整肃,它的表现是寒气。它的异常变动是寒甚冷冽,它引起的灾害是冰雪霜雹。所以,观察五气的运动变化,了解它们各自的特性、作用、职权、表现以及变动、灾害等情况,就可以知道万物的生长变化,都是与它们相应的,同样,人体也是与它们相应的。

【原文】 帝曰:夫子之言岁候,其不及太过,而上应五星。今夫德化政令,灾眚变易,非常而有也,卒然而动,其亦为之变乎。岐伯曰:承天而行之,故无妄动,无不应也。卒然而动者,气之交变也,其不应焉。故曰:应常不应卒。此之谓也。帝曰:其应奈何?岐伯曰:各从其气化也。帝曰:其行之徐疾逆顺何如?岐伯曰:以道留久,逆守而小,是谓省下。以道而去,去而速来,曲而过之,是谓省遗过也。久留而环,或离或附,是谓议灾与其德也。应近则小,应远则大。芒而大倍常之一,其化甚;大常之二,其眚即发也。小常之一,其化减;小常之二,是谓临视,省下之过与其德也。德者福之,过者伐之。是以象之见也,高而远则小,下而近则大,故大则喜怒迩,小则祸福远。岁运太过,则运星北越,运气相得,则各行以道。故岁运太过,畏星失色而兼其母,不及,则色兼其所不胜。肖者瞿瞿,莫知其妙,闵闵之当,孰者为良,妄行无征,示畏侯王。帝曰:其灾应何如?岐伯曰:亦各从其化也,故时至有盛衰,凌犯有逆顺,留守有多少,形见有善恶,宿属有胜负,征应有吉凶矣。帝曰:其善恶何谓也?岐伯曰:有喜有怒,有忧有丧,有泽有燥,此象之常也,必谨察之。帝曰:六者高下异乎?岐伯曰:象见高下,其应一也,故人亦应之。

【提要】 本段说明观察五星之应是推测岁运变动的又一种方法。

【白话解】 黄帝说:先生所讲五运太过和不及而引起的物候变化,是与天上的五星相应的,现在特性、作用、职权、表现、灾害、变动等,并不按照一定的规律发生,而是属于突然的变化,那么天上的五星是否也随着变动呢?岐伯说:五星是随着天体而运行的,所以不会随便变动,假如五运也是随着天体而有规律地运行,那么它肯定能与五星相应。但是五运产生的突然变化,那是天地阴阳之气相交所产生的偶然现象,与天体运行无关,因而它就不能与五星相应了。五星应常规,而不应突然变化,就是讲的这个道理。黄帝说:五星是怎样与五运的常规相应呢? 岐伯说:五星各有不同的性质,分别与五运相应。黄帝说:五星的运行有徐缓、有迅速、有逆行、有顺行的不同,这都说明什么呢? 岐伯说:五星在运行过程中,或滞留在它的轨道上徘徊不前,或长久停留而光芒变小,这就好像是察看它所属分野的情况,所以叫做省下;如果在它运行的轨道上,去而速回,或者迂回而行的,这就好像察看所属分野中,是否还有什么遗漏和过错,所以叫做省遗过;如果五星久留而环绕不去,似去似来的,这就好像在议论它所属的分野中有灾、有福,所以叫做议灾、议德。若距离发生变动的时间近、而且变异轻微的,那么其星就小;若距离发生变动的时间远、而且变异严重的,那么其星就大。若光芒大于平常一倍的,说明气化旺盛;大于平常两倍的,灾害立即就会到来;若星光小于平常一倍的,说明气化作用减弱;小于平常两倍的,叫做监视,好像亲临视察下面的德与过,有德的获得幸福,有过失的就要受到惩罚。所以,在观察天象时,若星高而远,看起来就小;星低而近,看起来就大。因此星的光芒大,就表示喜怒变化的感应期近;星的光芒小,就表示祸福变化的感应期远。当岁运之气太过的时候,与该运相应的星,即运星就越出轨道向北而去,若五运之气和平,那么五星就运行在各自的轨道上。所以岁运之气太过时,受它克制的星就会暗淡而兼见母星的颜色,例如木运太过,木能克土,而火为土之母,所以土星被克制,就会光芒减弱而兼见火星的颜色;若木运不及,金能克木,所以木星就会兼见金星的白色。总之,天的变化极其奥妙而不易审察,虽然深深地忧虑这个道理隐蔽难懂,但是谁又能提出一个更好的办法呢! 那无知的人,毫无根据地妄言猜测,只能使侯王君主们感到迷惑和恐惧而已。黄帝说:应该怎样正确认识五星在灾害方面的应验呢? 岐伯说:那也是根据各年的运气不同,而有所区别的。所以随着时令的更迭,五星有盛有衰,五星的运行有逆有顺,停留的时间有长有短,表现出来的颜色与形象有善有恶。星宿有太过和不及,灾害都会严重;若太过受到抑制,不及得到滋助,灾害就轻微。因而应验有吉有凶。黄帝说:怎样辨别五星形象与颜色的善恶呢? 岐伯说:在深夜观察星象,它们有喜、怒、忧、丧、泽、燥几种不同表现。其中人见星光而喜,是星之喜;星光较微,乍明乍暗,是星之忧;星光明亮而润,是星之泽,这三种情况是安静平和,也是善的表现。人见星光而畏惧,是星之怒;星光之色迥然与众不同,不明亮、不晶莹,是星之丧;星光干枯,是星之燥,这三种情况为躁动不安,也是恶的表现。以上这些都是常见的星象变化,必须仔细观察。黄帝说:喜、怒、忧、丧、泽、燥六种变化的应验,与五星位置高低有无关系? 岐伯说:五星的位置,虽然有高有低,但它们的应验都是一样的。所以吉凶祸福,应验在人身上,与星位的高低是没有关系的。

【原文】 帝曰:善。其德化政令之动静损益皆何如? 岐伯曰:夫德化政令灾变,不能相加也。胜复盛衰,不能相多也。往来小大,不能相过也。用之升降,不能相无也。各从其动而复之耳。

帝曰:其病生何如? 岐伯曰:德化者气之祥,政令者气之章,变易者复之纪,灾眚者伤之始,气相胜者和,不相胜者病,重感于邪则甚也。

帝曰:善。所谓精光之论,大圣之业,宣明大道,通于无穷,究于无极也。余闻之,善言天者,必应于人;善言古者,必验于今;善言气者,必彰于物;善言应者,同天地之化;善言化言变者,通神明之理,非夫子孰能言至道欤! 乃择良兆而藏之灵室,每旦读之,命曰《气交变》,非斋戒不敢发,慎传也。

【提要】 本段指出德化政令之正常与灾变胜复之异常,都是由宇宙恒动的机制所产生的,说明岁运的异常变化和人体的正气相互起作用,才能使人发病。

【白话解】 黄帝说:讲得好。五运的特性、作用、职权、表现等,对人体以及万物有什么利与害呢? 岐伯说:它们的特性、作用、职权、表现以及变动、灾害,都有一定的限度,是不能彼此相加或者相减的。若是胜气过分亢盛,那么报复之气也必然亢盛;而胜气轻微,那么报复之气也轻微。这胜复盛微,都有一定的常数,而不能增多或减少。胜复往来的日数,也是相同的,而不能彼此超过。天地阴阳之气的运动,升到极点就下降,下降到极点就上升,不能有一时的停息。胜气与复气,就是在升降运动之中产生出来的。

黄帝说:它们与疾病的发生有什么关系? 岐伯说:五运正常的特性与作用,是五气的外在现象;变动是复气产生的前提;灾害是万物受伤的根源。人体的正气能够抗拒邪气,就和平无病;正气不能抗拒邪气,就会发生疾病,如果重复感受邪气,病势就会加重。

黄帝说:讲得好。这真是精湛高深的理论,圣人的伟大事业,晓畅的学说,简直达到了无穷无尽的境界了。我听说,善于讲论天文的,必然能把天文的理论应用于人;善于讲论历史的,必然能够古为今用;善于讲论气之变化的,必然能够透彻地认识万物;善于讲论天人相应的,必然能够适应天地变化的规律;善于讲论化与变的,必然能够通晓自然界无限神奇奥妙的道理所在。除了像先生你这样的人,有谁能讲清楚这样高深的理论呢! 于是,黄帝选择了一个吉祥的日子,把它珍藏在书房里,每天早晨诵读,命名为"气交变"。不是专心诚意的时候,不敢打开它,并且不肯轻易传授给别人。

五常政大论篇第七十

【题解】 五,是指五运;常,就是常规;五常,就是五运有平气、有太过、有不及等常规变化;政,是职责、职权的意思,这里是指运气对自然界万物生、长、化、收、藏生化过程的影响。由于本篇重点讨论了五运之气的常规变化,及其对万物生化的影响,故篇名为"五常政大论"。

【原文】 黄帝问曰:太虚寥廓,五运回薄[1],衰盛不同,损益相从,愿闻平气何如而名?何如而纪也?岐伯对曰:昭乎哉问也!木曰敷和[2],火曰升明,土曰备化,金曰审平,水曰静顺。帝曰:其不及奈何?岐伯曰:木曰委和,火曰伏明[3],土曰卑监[4],金曰从革,水曰涸流。帝曰:太过何谓?岐伯曰:木曰发生,火曰赫曦,土曰敦阜,金曰坚成,水曰流衍[5]。

【提要】 本段总论了五运的平气,太过、不及之气的名称及其具体表现。

【注释】 [1]回薄:回环迫薄。在此有周流运动不息的意思。

[2]敷和:敷,是散布;和,是温和。敷和,即木象春气,其平气有散布温和的作用,使万物得以生长发育。

[3]伏明:指阳热光明之气,伏藏不用。

[4]卑监:监,即临下,有观察的意思。卑监,即土生万物,故其位尊,今土气不及,则位卑而临视的职能有失。

[5]流衍:水流满溢。

【白话解】 黄帝问道:太空广阔无垠,五运环转不息,由于它有太过与不及的差别,因而有损益盛衰的变化,我想请你先讲一讲五运中的平气是如何命名的?它又有哪些标志和表现?岐伯回答说:问得真高明啊!木的平气,具有敷布温和阳气的作用,可促使万物发生,所以叫做敷和;火的平气,具有鼓舞阳气上升的作用,能使万物繁茂明显,所以叫做升明;土的平气,具有旺盛的生化作用,可使万物充满完备,所以叫做备化;金的平气,具有收敛清肃的作用,能使万物宁静平定,所以叫做审平;水的平气,具有柔顺沉静的作用,能使万物静藏,所以叫做静顺。这就是五运平气的名称。黄帝说:那么五运不及又怎样呢?岐伯说:木运不及,不能正常地敷布温和的阳气,使万物萎弱,所以叫做委和;火运不及,不能使阳气上升而下伏,使万物不能繁荣明显,所以叫做伏明;土运不及,生化的作用减弱,使万物萎缩低下,所以叫做卑监;金运不及,收敛坚硬的作用衰减,使万物松脆,从而变革形态,所以叫做从革;水运不及,源流干涸,使万物不能潜藏,所以叫做涸流。这就是五运不及的名称。黄帝说:五运太过又是怎样的呢?岐伯说:木运太过,发生之力旺盛,使万物提早发育,所以叫做发生;火运太过,炎热之气过盛,使万物焦枯,所以叫做赫曦;土运太过,生化之力过盛,使万物充满丰厚,所以叫做敦阜;金运太过,收敛之气旺盛,使万物坚实成熟,所以叫做坚成;水运太过,水气流行满溢,使万物潜藏,所以叫做流衍。这就是五运太过的名称。

【原文】 帝曰:三气之纪,愿闻其候。岐伯曰:悉乎哉问也!敷和之纪,木德周行,阳舒阴布,五化[1]宣平,其气端,其性随,其用曲直,其化生荣,其类草木,其政发散,其候温和,其令风,其脏肝,肝其畏清,其主目,其谷麻,其果李,其实核,其应春,其虫毛,其畜犬,其色苍,其养筋,其病里急支满,其味酸,其音角,其物中坚,其数八。

【提要】 本段详细地讨论了在木运平气的年份里,自然界所出现相应的各种现象,以及对人及万物的影响。

【注释】 [1]五化:指五行的气化,亦即生、长、化、收、藏之五化。

【白话解】 黄帝说:对于平气、不及、太过的名称及表现我已经知道了,还希望听听它们各自的物候。岐伯说:你问得真详细啊!在木运平气,也就是敷和的年份,木气的作用就可以周遍流行,通达四方,阳气得以舒畅,阴气得以布扬,使生、长、化、收、藏五气都能够宣畅和平。木气正直,它的性质柔和;它的功用表现为能曲能直,伸展自如;它的生化之气,是使万物欣欣向荣;它在物类上属于草木;它的职权是发散;它的气候特点是温和;它的表现是风气;它与人体内的肝脏相应,肝木受清凉的金气克制,肝开窍于目;它在谷类是麻;它在果类是李;它在果实是核;与它相应的时令是春季;它在虫类是毛虫;它在畜类是犬;它在颜色是苍;它的精气充实营养筋;它的病变特点是腹部拘急,胸胁胀满;它在五味是酸;它在五音是角;它在物体是属于中坚的一类;它在五行成数是八。

【原文】 升明之纪,正阳[1]而治,德施周普,五化均衡,其气高,其性速,其用燔灼,其化蕃茂,其类火,其政明曜,其候炎暑,其令热,其脏心,心其畏寒,其主舌,其谷麦,其果杏,其实络,其应夏,其虫羽,其畜马,其色赤,其养血,其病瞤瘛[2],其味苦,其音徵,其物脉,其数七。

【提要】 本段详细地讨论了在火运平气的年份里,自然界所出现相应的各种现象,以及对人及万物的影响。

【注释】 [1]正阳:正,方正、盛大的意思。正阳,是阳气明盛,火运行常令的代称。

[2]瞤瘛:瞤,rùn,音润,肌肉跳动的意思。瘛,chì,音赤,身体筋脉拘急、抽搐的意思。

【白话解】 在火运平气,也就是升明的年份,与南方相应的阳气旺盛,火气的作用就可以普及四方,无所不至,使生、长、化、收、藏五气都能够平衡发展。火气炎热上升,它的性质急速;它的功用表现为燃烧灼热;它的生化之气,是使万物繁荣茂盛;它在物类上属于火;它的职权是光明照耀;它的气候特点是炎暑;它的表现是热气;它与人体内的心脏相应,心火受寒水之气克制,舌为心之苗;它在谷类是麦;它在果类是杏;它在果实是络;与它相应的时令是夏季;它在虫类是羽虫;它在畜类是马;它在颜色是赤;它的精气充实营养血脉;它的病变特点是肌肉跳动,肢体抽搐;它在五味是苦;它在五音是徵;它在物体是属于脉络一类;它在五行成数是七。

【原文】 备化之纪,气协天休[1],德流四政,五化齐修[2],其气平,其性顺,其用高下,其化丰满,其类土,其政安静,其候溽蒸[3],其令湿,其脏脾,脾其畏

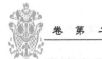

风,其主口,其谷稷,其果枣,其实肉,其应长夏,其虫倮,其畜牛,其色黄,其养肉,其病否[4],其味甘,其音宫,其物肤,其数五。

【提要】 本段详细地讨论了在土运平气的年份里,自然界所出现相应的各种现象,以及对人及万物的影响。

【注释】 [1]休:美善。

[2]修:治理的意思。

[3]溽蒸:溽,湿气。溽蒸,湿热蒸腾的意思。

[4]否:通痞,痞塞不通的意思。

【白话解】 在土运平气,也就是备化的年份,天地之气协调和平,而能生化万物,土气的作用流布四方,使生、长、化、收、藏五气都能均衡完善地发展。土气和平敦厚,它的性质柔顺;它的功用表现为可高可低;它的生化之气,是使万物成熟丰满;它在物类上属于土;它的职权是安静;它的气候特点是湿热蒸腾;它的表现是湿气;它与人体内的脾脏相应,脾土受风木之气的克制,脾开窍于口;它在谷类是稷;它在果类是枣;它在果实是肉;与它相应的时令是长夏;它在虫类是倮虫;它在畜类是牛;它在颜色是黄;它的精气充实营养肌肉;它的病变特点是窒塞不通;它在五味是甘;它在五音是宫;它在物体是属于皮肤肌肉一类;它在五行生数是五。

【原文】 审平之纪,收而不争,杀而无犯,五化宣明,其气洁,其性刚,其用散落,其化坚敛,其类金,其政劲肃,其候清切,其令燥,其脏肺,肺其畏热,其主鼻,其谷稻,其果桃,其实壳,其应秋,其虫介,其畜鸡,其色白,其养皮毛,其病咳,其味辛,其音商,其物外坚,其数九。

【提要】 本段详细地讨论了在金运平气的年份里,自然界所出现相应的各种现象,以及对人及万物的影响。

【白话解】 在金运平气,也就是审平的年份,天地之气虽有收敛约束的性质,但无剥夺残害的现象,使生、长、化、收、藏五气都能宣畅而清洁。金气洁白莹明,它的性质刚强锋利;它的功用表现为成熟坠落;它的生化之气,是使万物收敛坚实;它在物类上属于金;它的职权是坚劲清肃;它的气候特点是清凉而风急;它的表现是燥气;它与人体内的肺脏相应,肺气受火热之气的克制,肺开窍于鼻;它在谷类是稻;它在果类是桃;它在果实是皮壳;与它相应的时令是秋季;它在虫类是介虫;它在畜类是鸡;它在颜色是白;它的精气充实营养皮毛;它的病变特点是咳嗽;它在五味是辛;它在五音是商;它在物体是属于坚硬外壳一类;它在五行成数是九。

【原文】 静顺之纪,藏而勿害,治而善下,五化咸整,其气明,其性下,其用沃衍[1],其化凝坚,其类水,其政流演,其候凝肃,其令寒,其脏肾,肾其畏湿,其主二阴,其谷豆,其果栗,其实濡,其应冬,其虫鳞,其畜彘[2],其色黑,其养骨髓,其病厥,其味咸,其音羽,其物濡,其数六。

故生而勿杀,长而勿罚,化而勿制,收而勿害,藏而勿抑,是谓平气。

【提要】 本节详细地讨论了在水运平气的年份里,自然界所出现相应的各种现象,以及对人及万物的影响。

【注释】 [1] 沃衍:沃,灌溉。沃衍,灌溉满溢的意思。

[2] 彘:zhì,音志,即猪。

【白话解】 在水运平气,也就是静顺的年份,天地之气虽有潜藏的性质,但并不伤害万物,它平静而下行,使生、长、化、收、藏五气整齐,而无太过与不及的现象发生。水气清净明澈,它的性质润泽下行;它的功用表现为灌溉满溢;它的生化之气,是使万物凝固坚硬;它在物类上属于水;它的职权是使水泉川流不息;它的气候特点是严寒凛冽;它的表现是寒气;它与人体内的肾脏相应,肾水受土湿之气的克制,肾开窍于二阴;它在谷类是豆;它在果类是栗;它在果实是浆汁;与它相应的时令是冬季;它在虫类是鳞虫;它在畜类是猪;它在颜色是黑;它的精气充实营养骨髓;它的病变特点是手足清冷;它在五味是咸;它在五音是羽;它在物体是属于浆汁一类;它在五行成数是六。

总之,如果五运是平气,那么敷和的年份,是发生万物而不杀伤;升明的年份,是长养万物而不刑罚;备化的年份,是化育万物而不制止;审平的年份,是收敛万物而不残害;静顺的年份,是封藏万物而不压抑。这就是平气的物候特点。

【原文】 委和之纪,是谓胜生[1],生气不政,化气乃扬,长气自平,收令乃早,凉雨时降,风云并兴,草木晚荣,苍干雕落,物秀而实,肤肉内充,其气敛,其用聚,其动缓戾拘缓[2],其发惊骇,其脏肝,其果枣李,其实核壳,其谷稷稻,其味酸辛,其色白苍,其畜犬鸡,其虫毛介,其主雾露凄沧,其声角商,其病摇动注恐,从金化也,少角与判商同,上角与正角同,上商与正商同,其病肢废痈肿疮疡,其甘虫[3],邪伤肝也,上宫与正宫同,萧飋[4]肃杀则炎赫沸腾,眚于三[5],所谓复也,其主飞蠹蛆雉,乃为雷霆。

【提要】 本段详细地讨论了在木运不及的年份里,自然界所出现相应的各种现象,以及对人及万物的影响。

【注释】 [1] 胜生:指木运不及,生气不得施用,为克我之气所胜。

[2] 缓戾拘缓:缓,ruǎn,音软;戾,lì,音利。缓戾,拘挛收缩;拘缓,收缩或弛缓无力,都属筋病。

[3] 甘虫:甘是土味,因木运不及,土来反侮,甘味生虫,所以称为甘虫。

[4] 萧飋:飋,sè,音色,义同瑟。萧飋,形容金气使万物萧条之义。

[5] 三:指三宫,即东方震位。

【白话解】 在木运不及,也就是委和的年份,木的生气被金气所制约、战胜,所以又叫胜生。生气不能正常发挥作用,土气失去应有的制约,于是化气旺盛播散。木不及不能生火,所以属于火的长气自然平静。金气胜木,所以属于金的收气提前到来,凉雨不时下降,风起云涌,屡有发生。生气不足,使草木生长推迟;收气早来,容易使草木凋落。万物生长虽晚,但因化气与收气旺盛,所以生化过程迅速而早熟,皮肤坚实。木衰金旺,所以委和之气含有收敛的特点,它的功用表现是收束不散;它可以使人体发生拘挛收缩,或松弛纵缓,甚至引起容易惊恐的症状;它与人体中的肝脏相应;它在果类是枣、李;它在果实是核、壳;它在谷类是稷、稻;它在五味是酸、辛;它在颜色是白、苍;它在畜类是犬、鸡;它在虫类是毛虫、介虫;它在气候表现是雾露寒冷;它在五音是角、商;它在病变的特点是摇动和恐惧。这些都是由于木运不及,金来克木,木气随从金气而变化的缘故。由于木气从金而化,所以它相当于半个金气。角、徵、宫、商、羽五音,代表五运。即:角代表木运,徵代表火运,宫代表土运,商代表金运,羽代表水运。运不及称为少,运太过称为太。木运不及,所以称为少角。木气从金而化,所以说少角相当于判商。判,就是半的意思。但若逢丁巳、丁亥年,丁年虽为木运不及,但巳、亥为厥阴风木司天,不及的木气得到司天之气的扶助,于是便成为平气了。平气称为正,司天称为上。所以说委和之年,逢上角,其运气与正角相同;如若逢丁卯、丁酉年,阳明燥金司天,那么木气就更加衰弱,以致木气完全顺从了金气,这时就等于是金运的平气了。所以说委和之年,逢上商,其运气与正商相同。在人体,可以发生四肢痿弱、痈肿、疮疡、虫积等病证,这是由于金气伤害肝木的缘故;如果逢丁丑、丁未年,太阴湿土司天,土气旺盛,而木气不及不能克制它,这时就成为土运的平气,所以说上宫与正宫相同。因此,委和的年份,由于金气太盛,起初呈现出一片萧瑟肃杀的景象,但随之而来的是,火热蒸腾之气的报复。这些胜气、复气,都是由于木气不及所引起的,所以灾害发生在与木气相应的东方。当火气来报复时,多发生飞虫、蛀虫、蛆虫和雉鸡。由于木气被郁,而火气来复,所以多发生雷霆。

【原文】 伏明之纪,是谓胜长,长气不宣,藏气反布,收气自政,化令乃衡,寒清数举,暑令乃薄,承化[1]物生,生而不长,成实而稚,遇化已老,阳气屈伏,蛰虫早藏,其气郁,其用暴,其动彰伏[2]变易,其发痛,其脏心,其果栗桃,其实络濡,其谷豆稻,其味苦咸,其色玄丹,其畜马彘,其虫羽鳞,其主冰雪霜寒,其声徵羽,其病昏惑悲忘,从水化也,少徵与少羽同,上商与正商同,邪伤心也,凝惨凛冽则暴雨霖霆,眚于九,其主骤注雷霆震惊,沉黔[3]淫雨。

【提要】 本段详细地讨论了在火运不及的年份里,自然界所出现相应的各种现象,以及对人及万物的影响。

【注释】 [1] 承化:万物都秉承土的化气而生。

[2] 彰伏:彰,表现于外的意思;伏,隐伏于内的意思。

[3] 黔:yīn,即古文的阴字,指云遮太阳。

【白话解】 火运不及,也就是伏明的年份,火的长气被水气所制约、战胜,所以又叫胜长。长气不能正常发挥作用,水的藏气反而布满各个季节。由于火气不及,不能制约金,于是金的收气擅自行事。水气、金气旺盛,致使清凉寒冷的气候常常出现,而暑热之气就衰弱了。火不能生土,使土的化气不足,万物的生化处在停顿的状态,再加上金气收敛太过,以致万物虽生而不能长,在幼稚的情况下,便结成果实。当长夏到来,生化应该旺盛的时候,却已经衰老了。火运不及,阳气隐伏而不能伸展,蛰虫也过早藏伏。伏明之气郁而不舒,它的功用表现是暴急而不和缓;它的变化或明显或隐匿;在人体,可以引起寒冷、疼痛等病证;它与人体中的心脏相应;它在果类是栗、桃;它在果实是筋络、浆汁;它在谷类是豆、稻;它在五味是苦、咸;它在颜色是黑、赤;它在畜类是马、猪;它在虫类是羽虫、鳞虫;它在气候表现是冰雪霜寒;它在五音是徵、羽;它在病变的特点是神志昏乱、悲哀、健忘。这些都是由于火运不及,水来克火,火气随从水气而变化的缘故。由于火气从水而化,因而兼有水运的特性,所以说少徵相当于少羽;如若逢癸卯、癸酉年,阳明燥金司天,于是火气更加不能制约金气,这时便成为金运的平气,所以说胜长的年份,逢上商,其运气与正商相同。人体中所发生的疾病,是由于邪气伤害肝木的缘故。因此,在胜长的年份,起初呈现出阴凝惨淡、寒风凛冽、水气偏盛的景象,但随之而来的是,土湿之气的制约报复,出现暴雨淋漓不止。这些胜气、复气,都是由于火气不及所引起的,所以灾害发生在与火气相应的南方。当土气来报复时,可以发生暴雨如注、雷霆闪电或者阴雨连绵。

【原文】 卑监之纪,是谓减化,化气不令,生政独彰,长气整,雨乃愆[1],收气平,风寒并兴,草木荣美,秀而不实,成而秕[2]也,其气散,其用静定,其动疡涌分溃痈肿,其发濡滞[3],其脏脾,其果李栗,其实濡核,其谷豆麻,其味酸甘,其色苍黄,其畜牛犬,其虫倮毛,其主飘怒[4]振发,其声宫角,其病留满痞塞,从木化也,少宫与少角同,上宫与正宫同,上角与正角同,其病飧泄,邪伤脾也,振拉飘扬则苍干散落,其眚四维,其主败折虎狼,清气乃用,生政乃辱。

【提要】 本段详细地讨论了在土运不及的年份里,自然界所出现相应的各种现象,以及对人及万物的影响。

【注释】 [1]愆:qiān,音千,过期的意思。

[2]秕:bǐ,音比,不饱满的意思。

[3]濡滞:滞,不畅。濡滞,指水气不行。

[4]飘怒:风动迅速,势不可当,用怒来形容。

【白话解】 土运不及,也就是卑监的年份,土的化气被木气所制约而减弱,所以又叫减化。化气不能正常发挥作用,木的生气独旺,木能生火,所以火的长气尚可完整如常。由于土气不及,地气不能上升为云,于是雨水失调,不能及时下降。土不能生金,所以金气平静。木旺土衰,水气失去制约,因而出现风寒并起,草木虽然繁华荣美,但却秀而不实,所结的果,仅是空壳之类。由于木气过盛,所以卑监之气含有发散的特点,它的功用表现是镇静、安定;它的变化可以使人体发生疮疡、流脓溃烂、痈肿,还可以出现水湿停留的病证;它与人体中的脾脏相应;它在果类是李、栗;它在果实是浆汁、核;它在谷类是豆、麻;它在五味是酸、甘;它在颜色是苍、黄;它在畜类是牛、犬;它在虫类是倮虫、毛虫;它在气候表现是狂风怒号,使树木动摇;它在五音是宫、角;它在病变的特点是胀满痞塞不通。这些都是由于土运不及,木来克土,土气随从木气而变化的缘故。由于土气从木而化,所以说少宫相当于少角;如若逢己丑、己未年,太阴湿土司天,虽然土运不及,但得到了司天之气相助,也可以成为平气,所以说卑监的年份,逢上宫,其运气与正宫相同;如果逢己巳、己亥两年,厥阴风木司天,由于土不及而木气旺,又遇风木司天,于是土气顺从了木气,而成为木运的平气,所以说,在卑监的年份,逢上角,就与正角相同。在人体,可以引起飧泄,这同样是由于邪气伤害了脾土的缘故。在气候方面,表现出狂风怒号、草木动摇的景象,但随之而来的是草木干枯凋落。因为这些变化,都是由于土气不及所引起的,所以灾害发生在与土气相应的中央,而散布到四方。木气太盛,就会有金气来制约报复它,金气肃杀,所以多出现败坏折伤,好像遭到虎狼伤害那样凄惨。由于清冷的金气旺盛,所以木的生气就被抑制了。

【原文】　从革之纪,是谓折收,收气乃后,生气乃扬,长化合德[1],火政乃宣,庶类[2]以蕃,其气扬,其用躁切,其动铿禁[3]瞀厥,其发咳喘,其脏肺,其果李杏,其实壳络,其谷麻麦,其味苦辛,其色白丹,其畜鸡羊,其虫介羽,其主明曜炎烁,其声商徵,其病嚏咳鼽衄,从火化也,少商与少徵同,上商与正商同,上角与正角同,邪伤肺也,炎光赫烈则冰雪霜雹,眚于七,其主鳞伏彘鼠,岁气早至,乃生大寒。

【提要】　本段详细地讨论了在金运不及的年份里,自然界所出现相应的各种现象,以及对人及万物的影响。

【注释】　[1]长化合德:火能生土,故火之长气与土之化气相合而为用。
[2]庶类:庶,众多的意思。庶类,即指万物。
[3]铿禁:指咳嗽与失音两种病证。

【白话解】　金运不及,也就是从革的年份,金的收气被火气所制约、折减,所以又叫折收。收气不能正常发挥作用,于是收成不能及时到来。金不能制约木气,使木的生气得以宣扬。火气盛而能生土,所以长气与化气相合,而发挥作用。火的职权是发布,于是万物生长旺盛。由于火旺金衰,木气失去制约,所以从革之气含有升扬发散的特点,它的功用表现是躁动急切;它的变化可以使人体发生咳嗽、失音、烦闷、气上逆以及喘息等病证;它与人体中的肺脏相应;它在果类是李、杏;它在果实是壳、筋络;它在谷类是麻、麦;它在五味是苦、辛;它在颜色是白、赤;它在畜类是鸡、羊;它在虫类是介虫、羽虫;它在气候表现是晴朗炎热;

它在五音是商、徵;它在病变的特点是喷嚏、咳嗽、鼻流清涕、衄血。这些都是由于金运不及,火来克金,金气随从火气而变化的缘故。由于金气从火而化,所以说少商相当于少徵;如若逢乙卯、乙酉年,阳明燥金司天,那么金运虽然不及,但能得到司天之气的扶助,仍是平气,所以说从革的年份,逢上角,其运气与正角相同。这时产生的病变,是由于邪气伤害肺金的缘故。由于金运不及,而火气太盛,所以起初表现为火热炎炎,但随之而来的是水气报复,于是出现冰雪霜雹的气象。这些胜气、复气都是由于金气不及所引起的,所以灾害发生在与金气相应的西方。当水气来报复时,鳞虫、猪、鼠之类的动物伏藏不动。寒冷之气提前到来,于是气候严寒。

【原文】 涸流之纪,是谓反阳,藏令不举,化气乃昌,长气宣布,蛰虫不藏,土润水泉减,草木条茂,荣秀满盛,其气滞,其用渗泄,其动坚止,其发燥槁,其脏肾,其果枣杏,其实濡肉,其谷黍稷,其味甘咸,其色黅玄,其畜彘牛,其虫鳞倮,其主埃郁昏翳[1],其声羽宫,其病痿厥坚下,从土化也,少羽与少宫同,上宫与正宫同,其病癃閟[2],邪伤肾也,埃昏骤雨则振拉摧拔,眚于一,其主毛显狐貉[3],变化不藏。

故乘危而行,不速而至,暴虐无德,灾反及之,微者复微,甚者复甚,气之常也。

【提要】 本节详细地讨论了在水运不及的年份里,自然界所出现相应的各种现象,以及对人及万物的影响。

【注释】 [1]埃郁昏翳:埃,指尘土;昏翳,指昏暗。埃郁昏翳,形容尘土飞扬,有遮天蔽日之势。

[2]癃閟:癃,指小便不畅;閟,指闭塞不通。

[3]毛显狐貉:指藏气不用,长气宣发,因而毛虫、狐貉等显现于外而不伏藏。

【白话解】 水运不及,也就是涸流的年份,水不能克制火气,于是阳气反而宣扬,所以又叫反阳。水的藏气不能正常发挥作用,而土来制水,于是化气昌盛,火的长气也布散畅通,致使蛰虫不按时藏伏而活动,土地虽然湿润而水泉减少,草木条达茂盛,万物秀丽丰满。水运不及而土气壅塞,所以涸流之气有滞塞的特点。它的功用表现是不能封藏而慢慢漏泄;它的变化可以使人体发生津液停滞不布,而成为干燥枯槁的病证;它与人体中的肾脏相应;它在果类是枣、杏;它在果实是浆汁、肉;它在谷类是黍、稷;它在五味是甘、咸;它在颜色是黄、黑;它在畜类是猪、牛;它在虫类是鳞虫、倮虫;它在气候表现是阴云蔽日,昏蒙不清;它在五音是羽、宫;它在病变的特点是痿证、厥逆、二便不通。这些都是由于水运不及,土来克水,水气随从土气而变化的缘故。由于水气从土而化,所以说少羽相当于少宫;如若逢辛丑、辛未年,太阴湿土司天,水气更衰,而土气旺盛,于是形成了土运的平气,所以说在涸流的年份,逢上宫,其运气与正宫相同。它的病变表现是,小便不畅或闭阻不通,这是由于伤害肾脏的缘故。水运不及而土湿之气太盛,所以洄流的年份,起初阴云蔽日,大雨骤然而降,但随之而来的,就会有风木之气制约报复它,于是出现大风飞扬,草木摇动折倒等气象。这些胜气、复气,都是由于水运不及所引起的,所以灾害发生在与水气相应的北方。毛虫狐貉之类善于变化的动物,出来活动而不潜藏。

总之,在运气不及的年份,所胜和所不胜之气,就会乘虚而侵犯,并且喧宾夺主,好像不速之客,不请自来,暴虐而无道德。暴虐侵犯的结果,反而使自己受到损害,这是因为有胜气必有报复之气的缘故。凡是胜气轻微的,报复之气也轻微;胜气厉害的,报复之气也厉害。这种有胜气必有复气的情况,也是运气中的一个规律。

【原文】 发生之纪,是谓启敕[1],土疏泄,苍气达,阳和布化,阴气乃随,生气淳化[2],万物以荣,其化生,其气美,其政散,其令条舒,其动掉眩巅疾,其德鸣靡启坼[3],其变振拉摧拔,其谷麻稻,其畜鸡犬,其果李桃,其色青黄白,其味酸甘辛,其象春,其经足厥阴少阳,其藏肝脾,其虫毛介,其物中坚外坚,其病怒,太角与上商同,上徵则其气逆,其病吐利,不务其德则收气复,秋气劲切,甚则肃杀,清气大至,草木雕零,邪乃伤肝。

【提要】 本段详细地讨论了在木运太过的年份里,自然界所出现相应的各种现象,以及对人及万物的影响。

【注释】 [1]启敕:敕,chén,古陈字。启敕,即推陈出新之义。

[2]淳化:淳,厚。淳化,指生发之气雄厚,能化生万物。

[3]鸣靡启坼:靡,散乱;坼,同拆,裂开的意思。鸣靡启坼,指春天的景象,和风舒畅,万物靡丽,推陈出新。

【白话解】 在木运太过,也就是发生的年份,阳气布散过盛,万物发生,有推陈出新的气象,所以叫做启陈。木盛克土,使土气疏松薄弱。自然界中的草木柔软而伸展,温暖的阳气布散到四面八方,阴气也跟随在阳气之后,而发挥作用,生气淳厚,万物因之欣欣向荣。它的生化作用是生,所以启陈之气秀美;它的职权是发散;它的表现是条畅舒展;它的变化可以引起人体震摇、颤动以及眩晕等巅顶部的疾患;它的特性是风和日暖,奢美华丽,推陈出新;它的异常变动是狂风振摇,把树木折断拔倒;它在谷类是麻、稻;它在畜类是鸡、犬;它在果类是李、桃;它在颜色是青、黄、白;它在五味是酸、甘、辛;它与春季相应;它在人体经脉是与足厥阴肝经和足少阳胆经相应;它在内脏是与肝脏和脾脏相应;它在虫类是毛虫、介虫;它在物体是属于内有硬核,而外有坚壳一类;它引起的病变是容易发怒;木风之气太过,就会有金气来制约它,所以这时虽然不是阳明燥金司天,但其气与燥金司天相同,所以说太角与上商相同。如遇壬子、壬午、壬寅、壬申四年,少阴君火或少阳相火司天,致使火气上进,在人体就会出现呕吐、泄泻。木气太过,金气来制约它,以致发生清凉急切的景象,甚至表现为肃杀之气,清凉的气候突然到来,草木凋零。引起人体的疾病,多是由于邪气伤害了肝脏的缘故。

【原文】 赫曦之纪,是谓蕃茂,阴气内化,阳气外荣,炎暑施化,物得以昌,其化长,其气高,其政动,其令鸣显[1],其动炎灼妄扰,其德暄[2]暑郁蒸,其变炎烈沸腾,其谷麦豆,其畜羊彘,其果杏栗,其色赤白玄,其味苦辛咸,其象夏,其经手少阴太阳,手厥阴少阳,其脏心肺,其虫羽鳞,其物脉濡,其病笑疟疮疡血流狂妄目赤,上羽与正徵同,其收齐,其病痓,上徵而收气后也,暴烈其政,藏气乃复,时见凝惨,甚则雨水霜雹切寒,邪伤心也。

【提要】 本段详细地讨论了在火运太过的年份里,自然界所出现相应的各种现象,以及对人及万物的影响。

【注释】 [1]鸣显:宣畅显露的意思。

[2]暄:xuān,音宣,温暖的意思。

【白话解】 在火运太过,也就是赫曦的年份,由于火的长气旺盛,因而使万物秀美茂盛,所以叫做蕃茂。阴气从内而退,阳气向外升腾,而显露出繁荣的景象。炎热酷暑发挥着蒸腾的作用,万物因而昌盛。它的生化作用是长,所以赫曦之气上炎高升;它的职权是活动不止;它的表现是声色显露于外;它的变化可以引起人体发热、手足躁扰不宁;它的特性是暑热郁蒸;它的异常变动是炎热异常,好像烈焰升腾;它在谷类是麦、豆;它在畜类是羊、猪;它在果类是杏、栗;它在颜色是赤、白、黑;它在五味是苦、辛、咸;它与夏季相应;它在人体经脉是与手少阴心经、手太阳小肠经、手厥阴心包经和手少阳三焦经相应;它在内脏是与心脏和肺脏相应;它在虫类是羽虫、鳞虫;它在物体是属于脉络、浆汁一类;它引起的病变是喜笑无常、疟疾、疮疡、出血、发狂、目赤等;如果遇戊辰、戊戌两年,太阳寒水司天,火运太过,得到寒水之气的抑制,就成为火运的平气,所以说在赫曦的年份,逢上羽,运气就和正徵相同。火气既平,金不受克,所以收气能够正常发挥作用;火受水的克制,所以它引起的疾病是筋脉拘急、肢体抽搐、口噤不开;如遇戊子、戊午、戊寅、戊申四年,少阴君火或少阳相火司天,本已火运太过,又有司天之气相助,火胜克制金气,于是金气受伤,收气便不能及时到来而延迟;火运太盛,肆行暴烈,就会有水气来制约报复它,致使不时出现阴寒凝结的惨淡气象,甚至发生雨水霜雹,剧烈寒冷等情况;引起人体的疾病,多是由于邪气损伤了心火的缘故。

【原文】 敦阜之纪,是谓广化,厚德清静,顺长以盈,至阴内实,物化充成,烟埃朦郁[1],见于厚土[2],大雨时行,湿气乃用,燥政乃辟,其化圆,其气丰,其政静,其令周备,其动濡积并稸[3],其德柔润重淖,其变震惊飘骤崩溃,其谷稷麻,其畜牛犬,其果枣李,其色黅玄苍,其味甘咸酸,其象长夏,其经足太阴阳明,其脏脾肾,其虫倮毛,其物肌核,其病腹满四肢不举,大风迅至,邪伤脾也。

297

【提要】 本段详细地讨论了在土运太过的年份里,自然界所出现相应的各种现象,以及对人及万物的影响。

【注释】 [1] 烟埃朦郁:烟埃,指土气;朦郁,形容土气盛,有笼罩的意思。

[2] 厚土:指山陵高丘。

[3] 稸:xù,音续,同蓄,积聚的意思。

【白话解】 在土运太过,也就是敦阜的年份,由于化气旺盛,而布于四方,所以叫做广化。土的特性浑厚而清静,能使万物顺应节气生长而形体充盈;土的精气充实于内,所以万物生化完整而内部充实;土运太过,湿土之气蒸腾如雾,笼罩在丘陵之上,大雨时常下降,使湿土过盛,而燥气退避。它的生化作用是圆满,所以敦阜之气丰厚充盈;它的职权是宁静;它的表现是周密完备;它的变化可以引起人体湿气停滞,而成为积聚之病;它的特性是柔和滋润;它的异常变动是雷霆震动、暴雨倾盆、山崩土溃;它在谷类是稷、麻;它在畜类是牛、犬;它在果类是枣、李;它在颜色是黄、黑、青;它在五味是甘、咸、酸;它与长夏季相应;它在人体经脉是与足太阴脾经和足阳明胃经相应;它在内脏是与脾脏和肾脏相应;它在虫类是倮虫、毛虫;它在物体是属于肌肤、核一类;它引起的病变是腹部胀满、四肢沉重不能举动;土湿之气太盛,就会有风木之气来制约报复它,所以大风迅速随之而来。所引起的疾病,多是因为邪气损伤了脾脏的缘故。

【原文】 坚成之纪,是谓收引,天气洁,地气明,阳气随,阴治化,燥行其政,物以司成,收气繁布,化洽[1]不终,其化成,其气削,其政肃,其令锐切,其动暴折疡疰[2],其德雾露萧飐,其变肃杀雕零,其谷稻黍,其畜鸡马,其果桃杏,其色白青丹,其味辛酸苦,其象秋,其经手太阴阳明,其脏肺肝,其虫介羽,其物壳络,其病喘喝胸凭仰息[3],上徵与正商同,其生齐,其病咳,政暴变则名木不荣,柔脆焦首,长气斯救,大火流,炎烁且至,蔓将槁,邪伤肺也。

【提要】 本段详细地讨论了在金运太过的年份里,自然界所出现相应的各种现象,以及对人及万物的影响。

【注释】 [1] 化洽:洽,润泽。化洽,指土气湿润而主化。

[2] 疰:zhù,音注,皮肤溃疡。

[3] 胸凭仰息:呼吸困难的一种表现,其状半仰卧半坐。

【白话解】 在金运太过,也就是坚成的年份,由于收气旺盛,使万物过早地引退,所以叫做收引。天高气爽而清洁,地气清静而明朗,阳热之气跟随在阴气之后,而发挥作用。燥金之气行使职权,万物得以收成。由于收气到来过早,致使土的化气不能完成作用。它的生化作用是收成,所以坚成之气削伐;它的职权是清肃;它的表现是锐利而刚劲;它的变化可以使人体出现急暴的损伤,或者出现皮肤溃疡;它的特性是雾露浓重,秋风萧瑟;它的异常变动是出现肃杀凋零的景象;它在谷类是稻、黍;它在畜类是鸡、马;它在果类是桃、杏;它在颜色是白、

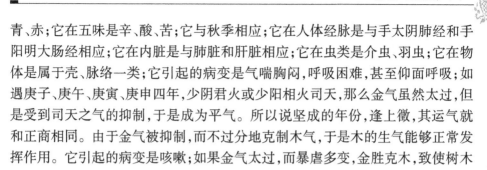

青、赤;它在五味是辛、酸、苦;它与秋季相应;它在人体经脉是与手太阴肺经和手阳明大肠经相应;它在内脏是与肺脏和肝脏相应;它在虫类是介虫、羽虫;它在物体是属于壳、脉络一类;它引起的病变是气喘胸闷,呼吸困难,甚至仰面呼吸;如遇庚子、庚午、庚寅、庚申四年,少阴君火或少阳相火司天,那么金气虽然太过,但是受到司天之气的抑制,于是成为平气。所以说坚成的年份,逢上徵,其运气就和正商相同。由于金气被抑制,而不过分地克制木气,于是木的生气能够正常发挥作用。它引起的病变是咳嗽;如果金气太过,而暴虐多变,金胜克木,致使树木不能繁茂,柔软的草类也变得末梢枯焦。金气太盛,就会有火气来制约报复它,于是暑热之气流行,炎火烧灼,树木蔓藤都将枯槁。引起的疾病,多是因为邪气伤害了肺脏的缘故。

【原文】 流衍之纪,是谓封藏,寒司物化,天地严凝,藏政以布,长令不扬,其化凛,其气坚,其政谧,其令流注,其动漂泄沃涌,其德凝惨寒雰[1],其变冰雪霜雹,其谷豆稷,其畜彘牛,其果栗枣,其色黑丹黅,其味咸苦甘,其象冬,其经足少阴太阳,其脏肾心,其虫鳞倮,其物濡满,其病胀,上羽而长气不化也。政过则化气大举,而埃昏气交,大雨时降,邪伤肾也。

故曰:不恒其德,则所胜来复,政恒其理,则所胜同化。此之谓也。

【提要】 本节详细地讨论了在水运太过的年份里,自然界所出现相应的各种现象,以及对人及万物的影响。

【注释】 [1]雰:fēn,音分,水气寒凝冻结的状态。

【白话解】 在水运太过,也就是流衍的年份,由于藏气旺盛,使万物闭藏,所以叫做封藏。寒气主宰着万物的生化,天地间阴寒凝结,闭藏之气行使职权。水胜克火,使长气受到制约,而不得发扬。它的生化作用是寒气凛冽,所以流衍之气坚凝;它的职权是宁静;它的表现是流动灌注;它的变化可以使人体腹泻如水流涌出;它的特性是阴寒凝结,惨淡冰冻;它的异常变动是冰雪霜雹;它在谷类是豆、稷;它在畜类是猪、牛;它在果类是栗、枣;它在颜色是黑、赤、黄;它在五味是咸、苦、甘;它与冬季相应;它在人体经脉是与足少阴肾经和足太阳膀胱经相应;它在内脏是与心脏和肾脏相应;它在虫类是鳞虫、倮虫;它在物体是属于浆汁肉一类;它引起的病变是胀满;如遇丙辰、丙戌两年,太阳寒水司天,水运太过,又得到司天之气的滋助,那么寒水之气更盛,水来克火,使火气更衰,于是长气不能够正常发挥作用。水气太盛,就会有土湿之气来制约报复它,于是化气大举,湿气弥漫于天地之间,大雨时常下降。引起的疾病,多是因为邪气损伤了肾脏的缘故。

所谓运气太过的年份,失去了正常的性质,暴虐无忌,而欺侮所胜之气,结果必定会有所不胜之气来制约报复它。如果五运正常地发挥作用,即使有胜气来侵犯,也可能与主岁的运气同化,就是说的这个道理。

【原文】 帝曰:天不足西北,左寒而右凉,地不满东南,右热而左温,其故何也? 岐伯曰:阴阳之气,高下之理,太少之异也。东南方,阳也,阳者其精降于下,故右热而左温。西北方,阴也,阴者其精奉于上,故左寒而右凉。是以地有高下,气有温凉,高者气寒,下者气热,故适[1]寒凉者胀,之[1]温热者疮,下之则胀已,汗之则疮已,此腠理开闭之常,太少之异耳。帝曰:其于寿夭何如? 岐伯曰:阴精所奉其人寿,阳精所降其人夭。帝曰:善。其病也,治之奈何? 岐伯曰:西北之气散而寒之,东南之气收而温之,所谓同病异治也。故曰:气寒气凉,治以寒凉,行水渍之。气温气热,治以温热,强其内守。必同其气,可使平也,假者反之[2]。帝曰:善。

一州之气,生化寿夭不同,其故何也? 岐伯曰:高下之理,地势使然也。崇高则阴气治之,污下则阳气治之,阳胜者先天,阴胜者后天,此地理之常,生化之道也。帝曰:其有寿夭乎? 岐伯曰:高者其气寿,下者其气夭,地之小大异也,小者小异,大者大异。故治病者,必明天道地理,阴阳更胜,气之先后,人之寿夭,生化之期,乃可以知人之形气矣。帝曰:善。

【提要】 本段主要讨论了五方地域的地理及气候环境不同对人体寿命、疾病及治疗都有重要影响,指出医生必须掌握这些规律,且应遵循"因地制宜"、"同病异治"的治疗法则。

【注释】 [1]适、之:均是往、至的意思。

[2]假者反之:假者,指不符其地域致病规律者;反之,即用相反的方法治疗。

【白话解】 黄帝说:西北方的阳气不足,所以北方寒而西方凉;东南方的阴气不足,所以南方热而东方温,这是什么缘故呢? 岐伯说:天气的阴阳,地势的高低,都有太过和不及的区别。东南方属于阳,阳的精气自上而下降,所以南方热而东方温;西北方属于阴,阴的精气自下而上奉,所以北方寒而西方凉。因此,地势有高有低,气候有温有凉,地势高的区域气候就寒凉,地势低的区域气候就温热。在西北寒凉的地方,人们多发生腹部胀满的病证,在东南方温热的地区,人们多发生疮疡之类的病证。腹部胀满,用泻下的方法治疗,就可以消除;疮疡病,用发汗的方法治疗,就可以痊愈。地域不同,人的肌肉皮肤之所以会有疏松与致密的差异,那是因为阴精与阳气各有太过与不及所造成的。黄帝说:上面这些情况,对人的寿命长短有什么影响吗? 岐伯说:阴精上奉的地方,阳气固密而不容易外泄,所以在那些地区生活的人们多长寿,阳精所降的地方,阳气容易发泄而不固密,所以在那些地区生活的人们多短寿。黄帝说:讲得好。如果在不同的地区发生了疾病,应该怎样治疗呢? 岐伯说:西北方天气寒冷,发生的疾病多属于外寒里热证,所以治疗时应该散其外寒,而清其里热;东南方天气温热,发生的疾病多属于内寒证,所以治疗时应该收敛阳气,而温其内寒。即使是同一种疾病,由于地理环境对人体的影响不同,治疗方法就应该有所差异,这就是所谓同病异治的道理。所以说,在天气寒冷的地方,病多为外寒内热,可以服用寒凉的药物清其内热,用药汤洗浴散其外寒;在天气温热的地方,病多为内寒,可以用温热的药物治疗,使阳气固守于内而不外泄。治疗的措施,必须与该地区的气候一致起来,才能使人体正气平复。但这仅是就一般情况而言,临床上还必须注意辨别特殊情况,例如西北方的病人,有的外虽寒而内并无热,东南方的病人,有的外虽温热而内并不寒,如果是这样的话,那么治疗方法就应当与上面所说的相反了。黄帝说:很好。

但是同属于一个地区,而人们的寿命长短也各不相同,这是什么缘故呢?岐伯说:这也是因为地理环境不同、地势高下有别所造成的。地势高的地方多寒,阴气偏盛,地势低的地方多热,阳气偏盛。阳热之气盛,时令气候与万物的生化,都提前到来,而阴寒之气盛,时令气候与万物的生化,都延迟到来,这是地势高下不一,使万物生化有迟有早的一般规律。黄帝说:生化迟早,与人们寿命长短有关系吗?岐伯说:地势高的地方,人的寿命较长;地势低的地方,人的寿命较短。地势高低相差的程度不一样,对人们寿命影响的大小也不同。高低差别小的,寿命长短的差别也小,高低差别大的,寿命长短的差别也大。因此,治疗疾病,必须懂得天道和地理,阴阳之气的多少,时令气候的先后,人们寿命的长短以及生化的时期,然后才能了解人的形体与阳气是否协调一致,从而判断疾病的性质,确定治疗措施。黄帝说:讲得好。

【原文】 其岁有不病,而藏气不应不用者何也?岐伯曰:天气制之,气[1]有所从也。帝曰:愿卒闻之。岐伯曰:少阳司天,火气下临,肺气上从,白[2]起金用,草木眚,火见燔炳,革[3]金且耗,大暑以行,咳嚏鼽衄鼻窒,曰疡,寒热胕肿。风行于地,尘沙飞扬,心痛胃脘痛,厥逆鬲不通,其主暴速。

阳明司天,燥气下临,肝气上从,苍起木用而立,土乃眚,凄沧数至,木伐草萎,胁痛目赤,掉振鼓栗,筋痿不能久立。暴热至,土乃暑,阳气郁发,小便变,寒热如疟,甚则心痛,火行于稿[4],流水不冰,蛰虫乃见。

太阳司天,寒气下临,心气上从,而火且明,丹起金乃眚,寒清时举,胜则水冰,火气高明,心热烦,嗌干善渴,鼽嚏,喜悲数欠,热气妄行,寒乃复,霜不时降,善忘,甚则心痛。土乃润,水丰衍,寒客至,沉阴化,湿气变物,水饮内稸,中满不食,皮㾦[5]肉苛,筋脉不利,甚则胕肿身后痈。

厥阴司天,风气下临,脾气上从,而土且隆,黄起水乃眚,土用革,体重肌肉萎,食减口爽,风行太虚,云物摇动,目转耳鸣。火纵其暴,地乃暑,大热消烁,赤沃下,蛰虫数见,流水不冰,其发机速。

少阴司天,热气下临,肺气上从,白起金用,草木眚,喘呕寒热,嚏鼽衄鼻窒,大暑流行,甚则疮疡燔灼,金烁石流。地乃燥清,凄沧数至,胁痛善太息,肃杀行,草木变。

太阴司天,湿气下临,肾气上从,黑起水变,埃冒云雨,胸中不利,阴痿气大衰而不起不用。当其时[6]反腰脽痛,动转不便也,厥逆。地乃藏阴,大寒且至,蛰虫早附[7],心下痞痛,地裂冰坚,少腹痛,时害于食,乘金则止水增,味乃咸,行水减也。

【提要】 本段主要讨论了五运之气,受制于司天、在泉之六气,五行五脏之气顺从之,以及司天之气所引起的自然变化和人体发病的情况。在对这些复杂的自然现象及病理的阐述中,贯穿着五行生克的基本理论。

【注释】 [1]气:这里指人身五脏之气。

[2]白:是燥金之气的代名词。

[3]革:变革的意思。

[4]稿:"槁"之误。

[5]皮痛:痛,音顽,麻木沉重的意思。皮痛,指皮肤麻木不仁一类的病证。

[6]当其时:值土旺之时。

[7]附:归藏的意思。

【白话解】 有些年份,根据岁运推算应当发生某种疾病而不发生,五脏之气应当与岁运相应而不相应,这是为什么呢?岐伯说:这是因为受着司天之气的制约,人体的五脏之气顺从司天之气而发生变化的缘故。黄帝说:希望详细地听一听其中的道理。岐伯说:寅、申年,少阳相火司天,火气下临于地气,火能克金,所以人体中的肺脏受到制约,肺气顺从司天之气,金被火气所使用,进而克制木气,于是草木蒙受灾害。火热之气烧灼,清凉的金气被消耗,炎暑之气大规模流行。火盛伤肺,所以人们多发生咳嗽、喷嚏、流涕、衄血、鼻塞不利、口疮、寒热往来、浮肿等病证。少阳相火司天,则厥阴风木在泉,于是风气起于大地,尘沙飞扬,在人体可以发生心痛、胃脘痛、厥逆、胸膈不通等病证。由于风行急速,所以发病急暴,变化迅速。

卯、酉年,阳明燥金司天,燥金下临地气,金能克木,所以人体中的肝脏受到制约,肝气顺从司天之气,木被金气所使用,进而克制土气,脾土因而蒙受灾害。金气旺盛,所以凄沧清冷之气时常发生。金盛克木,致使草木枯萎。在人体多发生胁痛、目赤、眩晕、震颤、战栗、筋痿不能久立等病证。阳明燥金司天,则少阴君火在泉,于是暴热流行于天,暑气蒸腾于地。在人体由于阳气郁结而发生疾病,可以出现小便不正常,寒热往来好像疟疾,严重的还会出现心痛等病证。火热之气流行于草木枯槁的冬季,流水不能结冰,蛰虫不藏反而出来活动。

辰、戌年,太阳寒水司天,寒水之气下临于地气,水能克火,所以人体中的心脏受到制约,心气顺从司天之气,火被水气所使用,火气盛进而克制金气,因而肺金蒙受灾害。由于寒水之气过盛,所以寒冷的气候时常出现。寒气太盛,使水结成冰。火被水气所使用,而火气盛,于是发生心热、烦闷、咽喉干燥、时常口渴等病证;若因火旺而伤害肺金,就会发生鼻塞、喷嚏、容易悲哀等病证;火气向上,寒气向下，阴阳相互牵引，还会出现呵欠连声的症状。火热之气妄行，就会有寒水之气来报复它，所以发生寒霜不时下降；在人体中，寒水伤害心火，使心气虚而发生健忘，严重的还会发生心痛等病证。太阳寒水司天，则太阴湿土在泉，所以土气滋润，而水湿丰盛。太阴在泉，湿土之客气，加临于主气的终气寒水之上，水与湿相合，二气都属于阴，因而阴气深重，万物也因寒湿太重而发生变化。在人体可以发生水饮内停、腹中胀满、不能饮食、皮肤麻痹、肌肉不仁、筋不柔和、脉不通利等病证，严重的还会发生浮肿，背部生痈肿。

巳、亥年，厥阴风木司天，风木之气下临于地气，木能克土，所以人体中的脾脏受到制约，脾气顺从司天之气，土被木气所使用，因而土湿之气变得厚实，土盛制水，使肾水蒙受灾害。木气旺盛，土气受到制约，所以脾土发生病变，人们多发生身体沉重、肌肉枯萎、食欲减退、口淡无味等病证。风木之气在天空中流行，浮云飘忽，万物摇动。在人体，可以发生目眩、耳鸣。厥阴风木司天，则少阳相火在泉，风火相煽，所以火气横行，地气暑热。在人体，火热消烁津液，而出现小便短赤，或热盛迫血，发生赤色血痢。因为火气温热，所以蛰虫当藏不藏，而出来活动，流水也不能结冰。风性善于运动变化，所以引起的疾病急骤，变化迅速。

子、午年，少阴君火司天，火热之气下临于地气，火能克金，所以人体中的肺脏受到制约，肺气顺从司天之气，金被火气所使用，进而克制木气，于是草木蒙受灾害。火热盛而伤肺金，所以出现喘息、呕吐、恶寒、发热、喷嚏、流涕、衄血、鼻塞等病证。暑热之气大规模流行，还会使人们发生疮疡、高热等症状；炎暑酷热极盛，好像能使金石熔化流动一样。少阴君火司天，则阳明燥金在泉，所以地气干燥清凉，凄沧之气时常出现。在人体，多发生胁肋疼痛，时常叹息等病证。由于肃杀之气流行，所以草木也发生变化。

丑、未年，太阴湿土司天，湿土之气下临于地气，土能克水，所以人体中的肾脏受到制约，肾气顺从司天之气，水被土气所使用，进而克制心火。水湿之气盛，所以阴云笼罩，雨水时常下降；水盛火衰，在人体多发生胸闷不舒，阳痿不举等阳气不足的病证。若遇湿土之气旺盛的时令，反而会使人腰椎疼痛，动转不便利，或者发生厥逆。太阴司天，则太阳寒水在泉，所以地气阴凝闭藏，严寒的气候提前到来，蛰虫也很早就开始藏伏。在人体，可以发生心下痞塞而疼痛。若寒气太盛，土裂冰坚，在人体会发生少腹疼痛，时常妨碍饮食。若水气顺从金气而变化，金能生水，使寒凝更加显著，所以井泉增长，水味变咸，而江河流动之水减少。

【原文】　帝曰：岁有胎孕不育，治之不全，何气使然？岐伯曰：六气五类[1]，有相胜制也，同者盛之，异者衰之，此天地之道，生化之常也。故厥阴司天，毛虫静[2]，羽虫育，介虫不成；在泉，毛虫育，倮虫耗[3]，羽虫不育。少阴司天，羽虫静,介虫育,毛虫不成;在泉,羽虫育,介虫耗不育。太阴司天,倮虫静,鳞虫育,羽虫不成;在泉,倮虫育,鳞虫不成。少阳司天,羽虫静,毛虫育,倮虫不成;在泉,羽虫育,介虫耗,毛虫不育。阳明司天,介虫静,羽虫育,介虫不成;在泉,介虫育,毛虫耗,羽虫不成。太阳司天,鳞虫静,倮虫育;在泉,鳞虫耗,倮虫不育。诸乘所不成之运,则甚也。故气主[4]有所制,岁立有所生,地气制己胜,天气制胜己,天制色,地制形,五类衰盛,各随其气之所宜也。故有胎孕不育,治之不全,此气之常也,所谓中根也。根于外者亦五,故生化之别,有五气五味五色五类五宜也。

帝曰:何谓也? 岐伯曰:根于中者,命曰神机,神去则机息。根于外者,命曰气立,气止则化绝。故各有制,各有胜,各有生,各有成。故曰:不知年之所加,气之同异,不足以言生化。此之谓也。

【提要】 本节主要讨论了运气对五虫孕育与生化的作用和影响。

【注释】 〔1〕五类:指五类动物,即毛虫、羽虫、倮虫、鳞虫、介虫。

〔2〕静:即安静状态。

〔3〕耗:生育受到耗损。

〔4〕气主:六气所主之司天在泉。

【白话解】 黄帝说:在同一年份之中,各种不同的动物,有的能够受孕作胎而繁殖,有的却不能生育,这种生化不同的原因,究竟是什么呢? 岐伯说:六气和五行生化了五种不同的虫类,而运与气之间存在着相互制约的关系,如果六气与五运相同,那么与运气相应的虫类,就会繁衍兴盛;如果六气和五行不同,相应的虫类就会出现衰退,这是自然界中万物生化的一般规律。所以逢巳、亥年,厥阴风木司天,毛虫不受影响而安静,羽虫可以生育,介虫不能生成;若寅、申年,厥阴风木在泉,毛虫可以生育,倮虫遭到损耗,羽虫不能孕育。逢子、午年,少阴君火司天,羽虫不受影响而安静,介虫可以生育,毛虫不能生成;若卯、酉年,少阴君火在泉,羽虫可以生育,介虫遭到损耗而不能孕育。逢丑、未年,太阴湿土司天,倮虫不受影响而安静,鳞虫可以生育,羽虫不能生成;若辰、戌年,太阴湿土在泉,倮虫可以生育,鳞虫不能生成。逢寅、申年,少阳相火司天,羽虫不受影响而安静,毛虫可以生育,倮虫不能生成;若巳、亥年,少阳相火在泉,羽虫可以生育,介虫遭到损耗,毛虫不能生成。逢卯、酉年,阳明燥金司天,介虫不受影响而安静,羽虫可以生育,介虫不能生成;若子、午年,阳明燥金在泉,介虫可以生育,毛虫遭到损耗,羽虫不能生成。逢辰、戌年,太阳寒水司天,鳞虫不受影响而安静,倮虫可以生育;若丑、未年,太阳寒水在泉,鳞虫遭到损耗,倮虫不能生成。如果不能孕育生成的五运,再遇到不能孕育生成的六气,那么情况就会更加严重。所以说司天、在泉之气,对动物盛衰都有一定的影响,而各年的岁运,则是万物生化与发展的重要保障。在泉之气能制约己所胜的岁运,司天之气能制约胜己的岁运。司天之气属于阳,所以能制约五色,在泉之气属于阴,因而能影响形质。五类动物的繁衍与衰退,各自随着运气的不同而变化。所以一年之中,各类动物有受孕作胎繁殖与不能生育等不同的生化表现,这都是由运气的一般规律所决定的,这种情况称为中根,也就是动物类生命的内在根源。在自然界中,那些无知觉的植物类,它们生命的根源,同样也是五运六气,而以皮壳作为存在的象征,叫做根于外,并且顺从五行的规律,产生臊、焦、香、腥、腐五气,酸、苦、甘、辛、咸五味,青、赤、黄、白、黑五色等,而分别为五类植物,各类按其五行属性,分别与五运六气相应。

黄帝说:这是什么道理?岐伯说:凡根于中的动物类,以神为生命的根本,它们的知觉运动,就是神的功能表现,叫做神机。所以说如果神败散而去,功能也就随之消失,动物也就死亡了;根于外的植物类,借助外界的六气而生存、成立,叫做气立。它们生、长、化、收、藏的生化过程,就是六气盛衰的表现,所以说如果六气停止,生化也就随之而断绝,植物的生命也就终止了。因此,五运六气对于自然界中的万物,有制约、消耗、发生、成熟等不同的作用。所谓不懂得各年五运与六气的相互加临的情况,以及六气对于万物不同的作用,就没有资格谈论万物的生化问题,就是说的这个道理。

【原文】 帝曰:气始而生化,气散而有形,气布而蕃育,气终而象变,其致一也。然而五味所资,生化有薄厚,成熟有少多,终始不同,其故何也?岐伯曰:地气制之也,非天不生,地不长也。帝曰:愿闻其道。岐伯曰:寒热燥湿,不同其化也。故少阳在泉,寒毒不生,其味辛,其治苦酸,其谷苍丹。阳明在泉,湿毒不生,其味酸,其气湿,其治辛苦甘,其谷丹素。太阳在泉,热毒不生,其味苦,其治淡咸,其谷黔秬[1]。厥阴在泉,清毒不生,其味甘,其治酸苦,其谷苍赤,其气专,其味正。少阴在泉,寒毒不生,其味辛,其治辛苦甘,其谷白丹。太阴在泉,燥毒不生,其味咸,其气热,其治甘咸,其谷黔秬。化淳则咸守,气专则辛化而俱治。

【提要】 本段具体讨论了在泉六气每气所主五味五谷的各自特点。

【注释】 [1] 秬:qú,音渠,即黑黍,属水。

【白话解】 黄帝说:气是万物的根本,有了气就开始有生化,气流动就能造就成形体,气敷布就有生命繁衍,气到了极点事物就会发生变更。这个过程对于万物来说,都是一致的。然而,各种物类,虽然它们都是依赖五味来滋生的,但在生化上却有厚有薄,在成熟的程度上有多有少,无论开始和终结都各不相同,这是什么缘故呢?岐伯说:这是因为受在泉之气制约的结果。所以说万物非天气而不能生,非地气而不能长。黄帝说:我想听听其中的道理。岐伯说:寒、暑、燥、湿的气化作用,各不相同。所以少阳相火在泉的年份,寒毒之物不能生。火能克金,所以凡辛味之物都不能生。于它相应的滋味是苦味、酸味;它在谷物是属于青色和红色之类。阳明燥金在泉的年份,湿毒之物不能生。金能克木,所以凡酸味之物也和湿润之物一样不能生。与它相应的滋味是辛味、苦味、甘味;它在谷物是属于红色和白色之类。太阳寒水在泉的年份，热毒之物不能生。水能克火，所以凡苦味之物都不能生。与它相应的滋味是咸味、淡味；它在谷物是属于土黄色和黑色之类。厥阴风木在泉的年份，清毒之物不能生。木能克土，所以凡甘味之物都不能生。与它相应的滋味是酸味、苦味；它在谷物是属于青色和红色之类。厥阴风木在泉，则少阳相火司天，上为少阳，下为厥阴，木火之气相合，气化专一，所以滋味纯正。少阴君火在泉的年份，寒毒之物不能生。火能克金，所以凡辛味之物都不能生。与它相应的滋味是辛味、苦味、甘味；它在谷物是属于白色和红色之类。太阴湿土在泉的年份，燥毒之物不能生。土能克水，所以凡咸味、气热之物都不能生。与它相应的滋味是甘味、咸味；它在谷物是属于黄色和黑色之类。太阴属于土，在泉属于地，太阴在泉，正是土气居于地位，所以它的气化淳厚，足以制约水气，因而咸味得以内藏而不外泄；又因为土气精专，而能生金，所以辛味也得以生化，金土之气共同主持时令。

【原文】 故曰：补上下者从之，治上下者逆之，以所在寒热盛衰而调之。故曰：上取下取，内取外取，以求其过。能[1]毒者以厚药，不胜毒者以薄药。此之谓也。气反者，病在上，取之下；病在下，取之上；病在中，傍取之。治热以寒，温而行之[2]；治寒以热，凉而行之；治温以清，冷而行之；治清以温，热而行之。故消之削之，吐之下之，补之泻之，久新同法。

帝曰：病在中而不实不坚，且聚且散，奈何？岐伯曰：悉乎哉问也！无积者求其藏，虚则补之，药以祛之，食以随之，行水渍之，和其中外，可使毕已。

帝曰：有毒无毒，服有约[3]乎？岐伯曰：病有久新，方有大小，有毒无毒，固宜常制矣。大毒治病，十去其六，常毒治病，十去其七，小毒治病，十去其八，无毒治病，十去其九，谷肉果菜，食养尽之，无使过之，伤其正也。不尽，行复如法，必先岁气，无伐天和，无盛盛，无虚虚，而遗人夭殃，无致[4]邪，无失正，绝人长命。

帝曰：其久病者，有气从不康，病去而瘠，奈何？岐伯曰：昭乎哉圣人之问也！化不可代，时不可违。夫经络以通，血气以从，复其不足，与众齐同，养之和之，静以待时，谨守其气，无使倾移，其形乃彰，生气以长，命曰圣王。故大要[5]曰：无代化，无违时，必养必和，待其来复。此之谓也。帝曰：善。

【提要】 本节根据运气的太过不及对人发病的影响，论述了治疗疾病的许多宝贵而又实用的基本原则和具体方法。

【注释】 [1] 能：音义同耐。

[2] 行之：指服药。

[3] 约：规则。

[4] 致：招引的意思。

[5] 大要：古经书。

【白话解】 所以说，要调补因为司天、在泉之气不及而造成的虚证，应该用顺从其气的方法治疗，如用辛味补肺、甘味补脾之类；要调治因为司天、在泉之气太过而引起的实证,应该用逆其气的方法治疗,如用苦味治肺、酸味治脾之类。治法要以疾病所在部位和寒热盛衰的性质为根据。虽然有从上治、从下治、从内治、从外治等各种治法,但使用时总要先明确气的太过与不及,根据疾病的部位,才能确定适宜的治疗方法。还要根据病人的体质,对于能够耐受剧烈药物的人,就给予气味厚而作用峻猛的药物;对于不能耐受剧烈药物的人,就给予气味薄而作用缓和的药物,就是说的这个道理。如若疾病出现了假象,就应当用反治法来治疗,病在上的,从下部治疗;病在下的,从上部治疗;病在中央的,从四旁来治疗。治疗热病用寒性药,而采用温服法;治疗寒病用热性药,而采用凉服法;治疗温病用清凉药,而采用冷服法;治疗清冷的病用温性药,而采用热服法。如若疾病没有出现假象的,便不需用反治法,而用消法通积滞,用削法攻坚凝,用吐法涌出上焦之邪,用下法攻逐下焦之实,用补法治疗虚证,用泻法治疗实证。不论是久病还是新病,都应该遵循以上治疗法则。

黄帝说:若病在内部,不实也不坚硬,有时聚而成块,有时散而无形,这种病应当怎样治疗呢? 岐伯说:你问得真详尽啊! 这种病如果是没有积滞的话,就应该从内脏来寻求病因,属于虚证的用补法,兼有邪气的,可以用药物驱逐它,随即用饮食辅助,调和胃气;或者用药汤洗浴法,祛除邪气,疏通经络,使内外调和,疾病就可以痊愈了。

黄帝说:作用峻猛的有毒药物与作用和平的无毒药物,在服用方法上有一定制度吗? 岐伯说:疾病有新久的不同,方剂有大小的区别,有毒的药物和无毒的药物,在应用方面,当然有一定的制度。凡用毒性大的药物治病,只能用到病邪去除十分之六,就应该停药;用一般毒性的药物治病,只能用到病邪去除十分之七,就应该停药;用毒性小的药物治病,只能用到病邪去除十分之八,就应该停药;即便是用没有毒性的药物治病,也只能用到去除病邪的十分之九,就应该停药。随后可以用五谷、肉类、果品、蔬菜等饮食物进行调养。这样就可以使正气逐渐恢复,邪气尽去。总之,用药不能过量,以免损伤人体的正气。假如病邪不能靠饮食调养而去除,那么还可以按照上面所说的给药方法,进行治疗。必须首先明确当年的运气,是太过还是不及,治疗时才不致违背天人相应的规律,而攻伐人体的和平之气。不要犯实证用补法,虚证用泻法的错误,那样会使实邪更盛,正气更虚,而给病人留下后患;用补法时不要招致邪气侵害,用泻法时不能损伤人体正气,否则就会断送病人的性命。

黄帝说:有久病的人,正气虽然已经调顺,却不能完全恢复健康;病邪虽然已经除去,身体仍然很瘦弱,这时应该怎么办呢? 岐伯说:这是只有圣人才能提出来的问题啊! 天地运气对万物的影响,是人力所不能代替的,四时阴阳的变迁,人们也是不能违背的。所以,病人只能注意适应天地四时的变化,使经络通畅,气血和顺,慢慢地恢复它的不足,要和正常人养生方法一样,静养精神,调和五脏,耐心地等待天时,谨慎地保护正气,不要使它泄漏耗损。这样,病人的形体自然就会日渐充实,生气也会一天一天地增长起来,这就叫圣王调养之法。《大要》上所说:不要试图用人力代替天地变化的规律,不要违背四时阴阳的顺序,必须静养精神,调和血脉,安心等待正气的恢复,就是这个意思。黄帝说:讲得好。

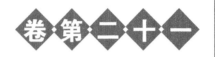

六元正纪大论篇第七十一

【篇解】 "六元"就是风、热、火、湿、燥、寒主岁的六气;"正纪"是指正常的变化规律,本篇主要说明六气即风、热、火、湿、燥、寒司天在泉,与五运即木、火、土、金、水值年时气候、物候、灾害等的变化规律,并提出因病施治的治疗原则。所以叫"六元正纪大论"。

【原文】 黄帝问曰:六化六变,胜复淫治,甘苦辛咸酸淡先后,余知之矣。夫五运之化,或从五气,或逆天气,或从天气而逆地气,或从地气而逆天气,或相得,或不相得,余未能明其事。欲通天之纪,从地之理,和其运,调其化,使上下合德,无相夺伦,天地升降,不失其宜,五运宣行,勿乖其政,调之正味,从逆奈何?岐伯稽首再拜对曰:昭乎哉问也,此天地之纲纪,变化之渊源,非圣帝孰能穷其至理欤!臣虽不敏,请陈其道,令终不灭,久而不易。帝曰:愿夫子推而次之,从其类序[1],分其部主[2],别其宗司[3],昭其气数[4],明其正化[5],可得闻乎?岐伯曰:先立其年以明其气,金木水火土运行之数,寒暑燥湿风火临御之化[6],则天道可见,民气可调,阴阳卷舒[7],近而无惑,数之可数者,请遂言之。

【提要】 本段提出六气变化与自然界万物有密切关系的问题。指出确定各年运气的基本方法,是用天干定运,用地支定气,把运与气配合起来,就可以推算各年的气候、疾病的特点。

【注释】 [1]类序:类属及次序。如甲乙类天干,子午属地支,甲为天干之始,子为地支之始,各有次序。

[2]部主:司天在泉,左右间气,各有一定部位,而主其时之气。

[3]宗司:指一年之中,有主岁之运气以统之,各步之中有相应之气以司之。

[4]气数:五运六气各有其气,也各有其数。

[5]正化:当其位者为正,非其位者为邪。

[6]临御之化:指六气司天在泉之气化。

[7]阴阳卷舒:阴阳互为收藏舒张。

【白话解】 黄帝问道:关于六气的正常生化规律和异常变化,及胜气、复气、淫邪、和平之间的关系,甘苦辛咸酸淡诸气味生化先后的情况,我已经知道了。但是五运的变化和司天在泉之气错综复杂,或与司天之气相顺从,或与司天之气相悖逆;或与司天之气相顺从,而与在泉之气相悖逆;或与在泉之气相顺从,而与司天之气相悖逆;或客气与主气相互助长,或客气与主气相互制约,我还不完全明白其中的道理。想要进一步通晓天气运行的规律,了解地上五行变化的道理,以便据此调和五运的盛衰及生化,使司天、在泉之气上下相互协调、不发生冲突,天地升降的规律正常,运转不乱;使五运之气运行正常,而不违背其规律,从而使万物生、长、化、收、藏的生化过程得以顺利进行。要达到上述的目的,就需要调和饮食和药物的性味,或用从治法,或用逆治法,请问应当怎样掌握呢?岐伯再次恭敬地鞠躬答道:你提的这个问题真高明啊! 这是有关天地的纲领,也是运气学说的根本问题,若不是圣明之帝,哪能探讨这样高深的理论呢! 我尽管没有什么学识才智,但愿意讲述其中的道理,使它永远不会灭绝或改变,并能长期流传下去。

黄帝说:希望先生把这些道理进一步推演,使它更加条理化,根据规律本身的特点进行分类和排序,以区分六气六步的主从位置,以及三阴三阳主持各年的气候特点,详细说明五运之气的常数和计算法则,这些内容能讲给我听听吗? 岐伯回答说:首先必须确立每年的天干地支以明确主岁之气,以及木、火、土、金、水五运的常数和寒、暑、燥、湿、风、火六气的主从变化。如此,就可以掌握自然界的变化规律,人们因为运气而产生的疾病就可以调养,也就能认识阴阳盛衰的道理,而不致迷惑了。现在,我仅将能够用一般理论进行推算的内容讲给你听一听吧。

【原文】 帝曰:太阳之政奈何? 岐伯曰:辰戌之纪也。

太阳 太角 太阴 壬辰 壬戌 其运风,其化鸣紊启拆,其变振拉摧拔,其病眩掉目瞑。

太角(初正) 少徵 太宫 少商 太羽(终)

太阳 太徵 太阴 戊辰 戊戌同正徵[1]。其运热,其化暄暑郁燠,其变炎烈沸腾,其病热郁。

太徵 少宫 太商 少羽(终) 少角(初)

太阳 太宫 太阴 甲辰岁会(同天符)[2]甲戌岁会(同天符)其运阴埃,其化柔润重泽,其变震惊飘骤,其病湿下重。

太宫 少商 太羽(终) 太角(初) 少徵

太阳 太商 太阴 庚辰 庚戌 其运凉,其化雾露萧飔,其变肃杀雕零,其病燥背瞀胸满。

太商 少羽(终) 少角(初) 太徵 少宫

太阳　太羽　太阴　丙辰天符　丙戌天符。其运寒,其化凝惨溧冽,其变冰雪霜雹,其病大寒留于溪谷。

太羽(终)　太角(初)　少徵　太宫　少商

凡此太阳司天之政,气化运行先天,天气肃,地气静,寒临太虚,阳气不令,水土合德,上应辰星镇星。其谷玄黅,其政肃,其令徐。寒政大举,泽无阳焰,则火发待时。少阳中治,时雨乃涯,止极雨散,还于太阴,云朝北极,湿化乃布,泽流万物,寒敷于上,雷动于下,寒湿之气,持于气交。民病寒湿,发肌肉萎,足痿不收,濡泻血溢。初之气,地气迁,气乃大温,草乃早荣,民乃厉,温病乃作,身热头痛呕吐,肌腠疮疡。二之气,大凉反至,民乃惨,草乃遇寒,火气遂抑,民病气郁中满,寒乃始。三之气,天政布,寒气行,雨乃降。民病寒,反热中,痈疽注下,心热瞀闷,不治者死。四之气,风湿交争,风化为雨,乃长乃化乃成。民病大热少气,肌肉萎足痿,注下赤白。五之气,阳复化,草乃长乃化乃成,民乃舒。终之气,地气正,湿令行,阴凝太虚,埃昏郊野,民乃惨凄,寒风以至,反者孕乃死。故岁宜苦以燥之温之,必折其郁气,先资其化源,抑其运气,扶其不胜,无使暴过而生其疾,食岁谷[3]以全其真,避虚邪以安其正。适气同异,多少制之,同寒湿者燥热化,异寒湿者燥湿化,故同者多之,异者少之,用寒远寒,用凉远凉,用温远温,用热远热,食宜同法。有假者反常,反是者病,所谓时也。

【提要】　本段论述了太阳司天运气的情况,并简要叙述了其正常气候表现、异常变化及其引起疾病的表现,和预防治疗这些疾病的法则。

【注释】　[1]同正徵:戊年为火运太过之年,但遇寒水之气的制约,所以变成火运平气了,就如同正徵之年,故叫"同"正徵。以下凡遇太过之年言"同"者,均为此意。

[2]同天符:中运与在泉之气相同的,阳年为同天符、阴年为同岁会。

[3]岁谷:与主岁之气相和的谷类,即感司天在泉的气运而成熟的谷物,叫岁谷。

【白话解】　黄帝问:太阳寒水司天的运气情况是怎样的?岐伯说:这是用地支的辰、戌代表的年份。在辰年、戌年,太阳寒水司天,太阴湿土在泉。

在壬辰年、壬戌年,太阳寒水司天,太阴湿土在泉。壬为天干中的阳干,在五行中属木,故这两年为木运太过,称为太角。木运之气为风,因而木运太过之年表现为风气偏胜,气候偏温。它的正常气候表现为:微风吹拂万物发出阵阵鸣响,自然界的万物生机活跃,草木的萌芽破土而出;它的异常变化表现为:狂风大作,振动、摧毁、折断万物,树木拔倒;它所引起的疾病表现为:头晕目眩,抽搐振颤,视物不清。

客运以每年的"中运"为初运,按着五行太少相生的顺序分为五步运行,逐年随中运变迁,十年为一个周期。例如:甲己年,甲为阳干,属土运太过,则客运五步的第一步便是太宫;因为太生少,土生金,所以第二步便是少商;如此类推,则第三步是太羽,第四步是少角,第五步即终运是太徵。己年为土运不及,则客运五步的第一步是少宫,第二步是太商,第三步是少羽,第四步是太角,第五步是

311

少徵。其余各年的客运五步都是如此推算的。因此壬辰、壬戌年的客运五步如下所示:初之运太角,二之运少徵,三之运太宫,四之运少商,终之运太羽。在这两年中主运与客运相同,均起于太角,终于太羽。

戊辰年、戊戌年,太阳寒水司天,太阴湿土在泉。戊为阳干,在五行中属火,故这两年为火运太过,称为太徵。但是因为太过的火运受到司天寒水之气的制约,就变成了火运的平气了。火运之气为热,因而这两年的气候偏热。其正常气化表现为:气候温热渐渐成为暑热郁蒸;其异常变化表现为:炎热炽烈,就像沸水蒸腾;它引起的疾病多表现为热郁在里的证候。

客运五步是:初之运太徵,二之运少宫,三之运太商,四之运少羽,终之运太角。主运在每年都是从木开始,然后按照五行的次序,太少相生,而终止于水运,分为五步;但每一步是太还是少,则需从当年的年干太少上推至角,才能确定。在戊辰、戊戌这两年,戊为阳干,属太徵,火由木生,太由少生,所以主运的初运便是少角,二之运太徵,三之运少宫,四之运太商,终之运少羽。

甲辰年、甲戌年,太阳寒水司天,太阴湿土在泉。甲为阳干,在五行中属土,故这两年为土运太过,称为太宫。由于太过的土运与在泉的湿土之气相同,所以把这种情况叫做同天符。另外,在地支与五行的第二种配合中,辰戌丑未都属于土,因而甲辰年、甲戌年的年支都属于土,与土运相同,把这种情况叫做岁会。土运之气为湿,因而在土运太过之年,气候多阴云雨湿。它的正常气候表现为润泽多湿;它的异常变化表现为:雷声大作,狂风暴雨;它引起的疾病为湿邪侵犯人体下部,表现为肢体沉重。

客运五步是:初之运太宫,二之运少商,三之运太羽,四之运少角,终之运太徵。主运五步是:初之运太角,二之运少徵,三之运太宫,四之运少商,终之运太羽。

庚辰年、庚戌年,太阳寒水司天,太阴湿土在泉。庚为阳干,在五行中属金,故这两年为金运太过,称为太商。金运之气为凉,因而金运太过之年,气候偏于清凉。它的正常气化表现为雾露萧瑟;它的异常变化表现为:肃杀之气流行,草木凋零;它引起的疾病多为津液亏乏而干燥,胸背部胀满烦闷。

客运五步是:初之运太商,二之运少羽,三之运太角,四之运少徵,终之运太宫。主运五步是:初之运少角,二之运太徵,三之运少宫,四之运太商,终之运少羽。

丙辰年、丙戌年,太阳寒水司天,太阴湿土在泉。丙为阳干,在五行中属水,故这两年为水运太过,称为太羽。因为水运与司天寒水之气相同,所以把这种情况称为天符。水运之气寒,因而水运太过之年,气候偏于寒冷。它的正常气化表现为寒风凛冽,凝敛凄惨;它的异常变化表现为:冰雪霜雹;它引起的疾病多为寒气留滞在筋肉关节的空隙之处。

客运五步是:初之运太羽,二之运少角,三之运太徵,四之运少宫,终之运太商。主运五步是:初之运太角,二之运少徵,三之运太宫,四之运少商,终之运太羽。

凡是上述的辰、戌的年份,太阳寒水之气司天而行使职权的时候,其气化太过,气候常常先于时令而到来。司天之气肃厉,在泉之气清静,寒湿之气充满宇宙,温和的阳气不能正常布散。司天的寒水之气与在泉的湿土之气相互配合而发挥作用。天上的辰星、镇星与它相应则光芒显著;黄色和黑色的谷物与它相应能够成熟。其气象清肃,作用徐缓。如果寒气的作用过分发挥,阳气受到严重的抑制,致使湖泽中不见阳热之气升腾,火气只能等待时机而发。等到主气的三之气,即少阳相火主持时令的时候,寒水的客气加于主气相火之上,则雨露及时下降。三气之后,雨水终止。待到四之气时,在泉的湿土之气发挥作用,天空中的云气朝向北极,湿气四布,万物则得到灌溉和润泽。太阳寒水布于上,少阴雷火动于下,寒湿之气相持于气交中。此时,人们易患寒湿内盛、肌肉痿软、两足痿弱不能运动、大便泄泻、血液外溢等病证。

初之气,主气为厥阴风木,客气为少阳相火,为上一年的在泉之气迁移运转而来,气候非常温暖,草木就提前繁荣了。人们最易感受具有传染性质的疫疠之气,而发生温病,其临床表现是身热、头痛、呕吐、肌肉皮肤斑疹以及溃疡。

二之气,主气为少阴君火,客气为阳明燥金,反而有大凉的气候出现,人们寒冷凄惨,草木不能生长,火气受到抑制。人们易患气郁不舒、腹中胀满等病证。司天的寒水之气开始发生。

三之气,主气为少阳相火,客气为太阳寒水,即司天之气。有寒凉的气候流行,雨水下降。人们易患外寒里热、痈疽、下痢以及心中烦热、神志昏蒙等病证。如果不及时治疗,就会死亡。

四之气,主气为太阴湿土,客气为厥阴风木,主客之气相加,风湿两气交争,湿得风转化为雨水,万物因而生长、化育、成熟。人们易患高热、少气、四肢肌肉痿软无力、赤白痢疾等病证。

五之气,主气为阳明燥金,客气为少阴君火,阳气重新发挥作用,草木因而生长、化育、成熟。人们也感到舒畅而无病。

终之气,主气为太阳寒水,客气为少阴湿土,即在泉之气,因为太阴之气正盛,湿气得以流行,宇宙间阴气凝聚,尘土飞扬,蒙蔽郊野。人们受到如此气候的影响,也感到凄惨。如果此时再有寒风到来,风能胜湿,风气不当至而至,孕妇就会受影响而流产。

凡上述太阳寒水司天、太阴湿土在泉、五运太过的十年中,疾病的性质多属寒湿,治疗应该选用味苦性温的药物,用苦味燥湿,用温性治寒。要避免引起气郁的原因,应首先要培养受制约之气的生化之源,如水胜而火郁,既要减少水气,又要培补木气,因木能生火而为火的化生之源。如此,抑制太过之气,扶植不及之气,不使它们由于过度偏盛偏衰而导致疾病。饮食方面,要选用与岁气相应的黑色和黄色的谷类,以保全真气;生活起居要避免邪气侵袭,以保持正气充沛。根据五运与司天、在泉之气的异同,以确定药物及其用量。如果岁运与六气都属于寒湿,就应选用燥热之品调治;如果岁运与六气寒湿不同,就应选用去湿之品调治;气与运相同而气势盛的,药物用量可以多些,以抑制太过;气与运不相同而气势弱的,用药量也要相应减少。要注意的是,在寒冷的季节应避免过用寒性药;在清凉的季节应避免过用凉性药;在温暖的季节应避免过用温性药;在炎热的季节应避免过用热性药。饮食宜忌也同上述。但如果气候反常,就要用相反的方法。以上是根据气候变化防治疾病的一般规律,违反这个规律就会引起新的疾病,这也就叫做因时制宜。

【按语】 角、徵、宫、商、羽:此为古代五种音阶。五音与五运相配,故五音又代表五运,即角为木、徵为火、宫为土、商为金、羽为水。太为太过,少为不及,阳年为太,阴年为少。以此来说明一年中主客运的次序。以下均同。

【原文】 帝曰:善。阳明之政奈何?岐伯曰:卯酉之纪也。

阳明　少角　少阴　清热胜复同,同正商。丁卯岁会　丁酉　其运风清热。

少角(初正)　太徵　少宫　太商　少羽(终)

阳明　少徵　少阴　寒雨胜复同,同正商。癸卯(同岁会)　癸酉(同岁会)其运热寒雨。

少徵　太宫　少商　太羽(终)　太角(初)

阳明　少宫　少阴　风凉胜复同。己卯　己酉　其运雨风凉。

少宫　太商　少羽(终)　少角(初)　太徵

阳明　少商　少阴　热寒胜复同,同正商。乙卯天符　乙酉岁会,太一天符。其运凉热寒。

少商　太羽(终)　太角(初)　少徵　太宫

阳明　少羽　少阴　雨风胜复同,同少宫。辛卯　辛酉　其运寒雨风。

少羽(终)　少角(初)　太徵　少宫　太商

凡此阳明司天之政,气化运行后天,天气急,地气明,阳专其令,炎暑大行,物燥以坚,淳风乃治,风燥横运,流于气交,多阳少阴,云趋雨府,湿化乃敷。燥极而泽,其谷白丹,间谷命太者,其耗白甲品羽,金火合德,上应太白荧惑。其政切,其令暴,蛰虫乃见,流水不冰,民病咳嗌塞,寒热发,暴振溧癃闷,清先而劲,毛虫乃死,热后而暴,介虫乃殃,其发躁,胜复之作,扰而大乱,清热之气,持于气交。初之气,地气迁,阴始凝,气始肃,水乃冰,寒雨化。其病中热胀,面目浮肿,善眠,鼽衄嚏欠呕,小便黄赤,甚则淋。二之气,阳乃布,民乃舒,物乃生荣。厉大至,民善暴死。三之气,天政布,凉乃行,燥热交合,燥极而泽,民病寒热。四之气,寒雨降。病暴仆,振栗谵妄,少气嗌干引饮,及为心痛痈肿疮疡疟寒之疾,骨痿血便。五之气,春令反行,草乃生荣,民气和。终之气,阳气布,候反温,蛰虫来见,流水不冰,民乃康平,其病温。故食岁谷以安其气,食间谷[1]以去其邪,岁宜以咸以苦以辛,汗之清之散之,安其运气,无使受邪,折其郁气,资其化源。以寒热轻重少多其制,同热者多天化,同清者多地化,用凉远凉,用热远热,用寒远寒,用温远温,食宜同法。有假者反之,此其道也。反是者,乱天地之经,扰阴阳之纪也。

【提要】 本段论述了阳明司天运气的情况,并简要叙述了其正常气候表现、异常变化及其引起疾病的表现,和预防治疗这些疾病的方法原则。

【注释】 [1]间谷:岁谷以外的谷类都叫间谷,是感受太过之间气而成熟的谷类。

【白话解】 黄帝说:好。那么阳明燥金司天的运气情况如何呢?岐伯说:这是用地支卯、酉标志的年份。在卯年、酉年,阳明燥金司天,少阴君火在泉。

丁卯年、丁酉年,阳明燥金司天,少阴君火在泉。丁为阴干,在五行中属木,故这两年为木运不及,称为少角。金能克木,木运不及则金气偏胜,故气候清凉。金气胜,就会有火热之气制约报复它。这两年的胜气与复气相同。木运不及又逢阳明燥金司天,木气顺从金气变化,则与金运的平气正商相同了。丁为木运,在地支与五行的第二种配属关系中,卯也属木,故丁卯年为“岁会”。丁卯年、丁酉年的运气是风,胜气是清,复气是热。

客运五步是:初之运少角,二之运太徵,三之运少宫,四之运太商,终之运少羽。主运五步与客运五步相同,起于少角,终于少羽。

癸卯年、癸酉年,阳明燥金司天,少阴君火在泉。癸为阴干,在五行中属木火,因而这两年为火运不及,称为少徵。水能克火,火运不及则水气偏胜,故气候寒冷。水气胜,就会有湿土之气制约报复它。这两年的胜气与复气相同。火运不及,无力克制金气,又逢金气司天,火气则顺从金气而变化,运气便与金运的平气正商相同了。癸年为火运不及,逢少阴君火在泉,运与在泉性质相同,因而这两年又都是同岁会。癸卯年、癸酉年的运气是火,胜气是寒,复气是雨湿。

客运五步是:初之运少徵,二之运太宫,三之运少商,四之运太羽,终之运少角。主运五步是:初之运太角,二之运少徵,三之运太宫,四之运少商,终之运太羽。

己卯年、己酉年,阳明燥金司天,少阴君火在泉。己为阴干,在五行中属土,因而这两年为土运不及,称为少宫。木能克土,土运不及则木气偏胜,因而气候多风。木气胜,就会有金气制约报复它。这两年的胜气与复气相同。土运之气为雨,胜气是风,复气是凉。

客运五步是:初之运少宫,二之运太商,三之运少羽,四之运太角,终之运少徵。主运五步是:初之运少角,二之运太徵,三之运少宫,四之运太商,终之运少羽。

乙卯年、乙酉年,阳明燥金司天,少阴君火在泉。乙为阴干,在五行中属金,因而这两年为金运不及,称为少商。水能克金,金运不及则水气偏胜,故气候炎热。火气胜,就会有寒水之气制约报复它。这两年的胜气与复气相同。因为中运与司天之气同属金,故乙卯、乙酉年为"天符"。在地支与五行的第二种配属关系中,酉属金,因而地支与中运性质相同,把这种情况称为"岁会"。乙酉年既是天符又是岁会,把这种情况称为"太乙天符"。乙卯、乙酉年虽为金运不及,但得到司天燥金之气相助,因而仍属于金运平气正商。乙卯年、乙酉年金运之气为凉,胜气是热,复气是寒。

客运五步是:初之运少商,二之运太羽,三之运少角,四之运太徵,终之运少宫。主运五步是:初之运太角,二之运少徵,三之运太宫,四之运少商,终之运少羽。

辛卯年、辛酉年,阳明燥金司天,少阴君火在泉。辛为阴干,在五行中属水,因而这两年为水运不及,称为少羽。土能克水,水运不及则湿土之气偏胜,因而气候多雨。土气胜,就会有风木之气制约报复它。这两年的胜气与复气相同。水运之气为寒,胜气是雨,复气是风。

客运五步是:初之运少羽,二之运太角,三之运少徵,四之运太宫,终之运少商。主运五步是:初之运少角,二之运太徵,三之运少宫,四之运太商,终之运少羽。

在以上卯、酉的年份,阳明燥金司天而行使职权的时候,表现为气化不及,气候常比时令到来的晚。司天之气清肃,在泉之气光明,阳热之气主宰时令,炎暑之气盛行,草木因而干燥而坚硬。在不及的年份,客气弱而主气发挥作用,因而初之气厥阴风木影响气候,表现为风气温和。风气和司天燥金之气相合,则风燥之气纵横,流行于气交之中,所以前半年的气候特点都是阳气多而阴气少。当四之气太阴湿土主持时令时,土湿之气上蒸,云行雨布,使极度干燥的气候变得湿润。与岁运相应的谷物是白色和红色的,称作岁谷;得到太过间气助长的谷物,称作间谷。在这种气候条件下,甲虫、羽虫之类的昆虫也不能繁盛而受到损耗。司天的金气与在泉的火气相互配合支配着一年的气候。与它相应,天上的太白、荧惑二星显得明亮。因为司天之气清肃劲切,在泉之气火热暴急,故蛰虫不伏藏,流水不结冰,人们易患咳嗽、咽肿喉塞、急剧的发热恶寒、寒栗颤抖、二便不通等病证。阳明燥金司天,气候先有清凉急劲的性质,使属于木的毛虫不能生长而死亡;少阴君火在泉,则下半年气候暴热,使属于金的介虫遭受灾殃。气温变动急骤,胜气与复气交互发作,正常的气候被打乱,清凉之气与火热之气,相争于交气之中。

初之气,主气为厥阴风木,客气为太阴湿土,由上一年在泉之气迁移运转而来,表现为阴气开始凝聚,天气肃杀,水结成冰,寒雨下降。人们易患内热胀满、面目浮肿、嗜睡、鼻塞流涕、衄血、喷嚏、呵欠、呕吐、小便黄赤,甚至小便淋漓不畅等病证。

二之气,主气为少阴君火,客气为少阳相火,二火相助,阳气布散,人们感到舒适,万物开始生长繁荣。如果有传染性很强的疫疠之气暴发,容易使人突然死亡。

三之气,主气为少阳相火,客气为阳明燥金,清凉之气流行,凉气与火热相互交合,物极必反,干燥已极反化为湿润。人们易患寒热交作的病证。

四之气,主气为太阴湿土,客气为太阳寒水,寒湿相合,因而寒雨时常下降。人们易患突然仆倒、振颤、战栗、胡言妄语、少气、咽喉干燥、口渴喜饮水,以及心痛、痈肿疮疡、寒性疟疾、骨痿、便血等病证。

五之气,主气为阳明燥金,客气为厥阴风木,秋季出现春天的气候,草木又得生长繁荣,人们也很少生病。

终之气,主气为太阳寒水,客气为少阴君火,在泉之气流行,阳气四布,气候反而温暖,蛰虫仍然在外活动,水流动不结冰,人们也健康平安。如果有病,多属温病。

因而,在上述阳明燥金司天、少阴君火在泉的十年中,应该食用白色和红色的岁谷,以保养正气,食用间谷以祛除病邪。宜服用咸味、苦味、辛味的药物,用发汗法去表寒,用清热法解里热,用扬散法治疗冬温病。应用这些方法来适应运气的变化,使外邪不能侵入,并减弱引起气郁的原因,资助被抑制之气的生化之源。应根据寒热的轻重程度确定用药量的多少,如果中运与在泉之气同属热的,就当选用与司天燥金凉气相同之品来调治;如果中运与司天之凉气相同的,就应选用与在泉热气相同之品来调治。另外要注意的是,在寒冷的季节,要避免过用寒性药;在清凉的季节,要避免过用凉性药;在温暖的季节,要避免过用温性药;在炎热的季节,要避免过用热性药。这是根据气候变化防治疾病的一般规律;违反这个规律,就会干扰人适应天地阴阳变化的能力,而产生疾病。

【原文】 帝曰:善。少阳之政奈何?岐伯曰:寅申之纪也。

少阳 太角 厥阴 壬寅(同天符) 壬申(同天符) 其运风鼓,其化鸣紊启坼,其变振拉摧拔,其病掉眩支胁惊骇。

太角(初正) 少徵 太宫 少商 太羽(终)

少阳 太徵 厥阴 戊寅天符 戊申天符 其运暑,其化暄嚣郁燠,其变炎烈沸腾,其病上热郁血溢血泄心痛。

太徵 少宫 太商 少羽(终) 少角(初)

少阳 太宫 厥阴 甲寅 甲申 其运阴雨,其化柔润重泽,其变震惊飘骤,其病体重胕肿痞饮。

太宫 少商 太羽(终) 太角(初) 少徵

少阳　太商　厥阴　庚寅　庚申　同正商　其运凉,其化雾露清切,其变肃杀雕零,其病肩背胸中。

太商　少羽(终)　少角(初)　太徵　少宫

少阳　太羽　厥阴　丙寅　丙申　其运寒肃,其化凝惨溧冽,其变冰雪霜雹,其病寒浮肿。

太羽(终)　太角(初)　少徵　太宫　少商

凡此少阳司天之政,气化运行先天,天气正,地气扰,风乃暴举,木偃沙飞,炎火乃流,阴行阳化,雨乃时应,火木同德,上应荧惑岁星。其谷丹苍,其政严,其令扰。故风热参布,云物沸腾,太阴横流,寒乃时至,凉雨并起。民病寒中,外发疮疡,内为泄满。故圣人遇之,和而不争。往复之作,民病寒热疟泄,聋瞑呕吐,上怫肿色变。初之气,地气迁,风胜乃摇,寒乃去,候乃大温,草木早荣。寒来不杀,温病乃起,其病气怫于上,血溢目赤,咳逆头痛,血崩胁满,肤腠中疮。二之气,火反郁,白埃四起,云趋雨府,风不胜湿,雨乃零,民乃康。其病热郁于上,咳逆呕吐,疮发于中,胸嗌不利,头痛身热,昏愦脓疮。三之气,天政布,炎暑至,少阳临上,雨乃涯。民病热中,聋瞑血溢,脓疮咳呕,鼽衄渴嚏欠,喉痹目赤,善暴死。四之气,凉乃至,炎暑间化,白露降,民气和平,其病满身重。五之气,阳乃去,寒乃来,雨乃降,气门乃闭,刚木早雕,民避寒邪,君子周密。终之气,地气正,风乃至,万物反生,霿雾以行。其病关闭不禁,心痛,阳气不藏而咳。抑其运气,赞所不胜,必折其郁气,先取化源,暴过不生,苛疾不起。故岁宜咸辛宜酸,渗之泄之,渍之发之,观气寒温以调其过,同风热者多寒化,异风热者少寒化,用热远热,用温远温,用寒远寒,用凉远凉,食宜同法,此其道也。有假者反之,反是者病之阶也。

【提要】　本段论述了少阳司天运气的情况,并简要叙述了其正常气候表现、异常变化及其引起疾病的表现,和预防治疗这些疾病的方法原则。

【白话解】　黄帝说:讲得好啊。少阳相火司天的运气情况如何呢? 岐伯说:这是以地支寅、申为标志的年份。寅年、申年,少阳相火司天,厥阴风木在泉。

壬寅年、壬申年,少阳相火司天,厥阴风木在泉。壬为阳干,在五行中属于木,因而这两年为木运太过,称为太角。运气与在泉同属风木,因而壬寅年、壬申年都是同天符。木运之气为风,因而木运太过之年,风气偏盛,气候偏温。它的正常气化表现为:微风吹拂万物,发出鸣响,自然界生机活跃,草木萌芽,破土而出;它的异常变化表现为:狂风大作,振动摧毁折断,树木拔倒。它引起的疾病是:肢体震颤抽搐、头晕、目眩、两胁支撑胀满、惊骇等。

客运五步是:初之运太角,二之运少徵,三之运太宫,四之运少商,终之运太羽。主运五步与客运相同,起于太角,终于太羽。

戊寅年、戊申年,少阳相火司天,厥阴风木在泉。戊为阳干,在五行中属于火,因而这两年为火运太过,称为太徵。在地支与五行的第一种配属关系中,寅、申都属火,且与中运相同,因而这两年都是天符。火运之气为热,因而火运太过之年,气候炎热。它的正常气化表现为:酷热郁蒸;它的异常变化表现为:炎热如同烈火蒸腾。它引起的疾病是:上部热郁、血溢、血泄、心痛等。

客运五步是:初之运太徵,二之运少宫,三之运太商,四之运少羽,终之运太角。主运五步是:初之运少角,二之运太徵,三之运少宫,四之运太商,终之运少羽。

甲寅年、甲申年,少阳相火司天,厥阴风木在泉。甲为阳干,在五行中属于土,因而这两年为土运太过,称为太宫。土运之气为湿,因而土运太过之年,气候多湿。它的正常气化表现为:濡湿润泽;它的异常变化表现为:狂风、雷霆、暴雨。它引起的疾病是:身体沉重、浮肿、水饮、痞满等。

客运五步是:初之运太宫,二之运少商,三之运太羽,四之运少角,终之运太徵。主运五步是:初之运太角,二之运少徵,三之运太宫,四之运少商,终之运太羽。

庚寅年、庚申年,少阳相火司天,厥阴风木在泉。庚为阳干,在五行中属于金,因而这两年为金运太过,称为太商。金运虽然太过,但受到司天相火的制约,故仍与金运平气正商相同。金运之气为凉,因而金运太过之年,气候偏凉。它的正常气化表现为:雾露清凉急切;它的异常变化表现为:肃杀凋零。它引起的疾病多表现为肩、背、胸中等部位的病证。

客运五步是:初之运太商,二之运少羽,三之运太角,四之运少徵,终之运太宫。主运五步是:初之运少角,二之运太徵,三之运少宫,四之运太商,终之运少羽。

丙寅年、丙申年,少阳相火司天,厥阴风木在泉。丙为阳干,在五行中属于水,因而这两年为水运太过,称为太羽。水运之气为寒肃,因而水运太过之年,气候偏寒。它的正常气化表现为:风寒凛冽;它的异常变化表现为:冰雪霜雹。它引起的疾病是:寒证、水肿。

客运五步是:初之运太羽,二之运少角,三之运太徵,四之运少宫,终之运太商。主运五步是:初之运太角,二之运少徵,三之运太宫,四之运少商,终之运太羽。

凡以上寅、申的年份,少阳相火司天而行使职权的时候,气化太过,气候常先于时令到来。相火司天,阳气在阳的位置上,故天气安静;风木在泉,风性善动而在阴的位置上,故地气扰动不宁。大风突然而起,草木因之倒伏,尘沙飞扬,炎热的火气四处流行。二之气太阴湿土与三之气司天的相火相随,主持前半年的气候,故雨水应时而下降。司天的相火与在泉的风木,主持一年的气候。与它相应,天上的荧惑星、岁星显得明亮;与它相应的谷物,是红色和青色的。司天相火的性质严厉剧烈,在泉风木的性质扰动不宁,风热相合于气交之中,所以云物沸腾。等到太阴湿土之气横行布散时,就时常有寒气降临,凉雨经常下降。在这种气候条件下,人们易发生里寒、疮疡发于外、腹内胀满、泄泻等病证。懂得养生之道的人,遇到这种情况,就要调和水火寒热,不与它抗争,从而能适应气候的变化。如果寒热之气交争反复发作,人们就易发生寒热往来、疟疾、泄泻、耳聋、目瞑、呕吐、胸中满闷、面部浮肿、肤色改变等病证。

初之气,主气为厥阴风木,客气为少阴君火,由上一年在泉之气迁延运转而来。在泉之气与主气均为厥阴风木,风气胜而万物摇动。主气为风,客气为火,风火相煽,则寒气很快退去,气候非常温暖,草木提早繁荣,即使有寒气偶然来临,也不能减低气温。在这种气候条件下,人们易发生温病,表现为胸中烦闷、口鼻出血、目赤、咳嗽气逆、头痛、血崩、胁肋胀满、皮肤生疮等。

二之气,主气为少阴君火,客气为太阴湿土,火气被湿土之气郁遏,湿气蒸腾上升,白色的云尘弥漫,天空多云,变化为雨。此时风气衰退,不能克制湿土之气,因而雨水下降,人们身体也健康。假若引起疾病,多为热邪郁于上部的病变,出现咳嗽气逆、呕吐、疮疡生于内部、胸中与咽喉不利、头痛、身热、神志昏昧不清、脓疮等。

三之气,主气为少阳相火,客气也是少阳相火,也就是司天之气,炎暑到来。客主之气相同,火气过胜,致使雨水停止下降。人们易患内热、耳聋、目瞑、血溢、脓疮、咳嗽、呕吐、鼻流清涕、衄血、口渴、喷嚏、呵欠、喉痹、目赤等病证,严重的会发生猝死。

四之气,主气为太阴湿土,客气为阳明燥金,金气清凉,所以凉气到来。但四之气正值炎暑未退,加上为少阳相火司天之年,因而气候偏热。而此时的主气又是太阴湿土,客气为阳明燥金,太阴之气湿,燥金之气凉,这种复杂的情况下,炎热的天气时现时止。因为时令接近秋季,所以有白露下降。因为天气并不是持续炎热,又有白露下降,所以人们的气血也和平而少病。假若生病,多表现为腹满、身重等。

五之气,主气为阳明燥金,客气为太阳寒水,阳热的气候已退去,寒冷的气候到来,雨水下降。因为金气肃杀,水气收藏,所以人们的皮肤致密,汗孔关闭,坚硬的树木也提前凋零。人们应该避免寒邪侵犯,居处需要周密。

终之气,主气为太阳寒水,客气为厥阴风木,也就是在泉之气,风气流行。虽然时值冬季,万物反有生发的趋势,时常产生雾露。人们由于皮肤疏松,阳气不能收藏,容易发生心痛、咳嗽等病证。

在以上少阳相火司天、厥阴风木在泉、五运太过的十年中,防治疾病时,要抑制太过的运气,扶助受太过之气制约的气,减少引起气郁的原因,保证生化之源的充足。如此,运气和平,就不会产生急暴或严重的疾病。在这些年份中,适宜用咸味、辛味、酸味的药物和食品。可用渗泄的方法清除火热;用水渍或发汗的方法驱逐风邪。根据气候的寒温调整药量,不可太过。若岁运与司天、在泉之气相同,同属于风热,就应该多用寒凉之品;若岁运与司天、在泉之气不同,就应该少用寒凉之品。另外要注意的是,在炎热的季节要避免过用热性药;在温暖的季节要避免过用温性药;在寒冷的季节要避免过用寒性药;在清凉的季节要避免过用凉性药。饮食的宜忌也是如此。但如果气候反常,就要用相反的方法。以上是根据气候变化防治疾病的一般规律,违反这个规律就会为疾病的发生创造条件。

【原文】 帝曰:善。太阴之政奈何? 岐伯曰:丑未之纪也。

太阴　少角　太阳　清热胜复同,同正宫。丁丑　丁未　其运风清热。

少角(初正)　太徵　少宫　太商　少羽(终)

太阴　少徵　太阳　寒雨胜复同。癸丑　癸未　其运热寒雨。

少徵　太宫　少商　太羽(终)　太角

太阴　少宫　太阳　风清胜复同,同正宫。己丑太一天符己未太一天符其运雨风清。

少宫　太商　少羽(终)　少角(初)　太徵

太阴　少商　太阳　热寒胜复同。乙丑　乙未　其运凉热寒。

少商　太羽(终)　太角(初)　少徵　太宫

太阴　少羽　太阳　雨风胜复同,同正宫。辛丑(同岁会)辛未(同岁会)其运寒雨风。

少羽(终)　少角(初)　太徵　少宫　太商

凡此太阴司天之政,气化运行后天,阴专其政,阳气退辟,大风时起,天气下降,地气上腾,原野昏霿,白埃四起,云奔南极,寒雨数至,物成于差夏。民病寒湿,腹满身膹愤胕肿,痞逆寒厥拘急。湿寒合德,黄黑埃昏,流行气交,上应镇星辰星。其政肃,其令寂,其谷黅玄。故阴凝于上,寒积于下,寒水胜火,则为冰雹,阳光不治,杀气乃行。故有余宜高,不及宜下,有余宜晚,不及宜早,土之利,气之化也,民气亦从之,间谷命其太也。初之气,地气迁,寒乃去,春气正,风乃来,生布万物以荣,民气条舒,风湿相薄,雨乃后。民病血溢,筋络拘强,关节不利,身重筋痿。二之气,大火正,物承化,民乃和,其病温厉大行,远近咸若,湿蒸相薄,雨乃时降。三之气,天政布,湿气降,地气腾,雨乃时降,寒乃随之。感于寒湿,则民病身重胕肿,胸腹满。四之气,畏火临,溽蒸化,地气腾,天气否隔,寒风晓暮,蒸热相薄,草木凝烟,湿化不流,则白露阴布,以成秋令。民病腠理热,血暴溢疟,心腹满热胪胀,甚则胕肿。五之气,惨令已行,寒露下,霜乃早降,草木黄落,寒气及体,君子周密,民病皮腠。终之气,寒大举,湿大化,霜乃积,阴乃凝,水坚冰,阳光不治。感于寒,则病人关节禁固,腰脽痛,寒湿推于气交而为疾也。必折其郁气,而取化源,益其岁气,无使邪胜,食岁谷以全其真,食间谷以保其精。故岁宜以苦燥之温之,甚者发之泄之。不发不泄,则湿气外溢,肉溃皮拆而水血交流。必赞其阳火,令御甚寒,从气异同,少多其判也,同寒者以热化,同湿者以燥化,异者少之,同者多之,用凉远凉,用寒远寒,用温远温,用热远热,食宜同法。假者反之,此其道也,反是者病也。

【提要】 本段论述太阴司天运气的情况,并简要叙述了其正常气候表现、异常变化及它引起疾病的表现,和预防治疗这些疾病的方法原则。

【白话解】 黄帝说:讲得好。太阴湿土司天的运气情况如何?岐伯说:这是以地支丑、未标志的年份。丑年、未年,太阴湿土司天,太阳寒水在泉。

丁丑年、丁未年,太阴湿土司天,太阳寒水在泉。丁为阴干,在五行中属木,因而这两年为木运不及,称为少角。金能克木,木运不及则金气偏胜,故气候清凉。金气胜,就会有火热之气制约报复它。在这两年,胜气与复气相同;因木运不及无力克制土气,土气又得司天之气相助,所以运气便与土运的平气正官相同了。在这两年,运气是风,胜气是清,复气是热。

客运五步是:初之运少角,二之运太徵,三之运少宫,四之运太商,终之运少羽。主运五步与客运相同,起于少角,终于少羽。

癸丑年、癸未年,太阴湿土司天,太阳寒水在泉。癸为阴干,在五行中属火,因而这两年为火运不及;称为少徵。水能克火,火运不及则水气偏胜,因而气候寒冷。水气胜,就会有雨湿土气制约报复它。在这两年,胜气与复气相同;火运之气为热,胜气是寒,复气是雨。

客运五步是:初之运少徵,二之运太宫,三之运少商,四之运太羽,终之运少角。主运五步是:初之运太角,二之运少徵,三之运太宫,四之运少商,终之运太羽。

己丑年、己未年,太阴湿土司天,太阳寒水在泉。己为阴干,在五行中属土,因而这两年为土运不及,称为少宫。因木能克土,土运不及则风木之气偏胜,所以气候多风。风气胜,就会有清凉的金气制约报复它。在这两年,胜气与复气相同;土运又遇太阴湿土司天,其气相同,所以己丑、己未年均为天符。在地支与五行的第二种配属关系中,丑未属于土,与中运相同,故为岁会。我们把既是天符又是岁会的这种情况称为太乙天符。在这两年,运气是雨,胜气是风,复气是清。

客运五步是:初之运少宫,二之运太商,三之运少羽,四之运太角,终之运少徵。主运五步是:初之运少角,二之运太徵,三之运少宫,四之运太商,终之运少羽。

乙丑年、乙未年,太阴湿土司天,太阳寒水在泉。乙为阴干,在五行中属金,所以这两年为金运不及,称为少商。火能克金,金运不及则火气偏胜,所以气候偏热。火热之气胜,就会有寒水之气制约报复它。在这两年,胜气与复气相同。金运之气是凉,胜气是热,复气是寒。

客运五步是：初之运少商，二之运太羽，三之运少角，四之运太徵，终之运少宫。主运五步是：初之运太角，二之运少徵，三之运太宫，四之运少商，终之运太羽。

辛丑年、辛未年，太阴湿土司天，太阳寒水在泉。辛为阴干，在五行中属水，因而这两年水运不及，称为少羽。土能克水，水运不及则湿土之气偏胜，所以气候多雨。土气胜，就会有风木之气制约报复它。在这两年，胜气与复气相同。土气本就偏胜，又得到司天之气相助，则运气便与土运的平气正宫相同了。水运不及，而且在泉为太阳寒水，所以运与在泉性质相同，故这两年又都是同岁会。水运之气是寒，胜气是雨，复气是风。

客运五步是：初之运少羽，二之运太角，三之运少徵，四之运太宫，终之运少商。主运五步是：初之运少角，二之运太徵，三之运少宫，四之运太商，终之运少羽。

在上述丑、未的年份，太阴湿土司天行使职权时，气化不及，气候经常比时令到来的晚，阴气取得了支配地位，阳气就退避了。表现为经常刮大风，司天的湿气下降，在泉的寒水之气上腾，原野昏暗，白色的云气四起，云向南方奔去，雨水时常下降，本应当在夏天成熟的作物，至夏秋之交才能成熟。人们易患寒湿、腹满、全身发胀、浮肿、痞塞、气逆、寒厥、手足拘急等病证。寒湿二气相合，黄色和黑色的雾气弥漫流行于气交之中。与它相应，天上的镇星和辰星显得明亮。司天之气宁静，在泉之气严肃。与它相应的谷物，是黄、黑两种颜色的谷物。太阴湿气凝聚结于上，太阳寒气凝结于下，寒水战胜火热之气则发生冰雹。阳气不能发挥作用，因而肃杀之气流行。在运气太过的年份，适宜在高地栽种谷物；运气不及的年份则宜在低洼之地栽种谷物。太过的年份宜晚栽种，不及的年份则宜早栽种。以上这些都必须根据天时和地利的变化来决定；人们也必须遵循这个规律，顺应天时而养生。

初之年，主气是厥阴风木，客气也是厥阴风木，是上一年的在泉之气迁移运转而来。主客二气均为风木，因而寒气退去，春气降临，和风吹来，春风之气四布，万物欣欣向荣，人们的气血也调畅舒展。湿气受风气逼迫，则雨期推迟。人们易患出血、筋络拘急强直、关节活动不利、身体沉重、筋痿等病证。

二之气，主气为少阴君火，客气也是少阴君火，主客之气相同，因而万物感受火气而生化旺盛，人们也平安健康。因气候温热，故假若引起疾病，也多是温病和具有传染性的疫疠流行，可使远近的病人症状相似。因司天的湿气与主时的火热之气相蒸，故雨水能及时下降。

三之气，主气是少阳相火，客气是太阴湿土即司天之气，因而湿土之气发挥作用使湿气下降，而在泉的寒水之气上升，则寒湿相合，雨水及时而降。人们感受寒湿之气而患身体沉重、浮肿、胸腹胀满等病证。

四之气,主气是太阴湿土,客气是少阳相火,湿土之气受到火气的熏蒸,使地气上腾,而天气阻隔不通,因而早晚都有寒风吹拂。湿与热相合,则烟雾凝集笼罩在草木之间。湿气不能流动,而凝结为白露下降,因而表现出秋季收成的景象。人们易患肌肤发热、突然大出血、疟疾、心腹胀满、皮肤发胀、甚至浮肿等病证。

五之气,主气是阳明燥金,客气也是阳明燥金,主客都为清凉的金气,因而清凉凄惨之气流行,寒露即下,严霜也早降,草木枯黄,树枝、叶凋落。因为寒气能够侵犯人体,所以明了事理的人,都会起居很谨慎,以防止疾病的发生。人们易患的疾病多发生在皮肤以及肌肉纹理等部位。

终之气,主气是太阳寒水,客气也是太阳寒水即在泉之气,因而寒气大举而来,湿气也很旺盛,故冷霜积聚,阴气凝结,水冻而结成坚冰,阳光也失去温暖的作用。因为感受寒邪,所以人们易患关节强直、腰椎疼痛等病证。这是由于寒湿之气积聚在气交之中而造成的。

凡以上太阴湿土司天、太阳寒水在泉、五运不及的十年中,在防治病时,必须减弱引起气郁的原因,培补不足之气的化源。岁运不及的,应给予补益,但不要导致邪气过盛。人们应食用岁谷,以保全真气;食用间谷,以保全阴精。在这些年份里,比较适宜用苦味之品来燥湿、温寒。对邪气重的,还可以用发散和宣泄的方法;若不使用,湿气就会充斥流溢于体表,而使皮裂肉烂,血水淋漓。人们应该扶助阳气,使它能够抵御寒邪。并根据岁运和六气的异同,来确定治疗方法和用药剂量。运与气相同并且都属于寒的,应该用热性药以温化它;运与气不同的,要用燥性药来制伏它。运与气不同的给药量应少,运与气相同的给药量可以稍多。更要注意的是,在清凉的季节要避免过用凉性药;在寒冷的季节要避免过用寒性药;在温暖的季节要避免过用温性药;在炎热的季节要避免过用热性药。对饮食的宜忌也同样。但如果气候反常,就要用相反的方法。以上就是根据气候变化防治疾病的一般规律。如果违反了这个规律,就会产生新的疾病。

【原文】 帝曰:善。少阴之政奈何?岐伯曰:子午之纪也。

少阴　太角　阳明　壬子　壬午　其运风鼓,其化鸣紊启拆,其变振拉摧拔,其病支满。

太角(初正)　少徵　太宫　少商　太羽(终)

少阴　太徵　阳明　戊子天符　戊午太一天符　其运炎暑,其化暄曜郁燠,其变炎烈沸腾,其病上热血溢。

太徵　少宫　太商　少羽(终)　少角(初)

少阴　太宫　阳明　甲子　甲午　其运阴雨,其化柔润时雨,其变震惊飘骤,其病中满身重。

太宫　少商　太羽(终)　太角(初)　少徵

少阴 太商 阳明 庚子(同天符) 庚午(同天符) 同正商 其运凉劲,其化雾露萧飐,其变肃杀雕零,其病下清。

太商 少羽(终) 少角(初) 太徵 少宫

少阴 太羽 阳明 丙子岁会 丙午 其运寒,其化凝惨溧冽,其变冰雪霜雹,其病寒下。

太羽(终) 太角(初) 少徵 太宫 少商

凡此少阴司天之政,气化运行先天,地气肃,天气明,寒交暑,热加燥,云驰雨府,湿化乃行,时雨乃降,金火合德,上应荧惑太白。其政明,其令切,其谷丹白。水火寒热持于气交而为病始也,热病生于上,清病生于下,寒热凌犯而争于中,民病咳喘,血溢血泄鼽嚏,目赤眦疡[1],寒厥入胃,心痛腰痛,腹大嗌干肿上。初之气,地气迁,燥将去,寒乃始,蛰复藏,水乃冰,霜复降,风乃至,阳气郁,民反周密,关节禁固,腰脽痛,炎暑将起,中外疮疡。二之气,阳气布,风乃行,春气以正,万物应荣,寒气时至,民乃和。其病淋,目瞑目赤,气郁于上而热。三之气,天政布,大火行,庶类番鲜,寒气时至。民病气厥心痛,寒热更作,咳喘目赤。四之气,溽暑至[2],大雨时行,寒热互至。民病寒热,嗌干黄瘅,鼽衄饮发。五之气,畏火临,暑反至,阳乃化,万物乃生乃长荣,民乃康,其病温。终之气,燥令行,余火内格[3],肿于上,咳喘,甚则血溢。寒气数举,则霿雾翳,病生皮腠,内舍于胁,下连少腹而作寒中,地将易也。必抑其运气,资其岁胜,折其郁发,先取化源,无使暴过而生其病也。食岁谷以全真气,食间谷以辟虚邪。岁宜咸以奭之,而调其上,甚则以苦发之;以酸收之,而安其下,甚则以苦泄之。适气同异而多少之,同天气者以寒清化,同地气者以温热化,用热远热,用凉远凉,用温远温,用寒远寒,食宜同法。有假则反,此其道也,反是者病作矣。

【提要】 本段论述了少阴司天运气的情况,并简要叙述了其正常气候表现、异常变化及其引起疾病的表现,和预防治疗这些疾病的法则。

【注释】 [1] 眦疡:眦是眼角。眼角溃疡称为眦疡。

[2] 溽暑至:溽是湿润;暑是炎热。

[3] 余火内格:火热之余邪未尽,郁滞在内,不得发泄。格,拒也。

【白话解】 黄帝说:讲得好。少阴君火司天的运气情况如何呢?岐伯说:这是以地支的子、午为标志的年份。在子年、午年里,少阴君火司天,阳明燥金在泉。

在壬子年、壬午年,少阴君火司天,阳明燥金在泉。壬为阳干,在五行中属于木,因而这两年为木运太过,称为太角。木运之气为风气鼓动,所以在木运太过之年,气候多风。它的正常气化表现为:微风吹拂万物发出鸣响,自然界的生机活跃,草木萌芽破土而出;它的异常变化表现为:狂风大作,振动摧毁折断,树木拔倒。它引起的疾病表现为两胁支撑胀满。

客运五步是:初之运太角,二之运少徵,三之运太宫,四之运少商,终之运太羽。主运五步与客运五步相同,起于太角,终于太羽。

戊子年、戊午年,少阴君火司天,阳明燥金在泉。戊子年为天符,戊午年为太乙天符。戊为阳干,在五行中属于火,因而这两年为火运太过,称为太徵。火运之气为热,所以火运太过之年,气候偏热。它的正常气化是:酷热郁蒸;它的异常变化是:炎热如同烈火蒸腾。它引起的疾病表现为上部郁热、血溢、血泄等。

客运五步是:初之运太徵,二之运少宫,三之运太商,四之运少羽,终之运太角。主运五步是:初之远少角,二之运太徵,三之运少宫,四之运太商,终之运少羽。

甲子年、甲午年,少阴君火司天,阳明燥金在泉。甲为阳干,在五行中属于土,因而这两年为土运太过,称为太宫。土运之气为湿,所以土运太过之年,气候多阴雨。它的正常气化是:濡润而时常降雨;它的异常变化是:狂风、雷霆、暴雨。它引起的疾病表现为:腹中胀满,身体沉重。

客运五步是:初之运太宫,二之运少商,三之运太羽,四之远少角,终之运太徵。主运五步是:初之运太角,二之运少徵,三之运太宫,四之运少商,终之运太羽。

庚子年、庚午年,少阴君火司天,阳明燥金在泉,这两年都是同天符。庚为阳干,在五行中属于金,因而这两年为金运太过,称为太商。虽然金运太过,但受到司天之气君火的抑制,所以仍与金运的平气正商相同。金运之气清凉劲急,故金运之年气候多偏凉。它的正常气化是雾露萧瑟;它的异常变化是肃杀凋零。它引起的疾病是下部清凉。

客运五步是:初之运太商,二之运少羽,三之运太角,四之运少徵,终之运太宫。主运五步是:初之运少角,二之运太徵,三之运少宫,四之运太商,终之运少羽。

丙子年、丙午年,少阴君火司天,阳明燥金在泉。丙子年为岁会。丙为阳干,在五行中属于水,因而这两年为水运太过,称为太羽。水运之气为寒,所以水运太过之年,气候多偏寒。它的正常气化是:阴凝惨淡,寒风凛冽;它的异常变化是:冰雪霜雹。它引起的疾病是下部寒冷。

客运五步是:初之运太羽,二之运少角,三之运太徵,四之运少宫,终之运太商。主运五步是:初之运太角,二之远少徵,三之运太宫,四之运少商,终之运太羽。

在上述子、午的年份里,少阴君火司天而行使职权的时候,气化太过,气候常常先于时令而到来。阳明燥金在泉,因而地气肃杀;少阴君火司天,因而天气光明。客气的初之气为太阳寒水,与上一年终之气少阳火热之气相交,而司天之君火又与在泉的燥气相加,就成为寒热相交、火燥相加的情况,因而气候多表现出阴云凝聚,湿气流行,雨水下降。司天与在泉金火二气,共同主持着一年的气候。与它相应的是,天上的荧惑、太白二星光芒较强。天气光明、地气肃杀急迫,与之相应的谷物是红、白两种颜色的谷物。水火寒热相争在气交之中,这是引起疾病的根本原因,疾病多表现为热性病变发生在上部、凉性病变发生在下部、寒气与热气相互错杂而争扰于中部。人们易患咳嗽、喘息、血溢、血泄、鼻塞流涕、喷嚏、目赤、眼角溃烂、寒气入胃、心痛、腰痛、腹部胀大、咽喉干燥、上部肿胀等病证。

初之气,主气是厥阴风木,客气是太阳寒水,为上一年在泉之气迁移运转而来。寒水之气发挥作用,燥气将要退去,寒冷之气开始布散,所以蛰虫又重新伏藏。水凝结为冰,寒霜再一次下降。因为主气的风受客气寒的影响,所以气候虽然有风但仍然寒冷。人们会深居密室以避风寒。它引起的疾病多为关节强硬运动不便、腰部与臀部疼痛。初气之后,炎暑即将发生的时候,会出现内部与外部发生疮肿溃疡等病证。

二之气,主气是少阴君火,客气是厥阴风木,少阴的阳气布散,厥阴的风气流行,所以春天的气候降临,万物欣欣向荣,寒冷之气虽然还有时会到来,但由于主客二气均属阳,所以人们仍感到舒适。此时若发生疾病,多为小便淋漓、眼睛视物模糊、两眼红赤、阳气郁滞于上而发热等病证。

三之气,主气是少阳相火,客气是少阴君火也就是司天之气。君相二火主持时令,故火热之气旺盛,万物得到"长"气而繁荣昌盛鲜明。但是仍时有寒气侵犯,以致于人们容易患气厥心痛、寒热交替发作、咳嗽、喘息、目赤等病证。

四之气,主气与客气都是太阴湿土,且时值盛夏,因而湿热之气蒸腾,大雨时常下降,寒热则交替出现。此时,人们易发生寒热、咽喉干燥、黄疸、鼻塞流涕、衄血、水饮发作等病证。

五之气,主气是阳明燥金,客气是少阳相火。由于火气降临,因而虽然时值秋季反而暑气又至,阳热之气发挥作用,万物又呈现出生长繁荣的景象;此时人们也平安健康,如果发生疾病也多为温病。

终之气,主气是太阳寒水,客气是阳明燥金,燥气流行,燥气有收敛的作用,因而使五之气的余火格拒于内,不能外散,致使人们易发生上部肿胀、咳嗽、气喘、甚至血溢等病证。如果主时的寒水之气经常发动,自然界就会时常烟雾迷漫;此时,人们的疾病多发生在皮肤肌腠,向内则邪气停留在胁肋部,向下则连及少腹,而成为内寒的病证。等到终气的末尾,在泉之气就将要转移了。

凡上述少阴君火司天、阳明燥金在泉、五运太过的十年中,在防治疾病时,必须抑制太过的运气,补助不足之气的化源,减弱被抑郁而将要发作之气,要调和生化之源,不使它太过而引起疾病。人们应该食用白色、红色的岁谷,以保全真气;食用间谷,以预防邪气的侵袭。在这些年份里,适宜用咸寒之品调和司天的君火;用苦味药发散火邪;用酸味药补助受制约的在泉燥金之气。如果司天、在泉火燥之气太过,就应该用苦寒的药物泻之。根据运与气的相同或差异,确定使用的药物及其用药剂量。如果岁运与司天之气相同而且都属于热的,就应选用寒凉的药物调治;如果岁运与在泉的凉气相同,就应选用温热的药物调治。更要注意的是,在炎热的季节要避免过用热性药;在清凉的季节要避免过用凉性药;在温暖的季节要避免过用温性药;在寒凉的季节要避免过用寒性药。对饮食的宜忌也如此。但如果气候反常,就要使用相反的方法。这就是根据气候变化防治疾病的一般规律。如果违反规律就会发生新的疾病。

【原文】 帝曰:善。厥阴之政奈何? 岐伯曰:巳亥之纪也。

厥阴 少角 少阳 清热胜复同,同正角。丁巳天符 丁亥天符 其运风清热。

少角(初正) 太徵 少宫 太商 少羽(终)

厥阴 少徵 少阳 寒雨胜复同。癸巳(同岁会) 癸亥(同岁会) 其运热寒雨。

少徵 太宫 少商 太羽(终) 太角(初)

厥阴 少宫 少阳 风清胜复同,同正角。己巳 己亥 其运雨风清。

少宫 太商 少羽(终) 少角(初) 太徵

厥阴 少商 少阳 热寒胜复同,同正角。乙巳 乙亥 其运凉热寒。

少商 太羽(终) 太角(初) 少徵 太宫

厥阴 少羽 少阳 雨风胜复同。辛巳 辛亥 其运寒雨风。

少羽(终) 少角(初) 太徵 少宫 太商

凡此厥阴司天之政,气化运行后天,诸同正岁,气化运行同天,天气扰,地气正,风生高远,炎热从之,云趋雨府,湿化乃行,风火同德,上应岁星荧惑。其政挠,其令速,其谷苍丹,间谷言太者,其耗文角品羽。风燥火热,胜复更作,蛰虫来见,流水不冰,热病行于下,风病行于上,风燥胜复形于中。初之气,寒始肃,杀气方至,民病寒于右之下。二之气,寒不去,华雪水冰,杀气施化,霜乃降,名草上焦,寒雨数至,阳复化,民病热于中。三之气,天政布,风乃时举,民病泣出耳鸣掉眩。四之气,溽暑湿热相薄,争于左之上,民病黄瘅而为胕肿。五之气,燥湿更胜,沉阴乃布,寒气及体,风雨乃行。终之气,畏火司令,阳乃大化,蛰虫出见,流水不冰,地气大发,草乃生,人乃舒,其病温厉。必折其郁气,资其化源,赞其运气,无使邪胜。岁宜以辛调上,以咸调下,畏火之气,无妄犯之。用温远温,用热远热,用凉远凉,用寒远寒,食宜同法。有假反常,此之道也,反是者病。

【提要】 本段论述了厥阴司天运气的情况,并简要叙述了其正常气候表现、异常变化及其引起疾病的表现,和预防治疗这些疾病的方法原则。

【白话解】 黄帝说:讲得好。厥阴风木司天的运气情况如何呢? 岐伯说:这是以地支的巳、亥为标志的年份。在巳年、亥年,厥阴风木司天,少阳相火在泉。

丁巳年、丁亥年，厥阴风木司天，少阳相火在泉。丁为阴干，在五行中属于木，因而这两年表现为木运不及，称为少角。金能克木，木运不及则金气偏胜，所以气候多清凉。金气胜，就会有火热之气制约报复它。这两年的胜气与复气相同。虽然木运不及，但得到了司天之气的帮助，因而便与木运的平气正角相同了。丁巳、丁亥年都属于天符。它们的运气是风，胜气是清，复气是热。

客运五步是：初之运少角，二之运太徵，三之运少宫，四之运太商，终之运少羽。主运五步与客运五步相同，起于少角，终于少羽。

癸巳年、癸亥年，厥阴风木司天，少阳相火在泉。癸为阴干，在五行中属于火，因而这两年为火运不及，称为少徵。水能克火，火运不及则寒水之气偏胜，所以气候多偏寒。水气胜，就会有土湿之气制约报复它。这两年的胜气与复气是相同的；癸巳、癸亥年都属于同岁会。它们的运气是热，胜气是寒，复气是雨。

客运五步是：初之运少徵，二之运太宫，三之运少商，四之运太羽，终之运少角。主运五步是：初之运太角，二之运少徵，三之运太宫，四之运少商，终之运太羽。

己巳年、己亥年，厥阴风木司天，少阳相火在泉。己为阴干，在五行中属于土，因而这两年为土运不及，称为少宫。木能克土，土运不及则风木之气偏胜，故气候多风。木气胜，就会有金气制约报复它。这两年的胜气与复气相同。水气本来就偏胜，又得到了司天之气的帮助，于是运气便与木运的平气正角相同了。己巳、己亥年的运气是雨，胜气是风，复气是清。

客运五步是：初之运少宫，二之运太商，三之运少羽，四之运太角，终之运少徵。主运五步是：初之运少角，二之运太徵，三之运少宫，四之运太商，终之运少羽。

乙巳年、乙亥年，厥阴风木司天，少阳相火在泉。乙为阴干，在五行中属于金，因而这两年表现为金运不及，称为少商。火能克金，金运不及则火热之气偏胜，所以气候多炎热。火气胜，就会有寒水之气制约报复它。这两年的胜气与复气相同。金运不及无力制约木气，木气又得到司天之气相助，因而运气便与木运平气正角相同了。乙巳、乙亥年的运气是凉，胜气是热，复气是寒。

客运五步是：初之运少商，二之运太羽，三之运少角，四之运太徵，终之运少宫。主运五步是：初之运太角，二之运少徵，三之运太宫，四之运少商，终之运太羽。

辛巳年、辛亥年，厥阴风木司天，少阳相火在泉。辛为阴干，在五行中属于水，因而这两年为水运不及，称为少羽。土能克水，水运不及则湿土之气偏胜，所以气候多雨。土气胜，就会有风木之气制约报复它。这两年的胜气与复气相同。它们的运气是寒，胜气是雨，复气是风。

客运五步是:初之运少羽,二之运太角,三之运少徵,四之运太宫,终之运少商。主运五步是:初之运少角,二之运太徵,三之运少宫,四之运太商,终之运少羽。

在以上巳、亥的年份里,厥阴风木司天而行使职权的时候,气化不及,气候常比时令到来的晚。但如果逢上述各平气之年,气化就与天时相同了。风木司天,故天气扰动;少阳在泉,因而地气正常。司天的风气在上,在泉的火热之气相随,故地气蒸腾,上升为云,而有雨水下降,于是湿土之气得以敷布流行。风火二气共同主持一年的气候,与它相应的天上的岁星、荧惑放出明亮的光芒。司天风气的表现是扰动,在泉火气的表现是急速。与它相应的谷物是青、红两种颜色的谷物。间谷,是感受太过的间气而成熟的谷物。在这样的气候条件下,角虫和羽虫很少繁殖因而受到耗损。风燥火热之气胜复交替发作,使蛰藏的虫子又出来活动,流水不能够结冰。人们的易患疾病多为:热病发生在下部,风病发生在上部,风燥与火热之气相互交争在中部。

初之气,主气是厥阴风木,客气是阳明燥金,金气清凉肃杀,因而寒气严厉,杀气到来。人们身体的右下部易生寒病。

二之气,主气是少阴君火,客气是太阳寒水,寒气不去,雪花纷飞,河水结冰。肃杀之气发挥作用,寒霜下降,草类的尖梢干枯,寒冷的雨水时常降下。因为少阴君火主时,所以阳气恢复后,人们易发生里热病。

三之气,主气是少阳相火,客气是厥阴风木,也就是司天之气,因而时常刮大风,人们容易患眼睛流泪、耳鸣、头晕、目眩、肢体振摇抽搐等病证。

四之气,主气是太阴湿土,客气是少阴君火。炎暑与湿热之气交争于司天之间。人们易患黄疸、浮肿等病证。

五之气,主气是阳明燥金,客气是太阴湿土,燥气与湿气互有胜负,主客二气均属于阴性,因而阴沉之气布散,寒气易侵犯人体,气候表现为风雨大作。

终之气,主气是太阳寒水,客气是少阳相火即在泉之气。因为相火发挥作用,所以阳气旺盛,蛰伏的虫类又出来活动,流水不能够结冰。在泉火热之气发挥作用,百草重新生长,人们感到舒适。此时如果患病,多为具有传染性质的温疫。

凡上述厥阴风木司天、少阳相火在泉的十年中,在防治疾病时,必须减弱引起郁气的原因,滋补被抑制之气的生化之源,补益不足的运气,如此就可以避免因为太过而产生的邪气。在这些年中,适宜用辛味药调治司天的木气,用咸味药调治在泉的火气。不要轻易地触犯相火之气。更要注意的是,在温暖的季节里要避免过用温性药;在炎热的季节里要避免过用热性药;在清凉的季节里要避免过用凉性药;在寒冷的季节里要避免过用寒性药。有关饮食的宜忌也同样。但如果气候反常,就要使用相反的方法。以上就是根据气候变化防治疾病的一般规律,违反这个规律就会引起新的疾病。

【原文】 帝曰:善。夫子之言可谓悉矣,然何以明其应乎?岐伯曰:昭乎哉问也!夫六气者,行有次,止有位,故常以正月朔日平旦视之,睹其位而知其所在矣。运有余,其至先,运不及,其至后,此天之道,气之常也。运非有余非不足,是谓正岁,其至当其时也。

帝曰:胜复之气,其常在也,灾眚时至,候也奈何?岐伯曰:非气化者,是谓灾也。

帝曰:天地之数[1],终始奈何?岐伯曰:悉乎哉问也!是明道也。数之始,起于上而终于下,岁半[2]之前,天气主之,岁半之后,地气主之,上下交互,气交主之,岁纪毕矣。故曰:位明气月[3]可知乎,所谓气也。

帝曰:余司其事,则而行之,不合其数何也?岐伯曰:气用有多少,化治有盛衰,衰盛多少,同其化也。

帝曰:愿闻同化何如?岐伯曰:风温春化同,热曛昏火夏化同,胜与复同,燥清烟露秋化同,云雨昏暝埃长夏化同,寒气霜雪冰冬化同,此天地五运六气之化,更用盛衰之常也。

帝曰:五运行同天化[4]者,命曰天符,余知之矣。愿闻同地化[5]者何谓也?岐伯曰:太过而同天化者三,不及而同天化者亦三,太过而同地化者三,不及而同地化者亦三,此凡二十四岁也。

帝曰:愿闻其所谓也。岐伯曰:甲辰甲戌太宫下加[6]太阴,壬寅壬申太角下加厥阴,庚子庚午太商下加阳明,如是者三。癸巳癸亥少徵下加少阳,辛丑辛未少羽下加太阳,癸卯癸酉少徵下加少阴,如是者三。戊子戊午太徵上临[7]少阴,戊寅戊申太徵上临少阳,丙辰丙戌太羽上临太阳,如是者三。丁巳丁亥少角上临厥阴,乙卯乙酉少商上临阳明,己丑己未少宫上临太阴,如是者三。除此二十四岁,则不加不临[8]也。

帝曰:加者何谓?岐伯曰:太过而加同天符,不及而加同岁会也。

帝曰:临者何谓?岐伯曰:太过不及,皆曰天符,而变行有多少,病形有微甚,生死有早晏耳。

【提要】 本段论述了什么叫天符、同天符、同岁会。

【注释】 [1]天地之数:即六气之数,因为六气所主起止时期的月日时刻,均由"数"字来标明,所以叫做"数"。

[2]岁半:二十四节气中的"大寒"至"小暑"为岁半以前,亦即初气至三气;大暑至小寒,为岁半以后,亦即四气至终气。

[3]位明气月:"位"指六气的位置,"月"指月份。位明气月就是要明白主气与客气所在的位置,以及气所当的月份。

[4]同天化:"天"指司天之气。同天化就是岁运与司天之气相同。

[5]同地化:"地"指在泉之气。同地化就是岁运与在泉之气相同。

[6]下加:下加于上叫做"加",运与在泉同化,称为"下加"。

[7]上临:上临于下叫做"临",运与司天同化,称为"上临"。

[8]不加不临:不加,指在泉与岁运不同;不临,指司天与岁运不同。

【白话解】 黄帝说:讲得好。先生的话已经很详尽了,但是怎样才能知道运与气是否相应呢? 岐伯说:问得真高明! 六气运行有其一定的次序和方位,一般情况下,以每年正月初一早晨的气候为标准,以此来衡量节、气是否相应。凡是在中运太过的年份,就会节未到而气候先到;在中运不及的年份,就会节已到而气候不到,这就是六气变化的一般规律。如果中运既不是有余也不是不及,就叫做正岁,在这种情况下,节与气就会同时到来。

黄帝说:胜气和复气经常发生,灾害也会不时到来,当灾害到来的时候,会有什么表现呢? 岐伯说:如果不是正常的气化,就可以形成灾害。

黄帝说:司天与在泉之气各主持一定的日数,那它们是怎样开始和终止的呢? 岐伯说:问得真全面! 这正是我们需要明白的道理。天地之气的运动开始于司天终止于在泉,所以每年的上半年是司天之气主持,下半年是在泉之气主持,这样一年的气化规律也就概括在其中了。因而如果明白了上、下、左、右的位置,就可以知道每气所主持的月份了。这就是所说的天地之数。

黄帝说:我曾经用以上的规律观察运气,结果有时与实际并不相符,这是什么缘故呢? 岐伯说:六气与五运相互配合、相互为用,各自都有多少盛衰不同的情况,因为有多少和盛衰,所以就出现了"同化"的问题。

黄帝说:希望听听什么是同化? 岐伯说:六气、五运、四时、五行,它们互相之间如果遇到性质相同的时候,就可以归为一类,这就叫做"同化"。如风温的气候与春天的木气同化,炎暑的气候与夏天的火气同化;胜气与复气也有同化的情况,如清燥烟露的气候与秋天的金气同化;云雨昏沉的气候与长夏的土气同化;寒霜冰雪的气候与冬天的水气同化等。这就是天地间五运与六气相互作用而发生盛衰变化的一般规律。

黄帝说:把中运与司天之气的五行属性相同的称为天符,我已经知道了。请问中运与在泉之气相同的怎样呢? 岐伯说:中运太过而与司天之气相同的有三种情况;中运不及而与司天之气相同的也有三种情况;中运太过而与在泉之气相同的有三种情况;中运不及而与在泉之气相同的也有三种情况。总计有二十四年。

黄帝说:希望听听上述的各种"三"都是指的哪些年份? 岐伯说:甲辰、甲戌年,中运为太宫,土运太过,下加太阴湿土在泉,因在泉的位置在下,故叫"下加";壬寅、壬申年,中运为太角,木运太过,下加厥阴风木在泉;庚子、庚午年,中运为太商,金运太过,下加阳阴燥金在泉;以上就是中运太过与在泉之气相同的三种情况。癸巳、癸亥年,中运为少徵,火运不及,下加少阳相火在泉;辛丑、辛未年,中运为少羽,水运不及,下加太阳寒水在泉;癸卯、癸酉年,中运为少徵,火运不及,下加少阴君火在泉;以上就是中运不及与在泉之气相同的三种情况。戊子、戊午年,中运为太徵,火运太过,上临少阴君火司天,因司天的位置在上,故叫"上临";戊寅、戊申年,中运为太徵,火运太过,上临少阳相火司天;丙辰、丙戌年,中运为太羽,水运太过,上临太阳寒水司天;以上就是中运太过与司天之气相同的三种情况。丁巳、丁亥年,中运为少角,木运不及,上临厥阴风木司天;乙酉、乙卯年,中运为少商,金运不及,上临阳明燥金司天;己丑、己未年,中运为少宫,土运不及,上临太阴湿土司天;以上就是中运不及与司天相同的三种情况。除了这二十四年之外,再没有中运与司天、在泉之气相同的加临了。

黄帝说:那么"下加"的年份叫什么呢? 岐伯说:中运太过,而与在泉之气相同的年份,称做"同天符";中运不及,而与在泉之气相同的年份,称做"同岁会"。

黄帝说:"上临"的年份又叫什么呢? 岐伯说:不论中运太过或不及,凡与司天之气相同的年份,都称为"天符";只是运气有太过与不及的区别,病情也会有轻微与严重的差异,痊愈与死亡的时间也就有早晚的区别罢了。

【原文】 帝曰:夫子言用寒远寒,用热远热,余未知其然也,愿闻何谓远? 岐伯曰:热无犯热,寒无犯寒,从者和,逆者病,不可不敬畏而远之,所谓时兴六位也。

帝曰:温凉何如? 岐伯曰:司气以热,用热无犯,司气以寒,用寒无犯,司气以凉,用凉无犯,司气以温,用温无犯,间气同其主无犯,异其主则小犯之,是谓四畏[1],必谨察之。

帝曰:善。其犯者何如? 岐伯曰:天气反时,则可依时,及胜其主[2]则可犯,以平为期,而不可过,是谓邪气反胜者。故曰:无失天信[3],无逆气宜[4],无翼其胜,无赞其复,是谓至治。

【提要】 本段论述了在治疗疾病时,不仅要根据疾病性质,还应根据气候的寒热温凉来确定治法,天气寒时应慎用寒药,天气热时应慎用热药。

【注释】 [1]四畏:指寒热温凉之气,应敬畏而避忌。

[2]胜其主:指客气太过。如夏而反寒,冬而反热,春而反凉,秋而反温等。

[3]天信:天气根据时令至期必有变迁,故称为"天信"。

[4]气宜:指六气之宜忌。如热者宜寒,寒者宜热,温者宜凉,凉者宜温等。

【白话解】 黄帝说:先生已经讲过,在寒冷的季节要避免过用寒性药,在炎热的季节要避免过用热性药,具体该怎样做呢,希望能听听这方面的道理? 岐伯说:用热性药时,不要和炎热的天气相抵触;用寒性药时,不要和寒冷的天气相抵触。如果顺应这个规律,就能太平无事;如果违背这个规律,就必然造成疾病,因而要小心谨慎地避免这种情况发生。以上是指四时六气各有寒热温凉,都不要触犯它们。

黄帝说:温凉应该如何避免呢? 岐伯说:主时之气为热的,用热性药时要慎

333

重,不要触犯它;主时之气为寒的,用寒性药时要慎重,不要触犯它;主时之气为凉的,用凉性药时要慎重,不要触犯它;主时之气为温的,用温性药时应慎重,不要触犯它;间气与主时之气相同时不可触犯它;间气与主时之气不同时可以稍稍违反上述原则。因为寒热温凉四气都不可随意触犯,故称做"四畏";对此我们必须加以注意,切不可违反。

黄帝说:讲得好。在什么情况下可以违反呢? 岐伯说:客气与主气相反时,应该以主气为依据。客气太过反而压制主气时,就可以违反客气而施治而不怕触犯它。但是,应以达到平衡为准,不可太过。同时,这也仅适用于客气胜过主气的时候。因而,不违反天气时令、不违反六气忌宜、不助长邪气、不助长复气才是最好的治法。

【原文】 帝曰:善。五运气行主岁之纪,其有常数[1]乎? 岐伯曰:臣请次之。

甲子 甲午岁

上少阴火 中太宫土运 下阳明金 热化二[2],雨化五,燥化四,所谓正化日也。其化上咸寒,中苦热,下酸热,所谓药食宜也。

乙丑 乙未岁

上太阴土 中少商金运 下太阳水 热化寒化胜复同,所谓邪气化日也。灾七宫[3]。湿化五,清化四,寒化六,所谓正化日也。其化上苦热,中酸和,下甘热,所谓药食宜也。

丙寅 丙申岁

上少阳相火 中太羽水运 下厥阴木 火化二,寒化六,风化三,所谓正化日也。其化上咸寒,中咸温,下辛温,所谓药食宜也。

丁卯(岁会) 丁酉岁

上阳明金 中少角木运 下少阴火 清化热化胜复同,所谓邪气化日也。灾三宫。燥化九,风化三,热化七,所谓正化日也。其化上苦小温,中辛和,下咸寒,所谓药食宜也。

戊辰 戊戌岁

上太阳水 中太徵火运 下太阴土 寒化六,热化七,湿化五,所谓正化日也。其化上苦温,中甘和,下甘温,所谓药食宜也。

己巳 己亥岁

上厥阴木 中少宫土运 下少阳相火 风化清化胜复同,所谓邪气化日也。灾五宫。风化三,湿化五,火化七,所谓正化日也。其化上辛凉,中甘和,下咸寒,所谓药食宜也。

庚午(同天符) 庚子岁(同天符)

上少阴火 中太商金运 下阳明金 热化七,清化九,燥化九,所谓正化日也。其化上咸寒,中辛温,下酸温,所谓药食宜也。

辛未(同岁会) 辛丑岁(同岁会)

上太阴土 中少羽水运 下太阳水 雨化风化胜复同,所谓邪气化日也。灾一宫。雨化五,寒化一,所谓正化日也。其化上苦热,中苦和,下苦热,所谓药食宜也。

壬申(同天符) 壬寅岁(同天符)

上少阳相火 中太角木运 下厥阴木 火化二,风化八,所谓正化日也。其化上咸寒,中酸和,下辛凉,所谓药食宜也。

癸酉(同岁会) 癸卯岁(同岁会)

上阳明金 中少徵火运 下少阴火 寒化雨化胜复同,所谓邪气化日也。灾九宫。燥化九,热化二,所谓正化日也。其化上苦小温,中咸温,下咸寒,所谓药食宜也。

甲戌(岁会同天符) 甲辰岁(岁会同天符)

上太阳水 中太宫土运 下太阴土 寒化六,湿化五,正化日也。其化上苦热,中苦温,下苦温,药食宜也。

乙亥 乙巳岁

上厥阴木,中少商金运,下少阳相火,热化寒化胜复同,邪气化日也。灾七宫。风化八,清化四,火化二,正化度也。其化上辛凉,中酸和,下咸寒,药食宜也。

丙子(岁会) 丙午岁

上少阴火 中太羽水运 下阳明金 热化二,寒化六,清化四,正化度也。其化上咸寒,中咸热,下酸温,药食宜也。

丁丑 丁未岁

上太阴土 中少角木运 下太阳水 清化热化胜复同,邪气化度也。灾三宫。雨化五,风化三,寒化一,正化度也。其化上苦温,中辛温,下甘热,药食宜也。

戊寅 戊申岁(天符)

上少阳相火 中太徵火运 下厥阴木 火化七,风化三,正化度也。其化上咸寒,中甘和,下辛凉,药食宜也。

己卯 己酉岁

上阳明金 中少宫土运 下少阴火 风化清化胜复同,邪气化度也。灾五宫。清化九,雨化五,热化七,正化度也。其化上苦小温,中甘和,下咸寒,药食宜也。

庚辰 庚戌岁

上太阳水 中太商金运 下太阴土 寒化一,清化九,雨化五,正化度也。

其化上苦热,中辛温,下甘热,药食宜也。

辛巳　辛亥岁

上厥阴木　中少羽水运　下少阳相火　雨化风化胜复同,邪气化度也。灾一宫。风化三,寒化一,火化七,正化度也。其化上辛凉,中苦和,下咸寒,药食宜也。

壬午　壬子岁

上少阴火　中太角木运　下阳明金　热化二,风化八,清化四,正化度也。其化上咸寒,中酸凉,下酸温,药食宜也。

癸未　癸丑岁

上太阴土　中少徵火运　下太阳水　寒化雨化胜复同,邪气化度也。灾九宫。雨化五,火化二,寒化一,正化度也。其化上苦温,中咸温,下甘热,药食宜也。

甲申　甲寅岁

上少阳相火　中太宫土运　下厥阴木　火化二,雨化五,风化八,正化度也。其化上咸寒,中咸和,下辛凉,药食宜也。

乙酉(太一天符)　乙卯岁(天符)

上阳明金　中少商金运　下少阴火　热化寒化胜复同,邪气化度也。灾七宫。燥化四,清化四,热化二,正化度也。其化上苦小温,中苦和,下咸寒,药食宜也。

丙戌(天符)　丙辰岁(天符)

上太阳水　中太羽水运　下太阴土　寒化六,雨化五,正化度也。其化上苦热,中咸温,下甘热,药食宜也。

丁亥(天符)　丁巳岁(天符)

上厥阴木　中少角木运　下少阳相火　清化热化胜复同,邪气化度也。灾三宫。风化三,火化七,正化度也。其化上辛凉,中辛和,下咸寒,药食宜也。

戊子(天符)　戊午岁(太一天符)

上少阴火　中太徵火运　下阳明金　热化七,清化九,正化度也。其化上咸寒,中甘寒,下酸温,药食宜也。

己丑(太一天符)　己未岁(太一天符)

上太阴土　中少宫土运　下太阳水　风化清化胜复同,邪气化度也。灾五宫。雨化五,寒化一,正化度也。其化上苦热,中甘和,下甘热,药食宜也。

庚寅　庚申岁

上少阳相火　中太商金运　下厥阴木　火化七,清化九,风化三,正化度也。其化上咸寒,中辛温,下辛凉,药食宜也。

辛卯　辛酉岁

上阳明金　中少羽水运　下少阴火　雨化风化胜复同,邪气化度也。灾一宫。清化九,寒化一,热化七,正化度也。其化上苦小温,中苦和,下咸寒,药食宜也。

壬辰　壬戌岁

上太阳水　中太角木运　下太阴土　寒化六,风化八,雨化五,正化度也。其化上苦温,中酸和,下甘温,药食宜也。

癸巳(同岁会)　癸亥(同岁会)

上厥阴木　中少徵火运　下少阳相火　寒化雨化胜复同,邪气化度也。灾九宫。风化八,火化二,正化度也。其化上辛凉,中咸和,下咸寒,药食宜也。

凡此定期之纪,胜复正化,皆有常数,不可不察。故知其要者,一言而终,不知其要,流散无穷,此之谓也。

【提要】　本段论述"同化日"、"邪化日"的概念,和出现的规律及在防治疾病时,应该根据这个规律选用相应性味的药物、食品。

【注释】　[1]常数:常即正常,数即下文的"热化二、雨化五、燥化四"等。其所用的"数"字,系五行生成之数,如"天一生水,地六成之;地二生火,天七成之;天三生木,地八成之;地四生金,天九成之;天五生土,地十成之"。所以水之数为一、六,火之数为二、七,木之数为三、八,金之数为四、九,土之数为五、十,这其中有"生"数、有"成"数,除了"土"只用生数外,其他的都可或用生数,用成数。

[2]热化二:子午年上临少阴君火司天,少阴之气为热,火之生数为二,故热化为二。以下其他气类推。

[3]灾七宫:七宫指正西方。灾七宫,指胜复之邪损害所及的方位在正西方。八卦的卦体方向如下:即坎位一宫,为正北方;坤位二宫,为西南方;震位三宫,为正东方;巽位四宫,为东南方;中央位五宫;乾位六宫,为西北方;兑位七宫,为正西方;艮位八宫,为北方;离位九宫,为正南方。下同。

【白话解】　黄帝说:讲得好。五运轮流主岁,它们的气化作用有没有一定规律呢? 岐伯说:请让我按次序把它们排列出来,并用五行生成数表示。五行生成数如下:水的生数一、成数六;火的生数二、成数七;木的生数三、成数八;金的生数四、成数九;土的生数五、成数十。不过"土"一般单用生数来表示。

甲子年、甲午年:

在上是少阴君火司天,中运是太宫土运太过,在下是阳明燥金在泉。司天君火的气化作用为热,火的生数是二,因而说司天热化之数二。以下所说的"化"、"数"之意,都与此相同。中运雨化之数五,在泉燥化之数四。热、雨、燥都是上、中、下之气的正常气化表现,因而叫做"正化日"。对于它引起的疾病,因司天热气所致的,适宜用咸寒之品;因中运雨湿所致的,适宜用苦热之品;因在泉燥气所致的,适宜用酸热之品。以上就是甲子、甲午年应该选用的药物与食品的性味。

乙丑年、乙未年:

在上是太阴湿土司天,中运是少商金运不及,在下是太阳寒水在泉。火能克金,金运不及则火热之气偏胜,火热气胜就会有寒水之气制约报复它。这两年都是胜气为热、复气为寒,而这些胜气与复气都不是上、中、下三气的正常气化表现,因而叫做"邪化日"。又因为胜复之气是因金气不及所引起的,所以灾害发生在与金气相应的西方。在九宫之中,西方的位置属于七宫。司天湿化之数五,中运清化之数四,在泉寒化之数六。湿、清、寒是上、中、下三气的正常气化表现,因而叫做"正化日"。对于它引起的疾病,因为司天湿气所致的,适宜用苦热之品;因为中运清凉所致的,适宜用酸平之品;因为在泉寒气所致的,适宜用甘热之品。以上就是在乙丑、乙未年应该选用的药物与食品的性味。

丙寅年、丙申年:

在上是少阳相火司天,中运是太羽水运太过,在下是厥阴风木在泉。司天火化之数二,中运寒化之数六,在泉风化之数三,这是上、中、下三气的正常气化表现,是没有胜复之气的"正化日"。对它引起的疾病,因为司天火气所致的,适宜用咸寒之品;因为中运寒气所致的,适宜用咸温之品;因为在泉风气所致的,适宜用辛温之品。以上就是在丙寅、丙申年应该选用的药物与食品的性味。

丁卯年(岁会)、丁酉年:

在上是阳明燥金司天,中运是少角木运不及,在下是少阴君火在泉。金能克木,木运不及则消凉的金气偏胜,金气胜就会有火气制约报复它。这两年同是胜气为清,复气为热,这些都不是上、中、下三气的正常气化,因而叫做"邪化日"。又因为胜复之气是由木运不及而引起的,因而灾害发生在与木气相应的东方。在九宫中,东方的位置属于三宫,司天燥化之数九,中运风化之数三,在泉热化之数七。燥、风、热都是正常的气化表现,故叫"正化日"。对它引起的疾病,因为司天燥气所致的,适宜用苦小温之品;因为中运风气所致的,适宜用辛平之品;因为在泉热气所致的,适宜用咸寒之品。这就是在丁卯、丁酉年应该选用的药物与食品的性味。

戊辰年、戊戌年:

在上是太阳寒水司天,中运是太徵火运太过,在下是太阴湿土在泉。司天寒化之数六,中运热化之数七,在泉湿化之数五,这些都是正常的气化表现,没有胜复之气,因而叫做"正化日"。对它引起的疾病,因为司天寒气所致的,适宜用苦温之品;因为中运火气所致的,适宜用甘平之品;因为在泉湿气所致的,适宜用甘温之品。以上就是在戊辰、戊戌年应该选用的药物与食品的性味。

己巳年、己亥年:

在上是厥阴风木司天,中运是少宫土运不及,在下是少阳相火在泉。木能克土,土运不及则风木之气偏胜,木气胜就会有清凉的金气制约报复它。在这两年同是胜气为风,复气为清,而这些都不是上、中、下三气的正常气化表现,因而叫做"邪化日"。又因为胜复之气是因为土气不及所引起的,所以灾害发生在与土气相应的中央。在九宫中,中央的位置属于五宫。司天风化之数三,中运湿化之数五,在泉火化之数七,风、火、湿都是正常的气化表现,因而叫做"正化日"。它引起的疾病,因为司天风气所致的,适宜用辛凉之品;因为中运湿气所致的,适宜用甘平之品;因为在泉火气所致的,适宜用咸寒之品。以上就是在己巳、己亥年应该选用的药物和食品的性味。

庚午年、庚子年(两年都是同天符):

在上是少阴君火司天,中运是太商金运太过,在下是阳明燥金在泉。司天热化之数七,中运清化之数九,在泉燥化之数九。热、清、燥都是正常的气化表现,因而叫做"正化日"。对它引起的疾病,因为司天热气所致的,适宜用咸寒之品;因为中运凉气所致的,适宜用辛温之品;因为在泉燥气所致的,适宜用酸温之品。以上就是在庚午、庚子年应该选用的药物与食品的性味。

辛未年、辛丑年(两年都是同岁会):

在上是太阴湿土司天,中运是少羽水运不及,在下是太阳寒水在泉。土能克水,水运不及则土湿之气偏胜,土气胜,就会有风木之气制约报复它。这两年都是胜气为雨,复气为风,这些都不是上、中、下三气的正常气化表现,因而叫做"邪化日"。又因为胜复之气是因水运不及而引起的,所以灾害发生在与水气相应的北方。在九宫中,北方的位置属于一宫。司天雨化之数五,中运寒化之数一,在泉寒化之数一。雨、寒都是正常的气化表现,因而叫做"正化日"。它引起的疾病,因为司天湿气所致的,适宜用苦温之品;因为中运寒气所致的,适宜用苦平之品;因为在泉寒气所致的,适宜用苦热之品。以上就是在辛未、辛丑年应该选用的药物与食品的性味。

壬申年、壬寅年(两年都是同天符):

在上是少阳相火司天,中运是太角木运太过,在下是厥阴风木在泉。司天火化之数二,中运风化之数八,在泉风化之数八。风、火都是正常的气化表现,因而叫做"正化日"。对它引起的疾病,因为司天火气所致的,适宜用咸寒之品;因为中运风气所致的,适宜用酸平之品;因为在泉风气所致的,适宜用辛凉之品。以上就是在壬申、壬寅年应该选用的药物与食品的性味。

癸酉年、癸卯年(两年都是同岁会):

在上是阳明燥金司天,中运是少徵火运不及,在下是少阴君火在泉。水能克火,火运不及则寒水之气偏胜,水气胜,就会有湿土之气制约报复它。这两年都是胜气为寒,复气为雨,这些都不是上、中、下三气的正常气化表现,因而叫做"邪化日"。又由于胜复之气是由于火运不及所引起的,因而灾害发生在与火气相应的南方。在九宫中,南方的位置属于九宫。司天燥化之数九,中运热化之数二,在泉热化之数二。燥、热都是正常的气化表现,因而叫做"正化日"。它引起的疾病,因为司天燥气所致的,适宜用苦小温之品;因为中运热气所致的,适宜用咸温之品;因为在泉热气所致的,适宜用咸寒之品。以上就是癸酉、癸卯年应该选用的药物与食品的性味。

甲戌年、甲辰年(两年既是岁会又是同天符):

在上是太阳寒水司天,中运是太宫土运太过,在下是太阴湿土在泉。司天寒化之数六,中运湿化之数五,在泉湿化之数五。寒、湿都是正常的气化表现,因而叫做"正化日"。它引起的疾病,因为司天寒气所致的,适宜用苦热之品;因为中运湿气所致的,适宜用苦温之品;因为在泉湿气所致的,也适宜用苦温之品。以上就是甲戌、甲辰年应该选用的药物与食品的性味。

乙亥年、乙巳年:

在上是厥阴风木司天,中运是少商金运不及,在下是少阳相火在泉。火能克金,金运不及则火气偏胜,火气胜,就会有寒水之气制约报复它。这两年都是胜气为热,复气为寒,这些胜气与复气都不是上、中、下之气的正常气化表现,因而叫做"邪化日"。又因为胜复之气是由于金运不及所引起的,所以灾害发生在与金气相应的西方。在九宫中,西方的位置属于七宫。司天风化之数八,中运清化之数四,在泉火化之数二。风、清、火是上、中、下之气的正常气化表现,所以叫做"正化日"。对它引起的疾病,因为司天风气所致的,适宜用辛凉之品;因为中运清气所致的,适宜用酸平之品;因为在泉火气所致的,适宜用咸寒之品。以上就是在乙亥、乙巳年应该选用的药物与食品的性味。

丙子年(为岁会)、丙午年:

在上是少阴君火司天,中运是太羽水运太过,在下是阳明燥金在泉。司天热化之数二,中运寒化之数六,在泉清化之数四。热、寒、清都是正常的气化表现,因而叫做"正化日"。它所引起的疾病,因为司天热气所致的,适宜用咸寒之品;因为中运寒气所致的,适宜用咸热之品;因为在泉清气所致的,适宜用酸温之品。以上就是在丙子、丙午年应该选用的药物与食品的性味。

丁丑年、丁未年:

在上是太阴湿土司天,中运是少角木运不及,在下是太阳寒水在泉。金能克木,木运不及则清凉的金气偏胜,金气胜就会有火热之气制约报复它。这两年都是胜气为清,复气为热,这些胜气与复气都不是上、中、下之气的正常气化表现,因而叫做"邪化日"。又因为胜复之气是因为木运不及所引起的,所以灾害发生在与木气相应的东方。在九宫中,东方的位置属于三宫。司天雨化之数五,中运风化之数三,在泉寒化之数一。雨、风、寒都是正常的气化表现,因而叫做"正化日"。对它引起的疾病,因为司天雨气所致的,适宜用苦温之品;因为中运风气所致的,适宜用辛温之品;因为在泉寒气所致的,适宜用甘热之品。以上就是丁丑、丁未年应该选用的药物与食品的性味。

戊寅年、戊申年(为天符):

在上是少阳相火司天,中运是太徵火运太过,在下是厥阴风木在泉。司天火化之数七,中运火化之数七,在泉风化之数三。火、风都是正常的气化表现,因而叫做"正化日"。对它引起的疾病,因为司天火气所致的,适宜用咸寒之品;因为中运火气所致的,适宜用甘平之品;因为在泉风气所致的,适宜用辛凉之品。以上就是在戊寅、戊申年应该选用的药物与食品的性味。

己卯年、己酉年:

在上是阳明燥金司天,中运是少宫土运不及,在下是少阴君火在泉。木能克土,土运不及则风木之气偏胜,木气胜,就会有清凉的金气制约报复它。这两年都是胜气为风,复气为清,但这些胜气与复气都不是上、中、下之气的正常气化表现,因而叫做"邪化日"。又因为胜复之气是由于土运不及所引起的,所以灾害发生在与土气相应的中央。在九宫中,中央的位置属于五宫。司天清化之数九,中运雨化之数五,在泉热化之数七。清、雨、热都是正常的气化表现,因而叫做"正化日"。它引起的疾病,因为司天清气所致的,适宜用苦小温之品;因为中运雨气所致的,适宜用甘平之品;因为在泉热气所致的,适宜用咸寒之品。以上就是在己卯、己酉年应该选用的药物与食品的性味。

庚辰年、庚戌年:

在上是太阳寒水司天,中运是太商金运太过,在下是太阴湿土在泉。司天寒化之数一,中运清化之数九,在泉雨化之数五。寒、清、雨都是正常的气化表现,因而叫做"正化日"。对它引起的疾病,因为司天寒气所致的,适宜用苦热之品;因为中运清气所致的,适宜用辛温之品;因为在泉雨气所致的,适宜用甘热之品。以上就是在庚辰年、庚戌年应该选用的药物与食品的性味。

辛巳年、辛亥年:

在上是厥阴风木司天,中运是少羽水运不及,在下是少阳相火在泉。土能克水,水运不及则土湿之气偏胜,土气胜就会有风木之气制约报复它。这两年都是胜气为雨,复气为风,这些胜复之气都不是上、中、下之气的正常气化表现,因而叫做"邪化日"。又因为胜气与复气是因为水运不及所引起的,所以灾害发生在与水气相应的北方。在九宫中,北方的位置属于一宫。司天风化之数三,中运寒化之数一,在泉火化之数七。风、寒、火都是正常的气化表现,因而叫做"正化日"。对它引起的疾病,因为司天风气所致的,适宜用辛凉之品;因为中运寒气所致的,适宜用苦平之品;因为在泉火气所致的,适宜用咸寒之品。以上就是在辛巳、辛亥年应该选用的药物与食品的性味。

壬午年、壬子年:

在上是少阴君火司天,中运是太角木运太过;在下是阳明燥金在泉。司天热化之数二,中运风化之数八,在泉清化之数四。热、风、清都是正常的气化表现,因而叫做"正化日"。对它引起的疾病,因为司天热气所致的,适宜用咸寒之品;由于中运风气所致的,适宜用酸凉之品;因为在泉清气所致的,适宜用酸温之品。以上就是在壬午、壬子年应该选用的药物与食品的性味。

癸未年、癸丑年:

在上是太阴湿土司天,中运是少徵火运不及,在下是太阳寒水在泉。水能克火,火运不及则寒水之气偏胜,寒气胜就会有湿土之气制约报复它。这两年都是胜气为寒,复气为雨,这些胜气与复气不是上、中、下之气的正常气化表现,因而叫做"邪化日"。又因为胜复之气是由于火运不及所引起的,所以灾害发生在与火气相应的南方。在九宫中,南方的位置属于九宫。司天雨化之数五,中运火化之数二,在泉寒化之数一。雨、火、寒都是正常的气化表现,因而叫做"正化日"。对它引起的疾病,因为司天湿气所致的,适宜于苦温之品;因为中运火气所致的,适宜用咸温之品;因为在泉寒气所致的,适宜用甘热之品。以上就是在癸未、癸丑年应该选用的药物与食品的性味。

甲申年、甲寅年:

在上是少阳相火司天,中运是太宫土运太过,在下是厥阴风木在泉。司天火化之数二,中运雨化之数五,在泉风化之数八。火、雨、风都是正常的气化表现,因而叫做"正化日"。对它引起的疾病,因为司天火气所致的,适宜用咸寒之品;因为中运雨气所致的,适宜用咸平之品;因为在泉风气所致的,适宜用辛凉之品。以上就是在甲申、甲寅年应该选用的药物与食品的性味。

乙酉年(为太乙天符)、乙卯年(为天符):

在上是阳明燥金司天,中运是少商金运不及,在下是少阴君火在泉。火能克金,金运不及则火热之气偏胜,火气胜就会有寒水之气制约报复它。这两年都是胜气为热,复气为寒,这些都不是上、中、下之气的正常气化表现,因而叫做"邪化日"。又因为胜复之气是由于金运不及所引起的,所以灾害发生在与金气相应的西方。在九宫中,西方的位置属于七宫。司天燥化之数四,中运清化之数四,在泉热化之数二。燥、清、热都是正常的气化表现,因而叫做"正化日"。对它引起的疾病,因为司天燥气所致的,适宜用苦小温之品;因为中运清气所致的,适宜用苦平之品;因为在泉热气所致的,适宜用咸寒之品。以上就是在乙酉、乙卯年应该选用的药物与食品的性味。

丙戌年、丙辰年(两年均属天符):

在上是太阳寒水司天,中运是太羽水运太过,在下是太阴湿土在泉。司天寒化之数六,中运寒化之数六,在泉雨化之数五。寒、雨都是正常的气化表现,因而叫做"正化日"。对它引起的疾病,因为司天寒气所致的,适宜用苦热之品;因为中运寒气所致的,适宜用咸温之品;因为在泉雨气所致的,适宜用甘热之品。以上就是在丙戌、丙辰年应该选用的药物与食品的性味。

丁亥年、丁巳年（两年均属天符）：

在上是厥阴风木司天，中运是少角木运不及，在下是少阳相火在泉。金能克木，木运不及则清凉的金气偏胜，金气胜就会有火热之气制约报复它。这两年都是胜气为清，复气为热，这些都不是上、中、下之气的正常气化表现，因而叫做"邪化日"。又因为胜复之气是由于木运不及所引起的，所以灾害发生在与木气相应的东方。在九宫中，东方的位置属于三宫。司天风化之数三，中运风化之数三，在泉火化之数七。风、火都是正常的气化表现，因而叫做"正化日"。对它所引起的疾病，因为司天风气所致的，适宜用辛凉之品；因为中运风气所致的，适宜用辛平之品；因为在泉火气所致的，适宜用咸寒之品。以上就是在丁亥、丁巳年应该选用的药物与食品的性味。

戊子年（天符）、戊午年（太一天符）：

在上为少阴君火司天，中运为太徵火运太过，在下为阳明燥金在泉。司天热化之数七，中运热化之数七，在泉清化之数九。热、清都是正常的气化表现，因而叫做"正化日"。对它引起的疾病，因为司天热气所致的，适宜用咸寒之品；因为中运热气所致的，适宜用甘寒之品；因为在泉清气所致的，适宜用酸温之品。以上就是在戊子、戊午年应该选用的药物与食品的性味。

己丑年、己未年（两年均是太一天符）：

在上为太阴湿土司天，中运为少宫土运不及，在下为太阳寒水在泉。木能克土，土运不及则风木之气偏胜，木气胜就会有清凉的金气制约报复它。这两年都是胜气为风，复气为清，这些都不是上、中、下之气正常的气化表现，因而叫做"邪化日"。又因为胜复之气是由于土运不及所引起的，所以灾害发生在与土气相应的中央。在九宫中，中央的位置属于五宫。司天雨化之数五，中运雨化之数五，在泉寒化之数一。雨、寒都是正常的气化表现，因而叫做"正化日"。对它引起的疾病，因为司天雨气所致的，适宜用苦热之品；因为中运雨气所致的，适宜用甘平之品；因为在泉寒气所致的，适宜用甘热之品。以上就是己丑、己未年应该选用的药物与食品的性味。

庚寅年、庚申年：

在上是少阳相火司天，中运是太商金运太过，在下是厥阴风木在泉。司天火化之数七，中运清化之数九，在泉风化之数三。火、清、风都是正常的气化表现，因而叫做"正化日"。对它引起的疾病，因为司天火气所致的，适宜用咸寒之品，因为在泉风气所致的，适宜用辛凉之品。以上就是在庚寅、庚申年应该选用的药物与食品的性味。

辛卯年、辛酉年：

在上是阳明燥金司天，中运是少羽水运不及，在下是少阴君火在泉。土能克水，水运不及则湿土之气偏胜，土气胜就会有风木之气制约报复它。这两年都是

343

胜气为雨,复气为风,这些都不是上、中、下之气的正常气化表现,因而叫做"邪化日"。又因为胜复之气是由于水运不及所引起的,所以灾害发生在与水气相应的北方。在九宫中,北方的位置属于一宫。司天清化之数九,中运寒化之数一,在泉热化之数七。清、寒、热都是正常的气化表现,因而叫做"正化日"。对它引起的疾病,因为司天清气所致的,适宜用苦小温之品;因为中运寒气所致的,适宜用苦平之品;因为在泉热气所致的,适宜用咸寒之品。以上就是在辛卯、辛酉年应该选用的药物与食品的性味。

壬辰年、壬戌年:

在上是太阳寒水司天,中运是太角木运太过,在下是太阴湿土在泉。司天寒化之数六,中运风化之数八,在泉雨化之数五。寒、风、雨都是正常的气化表现,因而叫做"正化日"。对它引起的疾病,因为司天寒气所致的,适宜用苦温之品;因为中运风气所致的,适宜用酸平之品;因为在泉湿气所致的,适宜用甘温之品。以上就是壬辰、壬戌年应该选用的药物与食品的性味。

癸巳年、癸亥年(两年都是同岁会):

在上是厥阴风木司天,中运是少徵火运不及,在下是少阳相火在泉。水能克火,火运不及则寒水之气偏胜,水气胜就会有湿土之气来制约报复它。这两年都是胜气为寒,复气为雨,这些都不是上、中、下之气正常的气化表现,因而叫做"邪化日"。又因为胜复之气是由于火运不及所引起的,所以灾害发生在与火气相应的南方。在九宫中,南方的位置属于九宫。司天风化之数八,中运火化之数二,在泉火化之数二。风、火都是正常的气化,因而叫做"正化日"。对它引起的疾病,因为司天风气所致的,适宜用辛凉之品;因为中运火气所致的,适宜用咸平之品;因为在泉火气所致的,适宜用咸寒之品。以上就是在癸巳、癸亥年应该选用的药物与食品的性味。

在上述六十年运气变化的周期中,岁运不及之年就有胜气与复气发生,气候就会反常而引起灾害;岁运太过之年,气化和平,称之为"正化"。这些变化都有一定的规律性,必须加以认真研究。所谓掌握了要领一句话就能说明问题,不能掌握要领就会漫无头绪,讲的就是这个意思。

【原文】 帝曰:善。五运之气,亦复岁乎?岐伯曰:郁极乃发,待时而作也。帝曰:请问其所谓也?岐伯曰:五常之气,太过不及,其发异也。帝曰:愿卒闻之。岐伯曰:太过者暴,不及者徐,暴者为病甚,徐者为病持。帝曰:太过不及,其数何如?岐伯曰:太过者其数成,不及者其数生,土常以生也。帝曰:其发也何如?岐伯曰:土郁之发,岩谷震惊,雷殷气交,埃昏黄黑,化为白气,飘骤高深,击石飞空,洪水乃从,川流漫衍,田牧土驹。化气乃敷,善为时雨,始生始长,始化始成。故民病心腹胀,肠鸣而为数后,甚则心痛胁膜,呕吐霍乱,饮发注下,胕肿身重。云奔雨府,霞拥朝阳,山泽埃昏,其乃发也,以其四气。云横天山,浮游生灭,怫之先兆。金郁之发,天洁地明,风清气切,大凉乃举,草树浮烟,燥气以行,雾数起,杀气来至,草木苍干,金乃有声。故民病咳逆,心胁满引少腹,善暴痛,不可反侧,嗌干面尘色恶。山泽焦枯,土凝霜卤,怫乃发也,其气五。夜零[1]白露,林莽声悽,怫之兆也。水郁之发,阳气乃辟,阴气暴举,大寒乃至,川泽严凝,寒雾[2]结为霜雪,甚则黄黑昏翳,流行气交,乃为霜杀,水乃见祥。故民病寒客心痛,腰脽痛,大关节不利,屈伸不便,善厥逆,痞坚腹满。阳光不治,空积沉阴,白埃昏暝,而乃发也,其气二火前后。太虚深玄,气犹麻散,微见而隐,色黑微黄,怫之先兆也。木郁之发,太虚埃昏,云物以扰,大风乃至,屋发折木,木有变。故民病胃脘当心而痛,上支两胁,鬲咽不通,食饮不下,甚则耳鸣眩转,目不识人,善暴僵仆。太虚苍埃,天山一色,或气浊色,黄黑郁若,横云不起雨,而乃发也,其气无常。长川草偃,柔叶呈阴,松吟高山,虎啸岩岫,怫之先兆也。火郁之发,太虚肿翳,大明不彰,炎火行,大暑至,山泽燔燎,材木流津,广厦腾烟,土浮霜卤,止水乃减,蔓草焦黄,风行惑言,湿化乃后。故民病少气,疮疡痈肿,胁腹胸背,面首四支,䐜愤胪胀,疡痱呕逆,瘛疭骨痛,节乃有动,注下温疟,腹中暴痛,血溢流注,精液乃少,目赤心热,甚则瞀闷懊侬,善暴死。刻终大温,汗濡玄府,其乃发也,其气四。动复则静,阳极反阴,湿令乃化乃成。华发水凝,山川冰雪,焰阳午泽[3],怫之先兆也。有怫之应而后报也,皆观其极而乃发也,木发无时,水随火也。谨候其时,病可与期,失时反岁,五气不行,生化收藏,政无恒也。帝曰:水发而雹雪,土发而飘骤,木发而毁折,金发而清明,火发而曛昧,何气使然?岐伯曰:气有多少,发有微甚,微者当其气,甚者兼其下,征其下气而见可知也。帝曰:善。五气之发,不当位者何也?岐伯曰:命其差。帝曰:差有数乎?岐伯曰:后皆三十度而有奇[4]也。

【提要】 本段论述五运之气被过分抑制后,郁极而发作,表现出不同的物候和疾病特点,掌握这个变化,可以预先调治,防患于未然。

【注释】 [1]零:即下降。

[2]寒雾:指寒冷潮湿的空气。

[3]焰阳午泽:午泽即面南之泽;焰阳指阳气上腾。

[4]三十度而有奇:度,即日;三十度,即一个月30天;奇,为八十七刻半的一半,即四十三刻七分半。

【白话解】 黄帝说:讲得好。那么五运之气也有胜复的年份吗?岐伯说:五运之气被胜气抑郁,郁极也会发生复气,只不过要等到一定的时候才会发作。黄帝说:请问这是为什么?岐伯说:因为五运之气有太过与不及的不同,所以复气的发作也不同。黄帝说:我希望彻底了解一下有关这方面的问题。岐伯说:运气太过发作就急暴,运气不及发作就徐缓。发作急暴的引起的疾病也比较严重,发作徐缓的引起的疾病也缠绵持久。黄帝说:太过、不及与五行生成数是怎样相应的呢?岐伯说:太过的用成数,不及的用生数,惟有土不论太过与不及都用生数。

黄帝说:郁极而复气发作起来的情况怎样呢? 岐伯说:木气过分抑制土,土气被郁已极而复气发作起来的情况如下:山岩峡谷都会震动,在三气与四气相交之时,雷声大作,地气上腾,黄黑色的尘埃飞扬,天昏地暗。湿气上蒸化为白气,暴风骤雨降落于高山深谷之间,大雨落在岩石上面反向天空飞溅,洪水暴发冲击岩石,浊浪排空,河水泛滥,巨川奔腾满溢,原野变成一片汪洋,高出水面的土丘、山岗在一片汪洋之中好像一群放牧马。复气发作后,湿土之气才能开始正常敷布,雨水按时而降、万物生长收成。在这样的气候条件下,人们易患心腹胀满、肠鸣、频繁泄泻,严重的可发生心痛、胁胀、呕吐霍乱、痰饮、水泻、浮肿、身体沉重等病证。如果见到云气奔向降雨的地方,霞光环绕着朝阳,山河之间隐现着尘埃昏蒙之气,这表明土郁即将发作,其发作的时候在太阴湿土之气主持时令,也就是四之气——夏秋之交时。如果见到云气横于天山,或聚或散,忽生忽灭,浮游不定,便是土郁将发之先兆。

火气过分抑制金气,金气被郁已极而复气发作起来的情况如下:天气高爽,地气明净,风清凉,气急切,秋凉就此而起,草木之间薄雾如烟。燥气流行,霜雾经常出现,肃杀之气到来,使草木苍老干枯,西风发出凄厉的声音。在这种气候条件下,人们易患咳嗽气逆、心胁胀满牵引少腹、急剧疼痛不能翻身;咽喉干燥、面色难看好像蒙着一层灰尘等病证。如果山川也都显出干枯的气象,地上凝结着白色的寒霜,这就是金郁开始发作的现象,其发作时间是在五之气——秋分的时候。如果出现夜降白露,草丛深处发出凄切的声音,便是金郁将发之先兆。

土气过分抑制水气,水气被郁已极而复气发作起来的情况如下:阳气退避,阴气急起,严寒之气到来,川流湖泽结冰,寒冷的雾气凝为霜雪,甚至黄黑昏暗混浊之气流行于气交之中,霜降而杀害草木等万物,寒水之气充斥大地。在这种气候条件下,人们易感受寒邪而患心痛、腰椎痛、大关节运动困难而屈伸不利、经常厥逆、腹中胀满、痞硬等病证。如果阳气不能发挥作用,天空中积聚着阴沉之气,白色昏浊之气蒙蔽着天空,就预示着水郁就要发作。其发作的时间,一般是在君火与相火主持时令的先后,即春分之后、小满之前。如果见到太空中出现深远黑暗,散乱如麻,隐约呈现出黑而微黄的颜色,这就是水郁即将发作之先兆。

金气过分抑制本气,木气被郁已极而复气发作起来的情况如下:天空昏蒙不清,云气扰动飘忽,狂风大作掀起屋顶、折断树木,这都是木气暴发所引起的现象。在这种气候条件下,人们易患胃脘当心而痛,向上支撑两胁,咽喉堵塞不通,饮食不能下咽,甚至耳鸣、头晕、目眩、两眼不能辨物、时常突然僵直仆倒等病证。天空苍茫如烟尘,分不出是天是山,有时发现黄黑之气郁结不散,又好像云横天空而不降雨那样,这就预示木郁就要发作。其发作的时间没有定期,但是可以观测到,如果见到平原上的野草被风吹得倒伏,柔软的叶子被风吹动而翻见叶子的背面,高山上松涛怒吼,犹如山崖峰峦中的虎啸,这就是木郁即将发作之先兆。

水气过分抑制火气,火气被郁已极而复气发作起来的情况如下:天空中有黄红之气遮蔽,太阳不很明亮,炎热的火气流行,暑热之气到来,山泽之间热如火烤,树木的汁液被蒸而外流,高厅大厦之上犹如烟熏,地面上浮起一层霜卤,池塘中的水日渐减少,蔓生的绿草变得焦黄。热极生风,风火交炽,变化多而急速,难以尽言,雨湿之气不能按时到来。在这种气候条件下,人们易患少气,疮疡痈肿,胁、腹、胸、背、面、头、四肢胀满,疮疡痱疹,呕吐,抽搐拘挛,骨痛、关节游走性疼痛,急性腹泻,温疟,腹中暴痛,血热妄行、血液流出,精液减少,目赤,心热,甚至烦闷神昏,猝然死亡等病证。在三之气终了时,本应凉爽反而出现大热,使人们汗出很多,这就预示火郁将要发作。其发作的时间,一般是在四之气即大暑到秋分的时候。动后必静,阳极反阴,热极则生湿,于是雨湿之气发挥作用,万物因而生长收藏。因火被寒郁,故在二之气群花应当开放时,反而河水结冰,寒霜降地。如果见到南面的池塘有阳气升腾,便是火郁将发之先兆。

先有抑郁的征兆,而后就有报复之气发作。凡是报复之气都是在被郁已极的时候暴发的。木的复气发作没有固定的时间,水的复气发作在君、相二火主持时令的先后。只要仔细观察时令,就可以预测疾病发生的情况了。若不了解每年运气的正常变化,不掌握四时五行以及生长化收藏的一般规律,就不能根据胜复之气的变化来防治疾病。

黄帝说:水郁极发作出现冰雪霜雹,土郁极发作出现暴风骤雨,木郁极发作出现毁坏折断,金郁极发作出现清爽明净,火郁极发作出现黄赤昏暗,以上这些都是什么原因造成的呢? 岐伯说:因为五运之气有太过不及的差异,所以复气的发作也有轻重的不同。发作轻微的,只限于本气发生变化;发作严重的,则兼见下承之气的变化。例如土发轻微的仅表现为湿,而严重的则会出现狂风暴雨,这就是兼见下承的木气现象;又如金发轻微的仅表现为燥,而严重的则会出现清爽明净,火的性质是光明,所以说就是兼见了下承的火气现象。所以,只要观察下承之气的有无轻重,就可以知道五郁发作的轻重程度了。

黄帝说:讲得好。五运之气的郁极发作有时不与它所主的时令相应,这是什么原因呢? 岐伯说:这是时间上的差异。黄帝说:时间上的差异有一定的日数吗? 岐伯说:发作都在相应时令之后三十天多一点。

【原文】 帝曰:气至而先后者何? 岐伯曰:运太过则其至先,运不及则其至后,此候之常也。帝曰:当时而至者何也? 岐伯曰:非太过非不及,则至当时,非是者眚也。帝曰:善。气有非时而化者何也? 岐伯曰:太过者当其时,不及者归其己胜也。帝曰:四时之气,至有早晏高下左右,其候如何? 岐伯曰:行有逆顺,至有迟速,故太过者化先天,不及者化后天。帝曰:愿闻其行何谓也?岐伯曰:春气西行,夏气北行,秋气东行,冬气南行。故春气始于下,秋气始于上,夏气始于中,冬气始于标。春气始于左,秋气始于右,冬气始于后,夏气始于前。此四时正化之常。故至高之地,冬气常在,至下之地,春气常在,必谨察之。帝曰:善。

黄帝问曰:五运六气之应见,六化之正,六变之纪何如?岐伯对曰:夫六气正纪,有化有变,有胜有复,有用有病,不同其候,帝欲何乎?帝曰:愿尽闻之。岐伯曰:请遂言之。

夫气之所至也,厥阴所至为和平,少阴所至为暄,太阴所至为埃溽,少阳所至为炎暑,阳明所至为清劲,太阳所至为寒雰,时化之常也。

厥阴所至为风府[1]为璺启[2],少阴所至为火府为舒荣,太阴所至为雨府为员盈,少阳所至为热府为行出,阳明所至为司杀府为庚苍,太阳所至为寒府为归藏,司化之常也。

厥阴所至为生为风摇,少阴所至为荣为形见,太阴所至为化为云雨,少阳所至为长为番鲜,阳明所至为收为雾露,太阳所至为藏为周密,气化之常也。

厥阴所至为风生,终为肃;少阴所至为热生,中为寒;太阴所至为湿生,终为注雨;少阳所至为火生,终为蒸溽;阳明所至为燥生,终为凉;太阳所至为寒生,中为温。德化之常也。

厥阴所至为毛化,少阴所至为羽化,太阴所至为倮化,少阳所至为羽化,阳明所至为介化,太阳所至为鳞化,德化之常也。

厥阴所至为生化,少阴所至为荣化,太阴所至为濡化,少阳所至为茂化,阳明所至为坚化,太阳所至为藏化,布政之常也。

厥阴所至为飘怒大凉,少阴所至为大暄寒,太阴所至为雷霆骤注烈风,少阳所至为飘风燔燎霜凝,阳明所至为散落温,太阳所至为寒雪冰雹白埃,气变之常也。

厥阴所至为挠动为迎随,少阴所至为高明焰为曛,太阴所至为沉阴为白埃为晦暝,少阳所至为光显为彤云为曛,阳明所至为烟埃为霜为劲切为凄鸣,太阳所至为刚固为坚芒为立,令行之常也。

厥阴所至为里急,少阴所至为疡胗身热,太阴所至为积饮否隔,少阳所至为嚏呕为疮疡,阳明所至为浮虚,太阳所至为屈伸不利,病之常也。

厥阴所至为支痛,少阴所至为惊惑恶寒战慄谵妄,太阴所至为稸满,少阳所至为惊躁瞀昧暴病,阳明所至为鼽尻阴股膝髀腨胻足病,太阳所至为腰痛,病之常也。

厥阴所至为缓戾[3],少阴所至为悲妄衄衊[4],太阴所至为中满霍乱吐下,少阳所至为喉痹耳鸣呕涌,阳明所至为皴揭,太阳所至为寝汗痉,病之常也。

厥阴所至为胁痛呕泄,少阴所至为语笑,太阴所至为重胕肿,少阳所至为暴注晌疭暴死,阳明所至为鼽嚏,太阳所至为流泄禁止,病之常也。

凡此十二变者,报德以德,报化以化,报政以政,报令以令,气高则高,气下则下,气后则后,气前则前,气中则中,气外则外,位之常也。故风胜则动,热胜则肿,燥胜则干,寒胜则浮,湿胜则濡泄,甚则水闭胕肿,随气所在,以言其变耳。

帝曰:愿闻其用也。岐伯曰:夫六气之用,各归不胜而为化,故太阴雨化,施于太阳;太阳寒化,施于少阴;少阴热化,施于阳明;阳明燥化,施于厥阴;厥阴风化,施于太阴。各命其所在以征之也。帝曰:自得其位何如?岐伯曰:自得其位,常化也。帝曰:愿闻所在也。岐伯曰:命其位而方月[5]可知也。

帝曰:六位之气盈虚何如?岐伯曰:太少异也,太者之至徐而常,少者暴而亡。帝曰:天地之气,盈虚何如?岐伯曰:天气不足,地气随之,地气不足,天气从之,运居其中而常先也。恶所不胜,归所同和,随运归从而生其病也。故上胜则天气降而下,下胜则地气迁而上,多少而差其分,微者小差,甚者大差,甚则位易气交易,则大变生而病作矣。《大要》曰:甚纪五分,微纪七分,其差可见。此之谓也。

【提要】　本段论述运气的太过与不及,决定了时令气候的先至与后至,使万物生化有早晚之分;但是地势高低以及东西南北不同的区域,同样出现不同的气候。六气的十二种正常与异常变化,导致了不同的气候、物候、疾病。

【注释】　[1]府:物聚之处称"府"。

[2]璺启:璺,wèn,音问,微裂未破之意。启,开拆之意。璺启,就是植物萌芽生长的意思。

[3]绠戾:绠,ruǎn,音软,短缩之意。戾,lì,音利,身体屈曲。绠戾,即身体短缩、屈曲之意。

[4]衃:血污。

[5]方月:方,指方隅。月,指月份。古人将一年的十二个月平均分配于四方,故称"方月"。

【白话解】　黄帝说:五运所主的气候到来时有先有后,这是为什么呢?岐伯说:运太过时,气候就提前到来;运不及时,气候就延迟到来,这是气候前后变化的一般规律。黄帝说:也有不早不晚而适时到来的,这是怎么回事呢?岐伯说:五运既非太过又非不及,气候就会准时到来,否则就会产生灾害。

黄帝说:讲得好。气候与季节不相应有哪些表现呢?岐伯说:岁运太过之年,气候一般与季节相应。岁运不及之年,气候与季节不相应,而出现己所不胜的气候与物候,如冬季降雨、春季清凉、秋季炎热、夏季寒冷之类,都出现五行相克也就是己所不胜的现象。

黄帝说:四时气候的到来,因为地势分高低、区域分东西,而有早晚的不同,应该怎样进行观察呢?岐伯说:气的运行有逆有顺,气的到来有快有慢,因而岁运太过的气候在时令之前到来,岁运不及的气候在时令之后到来。

黄帝说:我想知道气运行逆顺、迟速的情形是怎样的? 岐伯说:春气生于东方,由东向西运行;夏气生于南方,由南向北运行;秋气生于西方,由西向东运行;冬气生于北方,由北向南运行。春气发生,自下而上升;秋气收敛,自上而下降;夏季为火,从里而布散于外;冬季严寒,从表而入藏于里。以人面向南为准,则春气生于左方,秋气生于右方,冬气生于北方,夏气生于南方,这就是四时气候的正常变化。因而说高山之顶,气候寒冷、冬气常在;低洼之地,气候温暖、春气常存。以上这些地势与区域的特点,都是必须谨慎观察的。黄帝说:对。

黄帝问道:五运六气各自都有相应的气候和物候表现,六气的正常变化与异常变化都有什么征象呢? 岐伯回答说:六气的运行,有正常的气化,又有反常的变异;有胜气,有复气;有正常的作用,又有异常的灾害。它们在上述各方面的表现是不同的,你要听哪一种呢? 黄帝说:我全都想听。岐伯说:那就让我详细地讲讲吧。六气到来的表现如下:厥阴风木之气到来时是和煦的,少阴君火之气到来时是温暖的,太阴湿土之气到来时是湿润的,少阳相火之气到来时是炎热的,阳明燥金之气到来时是清凉劲急的,太阳寒水之气到来时是寒冷的。以上是六气主时的正常气候特点。

厥阴之气到来时,风气偏盛,草木开始萌芽;少阴之气到来时,火气偏胜,万物繁荣秀美;太阴之气到来时,雨气偏盛,万物充实丰满;少阳之气到来时,热气偏盛,万物生长茂盛;阳明之气到来时,肃杀之气偏盛,万物苍老成熟;太阳之气到来时,寒气偏盛,万物生机潜藏于内。以上是六气主时万物的正常生化现象。

厥阴之气到来时,万物生发,风气动摇;少阴之气到来时,万物繁荣,形态显露;太阴之气到来时,万物化育,云雨润泽;少阳之气到来时,万物生长,催秀吐艳;阳明之气到来时,万物收敛,雾露下降;太阳之气到来时,万物闭藏,阳气固密。以上是六气主时对万物产生的正常影响。

厥阴之气到来时,产生风气,最终有肃杀之气制约它;少阴之气到来时,产生热气,但其中气为寒;太阴之气到来时,产生湿气,最终就会发生暴雨;少阳之气到来时,产生火气,火极就会蒸发为湿热;阳明之气到来时,产生燥气,最终发生寒凉;太阳之气到来时,产生寒气,但其中气是温的。以上是六气主时气候变化的一般现象。

厥阴之气到来时,有毛的动物化育;少阴之气到来时,有羽毛的动物化育;太阴之气到来时,倮体的动物化育;少阳之气到来时,有羽翼的动物化育;阳明之气到来时,有甲壳的动物化育;太阳之气到来时,有鳞片的动物化育。以上是六气主时在动物化育上的反映。

厥阴之气到来时,风气敷布,万物始生;少阴之气到来时,热气敷布,万物向荣;太阴之气到来时,湿气敷布,万物滋润;少阳之气到来时,火气敷布,万物繁荣;阳明之气到来时,燥气敷布,万物坚敛;太阳之气到来时,寒气敷布,万物隐藏。以上是万物顺从六气敷布而变化的正常现象。

太过的厥阴之气到来时,狂风怒吼,木气亢则金气来制约,出现大凉;太过的少阴之气到来时,气候大热,火气亢则水气来制约,出现气候转寒;太过的太阴之气到来时,雷霆暴雨,土气亢则木气来制约,出现狂风大作;太过的少阳之气到来时,风热如燎,火气亢则水气来制约,又出现寒凝霜降;太过的太阳之气到来时,则寒雪冰雹,水气亢则土气来制约,有白色尘埃之气弥漫。以上是六气过亢而气候反常的表现。

厥阴之气到来时,万物扰动,往来不定;少阴之气到来时,火焰高明,热气熏燎;太阴之气到来时,天气阴沉,白色尘埃弥漫,昏暗不明;少阳之气到来时,虹电光闪,赤云在天,热气熏蒸;阳明之气到来时,凉露如烟尘,夜有霜降,西风劲切,秋虫凄鸣;太阳之气到来时,寒凝冰坚;冷风刺骨,万物成熟坚硬。以上是六气行使职权而万物顺从的表现。

厥阴之气到来时,会发生筋脉拘急的病证;少阴之气到来时,会发生疡疹、身热的病证;太阴之气到来时,会发生水饮停聚、痞塞不通的病证;少阳之气到来时,会发生喷嚏、呕吐、疮疡的病证;阳明之气到来时,会发生肌肤浮肿的病证;太阳之气到来时,会发生关节屈伸不利的病证。以上是六气所引起的常见病证。

厥阴之气到来时,会引起胁肋间支撑疼痛的病证;少阴之气到来时,会引起惊骇疑惑、恶寒战栗、谵言妄语等病证;太阴之气到来时,会引起腹中胀满的病证;少阳之气到来时,会引起惊骇、烦躁、神志昏昧、暴病等病证;阳明之气到来时,会引起鼻流清涕,臀、会阴、大腿、膝、髋、腓肠肌、小腿骨、足等部位的病证;太阳之气到来时,会引起腰痛。以上也是六气所引起的常见病证。

厥阴之气到来时,会发生肢体屈曲短缩、转动不灵便的病证;少阴之气到来时,会发生无故悲哀、衄蔑等病证:太阳之气到来时,会发生腹中胀满、霍乱吐泻等病证;少阳之气到来时,会发生喉痹、耳鸣、呕吐如涌等病证;阳明之气到来时,会发生皮肤干燥皲裂等病证;太阳之气到来时,会发生盗汗、发痉等病证。以上也是六气所引起的常见病证。

厥阴之气到来时,会发生胁痛、呕吐、泄利等病证;少阴之气到来时,会发生多言以及无故嘻笑等病证;太阴之气到来时,会发生身重、浮肿等病证;少阳之气到来时,会发生剧烈泄泻、抽搐、肉跳动、暴死等病证;阳明之气到来时,会发生鼻塞流涕、喷嚏等病证;太阳之气到来时,会发生二便失禁或闭塞不通等病证。以上也是六气所引起的常见病证。

由以上十二种变化可以看出,六气和自然界的万物以及人体有着密切的联系,六气有怎样的作用和变化,自然界的万物就会产生怎样的回报。六气到来时,有高下、前后、中外的不同,万物及人体也会产生相应的变化和疾病。所以风气胜就会动摇;热气胜就会肿胀;燥气胜就会干枯;寒气胜就会虚浮;湿气胜就会濡泻,甚至小便不通、全身浮肿。根据六气所在的不同位置,就可以知道它所引起的变化与病证。

黄帝说:我想听听六气的气化作用。岐伯说:六气的气化作用是施加于不胜之气上产生的。如:太阴湿土的气化为雨,施加于太阳寒水以制约寒水之气的太过,从而维持自然界的气候正常,以利万物的生化。依次类推,太阳水气为寒化,施加于少阴君火;少阴君火为热化,施加于阳明燥金;阳明金气为燥化,施加于厥阴风木;厥阴木气为风化,施加于太阴湿土。在实际的应用当中,要先确定六气所在的位置,然后才能研究它们各自的作用。

黄帝说:六气在本位上发挥作用是怎样的? 岐伯说:就是气化的常态。黄帝说:我想了解一下六气的位置。岐伯说:如果明白了六气命名的位次,那么它们的位置和所主持的月份也就可以知道了。

黄帝说:六气有余和不足的情况如何? 岐伯说:太过和不及是不相同的。太过之气对万物的影响徐缓而作用持久,不及之气对万物的影响急暴而作用短暂。

黄帝说:司天、在泉之气的有余与不足是怎样的呢? 岐伯说:司天之气不足,则在泉之气上升;在泉之气不足,则司天之气下降。中运居司天与在泉之间,也就是气交之处。因而司天之气下降则运必先之而降,在泉之气上升则运必先之而升。运憎恶自己所不胜的司天、在泉之气,但却与自己相同的司天、在泉之气相随和。运遇到所不胜,就会受到制约;遇到相随和的情况,就会因相互助长而变得过亢。制约和过亢都能引起疾病。因而司天之气胜,天气就下降;在泉之气胜,地气就上升。上升与下降的程度差别取决于胜气的微甚。胜气微的差别就小,胜气甚的差别就大。差别太大就会导致气交位置的改变,就必然引起巨大的气候变化而发生疾病。《大要》说:胜气甚的,五分在本位,五分升降;胜气是微的,七分在本位,三分升降,其间的差别是可以看得出来的,就是这个道理。

【原文】 帝曰:善。论言热无犯热,寒无犯寒。余欲不远寒,不远热奈何? 岐伯曰:悉乎哉问也! 发表不远热,攻里不远寒。

帝曰:不发不攻而犯寒犯热何如? 岐伯曰:寒热内贼,其病益甚。帝曰:愿闻无病者何如? 岐伯曰:无者生之,有者甚之。

帝曰:生者何如? 岐伯曰:不远热则热至,不远寒则寒至,寒至则坚否腹满,痛急下利之病生矣,热至则身热,吐下霍乱,痈疽疮疡,瞀郁注下,䐜瘈肿胀,呕鼽衄头痛,骨节变肉痛,血溢血泄,淋闭之病生矣。

帝曰:治之奈何? 岐伯曰:时必顺之,犯者治以胜也。

黄帝问曰:妇人重身,毒之何如? 岐伯曰:有故无殒,亦无殒也。

帝曰：愿闻其故何谓也？岐伯曰：大积大聚，其可犯也，衰其太半而止，过者死。

帝曰：善。郁之甚者治之奈何？岐伯曰：木郁达之，火郁发之，土郁夺之，金郁泄之，水郁折之，然调其气，过者折之，以其畏也，所谓泻之。

帝曰：假者何如？岐伯曰：有假其气，则无禁也。所谓主气不足，客气胜也。

帝曰：至哉圣人之道！天地大化运行之节，临御之纪，阴阳之政，寒暑之令，非夫子孰能通之！请藏之灵兰之室，署曰"六元正纪"，非斋戒不敢示，慎传也。

【提要】　本段讲述了用寒热药的一般规律及木、火、土、金、水五郁和积聚证的治则。

【白话解】　黄帝说：讲得好。前面讲过，用热性药时要避免触犯炎热的气候，用寒性药时要避免触犯寒冷的气候，我想用寒药、用热药而不避忌时令气候，应该怎么办？岐伯说：问得多么详细啊！总而言之，发表散寒时不必忌热，攻泻里热时不必忌寒。

黄帝说：不是发表，也不是攻里，而在热天用了热性药，冷天用了寒性药，会产生什么后果呢？岐伯说：如果那样做，寒热之气必将内伤脏腑，疾病就会更加严重了。

黄帝说：无病的人这样做了，情况会怎样呢？岐伯说：无病的人会因此而生病，而有病的人就会加重病情。

黄帝说：无病的人因此生病的情况如何呢？岐伯说：不避热就会产生热病，不避寒就会产生寒病。寒太甚，就会发生坚硬痞塞、腹部胀满、急剧疼痛、下利等病证；热太甚，就会发生发热、吐泻霍乱、痈疽疮疡、神志昏昧、烦闷、泄泻、抽搐、肉跳动、肿胀、呕吐、鼻流清涕、衄血、头痛、骨节痛、肉痛、吐血、便血、二便不通等病证。

黄帝说：那应该怎么治疗呢？岐伯说：必须顺从四时气候的寒热温凉来治疗。如果是违反了四时忌宜而发生的疾病，可以用相胜的药物进行治疗。

黄帝问道：妊娠的妇女患病，应如何使用峻烈的药物呢？岐伯说：针对疾病而使用相应的药物，既不会损伤胎儿，也不会伤害母体。

黄帝说：希望听听怎样针对疾病用药？岐伯说：对凡是大积大聚的病证，为去除疾病可以使用峻烈的药物，但必须在病邪去除大半时停止用药。如果使用禁用药过量，就会致人死亡。

黄帝说：讲得好。人体五气抑郁严重的，应该怎样治疗呢？岐伯说：木气抑郁的，应该用疏泄的方法，使肝气条达；火气抑郁的，应该用发散的方法，使心火外散；土气抑郁的，应该用消导、泻下的方法，使脾气运化；金气抑郁的，应该用宣泄的方法，使肺宣发肃降如常；水气抑郁的，应该用调理制约的方法，使肾气平衡。这就是治疗各种气郁的基本方法。总之，对于太过的用相胜的药物抑制旺盛之势,这些都属于泻法之列。

黄帝说:假借之气致病,应当怎样治疗? 岐伯说:如果主气不足而有假借之气时,就没有禁忌。这就是所谓主气不足,客气胜之而有非时之气的意思。

黄帝说:无比的精深啊,这个伟大的学说。天地气化的大道理,五运循行的总规律,六气上下作用的纲纪,阴阳变化的表现,寒暑时令的往来,以上这些除了先生谁还能通晓呢! 请让我把它珍藏在灵兰之室,命名为"六元正纪大论",不经过斋戒沐浴,不能随便翻阅它,需要慎重地传授给后人。

刺法论篇第七十二(亡)

本病论篇第七十三(亡)

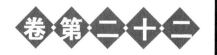

至真要大论篇第七十四

"至",有极、最的意思。"真",指真实、正确。"要",是切要、纲要的意思。本篇主要讨论了六气司天、在泉、胜气、复气、主气、客气及其各自引起的疾病和相应的治疗原则、用药规律、组成方剂的方法等,由于内容极为丰富、正确,同时又非常切合临床实用,所以篇名叫做"至真要大论"。

【原文】 黄帝问曰:五气交合,盈虚更作,余知之矣。六气分治,司天地者,其至何如? 岐伯再拜对曰:明乎哉问也! 天地之大纪,人神之通应也[1]。帝曰:愿闻上合昭昭,下合冥冥,奈何? 岐伯曰:此道之所主,工之所疑也。帝曰:愿闻其道也。岐伯曰:厥阴司天,其化以风;少阴司天,其化以热;太阴司天,其化以湿;少阳司天,其化以火;阳明司天,其化以燥;太阳司天,其化以寒。以所临脏位,命其病者也。帝曰:地化奈何? 岐伯曰:司天同候,间气皆然。帝曰:间气何谓? 岐伯曰:司左右者,是谓间气也。帝曰:何以异之? 岐伯曰:主岁者纪岁,间气者纪步也。帝曰:善。岁主奈何? 岐伯曰:厥阴司天为风化,在泉为酸化,司气为苍化,间气为动化。少阴司天为热化,在泉为苦化,不司气化,居气[2]为灼化。太阴司天为湿化,在泉为甘化,司气为黅化,间气为柔化。少阳司天为火化,在泉为苦化,司气为丹化,间气为明化。阳明司天为燥化,在泉为辛化,司气为素化,间气为清化。太阳司天为寒化,在泉为咸化,司气为玄化,间气为藏化。故治病者,必明六化分治,五味五色所生,五脏所宜,乃可以言盈虚病生之绪也。

【提要】 本段论述六气司天、在泉各有不同的气化作用从而产生五色、五味。

【注释】 [1]人神之通应:神,指自然规律。人神之通应,就是说人体内部的活动与外界天地的变化是一致的,是受外界的变化而改变的。

[2]居气:即间气。因少阴为君火故尊之而称为"居气"。

【白话解】 黄帝问道:五运之气交相配合,太过和不及相互更替,这些道理我已经明白了。那么风寒暑湿燥火六气分别司天、在泉,其气到来时会引起哪些变化呢？岐伯再次行礼后回答说：问得真清楚啊！这是有关天地运动变化的基本规律，也是人体生命活动与自然界变化相适应的重要问题。

黄帝说：我希望听一听司天之气与天气相应、在泉之气与地气相应是怎样的呢？岐伯说：这是有关医学理论的重要内容，也是一般医生容易产生疑惑的问题。

黄帝说：我想听听其中的道理。岐伯说：六气司天各自的气化作用如下：厥阴司天，气化为风；少阴司天，气化为热；太阴司天，气化为湿；少阳司天，气化为火；阳明司天，气化为燥；太阳司天，气化为寒。我们可根据六气所主持气候的特点及其与脏腑的相应关系，来判断病变的所在部位，并对疾病进行命名。

黄帝说：六气在泉各自的气化作用怎样呢？岐伯说：在泉之气与司天之气的规律相同，也是根据它们所主持的气候特点及与脏腑的相应关系来确定疾病的部位和病名的。左右的四个间气也是如此。

黄帝说：什么叫间气？岐伯说：六气分为六步来主持各个时令的气化，在上的叫司天，在下的叫在泉，其余分别主持司天、在泉左右的四个气就叫做间气。

黄帝说：间气与司天、在泉之气有什么区别呢？岐伯说：司天与在泉共同主持一年的气化，间气只能主持一步的气化，也就是各主六十天八十七刻半。

黄帝说：讲得好。各年的气化情况怎样呢？岐伯说：六气分别为司天、在泉及间气的气化表现如下：

厥阴司天，则上半年气候多风；厥阴在泉，则下半年气候多风，产生酸味；厥阴主持的岁运属木，故青苍的颜色与它相应；厥阴为间气，则在它所主持的时令，万物动摇不定。

少阴司天，则上半年气候多热；少阴在泉，则下半年气候多热，产生苦味；少阴为君火，不主持岁运；少阴为间气，则在它所主持的时令，灼烧万物。

太阴司天，则上半年气候多雨湿；太阴在泉，则下半年气候多雨湿，产生甘味；太阴主持的岁运属土，故黄色与它相应；太阴为间气，则在它所主持的时令，万物柔软。

少阳司天，则上半年气候炎热；少阳在泉，则下半年气候炎热，产生苦味；少阳主持的岁运属火，故红色与它相应；少阳为间气，则在它所主持的时令，光明照耀万物。

阳明司天，则上半年气候干燥；阳明在泉，则下半年气候干燥，产生辛味；阳明主持的岁运属金，故白色与它相应；阳明为间气，则在它所主持的时令，气候清凉，万物收敛。

太阳司天，则上半年气候寒冷；太阳在泉，则下半年气候寒冷，产生咸味；太阳主持的岁运属水，故黑色与它相应；太阳为间气，则在它所主持的时令，万物潜藏。

因而，医生诊治疾病时，必须清楚六气所主持的时令及其气化特点，以及五色、五味与五脏的相互关系，如此才可以说掌握了气化的盈虚对疾病发生的影响。

【原文】 帝曰：厥阴在泉而酸化先，余知之矣。风化之行也何如？岐伯曰：风行于地，所谓本也，余气同法。本乎天者，天之气也，本乎地者，地之气也，天地合气，六节分而万物化生矣。故曰：谨候气宜，无失病机。此之谓也。帝曰：其主病何如？岐伯曰：司岁备物，则无遗主矣。帝曰：先岁物何也？岐伯曰：天地之专精也。帝曰：司气者何如？岐伯曰：司气者主岁同，然有余不足也。帝曰：非司岁物何谓也？岐伯曰：散也，故质同而异等也，气味有薄厚，性用有躁静，治保有多少，力化有浅深，此之谓也。帝曰：岁主脏害何谓？岐伯曰：以所不胜命之，则其要也。帝曰：治之奈何？岐伯曰：上淫于下，所胜平之，外淫于内，所胜治之。帝曰：善。平气何如？岐伯曰：谨察阴阳所在而调之，以平为期，正者正治，反者反治。帝曰：夫子言察阴阳所在而调之，论言人迎与寸口相应，若引绳小大齐等，命曰平，阴之所在寸口何如？岐伯曰：视岁南北[1]，可知之矣。帝曰：愿卒闻之。岐伯曰：北政之岁，少阴在泉，则寸口不应；厥阴在泉，则右不应；太阴在泉，则左不应。南政之岁，少阴司天，则寸口不应；厥阴司天，则右不应；太阴司天，则左不应。诸不应者，反其诊则见矣。帝曰：尺候何如？岐伯曰：北政之岁，三阴在下，则寸不应；三阴在上，则尺不应。南政之岁，三阴在天，则寸不应；三阴在泉，则尺不应。左右同。故曰：知其要者，一言而终，不知其要，流散无穷。此之谓也。

【提要】 本段论述根据六气司天、在泉可以选用不同性味的药物，来防治疾病。同时论述了切脉诊病应结合运气的变化。

【注释】 [1] 南北：即南政、北政。关于南政、北政有两种解释。一种认为五运中除甲己土运为南政外，其他均为北政；另一种认为戊癸火运为南政，其他为北政。

【白话解】 黄帝说：厥阴在泉产生酸味，我已经知道了，那么请问风气的运行是怎样的呢？岐伯说：厥阴在泉，风气运行于地，故下半年风气偏胜，气候偏温，这就是所谓的风气为本。其余的五气，也是这个规律。六气司天，便是天之气；六气在泉，便是地之气。天地之气相互交合产生了六气变化的节序，于是自然界的万物就有生长化收藏的生化过程。所谓严格根据气候的寒热温凉选用适宜的药物，不要违背疾病发展变化的内在规律，指的就是这个意思。

黄帝说：怎样选择主治疾病的药物呢？岐伯说：根据各年的气候特点来采集相应的药物，就不会遗漏治病所需的主要药物了。例如，在厥阴主持气化的年份采备酸味药物，在阳明主持气化的年份采备辛味药物等。

黄帝说：为什么要根据气候特点采集药物呢？岐伯说：这样采的药物，可以得到充足的天地之气，气味纯厚，药力精专，所以应该按时采集备用。

黄帝说：与五运相应的药物如何呢？岐伯说：按五运采集药物和按气候采

药物的道理相同,然而要注意有太过与不及的区别。

黄帝说:不根据气候特点而采集的药物如何? 岐伯说:这样采集的药物气散而不专,与根据气候特点采集的药物相比,其形态与性质虽然同为一类,但在质量上却有等次的差别。例如:气味有厚薄的区分,性能有躁静的不同,治病效果有大小之异,药力到达的部位有浅深之殊,就是这个道理。

黄帝说:六气分别主持各年的气候,为什么又会伤害五脏呢? 岐伯说:因为自然界的六气和人体的五脏息息相通,它们之间有胜负克制的关系,五脏受到它所不胜之气的克伐就会发生疾病,这是问题的关键。例如,风木之气胜则脾病,燥金之气胜则肝病等。

黄帝说:那么应怎样治疗呢? 岐伯说:司天之气淫胜伤人而六经生病的,应该用具有制约它的气味之药调理;在泉之气淫胜而五脏生病的,应该用具有制约它的气味之药治疗。总之,要制伏过胜之气。

黄帝说:讲得好。但也有在岁气和平时生病的,对此应该怎样治疗呢? 岐伯说:要细心地观察司天、在泉的性质以及疾病所在经脉、脏腑的位置,而加以调治,以期达到阴阳平衡。疾病的本质与症状表现相一致的,就使用正治法来治疗;疾病的本质与某些症状表现不一致的,就使用反治法来治疗。

黄帝说:先生说要根据疾病所在经脉、脏腑进行调治,《灵枢·禁服》说:人迎与寸口两部脉的脉象应该相应,就像牵直的绳子一样,大小整齐相等才是正常现象。少阴司天、在泉时,在寸口脉上有什么反映呢? 岐伯说:只要观察这个年份是属于南政还是属于北政,就可以明白了。

黄帝说:我希望全面地了解这个问题。岐伯说:如果是属于北政的年份,少阴在泉,则寸口脉沉细而伏,不应于手指;厥阴在泉,则右寸脉沉细而伏,不应于手指;太阴在泉,则左寸脉沉细而伏,不应于手指。如果属于南政的年份,少阴司天,则寸口脉沉细而伏,不应于手指;厥阴司天,则右寸脉沉细而伏,不应于手指;太阴司天,则左寸脉沉细而伏,不应于手指。上述各种寸口脉如果不应于手指的,用相反的诊法脉象就可以应指了。

黄帝说:那么诊候尺部脉会是怎样的呢? 岐伯说:如果属于北政的年份,三阴在泉,则寸口脉沉细而伏,不应于手指;三阴司天,则尺部脉沉细而伏,不应于手指。如果属于南政的年份,三阴司天,则寸口脉沉细而伏,不应于手指;三阴在泉,则尺部脉沉细而伏,不应于手指。左右尺部不应于手指的情况,与前所述相同。所谓掌握了要领一句话就可以把问题讲清楚,而不掌握要领就会漫无头绪,说的就是这个意思。

【原文】 帝曰:善。天地之气,内淫而病何如? 岐伯曰:岁厥阴在泉,风淫所胜,则地气不明,平野昧,草乃早秀。民病洒洒振寒,善伸数欠,心痛支满,两胁里急,饮食不下,鬲咽不通,食则呕,腹胀善噫,得后与气,则快然如衰,身体皆重。

岁少阴在泉，热淫所胜，则焰浮川泽，阴处反明。民病腹中常鸣，气上冲胸，喘不能久立，寒热皮肤痛，目瞑齿痛，颇[1]肿，恶寒发热如疟，少腹中痛腹大，蛰虫不藏。

岁太阴在泉，草乃早荣，湿淫所胜，则埃昏岩谷，黄反见黑，至阴之交。民病饮积，心痛，耳聋浑浑焞焞，嗌肿喉痹，阴病血见，少腹痛肿，不得小便，病冲头痛，目似脱，项似拔，腰似折，髀不可以回，腘如结，腨如别。

岁少阳在泉，火淫所胜，则焰明郊野，寒热更至。民病注泄赤白，少腹痛溺赤，甚则血便。少阴同候。

岁阳明在泉，燥淫所胜，则霿雾清暝。民病喜呕，呕有苦，善大息，心胁痛不能反侧，甚则嗌干面尘，身无膏泽，足外反热。

岁太阳在泉，寒淫所胜，则凝肃惨栗。民病少腹控睾，引腰脊，上冲心痛，血见，嗌痛颔肿。

【提要】　本段主要论述了在泉之气淫胜所出现的气候变化及导致的人体不同的疾病。

【注释】　[1] 颇 zhuō，音拙，腮之旁。

【白话解】　黄帝说：讲得好。司天、在泉之气淫胜侵入人体产生疾病的情形怎样呢？岐伯说：厥阴在泉的年份，风气淫胜，制约土气，故尘土飞扬，平原旷野一片昏暗，草类则提前开花。人们易患洒然恶寒战栗、时常呻吟、不断打哈欠、心痛、胸中支撑胀满、两胁肋部拘急不舒、饮食不进、咽喉胸膈堵闷而不通畅、饮食后就呕吐、腹胀、嗳气多、大便或矢气后感轻快、全身沉重无力等病证。

少阴在泉的年份，热气淫胜，制约金气，故水面上出现热气蒸腾的景象，阴暗处也显得明亮了。人们易患腹中不时鸣响、气上冲胸、喘息、不能久立、发热恶寒、皮肤疼痛、视物模糊、牙齿痛、腮旁肿、寒热交替发作好像疟疾、少腹中痛、腹部胀大等病证，蛰虫也不按时伏藏。

太阴在泉的年份，湿土之气淫胜，制约水气，故山岩峡谷之中雾气弥漫而昏暗，气候由潮湿而变为寒冷，水湿浸渍，黄土变为黑色，此为土湿与水气相合的现象。人们易患水饮积聚、心痛、耳聋、头目不清、咽肿、喉痹、湿邪化热逼迫血液以致尿血和便血、少腹肿痛、小便不通、气上冲而头痛、眼睛胀痛像要脱出、脖项痛像将要拔出、腰痛似要折断、髋关节疼痛不能运动、膝关节像凝结住而不灵活、小腿肚转筋痛如裂等病证。

少阳在泉的年份，火气淫胜，制约金气，故郊野中光焰明亮，火胜则水气来制约它，表现出天气时寒时热。人们易患泄泻如注、赤白痢疾、少腹疼痛、小便短赤，严重时还会出现便血等病证。其余的病证，与少阴在泉相同。

阳明在泉的年份，燥气淫胜，木气受制约，故气候薄寒而雾气迷蒙，昏暗不清，人们易患喜呕、呕吐之物有苦味、常常叹气、心胸与胁肋部疼痛而不能转动身体,严重的则出现咽喉干燥、面色好像尘土一样滞暗、身体干瘦而不润泽、足部外侧发热等病证。

太阳在泉的年份,寒气淫胜,制约火气,故出现寒气凝结、肃杀惨栗的景象。人们易患少腹连及睾丸痛,并且牵引腰脊,寒气上冲而心痛,及出血、咽喉疼痛、颌部肿痛等病证。

【原文】 帝曰:善。治之奈何?岐伯曰:诸气在泉,风淫于内,治以辛凉,佐以苦,以甘缓之,以辛散之。热淫于内,治以咸寒,佐以甘苦,以酸收之,以苦发之。湿淫于内,治以苦热,佐以酸淡,以苦燥之,以淡泄之。火淫于内,治以咸冷,佐以苦辛,以酸收之,以苦发之。燥淫于内,治以苦温,佐以甘辛,以苦下之。寒淫于内,治以甘热,佐以苦辛,以咸泻之,以辛润之,以苦坚之。

【提要】 本段主要论述在泉之气侵入人体后的治疗用药原则。

【白话解】 黄帝说:讲得好。应该怎样治疗呢?岐伯说:六气在泉的年份,风气淫胜而侵入人体时,用辛凉之品作为治疗疾病的主要药物,用苦味药作为辅佐,用甘味药以缓和风气的急迫,用辛味药疏散风邪。

热气淫胜而侵入人体时,用咸寒之品作为治疗疾病的主要药物,用甘苦味药作为辅佐,用酸味的药物收敛阴气,用苦味的药物发散火郁之邪。

湿气淫胜而侵入人体时,用苦热之品作为治疗疾病的主要药物,用酸淡味药物作为辅佐,用苦味的药物以燥祛湿气,用淡味的药物渗泄湿邪。

火气淫胜而侵入人体时,用咸冷之品作为治疗疾病的主要药物,用苦辛味药作为辅佐,用酸味的药物收敛阴气,用苦味的药物发散火郁之邪。

燥气淫胜而侵入人体时,用苦温之品作为治疗疾病的主要药物,用甘辛味药物作为辅佐,用苦味的药物泻其上逆之气。

寒气淫胜而侵入人体时,用甘热之品作为治疗疾病的主要药物,用苦辛味药作为辅佐,用咸味的药物泻其太过之气,用辛味的药物行气布津而滋润周身,用苦味的药物使阴精坚固而不散失。

【原文】 帝曰:善。天气之变何如?

岐伯曰:厥阴司天,风淫所胜,则太虚埃昏,云物以扰,寒生春气,流水不冰。民病胃脘当心而痛,上支两胁,膈咽不通,饮食不下,舌本强,食则呕,冷泄腹胀,溏泄瘕水闭,蛰虫不去,病本于脾。冲阳绝,死不治。

少阴司天,热淫所胜,怫热至,火行其政。民病胸中烦热,嗌干,右胠满,皮肤痛,寒热咳喘,大雨且至,唾血血泄,鼽衄嚏呕,溺色变,甚则疮疡胕肿,肩背臂臑及缺盆中痛,心痛肺膜,腹大满,膨膨而喘咳,病本于肺。尺泽绝,死不治。

太阴司天,湿淫所胜,则沉阴且布,雨变枯槁,胕肿骨痛阴痹,阴痹者按之不得,腰脊头项痛,时眩,大便难,阴气不用,饥不欲食,咳唾则有血,心如悬,病本于肾。太溪绝,死不治。

少阳司天,火淫所胜,则温气流行,金政不平。民病头痛,发热恶寒而疟,热上皮肤痛,色变黄赤,传而为水,身面胕肿,腹满仰息,泄注赤白,疮疡咳唾血,烦心胸中热,甚则鼽衄,病本于肺。天府绝,死不治。

阳明司天,燥淫所胜,则木乃晚荣,草乃晚生,筋骨内变,民病左胠胁痛,寒清于中,感而疟,大凉革候,咳,腹中鸣,注泄鹜溏,名木敛,生菀于下,草焦上首,心胁暴痛,不可反侧,嗌干面尘腰痛,丈夫㿉疝,妇人少腹痛,目昧眦,疡疮痤痈,蛰虫来见,病本于肝。太冲绝,死不治。

太阳司天,寒淫所胜,则寒气反至,水且冰,血变于中,发为痈疡,民病厥心痛,呕血血泄鼽衄,善悲时眩仆。运火炎烈,雨暴乃雹,胸腹满,手热肘挛掖肿,心澹澹大动,胸胁胃脘不安,面赤目黄,善噫嗌干,甚则色炲,渴而欲饮,病本于心。神门绝,死不治。所谓动气,知其脏也。

【提要】 本段主要论述了司天之气淫胜所引起的气候及人体疾病的变化。

【白话解】 黄帝说:讲得好。司天之气淫胜会引起什么病变呢?岐伯说:厥阴司天的年份,风气淫胜,制约土气,故太空中尘埃飞扬,昏暗不清,云被风吹得动摇不定,在寒冷的季节里反而温暖如春,流水不能结冰,蛰虫也不能按时潜藏,人们易患胃脘心口窝处疼痛、向上支撑两胁、咽喉胸膈阻塞不通畅、饮食不进、舌根发硬、食后呕吐、冷泄腹胀、大便鸭溏、瘕证、小便不通等病证。引起这些病证的根本原因在于风邪伤害了脾脏。如果足背部的冲阳脉搏动断绝,这是脾脏衰败的反映,多属难以治愈的死证。

少阴司天的年份,热气淫胜,制约金气,故天气闷热,火热发挥作用,大雨下降。人们易患胸中烦热、咽喉干燥、右胁肋下胀满、皮肤疼痛、恶寒发热、咳嗽、唾血、便血、鼻塞流涕、衄血、喷嚏、呕吐、小便的颜色发生变化等病证。严重的还会发生疮疡,浮肿,肩、背、上肢及缺盆部位疼痛、心痛、肺胀,腹大膨满,喘息,咳嗽等。引起这些病证的根本原因在于热邪伤害了肺脏。如果肘部的尺泽脉搏动断绝,这是肺脏衰败的反映,多属于难以治愈的死证。

太阴司天的年份,湿土之气淫胜,制约水气,故阴沉之气布满天空,雨水过多,致使草木枯萎。人们易患浮肿、骨痛、寒湿之邪阻滞经脉引起的阴痹等病证。阴痹病表现为按之不知痛处,腰脊头项疼痛,时常眼前发黑,大便不爽,阳痿不举,饥不欲食,咳嗽唾血,心中有空悬的感觉等。引起这些病证的根本原因是土湿之气损伤了肾脏。如果足内踝下的太溪脉搏动断绝,这是肾脏衰败的反映,多属于难以治愈的死证。

少阳司天的年份,火气淫胜,制约金气,故温热的气候流行,金气不能发挥清肃下降的作用。人们易患头痛,发热恶寒而为疟疾,热气在上,皮肤疼痛且颜色变为黄赤,如果进一步发展就会成为水病,头面及全身浮肿,腹胀满,仰面喘息,泄泻如注,赤白痢疾,疮疡,咳血,唾血,心烦,胸中热,甚至鼻塞流涕、衄血等。引起这些病证的根本原因在于火邪伤害了肺脏。如果腋下三寸处的天府脉搏动断绝，这是肺脏衰败的反映，多属于难以治愈的死证。

阳明司天的年份，燥气淫胜，制约木气，故树木繁荣的时间推迟，草类生长较晚。人体的筋骨发生病变，人们易出现左侧胁肋部位疼痛，这是由于清凉之气侵入人体所致。若再感受寒凉之邪，就会使人发生疟疾。大凉之气改变了原来的气候，人们易患咳嗽，腹中雷鸣，泄泻如注，或鸭溏。金气收敛，故高大的树木枝梢萎缩而不繁荣，生气郁伏于根部，草类尖梢变得枯焦。人们易患心胸两胁急剧疼痛，身体不能转动，咽喉干燥，面色就像蒙了一层灰尘晦暗而不润泽，腰痛，男子发生㿗疝，妇女发生少腹疼痛，眼睛视物模糊，眼角溃疡，痤、疖、疮疡、痈肿等病证。蛰虫在伏藏的时令出来活动。引起这些病证的根本原因在于燥邪伤害了肝脏。如果大趾后足背部的太冲脉搏动断绝，这是肝脏之气即将衰败的反映，多属于难以治愈的死证。

太阳司天的年份，寒气淫胜，制约火气，在不应当寒冷的季节而寒气到来，水结为冰。寒气使人血脉发生病变成为痈疽疮疡。人们易患厥逆心痛、呕血、便血、鼻塞流涕、衄血、容易悲伤、时常眼前发黑而晕倒等病证。逢火运太过之年，就会发生暴雨冰雹俱下。人们易患胸腹胀满、手热、肘部拘挛、腋下肿、心中跳动不宁、胸胁与胃脘部嘈杂不舒服、面红、目黄、不断噫气、咽喉干燥、甚至面色如煤灰滞暗不华、口渴想饮水等病证。引起这些病证的根本原因在于水气伤害了心脏。如果手腕的神门脉搏动断绝，这是心脏衰败的反映，多属于难以治愈的死证。这就是所说的观察脉气的搏动便可以测知五脏之气的存亡。

【原文】 帝曰：善。治之奈何？岐伯曰：司天之气，风淫所胜，平以辛凉，佐以苦甘，以甘缓之，以酸泻之。热淫所胜，平以咸寒，佐以苦甘，以酸收之。湿淫所胜，平以苦热，佐以酸辛[1]，以苦燥之，以淡泄之。湿上甚而热，治以苦温，佐以甘辛，以汗为故而止。火淫所胜，平以酸冷，佐以苦甘，以酸收之，以苦发之，以酸复之，热淫同。燥淫所胜，平以苦湿[2]，佐以酸辛，以苦下之。寒淫所胜，平以辛热，佐以甘苦，以咸泻之。

【提要】 本段主要论述了司天之气淫胜的治疗用药原则。

【注释】 [1]酸辛：《新校正》："辛，疑当作淡。"

[2]苦湿：《新校正》云："湿，当为温。"当为苦温。

【白话解】 黄帝说：讲得好。应该怎样治疗呢？岐伯说：司天之气淫胜而引起的疾病，治疗方法如下：

风气淫胜，用辛凉之品作为调治疾病的主要药物，用甘苦味的药物作为辅佐，用甘味的药物缓和风气的急迫，用酸味的药物泻其过胜的风气。

热气淫胜，用咸寒之品作为调治疾病的主要药物，用苦甘味的药物作为辅佐，用酸味的药物收敛阴气。

湿气淫胜,用苦热之品作为调治疾病的主要药物,用酸淡味的药物作为辅佐,用苦味的药物燥祛湿气,用淡味的药物渗利湿邪;若湿邪郁于上部化热,就用苦温之品作为治疗疾病的主要药物,用甘辛味的药物作为辅佐,以见到汗出为准,汗出说明湿邪将要散去,就可以停止服药。

　　火气淫胜,用酸冷之品作为调治疾病的主要药物,用苦甘味的药物作为辅佐,用酸味的药物收敛阴气,用苦味的药物发散火郁之邪,火退津液已伤的,用酸味的药物恢复津液,热气淫胜伤津液的也用这个方法。

　　燥气淫胜,用苦温之品作为调治疾病的主要药物,用酸味的药物作为辅佐,用苦味的药物泻其上逆之气。

　　寒气淫胜,用辛热之品作为调治疾病的主要药物,用甘味的药物作为辅佐,用咸味的药物泻其过胜之气。

　　【原文】 帝曰:善。邪气反胜,治之奈何? 岐伯曰:风司于地,清反胜之,治以酸温,佐以苦甘,以辛平之。热司于地,寒反胜之,治以甘热,佐以苦辛,以咸平之。湿司于地,热反胜之,治以苦冷,佐以咸甘,以苦平之。火司于地,寒反胜之,治以甘热,佐以苦辛,以咸平之。燥司于地,热反胜之,治以平寒,佐以苦甘,以酸平之,以和为利。寒司于地,热反胜之,治以咸冷,佐以甘辛,以苦平之。帝曰:其司天邪胜何如? 岐伯曰:风化于天[1],清反胜之,治以酸温,佐以甘苦。热化于天,寒反胜之,治以甘温,佐以苦酸辛。湿化于天,热反胜之,治以苦寒,佐以苦酸。火化于天,寒反胜之,治以甘热,佐以苦辛。燥化于天,热反胜之,治以辛寒,佐以苦甘。寒化于天,热反胜之,治以咸冷,佐以苦辛。

　　【提要】 本段论述了司天、在泉之气受到己所不胜之气的伤害而发生疾病的治疗。

　　【注释】 [1] 风化于天:即风气司天。以下“热化于天”等均仿此。

　　【白话解】 黄帝说:讲得好。如果司天、在泉之气受到己所不胜之气的伤害而发生疾病,应该怎样治疗呢? 岐伯说:在泉之气被所不胜之气伤害而发病,治疗方法如下:

　　厥阴风木之气在泉,反被燥金清肃之气所胜的,用酸温之品作为治疗疾病的主要药物,用苦甘味的药物作为辅佐,用辛味的药物调理过胜的燥邪,使被抑郁的风木之气得以疏散。

　　少阴君火之热气在泉,反被寒水之气所胜的,用甘热之品作为治疗疾病的主要药物,用苦辛味的药物作为辅佐,用咸味的药物调理过胜的寒邪,使在内的火热之气得以和平柔软。

　　太阴湿土之气在泉,反被火热之气所胜的,用苦冷之品作为治疗疾病的主要药物,用咸甘味的药物作为辅佐,用苦味的药物调理过胜的热邪,使在内的土气得以运化。

少阳相火之气在泉,反被寒水之气所胜的,用甘热之品作为治疗疾病的主要药物,用苦辛味的药物作为辅佐,用咸味的药物调理过胜的寒邪,使在内的火气得以和平柔软。

阳明燥金之气在泉,反被火热之气所胜的,用寒平之品作为治疗疾病的主要药物,用苦甘味的药物作为辅佐,用酸味的药物调理过胜的热邪,使在内的燥气得以平静。燥气性质肃杀,不宜扶助,用寒热性质和中的药物组成方剂治疗最为适宜。

太阳寒水之气在泉,反被热气所胜,用咸冷之品作为治疗疾病的主要药物,用甘辛味的药物作为辅佐,用苦味的药物调理过胜的热邪,使在内的水气得以潜藏。

黄帝说:司天之气反被邪气所胜的应该怎样治疗呢? 岐伯说:治疗的方法如下:

厥阴风木之气司天,反被清冷的金气所胜的,用酸温之品作为治疗疾病的主要药物,用甘苦味的药物作为辅佐。

少阴君火之气司天,反被寒水之气所胜的,用甘温之品作为治疗疾病的主要药物,用苦酸辛味的药物作为辅佐。

太阴湿土之气司天,反被热气所胜的,用苦寒之品作为治疗疾病的主要药物,用苦酸味的药物作为辅佐。

少阳相火之气司天,反而被寒水之气所胜的,用甘热之品作为治疗疾病的主要药物,用苦辛味的药物作为辅佐。

阳明燥金之气司天,反被热气所胜的,用辛寒之品作为治疗疾病的主要药物,用甘苦味的药物作为辅佐。

太阳寒水之气司天,反被热气所胜的,用咸冷之品作为治疗疾病的主要药物,用苦辛味的药物辅佐。

【原文】 帝曰:六气相胜奈何? 岐伯曰:厥阴之胜,耳鸣头眩,愦愦欲吐,胃鬲如寒,大风数举,倮虫不滋,胠胁气并,化而为热,小便黄赤,胃脘当心而痛,上支两胁,肠鸣飧泄,少腹痛,注下赤白,甚则呕吐,鬲咽不通。少阴之胜,心下热善饥,脐下反动,气游三焦,炎暑至,木乃津,草乃萎,呕逆躁烦,腹满痛溏泄,传为赤沃。

太阴之胜,火气内郁,疮疡于中,流散于外,病在胠胁,甚则心痛热格,头痛喉痹项强,独胜则湿气内郁,寒迫下焦,痛留顶,互引眉间,胃满,雨数至,燥化乃见,少腹满,腰脽重强,内不便,善注泄,足下温,头重足胫胕肿,饮发于中,胕肿于上。

少阳之胜,热客于胃,烦心心痛,目赤欲呕,呕酸善饥,耳痛溺赤,善惊谵妄,暴热消烁,草萎水涸,介虫乃屈,少腹痛,下沃赤白。

阳明之胜,清发于中,左胠胁痛溏泄,内为嗌塞,外发㿉疝,大凉肃杀,华英改容,毛虫乃殃,胸中不便,嗌塞而咳。

太阳之胜,凝溧且至,非时水冰,羽乃后化,痔疟发,寒厥入胃,则内生心痛,阴中乃疡,隐曲不利,互引阴股,筋肉拘苛,血脉凝泣,络满色变,或为血泄,皮肤否肿,腹满食减,热反上行,头项囟顶脑户中痛,目如脱,寒入下焦,传为濡泻。

帝曰:治之奈何? 岐伯曰:厥阴之胜,治以甘清,佐以苦辛,以酸泻之。少阴之胜,治以辛寒,佐以苦咸,以甘泻之。太阴之胜,治以咸热,佐以辛甘,以苦泻之。少阳之胜,治以辛寒,佐以甘咸,以甘泻之。阳明之胜,治以酸温,佐以辛甘,以苦泄之。太阳之胜,治以甘热,佐以辛酸,以咸泻之。

【提要】 本段论述六气乘虚相胜引起相应的疾病及治疗这些疾病的用药原则。

【白话解】 黄帝说:六气互有强弱,乘虚相胜会出现什么情况呢? 岐伯说:六气为胜气时发生的变化如下:

厥阴风木为胜气时,会发生耳鸣、头晕、目眩、烦乱欲吐、胃脘及胸膈之间感到有寒气等病证。大风时常刮起,倮虫类不能滋生。人们易患胁肋部之气积聚不散,化而为热,小便黄赤,胃脘当心口窝处疼痛,向上支撑两胁,肠鸣、泄泻、少腹疼痛、泄泻如注、下利赤白,甚至呕吐、咽喉胸膈阻塞不畅等病证。

少阴君火为胜气时,会发生心下烦热、易饥饿、脐下悸动有气上冲、热气弥漫三焦等病证。炎暑到来之时,树木被灼而津液外流,草类枯萎。人们易发生呕逆、烦躁、腹部胀满疼痛、大便溏泄、传变为便血、尿血等病证。

太阴湿土为胜气时,会发生人体内部火气郁结成为疮疡,火热流散于外,疾病发生在胁肋等处,甚至心痛、热气阻格于上、头痛、喉痹、项强。湿气单独亢胜而内郁,滞留于下焦,受到寒气困扰,引起头顶部疼痛牵引眉间也痛,胃脘胀满等病证。大雨时常下降,雨后呈现出湿气偏胜的现象,人们易发生少腹满,腰椎沉重强直,腹中不适,经常泄泻如注,足下温,头沉重,足胫浮肿,水饮发于内而浮肿起于上等病证。

少阳相火为胜气时,会发生热邪客于胃中,心烦、心痛、目赤、欲呕吐、呕吐酸水、容易饥饿、耳痛、尿赤、易惊恐、谵言妄语等病证。暴热之气消灼万物,草木枯萎,水流干涸,介虫类受到危害而屈伏不出。人们易患少腹疼痛、下利赤白等病证。

阳明燥金为胜气时,会出现清凉之气发于内,左侧胁肋疼痛、大便溏泄、内则发生咽喉滞塞、外则发生颓疝等病证。大凉肃杀之气支配着气候,草木花叶改变颜色而枯萎,毛虫类遭受灾殃。人们易患胸中不畅快,咽喉窒塞而咳嗽等病证。

太阳寒水为胜气时,阴凝凛冽之气就会到来,还不到结冰的时令就已结冰,羽虫类化育推迟。人们易发生痔疮,疟疾,寒气入胃,气逆上冲就会出现心痛,阴部生疮疡,小便不利,阴部与大腿内侧相互牵引疼痛,筋肉拘急而麻痹不仁,血脉凝涩,络脉充血而颜色改变,或者发生血泄,皮肤肿胀,腹部胀满,饮食减少、热气反而上行,头、项、囟、顶、脑户等处疼痛,眼睛胀痛像要脱出,寒气传入下焦,还会变为濡泻病。

黄帝说:六气为胜气时引起的疾病应如何治疗呢? 岐伯说:治疗方法如下:

厥阴风木为胜气所致之病,用甘凉之品作为治疗疾病的主要药物,用苦辛的药物作为辅佐,用酸味药物泻去亢胜的风邪。

少阴君火为胜气所致之病,用辛寒之品作为治疗疾病的主要药物,用苦咸味的药物作为辅佐,用酸味药物泻去亢胜的热邪。

太阴湿土为胜气所致之病,用咸热之品作为治疗疾病的主要药物,用辛甘味的药物作为辅佐,用苦味药物泻去亢胜的湿邪。

少阳相火为胜气所致之病,用辛寒之品作为治疗疾病的主要药物,用甘咸味的药物作为辅佐,用甘味药物泻去亢胜的火邪。

阳明燥金为胜气所致之病,用酸温之品作为治疗疾病的主要药物,用辛甘味的药物作为辅佐,用苦味药物泻去亢胜的燥邪。

太阳寒水为胜气所致之病,用甘热之品作为治疗疾病的主要药物,用辛酸味的药物作为辅佐,用咸味的药物泻去亢胜的寒邪。

【原文】 帝曰:六气之复何如? 岐伯曰:悉乎哉问也! 厥阴之复,少腹坚满,里急暴痛,偃木飞沙,倮虫不荣,厥心痛,汗发呕吐,饮食不入,入而复出,筋骨掉眩清厥,甚则入脾,食痹而吐。冲阳[1]绝,死不治。

少阴之复,燠热内作,烦躁鼽嚏,少腹绞痛,火见燔焫,嗌燥,分注时止,气动于左,上行于右,咳,皮肤痛,暴喑心痛,郁冒不知人,乃洒淅恶寒,振栗谵妄,寒已而热,渴而欲饮,少气骨痿,隔肠不便,外为浮肿哕噫,赤气后化,流水不冰,热气大行,介虫不复,病痱胗疮疡,痈疽痤痔,甚则入肺,咳而鼻渊。天府[2]绝,死不治。

太阴之复,湿变乃举,体重中满,食饮不化,阴气上厥,胸中不便,饮发于中,咳喘有声,大雨时行,鳞见于陆,头顶痛重,而掉瘈尤甚,呕而密默,唾吐清液,甚则入肾,窍泻无度。太溪[3]绝,死不治。

少阳之复,大热将至,枯燥燔爇,介虫乃耗,惊瘈咳衄,心热烦躁,便数憎风,厥气上行,面如浮埃,目乃瞤瘈,火气内发,上为口糜呕逆,血溢血泄,发而为疟,恶寒鼓栗,寒极反热,嗌络焦槁,渴引水浆,色变黄赤,少气脉萎,化而为水,传为胕肿,甚则入肺,咳而血泄。尺泽[4]绝,死不治。

阳明之复,清气大举,森木苍干,毛虫乃厉,病生胠胁,气归于左,善太息,甚则心痛否满,腹胀而泄,呕苦咳哕烦心,病在鬲中头痛,甚则入肝,惊骇筋挛。太冲[5]绝,死不治。

太阳之复,厥气上行,水凝雨冰,羽虫乃死,心胃生寒,胸膈不利,心痛否满,

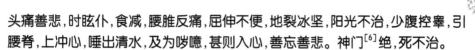

头痛善悲,时眩仆,食减,腰脽反痛,屈伸不便,地裂冰坚,阳光不治,少腹控睾,引腰脊,上冲心,唾出清水,及为哕噎,甚则入心,善忘善悲。神门^[6]绝,死不治。

【提要】 本段论述六气成为复气时引起的物候与疾病特点,以及治疗原则。

【注释】 [1]冲阳:穴名,反映胃脉之气。

[2]天府:穴名,反映肺脉之气。

[3]太溪:穴名,反映肾脉之气。

[4]尺泽:穴名,反映肺脉之气。

[5]太冲:穴名,反映肝脉之气。

[6]神门:穴名,反映真心脉之气。

【白话解】 黄帝说:六气有互为胜气,就必然有互为复气的情况出现,那么复气的表现怎样呢?岐伯说:问得真详尽啊!其表现如下:

厥阴风木为复气时,人们发生少腹坚硬胀满,胁肋腹部拘急,突然疼痛等病证。自然界表现为狂风大作,树木倒伏,尘沙飞扬,倮虫类不能发育繁荣。人们易发生气逆心痛、出汗、呕吐、饮食不入、食入而又吐出、筋骨振颤、头晕、目眩、四肢清冷,严重的邪气侵入脾脏,则发生食痹、呕吐等病证。如果足背部的冲阳脉搏动断绝,这是脾脏衰败的反映,多属难以治愈的死证。

少阴君火为复气时,郁热从心里发作,发生烦躁、鼻塞流涕、喷嚏、少腹绞痛、身热如炭、咽喉干燥、小便不利,大便时常泄泻,动则气从左侧发生并向上行而影响到右侧、咳嗽、皮肤疼痛、突然失音、心痛、烦闷、神志昏昧、不省人事,继则出现洒淅恶寒、寒栗颤抖、谵言妄语,寒战后,又出现高热、口渴欲饮水、少气、骨痿软无力、肠道梗塞、大便不通、浮肿、呃逆嗳气等病证。这是因为阳明燥金之气先胜,而后产生少阴君火之气报复所致。自然界表现为流水不能结冰,炎热之气大规模流行,介虫类不能生化繁育。人们易患痱疹疮疡、痈疽痤痔,严重的热邪进入肺脏,成为咳嗽、鼻渊等病证。如果腋下三寸处的天府脉搏动断绝,这是肺脏衰败的反映,多属于难以治愈的死证。

太阴湿土为复气时,湿气发作太过引起灾害,人们易患身体重困,腹中胀满,饮食不化,寒湿之气上逆,引起胸中憋闷不畅,水饮发于内,咳嗽,喘息有声。大雨时常下降,平地积水,鱼类等鳞虫游到陆地上。人们会出现头顶痛重,振颤抽搐的症状尤其严重,呕吐而烦,闭户独居,懒于言语行动,吐出清水,严重的邪气侵入肾脏,小便不能约束泄下无度。如果足内踝下的太溪脉搏动断绝,这是肾脏衰败的反映,多属于难以治愈的死证。

少阳相火为复气时,炎热的气候就会到来,万物被灼热枯燥,介虫类受到损耗,人们易患惊厥抽搐,咳嗽衄血,心热烦躁,小便频数,恶风,火热之气上蒸,面色晦暗如同灰尘蒙蔽,两眼跳动抽搐。火气入内,在上表现为口舌糜烂、呕吐、气逆、火热逼迫血液运行失常,可以导致血溢、便血。还会发生疟疾,恶寒战栗,恶寒到极点就变为恶热,咽喉络脉干燥,口渴欲饮水,面色变为黄赤,少气,血脉虚弱,气血两虚,水饮停留,传变为浮肿,严重的邪气侵入肺脏,发生咳嗽、血泄等病证。如果肘部的尺泽脉搏断绝不来,这是肺脏衰败的反映,多属于难以治愈的死证。

阳明燥金为复气时,清凉的气候突出,森林树木苍老干枯,毛虫类易发生传染病而死亡。人们的病变多发生在胁肋部,邪气常侵犯左侧,时常叹息。严重的出现心痛、痞塞胀满、腹胀、泄泻、呕出苦味、咳嗽、干哕、心烦、病在横膈的部位、头痛。严重的邪气进入肝脏,发生惊骇、筋脉拘急等病证。如果足大趾后部的太冲脉搏动断绝,这是肝脏衰败的反映,多属于难以治愈的死证。

太阳寒水为复气时,寒冷之气流行,水凝结成坚冰,羽虫类受到寒气所伤而死亡。人们易患心胃生寒、胸膈不通利、心痛、痞塞胀满、头痛、无故欲哭、时常眼前发黑而晕倒、饮食减少、腰椎疼痛而屈伸不便利等病证。自然界表现为,地冻裂,冰坚而厚,阳气的温暖作用不能发挥。人们出现少腹疼痛连及睾丸,牵引腰脊,寒气上冲心中,唾出清水,以及干哕、嗳气。严重的邪气进入心脏,出现健忘、易悲伤等病证。如果手腕尺侧的神门脉搏动断绝,这是心脏衰败的反映,多属于难以治愈的死证。

【原文】 帝曰:善。治之奈何? 岐伯曰:厥阴之复,治以酸寒,佐以甘辛,以酸泻之,以甘缓之。少阴之复,治以咸寒,佐以苦辛,以甘泻之,以酸收之,辛苦发之,以咸耎之。太阴之复,治以苦热,佐以酸辛,以苦泻之,燥之,泄之。少阳之复,治以咸冷,佐以苦辛,以咸耎之,以酸收之,辛苦发之。发不远热,无犯温凉,少阴同法。阳明之复,治以辛温,佐以苦甘,以苦泄之,以苦下之,以酸补之。太阳之复,治以咸热,佐以甘辛,以苦坚之。治诸胜复,寒者热之,热者寒之,温者清之,清者温之,散者收之,抑者散之,燥者润之,急者缓之,坚者耎之,脆者坚之,衰者补之,强者泻之,各安其气,必清必静,则病气衰去,归其所宗,此治之大体也。

帝曰:善。气之上下何谓也? 岐伯曰:身半以上,其气三[1]矣,天之分也,天气主之。身半以下,其气三矣,地之分也,地气主之。以名命气,以气命处,而言其病。半,所谓天枢也。故上胜而下俱病者,以地名之。下胜而上俱病者,以天名之。所谓胜至,报气屈伏而未发也。复至则不以天地异名,皆如复气为法也。

【提要】 本段论述六气胜复的治疗原则及药味;同时论述了人与天地相应,上半身之气与一年的初气至三气相应,下半身之气与四气至终气相应。

【注释】 [1] 其气三:身半以上之"其气三"指初之气至三之气,为司天所主;身半以下之"其气三"指四之气至终之气,为在泉所主。

【白话解】 黄帝说:讲得好。复气所致之病应该怎么治疗呢? 岐伯说:治疗方法如下:

厥阴风木为复气所致之病,用酸寒之品作为治疗疾病的主要药物,用甘辛味的药物作为辅佐,用酸味的药物泻去风邪,用甘味的药物缓和风气的急迫。

少阴君火为复气所致之病,用咸寒之品作为治疗疾病的主要药物,用苦辛味的药物作为辅佐,用甘味的药物泻去热邪,用酸味的药物收敛阴气,用辛苦味的药物发散热邪,用咸味的药物使火气柔软和平。

太阴湿土为复气所致之病,用苦热之品作为治疗疾病的主要药物,用酸辛味的药物作为辅佐,用苦味的药物泻去湿邪,治疗湿邪宜用燥和渗泄的方法。

少阳相火为复气所致之病,用咸冷之品作为治疗疾病的主要药物,用苦辛味的药物作为辅佐,用咸味的药物使火气柔软和平,用酸味的药物收敛阴气,用辛苦味的药物发散火邪,发散法不论气候是否炎热均可使用,当然也要注意适度,不可太过。少阴君火为复气所致之病,用发散法治疗时也与此相同。

阳明燥金为复气所致之病,用辛温之品作为治疗疾病的主要药物,用苦甘味的药物作为辅佐,用苦味的药物泻去燥邪,用苦味的药物通下以去胀满气逆,用酸味的药物敛阴以补津液。

太阳寒水为复气所致之病,用咸热之品作为治疗疾病的主要药物,用甘辛味的药物作为辅佐,用苦味的药物使阴精坚固。

治疗各种胜气、复气引起疾病的基本法则如下:气寒的用热法,气热的用寒法,气温的用清法,气冷的用温法,气散的用收法,气郁的用散法,气燥的用润法,气急的用缓法,坚实的用软坚法,脆弱的用坚固法,衰弱的用补法,亢盛的用泻法。总之,就是要使人体的正气清静安宁,则病气可以衰退,阴阳气血各有所归,无偏盛偏衰,这就是治疗此类疾病的根本法则。

黄帝说:讲得好。人身上下之气与天地之气相应是怎么回事呢?岐伯说:人体的上半身有三气与天气相应,由司天之气主持;下半身也有三气与地气相应,由在泉之气主持。用三阴三阳命名六气,用六气配属经络脏腑而确定部位,然后根据疾病的特性和所在部位确立疾病的名称。"半"是指人体中间脐旁"天枢"穴的部位。人身上部三气亢胜而下部三气有病的,是病在地,便用地气的名称来命名疾病;人身下部三气亢胜而上部三气有病的,是病在天,便用天气的名称来命名疾病;所谓"胜",是指胜气到来而复气尚潜伏未发的时候。如果复气已经到来,则不用天地之气命名疾病,而要根据复气的性质来命名疾病。

【原文】 帝曰:胜复之动,时有常乎?气有必乎?岐伯曰:时有常位,而气无必也。帝曰:愿闻其道也。岐伯曰:初气终三气,天气主之,胜之常也。四气尽终气,地气主之,复之常也。有胜则复,无胜则否。帝曰:善。复已而胜何如?岐伯曰:胜至则复,无常数也,衰乃止耳。复已而胜,不复则害,此伤生也。帝曰:复而反病何也?岐伯曰:居非其位,不相得也。大复其胜则主胜之,故反病也。所谓火燥热也。帝曰:治之何如?岐伯曰:夫气之胜也,微者随之,甚者制之。气之复也,和者平之,暴者夺之。皆随胜气,安其屈伏,无问其数,以平为期,此其道也。

帝曰:善。客主之胜复奈何?岐伯曰:客主之气,胜而无复也。帝曰:其逆从何如?岐伯曰:主胜逆,客胜从,天之道也。帝曰:其生病何如?岐伯曰:厥阴司天,客胜则耳鸣掉眩,甚则咳;主胜则胸胁痛,舌难以言。少阴司天,客胜则鼽嚏颈项强,肩背瞀热,头痛少气,发热耳聋目瞑,甚则胕肿血溢,疮疡咳喘;主胜则心热烦躁,甚则胁痛支满。太阴司天,客胜则首面胕肿,呼吸气喘;主胜则胸腹满,食已而瞀。少阳司天,客胜则丹胗外发,及为丹熛疮疡,呕逆喉痹,头痛嗌肿,耳聋血溢,内为瘛疭;主胜则胸满咳仰息,甚而有血,手热。阳明司天,清复内余,则咳衄嗌塞,心鬲中热,咳不止而白血出者死。太阳司天,客胜则胸中不利,出清涕,感寒则咳;主胜则喉嗌中鸣。厥阴在泉,客胜则大关节不利,内为痉强拘瘛,外为不便;主胜则筋骨繇并,腰腹时痛。少阴在泉,客胜则腰痛,尻股膝髀腨胻足病,瞀热以酸,胕肿不能久立,溲便变;主胜则厥气上行,心痛发热,鬲中,众痹皆作,发于肤胁,魄汗不藏,四逆而起。太阴在泉,客胜则足痿下重,便溲不时,湿客下焦,发而濡泻,及为肿隐曲之疾;主胜则寒气逆满,食饮不下,甚则为疝。少阳在泉,客胜则腰腹痛而反恶寒,甚则下白溺白;主胜则热反上行而客于心,心痛发热,格中而呕。少阴同候。阳明在泉,客胜则清气动下,少腹坚满而数便泻;主胜则腰重腹痛,少腹生寒,下为鹜溏,则寒厥于肠,上冲胸中,甚则喘不能久立。太阳在泉,寒复内余,则腰尻痛;屈伸不利,股胫足膝中痛。

【提要】 本段论述主气、客气成为胜气的时间及其所引起的疾病。

【白话解】 黄帝说:胜气与复气的变化在时间上有一定规律吗?胜复之气能够准时到来吗?岐伯说:一年的主气分为六步,从厥阴开始,到太阳终止,都有固定不变的时间和位置,但胜气与复气到来与否却不是必然的。

黄帝说:我想详细听听其中的道理。岐伯说:每年从初之气到三之气,由司天之气主持,统辖上半年,是胜气经常发生的时候;从四之气到终之气,由在泉之气主持,统辖下半年,是复气经常发生的时间。有胜气才会有复气产生,没有胜气也就不会产生复气。

黄帝说:好。有时复气过去后又发生胜气,那将怎样呢?岐伯说:只要有胜气到来,就必定会有复气发生,胜复之气可以反复多次而没有一定的常数,直到气衰才会停止。假如复气已经过去又出现了胜气,就会再度发生复气,如果没有发生复气,那么胜气就会成为灾害,从而伤害自然界中的生命。

黄帝说:复气本身自病是什么原因?岐伯说:这是因为复气到来不在它主时的位置上,而与主气不相容的缘故。复气过分地报复胜气,则复气本身必然衰弱,主时之气乘机来制约它,导致复气反而自病。这种情况主要发生在火、热、燥三气为复气的时候。

黄帝说:那么应该如何治疗呢?岐伯说:对于六气为胜气所引起的疾病,病气轻微的就顺从它的特性进行调治;病气严重的就用其所不胜的药物来制伏它。对于六气为复气所引起的疾病,病气和缓的用调和的方法使它平复;病气急暴的用其所不胜的药物来削弱它。总之,就是要根据病气的轻微与严重程度来进行治疗,则屈伏不伸气自然可以得到安宁,不管胜气与复气更替辗转多少次,都要以使人体之气达到和平为目的,这就是治疗胜复之气所致疾病的根本法则。

黄帝说:讲得好。客气与主气之间的胜复关系是如何的呢? 岐伯说:客主二气之间只有胜气而没有复气。

黄帝说:怎样区别客气与主气相胜的逆从呢? 岐伯说:主气胜过客气为逆,客气胜过主气为从,这是天地间的普遍规律。

黄帝说:客气与主气相胜,会引起什么样的疾病呢? 岐伯说:它们引起起疾病的情况如下:

厥阴司天,客气胜就会发生耳鸣、振摇、眩晕,甚至咳嗽等病证;主气胜就会发生胸胁痛、舌强硬不能说话等病证。

少阴司天,客气胜就会发生鼻流清涕、喷嚏、颈项强硬、肩背闷热、头痛、少气、发热、耳聋、视物不清,严重的会出现浮肿、血溢、疮疡、咳嗽、喘息等病证;主气胜会发生心胸烦热、躁扰不宁,严重的会出现两胁疼痛,支撑胀满等病证。

太阴司天,客气胜就会发生头面浮肿、呼吸气喘等病证;主气胜就会出现胸腹胀满、进食后头昏等病证。

少阳司天,客气胜就会发生皮肤丹疹,以及丹毒、疮疡、呕吐气逆、喉痹、头痛、咽喉肿痛、耳聋、血溢,内则肢体抽搐拘挛等病证;主气胜就会出现胸满、咳嗽、仰面呼吸,严重的会发生出血、两手发热等病证。

阳明司天,客气燥金位于主气相火之位,金气本不能胜火气,但因燥金过胜,清凉之气有余于内,就会发生咳嗽、衄血、咽喉阻塞不畅、心膈中发热、咳嗽不止咯出白色泡沫的,叫做咳白血,这是肺阴严重受伤的表现,多属于难以治愈的死证。

太阳司天,客气胜就会发生呼吸不畅、胸中不利、鼻流清涕、感受寒邪发生的咳嗽等病证;主气胜会发生随着呼吸而咽喉中发生响声等病证。

厥阴在泉,客气胜就会发生大关节活动不灵便,在内表现为筋脉拘挛抽搐,在外表现为行动不灵便等病证;主气胜会出现筋骨强直,腰部和腹部经常疼痛等病证。

少阴在泉,客气胜就会发生腰痛、臀、大腿、膝、髋、小腿肚、小腿骨、足等部位生病,闷热酸疼,浮肿不能久立,大小便颜色改变等病证;主气胜会发生逆气上行,两足痿软无力,心痛发热,中脘阻隔不畅,各种痹病发作,疾病发生在胁肋部,自汗不止,四肢厥冷等病证。

太阴在泉,客气胜就会发生两足痿软无力,下半身沉重,二便失常,湿邪停留在下焦会引起濡泻，及浮肿、前阴处的疾患等病证；主气胜会出现寒气上逆、胸腹胀满、饮食不下，严重的会发生疝气等病证。

少阳在泉，客气胜就会发生腰部和腹部疼痛，少阳虽为相火，反出现恶寒，严重的小便多白沫而混浊，大便也变为白色等病证；主气胜会出现热气上行，侵犯心脏，引起心痛、发热、中脘格拒不通呕吐等病证。少阴在泉时，主客相胜所引起的疾病与此大致相同。

阳明在泉，客气胜就会发生清冷之气扰动下焦，出现少腹坚硬胀满、腹泻频繁等病证；主气胜就会出现腰部沉重，腹部疼痛，少腹生寒，大便鹜溏，寒气逆于肠内，上冲胸中，严重的会引起喘息、不能久立等病证。

太阳在泉，客气寒水加于主气寒水位置之上，寒气有余于内，就会发生腰、臀部疼痛，屈伸不便利，大腿、小腿、足、膝中疼痛等病证。

【原文】 帝曰：善。治之奈何？岐伯曰：高者抑之，下者举之，有余折之，不足补之，佐以所利，和以所宜，必安其主客，适其寒温，同者逆之，异者从之。帝曰：治寒以热，治热以寒，气相得者逆之，不相得者从之，余以知之矣。其于正味何如？岐伯曰：木位[1]之主，其泻以酸，其补以辛。火位[2]之主，其泻以甘，其补以咸。土位[3]之主，其泻以苦，其补以甘。金位[4]之主，其泻以辛，其补以酸。水位[5]之主，其泻以咸，其补以苦。厥阴之客，以辛补之，以酸泻之，以甘缓之。少阴之客，以咸补之，以甘泻之，以咸收之。太阴之客，以甘补之，以苦泻之，以甘缓之。少阳之客，以咸补之，以甘泻之，以咸耎之。阳明之客，以酸补之，以辛泻之，以苦泄之。太阳之客，以苦补之，以咸泻之，以苦坚之，以辛润之。开发腠理，致津液通气也。

【提要】 本段论述分别主气、客气成为胜气时所引起的疾病，以及相应的治疗原则。

【注释】 [1] 木位：春分前六十一日，为初之气。

[2] 火位：君火之位为春分之后六十一日，为二之气；相火之位为夏至前后各三十日，为三之气。

[3] 土位：秋分前六十一日，为四之气。

[4] 金位：秋分后六十一日，为五之气。

[5] 水位：冬至前后各三十日，终之气。

【白话解】 黄帝说：讲得好。对于主客之胜引起的疾病应该如何治疗呢？岐伯说：邪气上逆的，用抑制的方法使它下降；气下陷的，用升举的方法使它上升；邪气有余的，用折减的方法攻去实邪；正气不足，用补益的方法补养其虚，用利于脏腑经脉的药物作为辅佐，用气味适宜的药物加以调和，使主客之气各安本位而不互胜。用药的寒温，既要适合病情又不能违背天时气候，主气与客气性质相同的就用逆治法，主气与客气不相同的就用从治法。

黄帝说：治疗寒性病用热性药，治疗热性病用寒性药，主客之气性质相同的用逆治法,不相同的用从治法,这些我已经知道了。那么,怎样根据药物性味与五脏、五气的亲和相应关系,来指导治疗呢？岐伯说:治疗方法如下:

主气为厥阴风木,其气胜而致病时,用酸味药收敛亢胜之气,属于泻法;用辛味药顺从木气升散的性质,属于补法。

主气为少阴君火、少阳相火,其气胜而致病时,用甘味药缓和火气的急迫,属于泻法;用咸味药顺从火气柔软的性质,属于补法。

主气为太阴湿土,其气胜而致病时,用苦味药祛除湿邪的壅滞,属于泻法;用甘味药顺从土气和缓的性质,属于补法。

主气为阳明燥金,其气胜而致病时,用辛味药发散金气的收敛,属于泻法;用酸味药顺从金气收敛的性质,属于补法。

主气为太阳寒水,其气胜而致病时,用咸味药使坚凝的寒气得致软化,属于泻法;用苦味药顺从水寒坚固的性质,属于补法。

客气为厥阴风木,其气胜而致病时,用辛味药顺从木气升散的性质,属于补法;用酸味药收敛亢胜的木气,属于泻法;用甘味药缓和木性的急暴。

客气为少阴君火,其气胜而致病时,用咸味药顺从火气的柔软性质,属于补法;用甘味药缓和火气的急迫,属于泻法。用咸味药收敛火气,以免涣散。

客气为太阴湿土,其气胜而致病时,用甘味药顺从土气的和缓性质,属于补法;用苦味药祛除湿邪的壅滞,属于泻法;用甘味药缓和木气,以防止侵犯土气。

客气为少阳相火,其气胜而致病时,用咸味药顺从火气柔软的性质,属于补法;用甘味药缓和火气的急迫,属于泻法;用咸味药,促使火气柔软如常。

客气为阳明燥金,其气胜而致病时,用酸味药顺从金气收敛的性质,属于补法;用辛味药使收敛之气得到疏散,属于泻法;用苦味药宣泄上逆之气。

客气为太阳寒水,其气胜而致病时,用苦味药顺从水气坚凝的性质,属于补法;用咸味药使寒气的坚固得到软化,属于泻法;用苦味药使水气坚固而不流失;用辛味药使人体润泽。辛味具有宣通阳气的作用,所以能使腠理疏松,汗孔开发,津液得到布散,气血畅通无阻。

【原文】 帝曰:善。愿闻阴阳之三也何谓？岐伯曰:气有多少,异用也。帝曰:阳明何谓也？岐伯曰:两阳合明也。帝曰:厥阴何也？岐伯曰:两阴交尽也。

帝曰:气有多少,病有盛衰,治有缓急,方有大小,愿闻其约奈何？岐伯曰:气有高下,病有远近,证有中外,治有轻重,适其至所为故也。大要曰:君一臣二,奇之制也;君二臣四,偶之制也;君二臣三,奇之制也;君二臣六,偶之制也。故曰:近者奇之,远者偶之,汗者不以奇,下者不以偶,补上治上制以缓,补下治下制以急,急则气味厚,缓则气味薄,适其至所,此之谓也。病所远而中道气味之者,食而过之,无越其制度也。是故平气之道,近而奇偶,制小其服也。远而奇偶,制大其服也。大则数少,小则数多。多则九之,少则二之。奇之不去则偶之,是谓重方。偶之不去，则反佐以取之，所谓寒热温凉，反从其病也。

【提要】　本段主要论述君、臣、佐、使是方剂组成的基本成分；根据用药量及治疗作用，将方剂分为大、小、缓、急、奇、偶、重七类。

【白话解】　黄帝说：好。阴阳各分而为三是什么道理呢？岐伯说：这是由于阳明之气有多有少、作用也各不相同的缘故。

黄帝说：阳明是什么意思呢？岐伯说：少阳为一阳，阳明为二阳，太阳为三阳。阳明在两阳之间，因此阳明就是两阳相合而明的意思。

黄帝说：厥阴是什么意思？岐伯说：太阴为三阴，少阴为二阴，厥阴为一阴。厥阴所处的位置是阴尽而阳将生，因此厥阴就是两阴相交而将尽的意思。

黄帝说：阴阳之气有多有少，病证有虚有实，治法有缓有急，制方有大有小，我想知道它们是用什么标准划分的？岐伯说：病气有在上在下之别，病位有远近之分，证候有在里在表之异，因而治法就需要有轻有重之不同，要以药力恰到病变所在部位为准。《大要》上说：君药一味，臣药二味，组制的是奇方；君药二味，臣药四味，组制的是偶方；君药二味，臣药三味，组制的是奇方；君药二味，臣药六味，组制的是偶方。病变部位近的用奇方治疗；病变部位远的用偶方治疗；发汗时不用奇方；攻下时不用偶方。补上部的正气、泻上部的邪气，应当组制缓方使用；补下部的正气、泻下部的邪气，应当组制急方使用。组制急方时，要选用气味浓厚的药物；组制缓方时，要选用气味淡薄的药物。以药力恰到病变部位为准，就是指此而言的。如果病变所在的部位远，服药后药力未到达病所便在中途发挥了作用，这是不好的，为解决这个问题，可以在饭前服药，以利用饮食之气推动药力到达病变部位；如果病位近的，可以在饭后服药。应根据病变部位的远近，来确定服药时间，不要违反这个原则。总之，调理与治疗疾病的原则是：病位近的，不论奇方或偶方，都应该组制小方来服用；病位远的，不论奇方或偶方，都应该组制大方来治疗。大方是药的味数少而药量重，小方是药的味数多而分量轻。味数多的可以达到九味，味数少的可以仅用两味。如果单用一个方子而病不去的，可以再加用一个方子，这就是重方，也叫复方。如果用重方治病而病仍不去的，可以加用与病气性质相同的药物来反佐，佐药寒热温凉的性质与疾病寒热温凉的性质相一致。

【原文】　帝曰：善。病生于本[1]，余知之矣。生于标[2]者，治之奈何？岐伯曰：病反其本，得标之病，治反其本，得标之方。

帝曰：善。六气之胜，何以候之？岐伯曰：乘其至也，清气大来，燥之胜也，风木受邪，肝病生焉。热气大来，火之胜也，金燥受邪，肺病生焉。寒气大来，水之胜也，火热受邪，心病生焉。湿气大来，土之胜也，寒水受邪，肾病生焉。风气大来，木之胜也，土湿受邪，脾病生焉。所谓感邪而生病也。乘年之虚，则邪甚也。失时之和，亦邪甚也。遇月之空，亦邪甚也。重感于邪，则病危矣。有胜之气，其必来复也。帝曰:其脉至何如? 岐伯曰:厥阴之至其脉弦,少阴之至其脉钩,太阴之至其脉沉,少阳之至大而浮,阳明之至短而涩,太阳之至大而长。至而和则平,至而甚则病,至而反者病,至而不至者病,未至而至者病,阴阳易者危。

【提要】 本段论述六气失常引起的疾病及脉象特点。

【注释】 [1]病生于本:即病生于风寒暑湿燥火。

[2]生于标:即病生于三阴三阳。

【白话解】 黄帝说:好。我已经明白了六气之本引起疾病的治疗方法,那么因为三阴三阳之标引起的疾病应该怎样治疗呢? 岐伯说:知道了六气之本引起的疾病表现,就可以知道与它相反的标病是什么样的,用与治本病相反的方法就可以组成治标病的方剂。

黄帝说:讲得好。怎样观察六气的偏胜呢? 岐伯说:要在六气到来的时候进行观察分析。清气大来,为燥金之气偏胜,金气胜则木气受邪,就会发生肝病;热气大来,为火热之气偏胜,火气胜则燥金受邪,就会发生肺病;寒气大来,为寒水之气偏胜,水气胜则火气受邪,就会发生心病;湿气大来,为湿土之气偏胜,土气胜则水气受邪,就会发生肾病;风气大来,为风木之气偏胜,木气胜则土气受邪,就会发生脾病。这就是五脏感受胜气之邪而生病的情况。如果遇到岁运不及之年,胜气乘虚而发,这种邪气就更加严重;如果遇到主客之气不和,这种邪气也会很严重;在月亮亏缺的时候,感受的邪气也很严重;如果受邪之后再次受到邪气侵害,则病情就很危险了。大凡有胜气,相继而来的必定是报复之气。

黄帝说:与六气相应的脉象怎样呢? 岐伯说:厥阴之气到来时脉象弦;少阴之气到来时脉象钩;太阴之气到来时脉象沉;太阳之气到来的脉象大而浮;阳明之气到来时脉象短而涩;少阳之气到来时脉象大而长。以上六气到来时脉象表现调和的,就是无病的平脉;如果六气到来时脉象过盛的,就是有病的表现;如果六气到来时出现相反的脉象,也是有病的表现;如果六气到来时相应的脉象迟迟不到,也是有病的表现;如果六气尚未到来,而相应的脉象提前出现的,也是有病的表现;如果三阴主持时令而见阳脉、三阳主持时令而见阴脉,阴阳变易交错的,则是病情危重的表现。

【原文】 帝曰:六气标本,所从不同奈何? 岐伯曰:气有从本者,有从标本者,有不从标本者也。帝曰:愿卒闻之。岐伯曰:少阳太阴从本,少阴太阳从本从标,阳明厥阴,不从标本从乎中也。故从本者化生于本,从标本者有标本之化,从中者以中气为化也。帝曰:脉从而病反者,其诊何如? 岐伯曰:脉至而从,按之不鼓,诸阳皆然。帝曰:诸阴之反,其脉何如? 岐伯曰:脉至而从,按之鼓甚而盛也。是故百病之起,有生于本者,有生于标者,有生于中气者,有取本而得者,有取标而得者,有取中气而得者,有取标本而得者,有逆取而得者,有从取而得者。逆,正顺也。若顺,逆也。故曰:知标与本,用之不殆,明知逆顺,正行无问。此之谓也。不知是者,不足以言诊,足以乱经。故《大要》曰:粗工嘻嘻,以为可知,言热未已,寒病复始,同气异形,迷诊乱经。此之谓也。夫标本之道,要而博,小而大,可以言一而知百病之害,言标与本,易而勿损,察本与标,气可令调,明知胜复,为万民式,天之道毕矣。

【提要】 本段论述六气标本及其在诊断中的意义。

【白话解】 黄帝说:六气标本能引起多种病变,在临床上有的从标诊断、有的从本诊断,为什么有这样的不同呢? 岐伯说:因为气候与病证有的从六气之本而变化,有的从三阴三阳之标而变化,有的既不从标、也不从本,而是从中气变化,就是这个缘故。

黄帝说:我希望详细地了解这个问题。岐伯说:少阳之本为火、太阴之本为湿,火属阳,湿属阴,由此可见少阳与太阴的标本属性一致,因而两者从本而变化;少阴之本热,其标为阴,太阳之本寒,其标为阳,由此可见少阴与太阳的标本属性不同,因而两者有从本变化和从标变化两种情况;阳明之本燥,其标阳,厥阴之本风,其标阴,可见阳明与厥阴的标本属性也不相同,但两者有从中气而变化的特点,所以变化既不从标也不从本。所以,凡从本而变化的就以本气为基础;从标、从本两种变化的,或以本气为基础、或以标为基础;从中间之气而变化的,以中气为基础。

黄帝说:脉象与疾病的表现看似一致,但疾病的表现与本质却相反,应该如何诊察呢? 岐伯说:如果表现出发热的病又见到浮洪滑大等阳脉的,是病与脉相一致;但如果再重按其脉,却并不鼓动有力的,这是各种似乎是阳证而实非阳证的疾病的共同特点。

黄帝说:各种像是阴证的疾病,脉象是怎样的呢? 岐伯说:像似阴寒之病者,脉象沉伏,是病与脉相一致;但如果重按其脉,却发现鼓动有力而且应手旺盛的,这就是似属于阴证而实非阴证的疾病在脉象上的特点。

由上可见,疾病的产生,有的是感受六气之本而发生的,有的是感受六气之标而发生的,有的则是感受中间之气而发生的。在治疗上,有的需要治本才能痊愈,有的需要治标才能痊愈,有的则需要治中气才能痊愈,有的需要既治本又治标,有的需用逆治法才能治愈,有的则需用从治法才能痊愈。所谓逆治,就是治法与疾病相逆,这是常用的治疗方法,又叫做正治法,如用寒性药治疗热病、用热性药治疗寒病,都是药物性质与疾病性质相逆的;所谓从治,就是治法顺从疾病的某些表现,如疾病有寒冷的现象反而用寒性药,有发热的现象反而用热性药,与正治法相反,因而又叫反治法。懂得了标与本的道理,治疗就不会失误,能够明确逆与顺的治法,就可以做到心中有数而正确地进行诊断与治疗。如果不明白标本、逆从的道理,就谈不上有正确的诊断,相反却会扰乱正常的诊断与治疗。所以《大要》上说:技术低劣的医生,有了一知半解便会沾沾自喜,以为对所有的病证都可诊断了,事实却是他还没有说完诊断为热病的结论寒证就已经开始出现了。虽然感受同一种邪气,但却可以引起完全不同的证候。如果不明白这个道理,就必然对疾病的诊断迷惑不清,而使正常治疗受到干扰。

标与本的道理,看起来虽然简单,但却能说明很广泛的问题;依据这个理论,当看到微小的现象时就可以了解巨大的变化;通过一个例子,就能懂得一切疾病的发展规律。所以,掌握了标本的道理,就可以正确地诊断疾病、治疗疾病,而不会损伤人体的正气;如果弄清楚了标与本的关系,尽管六气变化很复杂也可以使它们调和;明白了标与本、胜气与复气的规律,就可以在养生、治疗方面为民众做出示范。这就是掌握天地变化规律的根本目的和意义所在。

【原文】 帝曰:胜复之变,早晏何如? 岐伯曰:夫所胜者,胜至已病,病已愠愠[1],而复已萌也。夫所复者,胜尽而起,得位而甚,胜有微甚,复有少多,胜和而和,胜虚而虚,天之常也。帝曰:胜复之作,动不当位,或后时而至,其故何也? 岐伯曰:夫气之生,与其化衰盛异也。寒暑温凉盛衰之用,其在四维[2]。故阳之动,始于温,盛于暑;阴之动,始于清,盛于寒。春夏秋冬,各差其分。故《大要》曰:彼春之暖,为夏之暑,彼秋之忿,为冬之怒,谨按四维,斥候[3]皆归,其终可见,其始可知。此之谓也。帝曰:差有数乎? 岐伯曰:又凡三十度也。帝曰:其脉应皆何如? 岐伯曰:差同正法,待时而去也。脉要曰:春不沉,夏不弦,冬不涩,秋不数,是谓四塞。沉甚曰病,弦甚曰病,涩甚曰病,数甚曰病,参见曰病,复见曰病,未去而去曰病,去而不去曰病,反者死。故曰:气之相守司也,如权衡之不得相失也。夫阴阳之气,清静则生化治,动则苛疾起,此之谓也。帝曰:幽明何如? 岐伯曰:两阴[4]交尽故曰幽,两阳[5]合明故曰明,幽明之配,寒暑之异也。帝曰:分至[6]何如? 岐伯曰:气至之谓至,气分之谓分,至则气同,分则气异,所谓天地之正纪也。帝曰:夫子言春秋气始于前,冬夏气始于后,余已知之矣。然六气往复,主岁不常也,其补泻奈何? 岐伯曰:上下所主[7],随其攸利,正其味,则其要也,左右同法。大要曰:少阳之主,先甘后咸;阳明之主,先辛后酸;太阳之主,先咸后苦;厥阴之主,先酸后辛;少阴之主,先甘后咸;太阴之主,先苦后甘。佐以所利,资以所生,是谓得气。

【提要】 本段论述胜复之气产生的早晚,及对脉象的影响。

【注释】 [1] 愠愠:郁伏蓄积之意。

[2] 四维:指每季的最后一个月,即三、六、九、十二月。

[3] 斥候:侦察、伺望之意。

[4] 两阴:指太阴与少阴。

[5] 两阳:指太阳与少阳。

[6] 分至:即春分与秋分,夏至与冬至。

[7] 上下所主:即司天在泉之气。

【白话解】 黄帝说:胜气与复气的发生有早有晚,其具体情况是怎样的呢?

岐伯说：六气成为胜气时，胜气到来人就生病；而当病气蓄积的时候，复气就开始萌芽了。六气成为复气，则是在胜气终了时才开始发作的。复气的发生，如果正当其所主持的时令，其势会更盛。因胜气有轻有重，故复气也相应地有多有少；胜气和缓的复气也就和缓，胜气虚衰的复气也就虚衰，这是自然变化的一般规律。

黄帝说：胜复之气的发作，有时并不在它所主持的时令与位置而在其时位之后发生，这是什么原因呢？岐伯说：这与六气的发生和变化有盛衰不同有关。寒、暑、温、凉四种气候变化，表现在春、夏、秋、冬四季中的最后一个月，即三月、六月、九月、十二月，这就是所谓的"四维"月。阳气的运动，开始于温暖，而盛极于暑热；阴气的运动，开始于清凉，而盛极于寒冽，因而形成了四时气候的差异。《大要》上说：从春天的温暖发展到夏天的暑热，从秋天的清凉肃杀发展到冬天的严寒凛冽。仔细地观察"四维"的气候变化，就可以了解阴阳之气盛衰开始与终止的时间，从而知道该年春夏秋冬各个季节的气候变化。

黄帝说：四时气候的变迁，在时间上有一定的差数吗？岐伯说：气候提前或延迟，大多都在三十天左右。

黄帝说：那么在脉上有什么反映呢？岐伯说：四时气候的变迁可以有三十天的差数，脉搏的变化也与此相同，待到新的气候到来时原有的脉象才退去。《脉要》说：在当春脉时而无沉象，当夏脉时而无弦象，当冬脉时而无涩象，当秋脉时而无数象，各季之间在脉象上毫无联系，叫做四时之气相互阻塞，属于不正常的脉象。如果春脉过于沉，则反映为寒气太胜；夏脉过于弦，则反映为风气太胜；冬脉过于涩，则反映为肃杀之气太胜；秋脉过于数，则反映为热气太胜；以上都是有病的脉象。如果脉象参杂互见的，或脉已退去而又复见的，或时令气候未去而相应的脉象先去的，或时令气候已去而相应的脉象迟迟不去的，或脉象与时令气候相反的，这些都是将要死亡的脉象。所以说脉象与时令气候息息相应，密切相联，就如同秤杆与秤砣的关系一样，不能失去平衡。如果自然界的阴阳之气清静、和平，万物生化就正常；如果阴阳之气扰动失调，人们就会发生疾病。

黄帝说：幽和明是什么意思？岐伯说：太阴、少阴两阴之后，阴将尽而阳将生时，就叫做幽；太阳、少阳两阳的中间，即两阳合明，叫做明；幽和明的阴阳交替配合形成了自然界气候的寒暑往来变迁。

黄帝说：分和至是什么意思？岐伯说：气来叫做至，气分叫做分。夏至与冬至时令，气候与季节完全一致，分别为阳热盛和阴寒盛；春分与秋分时令，为气候变化的时候，前者由温转热，后者由凉转寒。因此说："至"则气相同、"分"则气有异，冬至、夏至、春分、秋分是区分天地阴阳之气盛衰的纲领。

黄帝说：先生所说的初之气、四之气开始于立春、立秋之前，三之气、六之气开始于立冬、立夏之后，我已经知道了。然而六气司天、在泉往复运转，主时之气经常变化,那么怎样根据它们的运动采取补泻治疗方法呢?岐伯说:根据司天、在泉之气的性质,按照它们对五味的喜恶选择性味适宜的药物,这就是关键所在。左右间气的治疗方法,与此相同。《大要》上说的治疗方法如下:

少阳相火之气主持时令,先用甘味药缓和火气的急迫,属于泻法;后用咸味药顺从火气的柔软性质,属于补法。

阳明燥金之气主持时令,先用辛味药宣散亢盛的收敛之气,属于泻法;后用酸味药顺从燥气的收敛性质,属于补法。

太阳寒水之气主持时令,先用咸味药使水寒坚固火气得到软化,属于泻法;后用苦味药顺从寒气坚固的性质,属于补法。

厥阴风木之气主持时令,先用酸味药收敛亢盛的风气,属于泻法;后用辛味药顺从风木的宣散性质,属于补法。

少阴君火之气主持时令,先用甘味药缓和火气的急迫,属于泻法;后用咸味药顺从火气的柔软性质,属于补法。

太阴湿土之气主持时令,先用苦味药去除湿气之壅滞,属于泻法;后用甘味药顺从土气缓和性质,属于补法。

此外,还应该选用对调和六气有利的药物作为辅佐,并用所生的药物来资助被抑郁之气的生化之源。这就是对六气偏胜所致之病最完善的治疗方法。

【原文】 帝曰:善。夫百病之生也,皆生于风寒暑湿燥火,以之化之变也。经言盛者泻之,虚者补之,余锡以方士,而方士用之尚未能十全,余欲令要道必行,桴[1]鼓相应,犹拔刺雪污,工巧神圣,可得闻乎?岐伯曰:审察病机,无失气宜,此之谓也。帝曰:愿闻病机何如?岐伯曰:诸风掉眩,皆属于肝。诸寒收引[2],皆属于肾。诸气膹郁[3],皆属于肺。诸湿肿满,皆属于脾。诸热瞀瘛[4],皆属于火。诸痛痒疮,皆属于心。诸厥固泄,皆属于下。诸痿喘呕,皆属于上。诸禁鼓栗,如丧神守,皆属于火。诸痉项强,皆属于湿。诸逆冲上,皆属于火。诸胀腹大,皆属于热。诸躁狂越,皆属于火。诸暴强直,皆属于风。诸病有声,鼓之如鼓,皆属于热。诸病附肿,疼酸惊骇,皆属于火。诸转反戾,水液浑浊,皆属于热。诸病水液,澄彻清冷,皆属于寒。诸呕吐酸,暴注下迫,皆属于热。故大要曰:谨守病机,各司其属,有者求之,无者求之,盛者责之,虚者责之,必先五胜,疏其血气,令其调达,而致和平。此之谓也。

【提要】 本段论述六气为病的病机,这里示范性地列出了一十九条病机,被历代医学家所推崇。

【注释】 [1]桴:fú,音孚。鼓槌。

[2]收引:即拘急挛缩。

[3]膹郁:膹,指呼吸急促而有上逆之势。郁,指胸部痞闷,呼吸不利。

[4]瞀瘛:瞀,昏闷。瘛,抽搐。

【白话解】 黄帝说:讲得好。各种疾病的发生,多是由风、寒、暑、湿、燥、火六气引起的,而疾病又可以发生各种各样的变化。医学典籍中说:对于邪气盛的用泻法治疗,对于正气虚的用补法治疗。我把这个道理传授给了医生们,但他们应用这个理论去治病却不能收到十全的效果。我很想让这个医学理论得到推广,并在医疗实践中取得卓越的成效,就如同用鼓槌敲击到鼓上立刻发出声响,又像拔掉肉上的刺、洗去衣物上污浊那样立竿见影,让所有的医生都能掌握工、巧、神、圣高超的诊治疾病的技术,你能给我讲讲与这些有关的道理吗? 岐伯说:要仔细地审察疾病发展变化的内在规律,也就是疾病的机理,称为"病机"。在治疗时不要违背六气主时的宜忌原则。这样做就可以了。

黄帝说:希望听你讲讲有关"病机"的问题。岐伯说:诸多因风气所致的肢体振摇、头晕、目眩的病证,大都与肝脏有关;诸多因寒气所致的收缩牵引的病证,大都与肾脏有关;诸多因气不能正常运行所致的呼吸急迫、胸闷郁阻的病证,大都与肺脏有关;诸多因湿气所致的浮肿、胀满的病证,大都与脾脏有关;诸多发热、头目昏蒙不清、筋脉瘛疭抽搐的病证,大都与火气有关;诸多疼痛、瘙痒、疮肿的病证,大都与心脏有关;诸多厥逆、二便不通、二便失禁的病证,大都与下焦有关;诸多痿病、喘息、呕吐的病证,大都与上焦有关;诸多口噤不开、寒栗颤抖,如同心神不能控制形体的病证,大都与火气有关;诸多痉、项强的病证,大都与湿气有关;诸多气逆上冲的病证,大都与火气有关;多种腹部胀大的病证,大都与热气有关;诸多烦躁狂乱、超越正常的病证,大都与火气有关;诸多突然发作的肢体强直,大都与风气有关;诸多发出响声,或敲击时膨然如鼓声的病证,大都与热气有关;诸多浮肿、疼痛酸楚、惊恐的病证,大都与火气有关;诸多转筋、角弓反张、肢体屈而不能伸、排出的水液代谢物混浊的病证,大都与热气有关;诸多排出的水液代谢物澄彻清冷的病证,大都与寒气有关;诸多呕吐酸物、泄泻急暴如注、肛门窘迫的病证,大都与热气有关。

所以《大要》上说:谨慎遵循病机理论,掌握各种病证的归属。对于已出现的症状,要分析它出现的原因;对于应该出现却没有出现的症状,也要分析它没有出现的原因;对表现过盛的病证,要分析为什么会过盛;表现虚弱的病证,要分析为什么虚弱。在全面分析后,首先要明确五脏之气的偏胜偏衰,治疗时要根据病情而疏通气血,使其通畅条达,从而恢复协调和平的正常状态。

【原文】 帝曰:善。五味阴阳之用何如?岐伯曰:辛甘发散为阳,酸苦涌泄为阴,咸味涌泄为阴,淡味渗泄为阳。六者或收或散,或缓或急,或燥或润,或软或坚,以所利而行之,调其气使其平也。帝曰:非调气而得者,治之奈何? 有毒无毒,何先何后?愿闻其道。岐伯曰:有毒无毒,所治为主,适大小为制也。

帝曰:请言其制。岐伯曰:君一臣二,制之小也;君一臣三佐五,制之中也;君一臣三佐九,制之大也。寒者热之,热者寒之,微者逆之,甚者从之,坚者削之,客者除之,劳者温之,结者散之,留者攻之,燥者濡之,急者缓之,散者收之,损者温之,逸者行之,惊者平之,上之下之,摩之浴之,薄之劫之,开之发之,适事为故。

帝曰:何谓逆从? 岐伯曰:逆者正治,从者反治,从少从多,观其事也。帝曰:反治何谓? 岐伯曰:热因热用,寒因寒用[1],塞因塞用,通因通用[2],必伏其所主,而先其所因,其始则同,其终则异,可使破积,可使溃坚,可使气和,可使必已。帝曰:善。气调而得者何如? 岐伯曰:逆之从之,逆而从之,从而逆之,疏气令调,则其道也。帝曰:善。病之中外何如? 岐伯曰:从内之外者,调其内;从外之内者,治其外;从内之外而盛于外者,先调其内而后治其外;从外之内而盛于内者,先治其外而后调其内;中外不相及,则治主病。

【提要】 本段论述药物性味的阴阳归类,及正治、反治的概念与适用范围。

【注释】 [1]热因热用,寒因寒用:根据临床所见,某些严重疾病,往往出现假象,如果病的本质是热,却出现寒象,就要用寒凉药治疗,这就叫"寒因寒用";如果病的本质是寒,却出现热象,就要用热性药物治疗,这就叫"热因热用"。

[2]塞因塞用,通因通用:也是在某些严重疾病出现假象时用。例如,脾虚严重时出现腹胀满的假实象,就要使用补法,这就是塞因塞用;积滞严重时出现下利不止的假象,需用通下的方法治疗,这就是通因通用。

【白话解】 黄帝说:讲得好。那么药物五味的阴阳属性及其作用是怎样的? 岐伯说:辛味、甘味药物,具有发散作用,属于阳;酸味、苦味药物,具有催吐和泻下作用,属于阴;淡味药物,具有渗湿、通利作用,属于阳。上述六种性味的药物,其作用各不相同,有的收敛、有的发散、有的缓和、有的急速、有的干燥、有的濡润、有的软化、有的坚固,临证时要根据病情的需要选择应用,以调和五脏之气使之平衡。

黄帝说:有些病用调气的方法不能治愈,应该怎么办呢? 有毒的药物和无毒的药物,先用哪种? 后用哪种? 我想听听这其中的道理。岐伯说:不论用有毒的药物或是无毒的药物,都以能治疗疾病为原则,同时还要根据病情制定大小适宜的方剂。

黄帝说:请你谈谈制定方剂的原则。岐伯说:君药一味,臣药二味,是小剂的组成原则;君药一味,臣药三味,佐药五味,是中剂的组成原则;君药一味,臣药三味,佐药九味,是大剂的组成原则。病属于寒的,就使用热性药;病属于热的,就使用寒性药。病势较轻,病情单纯的,就使用逆治法;病势严重,病情复杂的,就使用从治法。病邪坚实的,用削减法;病邪停留体内的,用驱邪法;劳倦内伤的,用温补法;气血痰浊郁结的,用行气散结法;邪气滞留不动的,用攻逐法;津液受伤而干燥的,用滋润法;病气急迫的,用缓和法;正气耗散的,用收敛法;精气虚损的,用温补法;气血运行迟滞的,用行气活血法;惊悸不安的,用重镇平静法。另外,在临床实践中,要根据病情的需要,或使用升举法,或使用降逆法,或使用搜追邪气法,或使用强制截邪法,或使用开泄法,或使用发散法等。不论使用哪种治疗方法都要以符合病情为原则。

黄帝说:什么叫逆从? 岐伯说:逆是指逆其病证而治疗,也就是正治法;从是指顺从病证而治疗,也就是反治法。至于顺从病证的药物用量多少,要根据病情而定。

黄帝说：请具体说一下怎样做才叫反治？岐伯说：疾病中出现热的现象，治疗时仍使用热性药；疾病中出现有寒象，治疗时仍使用寒性药；疾病中有阻塞不通的现象，治疗时仍使用补益收敛的药物；疾病中有通利的现象，治疗时仍使用通利的药物。这样做的目的，就是要从根本上制伏疾病。因而，使用从治法时首先要抓住疾病的原因。从表面上看，从治法好像是药性与疾病的性质相同，但实质上药性与疾病的性质仍然是相反的。使用这种治疗方法，可以用来破除积滞、消散坚块、调和气血，从而使疾病痊愈。

黄帝说：好。有时尽管六气调和，而人们仍难免偶而患病，对此应该怎样治疗呢？岐伯说：也无非就是用上面所说的治法，或逆治，或从治，或先逆治而后从治，或先从治而后逆治，只要能疏散气血使它调和，就是最佳的治法。

黄帝说：讲得好。有些疾病表里内外会互相影响，对此应该怎样治疗呢？岐伯说：病生于内部而影响到外部的，应治疗在内的病；病生于外部而影响到内部的，应治疗在外的病；病生于内部而到达外部，与外部邪气相合，而使病势盛于外部的，要先调在内之病，然后治疗外部的疾病；病生于外部而到达内部，与内部原有之病相合，而使病势盛于内部的，要先治疗外部的疾病，然后调治在内之病。如果内部有病不影响外部，外部有病也不影响内部，内与外不相涉及的，只要治疗主要的病证就可以了。

【原文】 帝曰:善。火热复,恶寒发热,有如疟状,或一日发,或间数日发,其故何也? 岐伯曰:胜复之气,会遇之时,有多少也。阴气多而阳气少,则其发日远;阳气多而阴气少,则其发日近。此胜复相薄,盛衰之节,疟亦同法。帝曰:论言治寒以热,治热以寒,而方士不能废绳墨而更其道也。有病热者寒之而热,有病寒者热之而寒,二者皆在,新病复起,奈何治? 岐伯曰:诸寒之而热者取之阴,热之而寒者取之阳,所谓求其属也。帝曰:善。服寒而反热,服热而反寒,其故何也? 岐伯曰:治其王气[1],是以反也。帝曰:不治王而然者何也? 岐伯曰:悉乎哉问也! 不治五味属也。夫五味入胃,各归所喜,故酸先入肝,苦先入心,甘先入脾,辛先入肺,咸先入肾,久而增气,物化之常也。气增而久,天之由也。帝曰:善。方制君臣何谓也? 岐伯曰:主病之谓君,佐君之谓臣,应臣之谓使,非上下三品之谓也。帝曰:三品何谓? 岐伯曰:所以明善恶之殊贯也。帝曰:善。病之中外何如? 岐伯曰:调气之方,必别阴阳,定其中外,各守其乡,内者内治,外者外治,微者调之,其次平之,盛者夺之,汗之下之,寒热温凉,衰之以属,随其攸利,谨道如法,万举万全,气血正平,长有天命。帝曰:善。

【提要】 本段论述虚寒、虚热证的治疗方法,方药的君臣佐使,及药物的上中下三品的划分等问题。

【注释】 [1] 王气:王,wàng,音旺。王气就是亢盛之气。

【白话解】 黄帝说:好。火热之气盛,又见恶寒发热,像疟疾那样,有的一天一发,有的间隔数天一发,这是什么缘故呢? 岐伯说:这是由于胜气与复气相会合的时间有多有少的缘故。也就是正气与邪气相遇而斗争的次数有多有少、程度有盛有衰,从而决定了发热恶寒的次数与程度的不同。如果邪气偏胜而正气无力抗争,必须到正气有力相争时,寒热的症状才发作,所以间隔的日期就较远;如果正气不衰,与邪气相争及时而有力的,寒热发作的间隔就近。这是邪正阴阳相互搏击、互有盛衰的表现。疟疾发作的道理,与此相同。

黄帝说:医学论著中说,治疗寒病要用热性药,治疗热病要用寒性药。医生们尽管没有违背这个原则更换治疗方法,可是有的发热之病用了寒性药而热不退,有的寒冷之病用了热性药而仍然寒。不仅原来的寒与热俱在,反而引起新的病证,对于这种情况应该怎样治疗呢? 岐伯说:凡是用寒性药泻热而热不除的疾病,它的本质是阴虚,应当用补阴的方法治疗;凡是用热性药散寒而寒冷不去的疾病,它的本质是阳虚,应当用补阳的方法治疗。这就是根据疾病的阴阳属性来进行治疗的原则。

黄帝说:讲得好。服用寒性药反而出现热象,服用热性药反而出现寒象,这是什么缘故呢? 岐伯说:这是因为没有抓住疾病的本质进行治疗,单纯治疗虚假的旺盛之气,所以引出了相反的结果。

黄帝说:有的并不是虚假的旺盛之气,也发生了这种现象,是什么原因呢? 岐伯说:问得真全面啊! 如果不是这种情况,那就是对药物及食物的五味使用不当所造成的。五味进入人体之后,各归其所喜的脏器,或者说五味与五脏有亲合的关系,酸味先入肝脏,苦味先入心脏,甘味先入脾脏,辛味先入肺脏,咸味先入肾脏。长期服用某一种味,就会使相应的内脏之气增长,这是气化作用的一般规律。脏气增长过久就会偏盛,这便是引起疾病的根源。

黄帝说:好。方剂组成中,有君、有臣,这是什么意思? 岐伯说:治疗疾病的主要药物叫君药,辅佐君药的药物叫臣药,与臣药相配合并起向导作用的药物叫使药。把药物分成上、中、下三品和这个不是一回事。

黄帝说:什么是三品? 岐伯说:所谓三品,就是用来说明药物有毒、无毒及其功效的理论。

黄帝说:讲得好。疾病有在内部与在外部的区分,应该怎样治疗呢? 岐伯说:诊断和治疗疾病的法则是,必须首先辨别疾病的阴阳性质,确定病位在内、在外,并根据病变所在部位进行治疗。病在内的,就从内治;病在外的,就从外治;病情轻微的,就使用调理法;病情稍重的,就使用平定法;病邪亢盛的,就使用攻泻法。此外,还可或用发汗法、或用泻下法。总之,要按照疾病寒热温凉的性质来选用适宜的药物治疗,使病气衰退。应根据天时气候、人体体质、疾病性质,采用适宜的治疗方法,谨慎地遵守这个法则,就可以万无一失,而使人们的气血和平、健康长寿。

黄帝说:讲得好。

著至教论篇第七十五

【题解】 著,明的意思;至教,圣人的教诲。古人尊黄帝为圣人,故至教在此指黄帝所说的内容,引申为重要和高深的医学理论。本篇讨论了学习医学的方法及一些最根本的医学理论,并认为这些理论应当阐明、流传下去,所以篇名就叫"著至教论"。

【原文】 黄帝坐明堂,召雷公而问之曰:子知医之道乎?雷公对曰:诵而未能解,解而未能别,别而未能明,明而未能彰,足以治群僚,不足治侯王。愿得受树天之度,四时阴阳合之,别星辰与日月光,以彰经术,后世益明,上通神农,著至教疑于二皇[1]。帝曰:善。无失之,此皆阴阳表里上下雌雄相输应[2]也,而道上知天文,下知地理,中知人事,可以长久,以教众庶,亦不疑殆[3],医道论篇,可传后世,可以为宝。

【提要】 本段指出学医要上知天文,下知地理,中知人事。

【注释】 [1]疑于二皇:疑,《黄帝内经太素》作"拟",古时通用。二皇,指伏羲和神农。

[2]相输应:相互联系、相互感应的意思。

[3]殆:即疑之意。

【白话解】 黄帝坐在明堂上,招来雷公问道:你懂得医学道理吗?雷公回答说:我读过一些医学书籍,有的还不能理解其意义;有的虽能理解其大概的意思,但还不能分析鉴别清楚;有的虽然能分辨其条理,但还不能明白其形成的原因;有的虽然明白其中的原因,但还不能在临证实践中加以广泛应用。因而,我的医疗水平,只能治疗一般同僚的病,还达不到给侯王治病的资格。我愿意听您讲授天地运动的法则,及结合四时阴阳、日月星辰的运动变化的学问,阐明其中深刻精微的道理,并加以发扬光大传给后世,使医学道理愈到后世其影响愈加明显。这是可以与神农、伏羲二皇相媲美的功德。黄帝说:好!这些都是和阴阳、表里、上下、雌雄等最基本的问题相互联系、相互呼应的道理,不要忘记、丢掉。医学理论涉及的范围非常广泛,所以必须上知天文、下知地理,还必须知道社会人事关系。只有包含了这许多方面知识的医学理论才可以长久流传于世上,才能使人们受到教益,而不至于产生什么疑惑。把这些医学理论写成书籍,流传给后世,可以成为宝贵的文献。

【原文】 雷公曰:请受道,讽诵用解。帝曰:子不闻《阴阳传》乎?曰:不知。曰:夫三阳天为业,上下无常,合而病至,偏害阴阳。雷公曰:三阳莫当,请闻其解。帝曰:三阳独至者,是三阳并至,并至如风雨,上为巅疾,下为漏病。外无期,内无正,不中经纪,诊无上下,以书别。雷公曰:臣治疏愈,说意而已。帝曰:三阳者,至阳也,积并则为惊,病起疾风,至如礔砺,九窍皆塞,阳气滂溢,干嗌喉塞。并于阴,则上下无常,薄为肠澼。此谓三阳直心,坐不得起,卧者便身全,三阳之病。且以知天下,何以别阴阳,应四时,合之五行。

雷公曰:阳言不别,阴言不理,请起受解,以为至道。帝曰:子若受传,不知合至道以惑师教,语子至道之要。病伤五脏,筋骨以消,子言不明不别,是世主学尽矣。肾且绝,惋惋日暮,从容不出,人事不殷。

【提要】 本段讲述了三阳在人体的作用和三阳独至的发病情况。

【白话解】 雷公说:请您讲授这些医学道理,以便我进一步诵读和理解。黄帝说:你有没有听说过《阴阳传》这本书?雷公说:没有。黄帝说:太阳经的经脉之气护卫着人身的表层,所以太阳经气在人身的功能类似于天上阳气的作用。如果太阳经的经气上下运行失常,就会造成外部邪气与内部邪气相合而生病,并使人体阴阳偏于亢盛而危害身体。雷公说:"太阳之气到来不可阻挡"是什么意思呢?黄帝说:太阳经主管着各条阳经之气。所谓太阳之气单独到来,而实际上是少阳经、阳明经、太阳经三条阳经之气合并到来。其来势急如风雨,若侵犯到人体的上部,就会发生头顶部的疾病;若侵犯到人体的下部,就会发生人大小便失禁的疾病。它所引起的疾病变化复杂,在身体的外部没有明显的征象可以预料,在身体内部的变化也没有一定的规律可以依据,即与一般疾病的变化规律不同。所以,诊断时就没有办法确定病变部位在上还是在下,此时就应该根据《阴阳传》上的论述来加以分析鉴别。雷公说:我对于这类疾病的治疗效果很差,治愈的极少,请您说明这其中的道理,以解除我的疑惑。黄帝说:太阳经自身的阳气就很旺盛,再加上三条阳经的阳气一并积聚到太阳经中,就会发生令人惊骇的病变。其起病如同疾风一样的迅速,病变的趋势像霹雳雷声一样的猛烈,人体的九窍闭塞不通。阳气亢盛而盈溢就会损伤津液,表现为咽干喉塞;这种过分亢盛的阳气侵犯到阴经,就会使阴经之气的上下运行紊乱;影响到肠就会发生"肠澼"病;若亢盛的三阳之气上冲到心膈,就会使人产生坐而不能站立、躺着觉得身体舒适的病证。以上都是三阳之气积聚合并造成的病变。据此我们可以进一步了解天与人的关系,以及怎样区别阴阳的变化,以适应四时的规律,并与五行生克制约的道理相配合。

雷公说:对于这些道理,如果您明确地说我还不能够分别清楚,如果您隐约委婉地说我就更不能领会了。让我站起来聆听您的讲解,以便能更好领会其中极为深刻精细的道理。黄帝说:你尽管接受了老师的传授,但却不能领会其精神实质,所以对老师所教授的内容还有疑惑,现在就让我告诉你这些深刻道理的要点吧。如果病邪损伤了人的五脏,人体的筋骨就会失去营养而日渐消损。就像你所说的那样,连这样的道理也不明白、不领会,那么,这个世界上的医学理论就要失传了。例如肾气将要断绝时,病人终日心中郁闷不安,在天将黑的时候更加严重,总想在安静地方呆着,精神懈怠,不想出门,也懒得应酬人事。

示从容论篇第七十六

【题解】 示,示范;从容,即从容不迫。本篇讨论了诊断时应从容不迫、沉着仔细分析、诊断病情,并列举脾、肺、肾等脏的一些具体脉象、症状和病例作为示范,所以篇名叫做"示从容论"。

【原文】 黄帝燕坐[1],召雷公而问之曰:汝受术诵书者,若能览观杂学[2],及于比类,通合道理,为余言子所长,五脏六腑,胆胃大小肠脾胞膀胱,脑髓涕唾,哭泣悲哀,水所从行,此皆人之所生,治之过失,子务明之,可以十全,即不能知,为世所怨。雷公曰:臣请诵《脉经·上下篇》甚众多矣,别异比类,犹未能以十全,又安足以明之。

【提要】 本段论述了作为医生应当学识渊博,能够运用取类比象的方法,融会贯通于医学理论之中,才能正确诊治疾病。

【注释】 [1] 燕坐:燕就是休息;燕坐就是坐而休息。
[2] 杂学:是指医学以外的各种学问。

【白话解】 黄帝悠闲地坐着休息,召来雷公问道:你学过医术,诵读过医书,还能博览群书,旁通杂学,掌握了取类比象的方法,可以说已经把医学理论融会贯通了。现在你对我说说你的心得和体会吧。比如五脏、六腑,或胆、胃、大肠、小肠,或脾、胞宫、膀胱,或脑髓、涕唾,或哭泣、悲哀,或人体水液的运行等,这些方面都可以谈。这些都是人体生命活动赖以进行的最基本的物质基础,也是治疗时容易出现差错的方面,所以你务必把这些道理弄明白,只有这样,才能在诊断和治疗疾病时不出错误而十全十美。否则,就会在诊治疾病时经常出错而遭到世人的抱怨。雷公回答说:我读过《脉经·上下篇》中的许多内容,但在取类比象、诊治疾病方面还不能做到完全正确,又怎么能说是完全明白了呢?

【原文】 帝曰:子别试通五脏之过,六腑之所不和,针石之败,毒药所宜,汤液滋味,具言其状,悉言以对,请问不知。雷公曰:肝虚肾虚脾虚,皆令人体重烦冤,当投毒药刺灸砭石汤液,或已或不已,愿闻其解。帝曰:公何年之长而问之少,余真问以自谬也。吾问子窈冥[1],子言上下篇以对,何也?夫脾虚浮似肺,肾小浮似脾,肝急沉散似肾,此皆工之所时乱也,然从容[2]得之。若夫三脏土木水参居,此童子之所知,问之何也?

雷公曰:于此有人,头痛筋挛骨重,怯然少气,哕噫腹满,时惊不嗜卧,此何脏之发也?脉浮而弦,切之石坚,不知其解,复问所以三脏者,以知其比类也。帝曰:夫从容之谓也。夫年长则求之于腑,年少则求之于经,年壮则求之于脏。今子所言皆失,八风菀熟,五脏消烁,传邪相受。夫浮而弦者,是肾不足也。沉而石者,是肾气内著也。怯然少气者,是水道不行,形气消索也。咳嗽烦冤者,是肾气之逆也。一人之气,病在一脏也。若言三脏俱行,不在法也。

【提要】 本段举肾虚、肝虚、脾虚的脉症为例进行分析。

【注释】 [1] 窈冥:窈,yǎo,音杳,深远之意;窈冥指义理玄妙。

[2] 从容:就是指从容不迫,沉着细致地观察病人,分析病情。

【白话解】 黄帝说:请你在《脉经·上下篇》之外,根据你所知道的,试述一下五脏的病变、六腑的不和、针刺砭石的副作用、药物的适宜和禁忌以及汤液的滋味等,并请具体地说明它们的情况,尽量详细地回答我提出的问题。如果你有不懂的问题,也可以提出来。雷公说:肝脏虚、肾脏虚和脾脏虚,都可使病人产生身体沉重和心情烦闷的症状,我曾用药物、针灸、砭石和汤液来治疗,有的治愈了,有的却没有治愈,这是什么原因呢?我想听听您对这个问题的解释。黄帝说:为什么你这么大的年纪,却会提出这样幼稚而肤浅的问题呢?也可能是我提的问题不太恰当吧。我问你的是深刻精微的道理,为什么你却用《脉经·上下篇》中的内容回答我呢?脾脏有病时,其脉搏虚浮好像是肺脉;肾脏有病时,其脉搏小而浮好像是脾脉;肝脏有病时,其脉搏急沉而散好像是肾,以上这些是一般医生经常容易搞错的,但如果能够从容不迫去地诊视,还是可以分清楚的。脾脏属土,肝脏属木,肾脏属水,三脏都位于横膈膜以下,而且彼此部位很接近,这是小孩子都知道的问题。你为什么还要问呢?

雷公说:有个病人,头痛、筋脉痉挛,骨节沉重,虚弱气短,干呕嗳气,腹部胀满,常常惊骇,不能安卧,这是哪一脏发生的病变呢?他的脉搏轻按则弦,用力按则坚硬如石,我不知道如何解释这种脉象,所以就再次提出肝、脾、肾三脏的问题,就是为了知道怎样进行类比区别。黄帝说:应该从容地进行分析。年长的人大多数嗜食厚味食物,厚味食物易损伤六腑,因而对年长的病人应多从腑病的角度来考虑;年少的人多半体力活动过度,易损伤经脉,因而对少年病人应多从经脉病的角度来寻求;年壮的人常因为同房纵欲而损耗阴精,因而对年壮的病人应多从脏病的角度来诊察。刚才你说的,都没有切中要害,仅仅从三脏的脉象来讨论是不全面的。自然界的病邪侵入人体,郁结停留不去,都会化为热而损伤五脏的阴精,邪气在体内流传,就会引起各种病理变化。病人的脉象轻按如弦,是肾脏之气不足的表现;用力切按脉象坚硬如石,是肾中阳气不足阴气停留而不运行的表现;病人虚弱气短,是因为水液和气通行的道路不畅,不能正常输送分布,所以形成了病人形体虚弱和呼吸气短。至于咳嗽、心情烦闷的症状,则是因为肾气向上逆行而造成的。以上所说的这个人,病变都在于肾脏一个脏器,如果认为是肺脏、脾脏和肾脏三个脏器造成的,那就不合医理和临床实际了。

【原文】 雷公曰:于此有人,四肢解墮,喘咳血泄,而愚诊之,以为伤肺,切脉浮大而紧,愚不敢治,粗工下砭石,病愈多出血,血止身轻,此何物也? 帝曰:子所能治,知亦众多,与此病失矣。譬以鸿飞,亦冲于天。夫圣人之治病,循法守度,援物比类,化之冥冥[1],循上及下,何必守经。今夫脉浮大虚者,是脾气之外绝,去胃外归阳明也。夫二火不胜三水[2],是以脉乱而无常也。四肢解墮,此脾精之不行也。喘咳者,是水气并阳明也。血泄者,脉急血无所行也。若夫以为伤肺者,由失以狂也。不引比类,是知不明也。夫伤肺者,脾气不守,胃气不清,经气不为使,真脏坏决,经脉傍绝,五脏漏泄,不衄则呕,此二者不相类也。譬如天之无形,地之无理,白与黑相去远矣。是失吾过矣,以子知之,故不告子,明引比类《从容》,是以名曰诊轻[3],是谓至道也。

【提要】 本段对失血证属肺、属脾进行了分析。

【注释】 [1] 化之冥冥:指通过思考、分析,加以灵活运用。

[2] 二火不胜三水:二火即二阳,为胃;三水即三阴,为脾。

[3] 诊轻:《黄帝内经太素》作"诊经"。

【白话解】 雷公说:还有一个病人,表现为:四肢沉重,软弱无力,咳嗽,气喘,大便带血。我的诊断是肺脏之气受了损伤。切按病人的脉搏,脉象浮大而虚,我不敢贸然施治。但有个技术并不很高明的粗率的医生,用砭石给病人治疗,病人出血更多,但等到出血停止后,病人却感觉全身轻快,病也就好了。请问这是什么病呢? 黄帝说:你能治疗和知道的疾病也已经很多了,但是对这个病人来说,你却错了。至于那个粗率的医生能够治愈此病,则好比是鸿雁平时飞得很低,但偶然也会飞到高空一样,不过是碰巧成功而已。高明的医生治疗疾病,一定要遵循基本的法度,又要能够联系对比,并通过自己的周密思考分析,灵活地加以运用。做到举一反三,察上而知下,并不只呆板地拘守经脉的表现。这个病人的脉象浮大而虚,是病人脾的阳气虚的表现。脾气虚不能正常输送布散水液,水液停留在阳明经中,胃中阳气受损,脾虚不能运化精微,经脉得不到胃摄入的饮食精华的营养,导致脉象紊乱,失去正常的状态;脾脏有主管四肢的功能,脾不能输送布散水液和饮食精华物质到达四肢,就会出现四肢沉重、软弱无力的症状;咳嗽和气喘,是因为水气停聚在阳明胃中,而肺的经脉起始于胃中,水气循经脉影响肺的正常功能;大便中出血,是由于血脉不通利,血液不循正常途径运行溢出脉外而引起的。以上症状都是脾脏病变引起的,认为是肺脏受伤所致,那是毫无根据的妄言。不能做到联系对比,诊断疾病就不能明确。肺脏受伤的病变也常常会引起脾气虚弱、胃的功能紊乱,使经脉之气不能运行到全身各个部位,而反过来又使肺脏精气衰竭,经脉之气也因而衰竭,最终导致五脏功能受损,精气外泄,出现鼻出血和皮下肌肉间出血的症状,或者出现呕血的症状,而不是小大便带血的症状。所以,脾脏受伤和肺脏受伤并不是一类病变,两者的差别实在是太大了。如果不能明确这些道理,就如同天空没有可以认识的形象、大地没有可到达的边际一样,就会混淆是非、颠倒黑白,难免相差太大了。这也是我的过失,我原以为你都知道了,所以过去没有告诉你。现在我明确地用"从容"中的内容,用类比的方法,分析给你听。由于这些内容是有关诊断方面的理论,所以也称作"诊经",这些都是很高明和很重要的理论。

疏五过论篇第七十七

【题解】　疏,是陈述、分析的意思;五过,即五种过错。本篇的主要内容是,指出了医生在诊断治疗疾病时容易出现的五种过失,所以篇名就叫"疏五过论"。

【原文】　黄帝曰:呜呼远哉!闵闵乎[1]若视深渊,若迎浮云,视深渊尚可测,迎浮云莫知其际。圣人之术,为万民式,论裁志意,必有法则,循经守数,按循医事,为万民副,故事有五过四德,汝知之乎?雷公避席再拜曰:臣年幼小,蒙愚以惑,不闻五过与四德,比类形名,虚引其经,心无所对。帝曰:凡未诊病者,必问尝贵后贱,虽不中邪,病从内生,名曰脱营[2]。尝富后贫,名曰失精[3],五气留连,病有所并。医工诊之,不在脏腑,不变躯形,诊之而疑,不知病名。身体日减,气虚无精,病深无气,洒洒然时惊,病深者,以其外耗于卫,内夺于荣。良工所失,不知病情,此亦治之一过也。凡欲诊病者,必问饮食居处,暴乐暴苦,始乐后苦,皆伤精气,精气竭绝,形体毁沮。暴怒伤阴,暴喜伤阳,厥气上行,满脉去形。愚医治之,不知补泻,不知病情,精华日脱,邪气乃并,此治之二过也。善为脉者,必以比类奇恒从容知之,为工而不知道,此诊之不足贵,此治之三过也。诊有三常[4],必问贵贱,封君败伤,及欲侯王。故贵脱势,虽不中邪,精神内伤,身必败亡。始富后贫,虽不伤邪,皮焦筋屈,痿躄为挛。医不能严,不能动神,外为柔弱,乱至失常,病不能移,则医事不行,此治之四过也。凡诊者,必知终始,有知余绪[5],切脉问名,当合男女。离绝菀结,忧恐喜怒,五脏空虚,血气离守,工不能知,何术之语。尝富大伤,斩筋绝脉,身体复行,令泽不息。故伤败结,留薄归阳,脓积寒炅。粗工治之,亟刺阴阳,身体解散,四肢转筋,死日有期,医不能明,不问所发,唯言死日,亦为粗工,此治之五过也。凡此五者,皆受术不通,人事不明也。

【提要】 本段指出了医生在诊治疾病过程中易出现的五种过错,其基本精神在于要求医生必须全面地了解掌握病情,尤其要注意患者的人事关系、社会因素、精神情绪对疾病的重要影响。

【注释】 [1]闵闵乎:形容深奥。

[2]脱营:病名,为情志抑郁忧思所致。

[3]失精:病名,为情志抑郁所致。

[4]三常:此处指贵贱、贫富、苦乐。

[5]有知余绪:末端叫"余绪"。有知余绪,就是察其本而知其末的意思。

【白话解】 黄帝说:医学理论真是太深奥了!研究医学理论就好像是探视万丈深渊,又好像是仰视天空中的浮云,深渊尚可测量,而飘游不定的浮云却无法知道它的边际。圣人的高超医术为众人竖立了典范,但圣人讨论判断疾病必然有一定的法则。只有遵循这些医学上的常规和法则诊断治疗疾病,才能给众人造福。所以,对医生来讲,有"五过"和"四德"的说法,你知道吗?雷公起身离开座位,再拜后说:我年幼无知,还不知道"五过"和"四德"。我只会抽象地进行联系对比,空洞地引用经典医书上的论述,但心中则是茫然无底,无法回答。

黄帝说:在诊断疾病之前必须先询问病人有关的生活情况。如果病人以前地位高贵而后来失势变得卑贱了,这种病人往往有屈辱感,情绪抑郁,即使没有遭受外界邪气的侵袭,疾病也会从身体内部产生,这种病叫做"脱营";如果病人以前富有而后来贫困了,这种病人往往在饮食和情绪上受到影响而产生疾病,这种疾病叫做"失精"。这些疾病都是由于情绪不舒畅,五脏之气郁结而形成的。一般医生在诊病时,看到病变不在脏腑,身体的外表形态也没有明显的改变,就无法确定病情,而常常发生疑惑,不知道是什么病。但病人却一天天地消瘦下去,精气衰竭,病情越来越重,病人感到毫无气力并且怕冷,常感惊恐不安。病情日益加重主要原因是情绪抑郁,其在体表耗损了正气,在体内耗损了血液。即使是比较优秀的医生,有时也会因为不了解病情而束手无策。这就是诊治疾病的第一种过失。

凡给病人诊察疾病,一定要问清楚病人的饮食情况和居住环境,以及有没有突然而来的喜乐或悲伤,以前是否过度安逸或过度劳苦。这些因素都可能损伤人体精气,使精气逐渐衰竭,形体衰败。暴怒会损伤人体的阴气,暴喜会损伤人体的阳气,造成气的运行紊乱,向上逆行,形成经脉胀满,但躯体消瘦。医术粗浅的医生,不知道喜怒哀乐等情绪因素与疾病的相互关系,因而不能明确诊断疾病,在治疗时也就不知道应该用补法还是应该用泻法,从而导致病人的正气一天天地虚损衰弱,邪气就会乘虚侵入人体。这是诊治疾病的第二种过失。

善于诊脉的医生,必定要把病人的脉象进行分类归纳,用正常脉象与病人的脉象进行比较,并从容细致地判断病情。作为一个医生如果不懂得这些道理,那么,他做出的诊断就不会被重视。这是诊治疾病的第三种过失。

诊治疾病时,有三种情况必须问清楚,即:病人地位的高低,经历中的挫折,是否有想当官的欲望。如果原来是高官权贵,一旦失去权势,尽管没有被邪气侵犯,但精神上已经先有内伤,往往抑郁不快,而致身体败坏甚至死亡。如果原来很富有,一旦贫困,尽管没有外来邪气的伤害,也会发生皮肤毫毛焦枯不泽,筋脉拘挛,甚至两腿拘挛软弱而不能行走。如果医生缺乏严谨认真的态度,不能说服教育病人改变其精神状态,只是软弱随和,屈从病人的要求,敷衍了事,这不但是违背诊治的常规,病人的疾患也一定不会得到解除。如此,也就谈不上治疗效果了。这是诊治疾病的第四种过失。

凡是诊治疾病,必须详细地了解疾病的全过程,并且还要了解其他与疾病有关的事情,只有这样,才能掌握疾病的未来。在切按脉搏时,要结合男女性别不同的差异来进行分析判断。凡生离死别、情绪不畅、惊恐喜怒等因素,都能使病人的五脏功能失常、气血的运行紊乱。如果作为一个医生连这些都不知道,还谈什么医疗技术呢!有的病人曾经受过严重的创伤,使筋脉受损,营养断绝,病人又不注意休养,仍然行动身体,这样就会消耗精华物质,从而影响创伤的康复,使气血停留在经脉的局部,日久就会腐烂成脓,而产生发热寒战等症状。医术粗率的医生在治疗这种疾病时,往往会多次用针刺病人的阴经或阳经,病人本来正气已虚,又被屡次针刺消耗正气,身体就会越来越虚弱,表现为难于行动、四肢经常痉挛拘急,这样的病人其死期已经不远了。医生如果不能了解整个病变过程的机制,只看到这种情况就说病人快要死了,那就是个庸医。这是诊治疾病的第五种过失。

以上所说的五种过失的根源,都是没有精通医疗技术,又不懂得贵贱、贫富、苦乐以及精神因素对疾病影响的缘故。

【原文】 故曰:圣人之治病也,必知天地阴阳,四时经纪,五脏六腑,雌雄表里,刺灸砭石、毒药所主,从容人事,以明经道,贵贱贫富,各异品理,问年少长,勇怯之理,审于分部,知病本始,八正九候,诊必副矣。治病之道,气内[1]为宝,循求其理,求之不得,过在表里。守数据治,无失俞理,能行此术,终身不殆。不知俞理,五脏菀熟[2],痈发六腑。诊病不审,是谓失常,谨守此治,与经相明,《上经》、《下经》,揆度阴阳,奇恒五中,决以明堂[3],审于终始,可以横行。

【提要】 本段指出医生必须具备"四德",即:一要了解自然界的变化规律及其与人体的关系;二要掌握脏腑的生理病理特点,正确使用针刺、方药等治疗手段;三要全面了解病人的社会、生活、精神、体质状况等方面的情况;四要仔细诊察五色和脉搏的变化。

【注释】 [1]气内:内脏之气,统属正气。

[2]五脏菀熟:菀,同郁;熟,热也。五脏菀熟,即五脏郁热。

[3]明堂:面鼻部位称为"明堂"。

【白话解】 所以说,高明的医生诊治疾病,必定通晓天地间阴阳之气的变化,四时气候的变更迁移,及五脏六腑经脉阴阳表里的关系,针刺、艾灸、砭石、药物治疗的适应证,并能细心观察人事关系,明白诊治疾病的常规。人有贫富贵贱之异,又各有不同的品质和个性,年龄的长幼不同,体质的强弱也有区别,对于这些情况,医生都要予以注意。医生还要谨慎地审察疾病发生的部位,了解疾病的根本原因及其症状表现,结合全年八个重要节气的气候因素,并参照人体三部九候的脉象,只有这样做了才能说诊断是比较全面了。

治疗疾病的关键在于保护人体的正气,这是最重要的。应以正气作为根据,探求疾病的虚实。如果人体正气虚实的变化不明显,那么病变就很可能是在表里之间。在治疗疾病时,如果能按照一定的规范进行治疗,并且不违背针灸取穴的原则,就可以终身不出医疗事故。如果不知道取穴的方法而加以针刺治疗,就会使五脏功能紊乱,气郁结化热,或者使六腑发生痈肿。诊察疾病不审慎是违背医疗常规的。医生应该谨守治疗常规,遵循《上经》和《下经》中的有关理论,推断疾病是发生在阴还是发生在阳,并通过观察鼻部及整个面部的色泽变化辨明五脏内的病变。只有仔细观察研究了疾病的全过程,才可能在治疗上得心应手,而广为行医了。

徵四失论篇第七十八

【题解】 徵,同惩,即惩戒的意思;四失,即医生在治疗上的四种过失,应当提出来加以惩戒,所以篇名就叫做"徵四失论"。

【原文】 黄帝在明堂,雷公侍坐,黄帝曰:夫子所通书受事[1]众多矣,试言得失之意,所以得之,所以失之。雷公对曰:循经受业,皆言十全,其时有过失者,请闻其事解也。帝曰:子年少智未及邪?将言以杂合耶?夫经脉十二,络脉三百六十五,此皆人之所明知,工之所循用也。所以不十全者,精神不专,志意不理,外内相失,故时疑殆。

诊不知阴阳逆从之理,此治之一失矣。

受师不卒,妄作杂术,谬言为道,更名自功,妄用砭石,后遗身咎,此治之二失也。

不适贫富贵贱之居,坐之薄厚[2],形之寒温,不适饮食之宜,不别人之勇怯,不知比类,足以自乱,不足以自明,此治之三失也。

诊病不问其始,忧患饮食之失节,起居之过度,或伤于毒,不先言此,卒持寸口,何病能中,妄言作名,为粗所穷,此治之四失也。

是以世人之语者,驰千里之外,不明尺寸之论,诊无人事。治数之道,从容之葆,坐持寸口,诊不中五脉,百病所起,始以自怨,遗师其咎。是故治不能循理,弃术于市,妄治时愈,愚心自得。呜呼! 窈窈冥冥[3],孰知其道?! 道之大者,拟于天地,配于四海,汝不知道之谕,受以明为晦。

【提要】 本段分析了临证治疗中的四种过失,指出学医不但要有老师传授和指导,更主要的是要有自己的刻苦努力学习。

【注释】 [1] 书受事:遵循医经学习医学。

[2] 坐之薄厚:坐,居处。坐之薄厚,指居处环境的优劣。

[3] 窈窈冥冥:窈窈,深远;冥冥,幽深。窈窈冥冥,指医学理论深奥微妙。

【白话解】 黄帝坐在明堂中,雷公在一旁侍候他。黄帝说:你读书从医已经有很长的时间了,能不能谈谈你治疗疾病成功的和失败的经验呢? 为什么会成功、为什么会失败呢? 雷公回答说:在我学习医学和治疗疾病的过程中,大家都说遵循经典上的理论和先师传授的技术去诊疗疾病,就可以得到十全十美的治疗效果。但是我这样做了,有时却仍然不免会有过失,请问这种情况应怎样解释呢? 黄帝说:不知道是因为你年纪轻知识尚不够全面呢? 还是因为你受到了其他各种学说的影响而缺乏了分析能力? 人身有十二经脉和三百六十五络脉,这是人所共知的,也是医生们所经常遵循和运用的。之所以不能获得十全十美的疗效,原因在于医生在诊疗疾病时精神不专一,又没有认真地分析思考,因为没有把病人身上外在的症状表现和内部的病理变化联系起来,所以常常会发生疑惑,从而造成治疗上的过失。

诊断疾病时,不懂得阴阳顺逆的道理,这是导致治疗失败的第一种原因。

跟随老师学习尚没有达到可以毕业的水平就半途而废,妄自施用旁门杂术,把荒谬的东西当作真理,巧立名目,好大喜功,乱用砭石,就会造成病人身体的损害,这是导致治疗失败的第二种原因。

不了解贫富贵贱的区别以及水土气候、居住环境优劣对人体的影响;不能区别病人体质的强弱;不会用对比异同的方法进行分析,这样就足以造成医生的头脑混乱而不能够保持清醒的认识,这是导致医生在治疗上失败的第三种原因。

诊断疾病时,不问明疾病开始发生的情况,究竟是精神因素的刺激所引起的,还是饮食不当所造成的,或者是生活起居没有规律所导致的,是否有被毒药所伤的原因。如果不问清楚上述这些方面的情况,就贸然去切按病人的脉搏,如何能正确地诊断出疾病呢? 只好信口言之,杜撰病名。这样就会因粗枝大叶而造成严重的后果。这是导致治疗失败的第四种原因。

社会上有的不负责任的医生,说话可以夸大到千里之外,实际上却根本不懂尺肤诊法和寸口诊法,也更不了解社会环境和人事关系对疾病的影响。诊断治疗疾病时,一个重要的原则就是医生要有从容不迫的态度,应冷静仔细地进行分析病情。只知道切脉按寸口脉象,往往是徒然的,是不可能准确判断五脏的脉象,更不能知道百病所引起的原因。当在行医中遇到困难时,才开始埋怨自己学得不精,又归罪老师教得不好。治疗疾病时,如果不遵循医学道理,仅凭一知半解,雕虫小技,就开业行医,炫耀于市,只能是妄投药石,胡乱治疗。偶然治愈了一个疾病,就愚蠢地自以为是,其实这只是侥幸的成功,并不是精通医学的结果。医学的道理真是太深奥微妙了,有谁能够真正通晓其中的真谛呢? 医学理论的广博和深奥,就好像天地之大不可度量,又如同大海之深难以探测。所以,一定要深入刻苦地学习钻研,你如果不明白这个道理,即使老师讲得再清楚,你也仍然不能十分明白医学的奥秘。

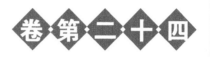

阴阳类论篇第七十九

【题解】 阴阳,在这里主要指人体的三阴三阳经脉;类,归类的意思。本篇讨论了三阴三阳经脉名称的含义、功能特点、病变表现和脉象等,并论述了疾病的预后和四时阴阳之气变化的关系。以上内容都是以阴阳类聚加以阐述的,所以篇名就叫做"阴阳类论"。

【原文】 孟春始至[1],黄帝燕坐,临观八极,正八风之气,而问雷公曰:阴阳之类,经脉之道,五中所主[2],何脏最贵?雷公对曰:春甲乙青,中主肝,治七十二日,是脉之主时,臣以其脏最贵。帝曰:却念上下经阴阳从容[3],子所言贵,最其下也。雷公致斋七日,旦复侍坐。帝曰:三阳为经,二阳为维,一阳为游部,此知五脏终始。三阳为表[4],二阴为里,一阴至绝[5]作朔晦,却具合以正其理。雷公曰:受业未能明。帝曰:所谓三阳者,太阳为经,三阳脉至手太阴,弦浮而不沉,决以度,察以心,合之阴阳之论。所谓二阳者,阳明也,至手太阴,弦而沉急不鼓,炅至以病皆死。一阳者,少阳也,至手太阴,上连人迎,弦急悬不绝,此少阳之病也,专阴[6]则死。三阴者,六经之所主也,交于太阴,伏鼓不浮,上空志心。二阴至肺,其气归膀胱,外连脾胃。一阴独至,经绝,气浮不鼓,钩而滑。此六脉者,乍阴乍阳,交属相并,缪通五脏,合于阴阳,先至为主,后至为客。

【提要】 本段阐述了三阴三阳经的分布特征和患病后的脉象。

【注释】 [1]孟春始至:农历正月为"孟春",孟春始至为立春之日。

[2]五中所主:即五脏主时。

[3]从容:详细分析。

[4]三阳为表:前言"三阳为经",则此"阳"当为"阴"。

[5]一阴至绝:厥阴为阴之尽,故称"至绝"。阴尽则阳生,阳生朔,阴尽是晦,所以叫"作朔晦"。

[6]专阴:是指脉无胃气,也就是真脏脉。

【白话解】 立春的这天,黄帝安然而坐,一边极目观看八方的景象、察看八

395

方之风的动态,一边对雷公说:按照阴阳分类方法和经脉理论,及五脏和季节相配的关系来看,你认为人体中哪一脏是最珍贵的? 雷公回答说:春季是四时之首,春气主升发,春季和十天干中的甲乙、五色中的青色以及人体五脏中的肝脏相对应,肝木之气旺于春七十二日,是肝脉主时,所以我以为肝脏在人体脏器中是最为珍贵的。黄帝说:如果根据《上经》和《下经》中阴阳类比的理论来分析,你认为最珍贵的其实是最次要的。

雷公斋戒了七天后,这天清晨又侍坐在黄帝的身旁。黄帝说:人体中,三阳为"经",二阳为"维",一阳为"游部"。三阳是指足太阳膀胱经,其经脉最大,上通头顶,沿着背部下行,因其直行而统率全身的阳气,所以称为"经";二阳是指足阳明胃经,因其经脉维络人身体前面的胸腹部,所以称为"维";一阳就是足少阳胆经,因其出入于太阳和阳明这两条经脉之间,所以称为"游部"。从以上可以了解到五脏之气运行的终始。三阴为阴经之"表",二阴为阴经之"里";一阴是阴气的最终,也是阳气的开始。三阴即太阴经,太阴经属于肺,肺有主管皮肤毫毛的功能,所以把三阴称为"表";二阴即足少阴肾经,肾主管骨,肾气藏在内部,所以又把二阴称为"里";一阴即厥阴经,厥阴经是阴气尽而阳气复生的地方,就好像月亮晦朔交接由暗变明一样。人身阴阳经脉的循环交接是有一定规律和次序的,这与自然界阴阳之气的消长变化规律是相符合的。雷公说:我还是没听明白。

黄帝说:三阳就是太阳经。太阳经的脉气显现于手太阴肺经的寸口部位,正常的太阳经脉象应是洪大的,如果出现弦浮不沉的脉象,就要用四时气候变化的规律来分析,并用心体察,再依据阴阳的理论来确定诊断。二阳就是阳明经。阳明经的脉气也显现于手太阴肺经的寸口脉,阳明经的正常脉象应该是浮大而短的,如果出现弦而沉急、应指无力的脉象,同时出现发热症状的,说明热邪耗伤了津液,这种病有死亡的危险。一阳是足少阳经。足少阳经的脉气也显现在手太阴肺经的寸口部位和颈部的人迎脉处,少阳经的正常脉象应该是微弦而和调的,如果出现弦急并且悬而不断的脉象,这是少阳经脉有病的脉象。如果脉象表现为纯阴无阳,例如弦急搏动异常剧烈而毫无和缓的征象,这是预兆死亡的脉象。三阴是太阴经,包括手太阴肺经和足太阴脾经;肺主管全身之气且朝会百脉,脾主管消化吸收和输送饮食精华,所以说阴经是人身六经之主。太阴经的脉气也显现在手太阴肺经的寸口部位。正常的太阴经脉象应该是轻浮而和缓的,如果出现沉伏、应指有力但不轻浮的脉象,这是脾肺病变影响到心、使心气空虚而所形成的。二阴是少阴经,少阴经的经脉之气也显现于手太阴肺经的寸口部位,足少阴肾经和膀胱经互为表里,肾气影响着膀胱的气化排尿功能,同时还影响着脾胃的升降功能。一阴是厥阴经,厥阴经的脉气也显现于手太阴肺经的寸口部位。正常的厥阴脉象应该是弦长而软滑的,如果厥阴经脉之气浮散到脉外而经脉中气虚,则不能出现弦长而滑的脉象,往往见到仅仅弦而软滑的脉象。

以上所说的六种脉象,或阳脏出现阴脉,或阴脏出现阳脉,互相交叉、错综复杂交并在一起,和五脏相通而表现于气口部位,如果用阴阳的理论来分析,则先出现的脉象为主,后出现的脉象为客(次)。

【按语】　本段在"二阴至肺"后,没有提到脉象,疑有缺文。

【原文】　雷公曰:臣悉尽意,受传经脉,颂得从容之道,以合《从容》,不知阴阳,不知雌雄。帝曰:三阳为父,二阳为卫,一阳为纪。三阴为母,二阴为雌,一阴为独使。二阳一阴,阳明主病,不胜一阴,脉奕而动,九窍皆沉。三阳一阴,太阳脉胜,一阴不能止,内乱五脏,外为惊骇。二阴二阳,病在肺,少阴脉沉,胜肺伤脾,外伤四支。二阴二阳皆交至,病在肾,骂詈妄行,巅疾为狂。二阴一阳,病出于肾,阴气客游于心,脘下空窍,堤闭塞不通,四肢别离。一阴一阳代绝,此阴气至心,上下无常,出入不知,喉咽干燥,病在土脾。二阳三阴,至阴皆在,阴不过阳,阳气不能止阴,阴阳并绝,浮为血瘕[1],沉为脓胕。阴阳皆壮,下至阴阳,上合昭昭,下合冥冥,诊决死生之期,遂合岁首。

【提要】　本段用形象化的比拟,说明三阴三阳经的作用特点,并讨论了两条以上的经脉发生疾病后所产生的症状及其病变机制。

【注释】　[1] 血瘕:是指血液不能正常运行停聚于局部形成的病证。

【白话解】　雷公说:我已经完全明白您的意思了。您传授的有关经脉的理论,以及我读过的《从容》一书中的道理,与您今天所讲的都是相吻合的,但我还是不清楚阴阳与雌雄的含义。黄帝说:太阳经是六经之首,它的地位就像父亲那样尊贵;阳明经的作用就好像是一个护卫;少阳经在中间,就好像是一个枢纽;太阴经输送精华,营养全身,其作用就像是母亲;少阴经主里,就像雌性那样内守家中;厥阴经为阴尽阳生之处,能沟通人体的阴阳之气,其作用就像是一个使者。

二阳是阳明胃,一阴是厥阴肝,胃在五行中属于土,肝在五行中属于木,所以两脏合病,往往是肝气过于亢盛而侵犯胃,表现为胃的症状为主,脉象软而动;九窍因阳明胃有病而失于营养,因而九窍皆不通利;三阳是太阳膀胱,一阴是厥阴肝,膀胱在五行中属于水,木虽能生火,而水能制火,因而肝和膀胱合病时,多表现为膀胱脉象偏亢,肝脏不能制约亢盛的膀胱之气,进而在内部则扰乱五脏的功能,在外部则表现为惊恐不安的症状。二阴是少阴心,二阳是阳明大肠,如果心火亢盛,损伤了肺的功能,就会进一步波及与肺有表里关系的大肠。肾脉是沉的,如果肾中阴寒之气过于亢盛,就会影响肺与脾的功能,脾脏有主管四肢的功能,因而脾有病则损伤外在的四肢。如果胃和肾合病,胃火亢盛损伤了肾脏,可见到病人精神失常,行动不合常理,随便骂人,癫疾发狂。如果肾和三焦两经合病,多是病出于肾。阴气向上逆行会影响到心,在下部则影响小腹和膀胱,会而引起大小便不通利的症状。三焦是阳气通行的道路,三焦有病则阳气不能通达到四肢,四肢就会失去正常的功能,就像离开了身体似的。如果肝胆两经合病,则木气过于亢盛,而影响到属于土的脾脏,出现代绝的脉象。脾不能输送分布食物营养,心脏又会受到损伤。肝胆与风性相通,故其发生的病变往往症状多变,或在上部,或在下部,没有固定之处;或表现为饮食无味,大小便失禁等症状;或表现为咽喉干燥,这是由于脾的经脉受到影响的缘故。如果脾胃和肺三者合病,则脾胃不能消化吸收饮食物,肺有病变则气的运行受到影响,出现阴气和阳气不能互相交通,甚至阴气和阳气互相隔绝。阴气沉于内就会形成"血瘕"病;阳气外浮就会形成脓肿溃烂;如果阴气和阳气都过于亢盛,就会使男女病人的下部发生病变。总之,在诊断疾病时,必须上察天时,下观地理,如此才能判断病人的生死之时,也才能懂得在一年之中是以哪一种气候为首,在人体五脏之中是以哪一脏器最为珍贵了。

【原文】 雷公曰:请问短期。黄帝不应。雷公复问。黄帝曰。在经论中。雷公曰:请闻短期。黄帝曰:冬三月之病,病合于阳者,至春正月脉有死征,皆归出春。冬三月之病,在理已尽,草与柳叶皆杀,春阴阳皆绝,期在孟春。春三月之病,曰阳杀,阴阳皆绝,期在草干。夏三月之病,至阴不过十日,阴阳交,期在溓水[1]。秋三月之病,三阳[2]俱起,不治自已。阴阳交合者,立不能坐,坐不能起。三阳[2]独至,期在石水[3]。二阴独至,期在盛水[4]。

【提要】 本段对一些在较短时期内会死亡的病变作了死期的预测,这种预测是建立在阴阳五行理论及人体内脏功能与四时关系上的。

【注释】 [1]溓水:指水清之时,相当于中秋节。

[2]三阳:应作"三阴"。

[3]石水:指水冰如石之时,即冬季。

[4]盛水:指雨水节。

【白话解】 雷公说:请问为什么有的疾病会在短期内死亡?黄帝没有回答。雷公再问。黄帝说:在古代医学经典中有说明。雷公又说:我想听您谈谈短期内就会死亡的疾病。黄帝说:冬天三个月是人体阴气偏盛的季节,如果此时病人的症状都表现为阳气偏盛,那么到了春天正月,阳气逐渐旺盛病证也将逐渐加重;如果此时病人的脉象有死征,那么到了春尽夏天到来之时,阳气更加旺盛病人就要死亡。在冬季三个月里,如果病人的症状和脉搏中已经表现出死亡的征象,那么这种病人往往到第二年春天草与柳树发芽的时候就会死亡。

春天的三个月阳气初生,此时病变往往损伤阳气,因而叫做"阳杀"。如果阴阳气都衰竭了,那么往往在枯草还没有全部返青的时候就要死亡。

夏天三个月是阳气最旺盛的季节,如果病人表现出一派阴气极度衰竭的症状和脉象,那么不过十天就会死亡。如果阴阳脉交错出现,即阴脉出现在阳位,阳脉出现在阴位,则其死期在秋季水清静的时候。

秋天三个月是阴气逐渐旺盛的季节,三阴经气不足的病变,在此时往往能不经治疗自行痊愈。如果阴气和阳气交互为病，就必然表现出阴气和阳气偏盛偏衰的现象：如果阳气亢盛，阴气衰弱，就会出现能站立而不能坐下的症状；如果阴气亢盛，阳气衰弱，就会出现可以坐下而不能站立的症状。如果三阴脉一并出现而无阳脉的表现，那么死期就在冰冻如坚石的时候。如果三阳脉一起出现而没有阴脉的表现，那么死期在夏季雨水多的时候。

方盛衰论篇第八十

【题解】 方，在此是比较衡量的意思；盛衰，指阴阳气血的多少。本文主要从"厥"和"梦"来探讨阴阳之气虚实强弱的变化。作者认为，要想诊断疾病，就必须运用五个法度（即脉度、脏度、肉度、筋度、俞度）作标准对病情进行衡量。所以本篇题名为"方盛衰论"。

【原文】 雷公请问：气之多少，何者为逆？何者为从？黄帝答曰：阳从左，阴从右，老从上，少从下，是以春夏归阳为生，归秋冬为死，反之，则归秋冬为生，是以气多少逆皆为厥。问曰：有余者厥耶？答曰：一上不下，寒厥到膝，少者秋冬死，老者秋冬生。气上不下，头痛巅疾，求阳不得，求阴不审，五部隔无征，若居旷野，若伏空室，绵绵乎属不满日。是以少气之厥，令人妄梦，其极至迷。三阳绝，三阴微，是为少气。是以肺气虚则使人梦见白物，见人斩血借借，得其时则梦见兵战。肾气虚则使人梦见舟船溺人，得其时则梦伏水中，若有畏恐。肝气虚则梦见菌香生草，得其时则梦伏树下不敢起。心气虚则梦救火阳物，得其时则梦燔灼。脾气虚则梦饮食不足，得其时则梦筑垣盖屋。此皆五脏气虚，阳气有余，阴气不足，合之五诊，调之阴阳，以在《经脉》。

【提要】 本段借厥和梦，论述了阴阳之气盛衰的诊断与季节、年龄因素的关系。文中对梦的分析归纳，多是根据五行规律推理得出的。

【白话解】 雷公问道：气多和气少哪种是逆？哪种是顺？黄帝回答说：阳气从左边上升为顺，阴气从右边下降为顺，而与此相反的就是逆。老年人气先从下部开始虚衰，因而老年人气从上而下为顺；年轻人气先从下部开始旺盛，因而年轻人气从下而上为顺。与此相反就是逆。春夏时阳气旺盛，如果疾病表现出阳性的症状和脉象就为顺，反之则为逆；秋冬时阴气旺盛，如果疾病表现出阴性的症状和脉象就为顺，反之则为逆。无论气多气少、气盛气衰，只要是气的运行不顺畅而逆行，都会形成"厥"病。

雷公又问：气亢盛有余能造成"厥病"吗？黄帝回答说：阳气向上逆行而不下降，则下部的阳气偏虚，就会出现足部发冷且一直冷到膝部。如果是少年，在秋冬见到这样的病证就可能会死亡，而老年人在秋冬见到这种病证却不一定就会死亡。这是因为老年人下部阴虚往往是正常生理衰退的现象,而少年本该下部阳气旺盛,现在出现这种症状,说明其阳气衰弱到了极点。阳气上逆而不下降还会造成头痛等巅顶部位的病变。这种厥病很难诊断,看起来好像是阳证,但又不是阳证;说它属于阴证,又诊察不出阴证的证据;说是五脏之气阻隔不通,却又没有明显的体表改变可以验证。病人的自我感觉就好像是置身在旷野中,又好像是居住在空室里,视物不清,对细微的东西,即使全神贯注也仍然看不清楚,病势缠绵不息。

如果是气虚损不足引起的厥病,则会使人噩梦纷纭,严重的甚至产生神志迷乱的现象。三阳经的脉象悬而绝,三阴经的脉象细而微,就是少气形成厥病的脉象特征。

肺气虚,就会使人在做梦的时候梦见白色的物体;或者梦见杀人流血,血肉狼籍的场面;到了肺气旺盛的秋季,就会梦见两军交战。

肾气虚,就会使人在做梦的时候梦见舟船翻入水中;有人被淹死;到了肾气旺盛的冬季,就会梦见自己潜入水中,似乎遇见了很让人害怕的事情。

肝气虚,就会使人在做梦的时候梦见菌香和生草;到了肝气旺盛的春季,就会梦见自己伏在树下不敢起来。

心气虚,就会使人在做梦的时候梦见救火的情景和属火的事物,如太阳、雷电;到了心气旺盛的夏季,就会梦见大火在燃烧。

脾气虚,就会使人在做梦的时候梦见饮食不够;到了脾气旺盛的长夏季节,就会梦见砌墙盖房。

上述这些症状都是由于五脏气虚引起的,确切地说,就是阳气亢盛有余而阴气虚损不足产生的现象。此时,应该结合五脏病变可能出现的其他症状来调整病人的阴阳,这在经脉篇中有详细论述。

【原文】　诊有十度[1],度人脉度、脏度、肉度、筋度、俞度。阴阳气尽,人病自具。脉动无常,散阴颇阳,脉脱不具,诊无常行,诊必上下,度民君卿,受师不卒,使术不明,不察逆从,是为妄行,持雌失雄,弃阴附阳,不知并合,诊故不明,传之后世,反论自章。至阴虚,天气绝;至阳盛,地气不足。阴阳并交,至人之所行。阴阳并交者,阳气先至,阴气后至。是以圣人持诊之道,先后阴阳而持之,奇恒之势乃六十首,诊合微之事,追阴阳之变,章五中之情,其中之论,取虚实之要,定五度之事[2],知此乃足以诊。是以切阴不得阳,诊消亡,得阳不得阴,守学不湛,知左不知右,知右不知左,知上不知下,知先不知后,故治不久。知丑知善,知病知不病,知高知下,知坐知起,知行知止,用之有纪,诊道乃具,万世不殆。起所有余,知所不足,度事上下,脉事因格。是以形弱气虚死;形气有余,脉气不足死;脉气有余,形气不足生。是以诊有大方,坐起有常,出入有行,以转神明,必清必净,上观下观,司八正邪,别五中部,按脉动静,循尺滑涩,寒温之意,视其大小,合之病能,逆从以得,复知病名,诊可十全,不失人情,故诊之或视息视意,故不失条理,道甚明察,故能长久。不知此道,失经绝理,亡言妄期,此谓失道。

【提要】 本段提出诊断疾病的五个法度。并详细地论述了诊断疾病必须全面掌握脉诊、望诊、问诊等内容,指出医生诊治病人时要头脑冷静,这样才能诊断正确,才能长久立于不败之地。

【注释】 [1]十度:度,duó,音夺,衡量之意。十度,就是度脉、脏、肉、筋、俞的阴阳虚实。

[2]定五度之事:根据五诊十度加以决断。

【白话解】 在诊断疾病时,有五种法度可以用来衡量病人的情况,即:脉度、脏度、肉度、筋度、俞度。如果将五者再分阴阳则为十度,那么对病情就自然能获得全面正确的了解。脉象的变化是没有固定状态的,阴阳会发生散乱而偏盛偏衰的变化,但被脉象显露出来的却往往并不完全,所以在诊断时就不能仅仅依靠通常的诊断方法,而必须从各方面进行仔细地观察。在诊断时,还必须了解病人的社会地位高下,是平民百姓还是君王贵族,地位不同往往体质、饮食、劳逸等都不相同,就会对疾病产生不同的影响。如果从师学医未能毕业,其医术就不会精明,而医术不精明则不能分辨疾病的逆从关系,就会给诊断和治疗疾病造成混乱,往往只抓住一点,而不顾其余;或者抓住了阳的方面而忽略了阴的方面;或者看到了阴的方面而丢弃了阳的方面。不知道全面掌握病情,就不能把各方面的情况加以综合分析,诊断也就不可能正确。这样的方法如果流传到后世,其错误的地方一定会暴露无疑。

天地之气上下交通、相互为用。地气虚,则天气就要断绝;天气过于亢盛,则地气虚微而不上升。人体贵在阴阳之气的沟通,这是"圣人"所奉行的养生之道。所谓阴阳之气沟通,是指阳气先行,阴气作为后盾尾随而至。所以高明的医生治病时,在诊脉时必定先分清阴阳的先后,并参考《奇恒之势》六十首,辨明其正常还是异常。诊断疾病是非常精细微妙的事情,要探索阴阳的病理变化,明确五脏的情况,领会其中的道理,抓住虚实的要领,并要根据五种法度来进行衡量判断。只有明白了上述道理,才能为病人正确诊断疾病。只了解阴而不了解阳,那么诊法就消亡了;只了解阳而不了解阴,则表明其所学的医术是不高明的;只知左而不知右,只知右而不知左,只知上而不知下,只知下而不知上,这种医道是不可能维持长久的。作为一个医生,既要知道坏的也要知道好的,既要知道病理现象也要知道生理状况,既要知道高也要知道下,既要知道坐也要了解起;既要知道行也要知道止。做到了上述这些,诊断的方法和步骤才能算是比较完备了,也才会长久不出差错。

病人表现出亢盛有余症状时,就应考虑其虚损不足的另一方面。应检查病人全身上下的各个部位,参照脉象情况,深入探求疾病的根源。如果表现出形体衰弱,而且正气虚微的,就有可能导致死亡;如果病人形体和气力都有余,而脉象表现为虚弱不足的,这是脉证相逆,说明病人的内部神气已经消亡,仍然有死亡的危险。如果病人脉象充实,虽然形体和气力衰弱,但其内部神气充足,仍有生机而不会死亡。诊断疾病时,要有一定的大法,医生应落落大方,起坐有规矩,一举一动都要有修养,并且头脑要清醒,不要受其他念头的干扰,要仔细观察病人上下各个部位,并要掌握四时八节气候因素对疾病可能产生的影响,观察区别邪气侵入了身体五脏的哪一个部位,要切按脉搏的跳动,触摸尺肤的滑涩寒温,并视其大小便的改变,参合各种病态表现,了解病情是顺是逆,也就可以知道病名了。如此诊病就会比较完备,十不失一,又不会违背人情;在诊察病人时,或察看其呼吸,或观察其精神状态,也都能按部就班而不失条理了。因为医术精湛,自然会诊治高明,长久不出医疗事故。如果不懂得这些道理,违反常规和原则盲目诊断,乱下结论,就是违背治病救人的方法和道德的。

解精微论篇第八十一

【题解】　本篇主要是讨论眼泪和鼻涕产生的机制,及其与哭泣的关系。因为这些理论精深微妙,所以本篇就叫做“解精微论”。

【原文】　黄帝在明堂,雷公请曰:臣授业传之,行教以经论,从容形法,阴阳刺灸,汤药所滋。行治有贤不肖,未必能十全。若先言悲哀喜怒,燥湿寒暑,阴阳妇女,请问其所以然者,卑贱富贵,人之形体所从,群下通使[1],临事以适道术,谨闻命矣。请问有毚愚仆漏之问,不在经者,欲闻其状。帝曰:大矣。公请问:哭泣而泪不出者,若出而少涕,其故何也? 帝曰:在经有也。复问:不知水所从生,涕所从出也。帝曰:若问此者,无益于治也,工之所知,道之所生也。夫心者,五脏之专精也,目者其窍也,华色者其荣也,是以人有德也,则气和于目,有亡,忧知于色。是以悲哀则泣下,泣下水所由生。水宗者积水也,积水者至阴也,至阴者肾之精也。宗精之水所以不出者,是精持之也,辅之裹之,故水不行也。夫水之精为志,火之精为神,水火相感,神志俱悲,是以目之水生也。故谚言曰:心悲名曰志悲。志与心精,共凑于目也。是以俱悲则神气传于心,精上不传于志而志独悲,故泣出也。泣涕者脑也,脑者阴也,髓者骨之充也,故脑渗为涕。志者骨之主也,是以水流而涕从之者,其行类也。夫涕之与泣者,譬如人之兄弟,急则俱死,生则俱生,其志以早悲,是以涕泣俱出而横行也。夫人涕泣俱出而相从者,所属之类也。雷公曰:大矣。请问人哭泣而泪不出者,若出而少,涕不从之何也? 帝曰:夫泣不出者,哭不悲也。不泣者,神不慈也。神不慈则志不悲,阴阳相持,泣安能独来。夫志悲者惋,惋则冲阴,冲阴则志去目,志去则神不守精,精神去目,涕泣出也。且子独不诵不念夫经言乎,厥则目无所见。夫人厥则阳气并于上,阴

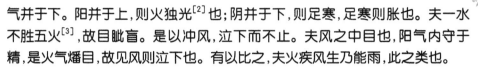

气并于下。阳并于上,则火独光[2]也;阴并于下,则足寒,足寒则胀也。夫一水不胜五火[3],故目眦盲。是以冲风,泣下而不止。夫风之中目也,阳气内守于精,是火气燔目,故见风则泣下也。有以比之,夫火疾风生乃能雨,此之类也。

【提要】 本段首先讨论了哭泣与涕泪的关系,并说明涕泪是受了精神上的感动而产生的;进一步讨论了"厥则目无所见",并以"火疾风生乃能雨"的自然现象解释迎风流泪的病理变化。

【注释】 [1]群下通使:群下,指雷公所教授的学生;通使,即使之全面了解。

[2]火独光:阳气独盛亢于上部,如火光向上一样。

[3]夫一水不胜五火:一水指目之精,五火指五脏之亢阳。

【白话解】 黄帝坐在明堂中,雷公向黄帝请教说:我接受您传授给我的医道,再教给我的学生。我教的内容都是医学经典的内容,如《从容》、《形法》、《阴阳》、《刺灸》、《汤液》、《药滋》等。但这些学生当中,有聪明的也有愚笨的,掌握医术的程度也有高低的区别,他们在治疗疾病时,有的有效但却不能取得十全的疗效。我首先教给学生悲哀喜怒等精神情绪因素、燥湿寒暑阴阳等气候因素对疾病的影响,以及女性的生理病理特点等方面的理论,然后再提问他们为什么会这样。至于病人的卑贱富贵、人的形体胖瘦和体质强弱等方面的问题,则具体结合病人进行讲解,以便他们对理论和实践全面了解。以上这些内容我都曾聆听过您的教诲。现在我还有一些粗浅愚陋的问题,因在经典医术中找不到,所以想请您再解释一下。黄帝说:你提的问题太大了。

雷公问道:有的人在哭泣时眼泪和鼻涕一起流出,或流眼泪而很少流鼻涕,这是什么原因呢?黄帝说:这在医学经典中有记载。雷公又问:鼻涕和眼泪都是水液,我不知道眼泪是从哪里生成的呢?鼻涕又是从哪里出来的呢?黄帝说:你问的这些问题,虽然对治疗没有什么帮助,但作为医生应该知道,因为这是一种正常的生理现象。心脏是人体五脏六腑的主宰,眼睛则是心脏之神气外现的孔窍,面部的光华色泽则是心脏功能的外在表现。所以,如果一个人健康愉快,那么两眼就表现为和悦有神;如果一个人有病痛和忧愁,也能从面部的气色上反映出来。所以,悲哀时眼泪就会流出来,流出的眼泪是由水产生的。这些水的来源是体内蓄积的水液,蓄水之处在至阴。至阴就是肾脏所藏的阴精,也就是说水是由阴精转化来的。来源于阴精的水液,平时之所以不排出是由于肾脏的制约作用,肾中阴精固摄着它,裹藏着它,因而泪水不会自行流出。水之精和肾之"志"相对应;火之精与心之"神"相对应,水火互相感应,心肾互相影响。神、志都悲哀,泪水就会流出来了。俗话说:心悲叫志悲。心神和肾志的功能都反映在眼上,心肾同时悲伤时,心的功能就会受到影响,心和肾之间的平衡遭到破坏,肾脏固摄制约阴精的功能也会减弱,阴精便化生成水液从眼中流出。鼻涕属于"脑",脑为髓聚积之处,属于阴,髓充满在骨空中,脑髓中的水渗出就形成鼻涕。

肾脏是全身骨髓的主管,因此当眼泪流出时鼻涕也就随着流出。眼泪与鼻涕是同类物质,好比兄弟一样,危急时则一起去死,安乐时就共同生存。如果肾志悲哀,失其固摄制约作用,鼻涕眼泪就会一起涌出来。人的眼泪和鼻涕之所以常常相随而出,是由于它们都属于水的缘故。

　　雷公说:这些理论太深奥博大了!再请问:有人哭泣时没有眼泪流出,或者即使有眼泪也很少,且鼻涕也不随着一起流出来,这是为什么呢?黄帝说:哭泣时没有眼泪的人,是因为并不感到悲伤。不悲伤,心神就没有被触动,心脏的功能正常也就不会影响到肾的功能,肾仍然具有固摄制约阴精的功能,因而眼泪就不会流出。志悲的人必定感到抑郁,抑郁就会使阴气上冲于脑,神志即离开眼睛,眼睛失去神志的控制,则鼻涕和眼泪流出。你没有读过医经上的话吗?医经上说:气逆就会使眼睛一无所见。一个人因气逆而患厥病时,阳气聚集在上部,则上部阳气过分亢盛,如火气上炎;阴气聚集在下部,则发生足冷并且发胀的症状。人的眼睛由水的精气凝结而成,如果五脏的阳气一起上逆,导致"一水不能胜五火",就会发生目盲不能视物。临风流泪不止,是因为风邪侵入目中所造成的,因为本来阳气就亢盛于上部,遇风吹后,如同火势被风吹更加旺盛起来一样,因而就会临风则泪流不止。这就好像自然界中火热过极就要生风,疾风过后往往要下雨一样。

附：《黄帝内经素问》遗篇

唐代王冰在编次注释《黄帝内经素问》时，已缺"刺法论篇第七十二"和"本病论篇第七十三"。现在所见到的这两篇同名文章，是后人补入的，并非《素问》原文。所以将它附于书末，供读者参考。

刺法论篇第七十二

【题解】 本篇主要论述了运气失常产生各种疫病及其针刺方法，所以叫做"刺法论"。

【原文】 黄帝问曰：升降不前，气交有变，即成暴郁，余已知之。如何预救生灵，可得却乎？岐伯稽首再拜对曰：昭乎哉问！臣闻夫子言，既明天元，须穷法刺，可以折郁扶运，补弱全真，泻盛蠲余，令除斯苦。帝曰：愿卒闻之。岐伯曰：升之不前，即有甚凶也。木欲升而天柱[1]窒抑之，木欲发郁亦须待时，当刺足厥阴之井。火欲升而天蓬[1]窒抑之，火欲发郁亦须待时，君火相火同刺包络之荥。土欲升而天冲[1]窒抑之，土欲发郁亦须待时，当刺足太阴之俞。金欲升而天英[1]窒抑之，金欲发郁亦须待时，当刺手太阴之经。水欲升而天芮[1]窒抑之，水欲发郁亦须待时，当刺足少阴之合。

帝曰：升之不前，可以预备，愿闻其降，可以先防。岐伯曰：既明其升，必达其降也。升降之道，皆可先治也。木欲降而地晶[2]窒抑之，降而不入，抑之郁发，散而可得位，降而郁发，暴如天间之待时也，降而不下，郁可速矣，降可折其所胜也，当刺手太阴之所出，刺手阳明之所入。火欲降而地玄[2]窒抑之，降而不入，抑之郁发，散而可矣，当折其所胜，可散其郁，当刺足少阴之所出，刺足太阳之所入。土欲降而地苍[2]窒抑之，降而不下，抑之郁发，散而可入，当折其胜，可散其郁，当刺足厥阴之所出，刺足少阳之所入。金欲降而地彤[2]窒抑之，降而不下，抑之郁发，散而可入，当折其胜，可散其郁，当刺心包络所出，刺手少阳所入也。水欲降而地阜[2]窒抑之，降而不下，抑之郁发，散而可入，当折其土，可散其郁，当刺足太阴之所出，刺足阳明之所入。

【提要】 本段论述左右间气升降失常导致气交反常而成为疫病之气,致人发病的时间和针刺俞穴。

【注释】 [1]天柱、天蓬、天冲、天英、天芮:是金、水、木、火、土五星的别名。天柱,金正之宫;天蓬,水正之宫;天冲,木正之宫;天英,火正之宫;天芮,土星之应宫。

[2]地晶、地玄、地苍、地彤、地阜:也是金、水、木、火、土五星的别名。地晶,西方金司;地玄,北方水司;地苍,东方木司;地彤,南方火司;地阜,中央土司。

【白话解】 黄帝问道:客气的左右间气,当升不得升,当降不得降,升降之气交发生异常变化,就可以成为暴烈的邪气,而使人生病,这个道理我已经知道了。然而用什么办法能够预防之,以挽救人们的生命呢? 岐伯再次行礼后回答说:这个问题问得很高明啊! 我听老师讲过,既要懂得天地间六气变化的规律,又要全面掌握针刺的方法,如此才能制伏邪气,扶助运气,补助虚弱之气,保全真气,泻去亢胜之气,而祛除余邪,以解除民众的疾苦。

黄帝说:我希望详尽地了解这方面的道理。岐伯说:六气应当升而不得升时,就会变成严重的灾害。其情况如下:厥阴风木应从在泉之右间上升为司天之左间,这时如果金气过胜,则木气被压抑,木气郁则必然发生灾害。但木郁之气必须等到本气当位之时才发作。在这种情况下,应当针刺足厥阴经的井穴"大敦",以泻去木郁之气。

少阴君火应从在泉之右间上升为司天之左间,这时如果寒水之气过胜,则火气被压抑,火气郁则必然发生灾害。但火郁之气必须等到火气当位之时才能发作。在这种情况下,不论是君火还是相火,被郁而发作,都应当针刺心包络手厥阴经的荥穴"劳宫",以泻去火郁之气。太阴湿土之气应从在泉之右间上升为司天之左间,这时如果风木之气过胜,则土气被压抑,土气郁必然发生灾害。但土郁之气必须等到土气当位之时才能发作。在这种情况下,应当针刺足太阴经的输穴"太白",以泻去土郁之气。阳明燥金之气应从在泉之右间上升为司天之左间,这时如果火气过胜,则金气被压抑,金气郁必然发生灾害。但金郁之气必须等到金气当位之时才能发作。在这种情况下,应当针刺手太阴经的经穴"经渠",以泻去金郁之气。

太阳寒水之气应从在泉之右间上升为司天之左间,这时如果土气过胜,则寒水之气被压抑,水气郁必然发生灾害。但水郁之气必须等到水气当位之时才能发作。在这种情况下,应当针刺足少阴经的合穴"阴谷",以泻去水郁之气。

黄帝说:间气当升不升成为郁气为害,可以预防;那么间气应降而不能降成为灾害,是否也可以预防呢? 岐伯说:既然明白了升的道理,当然也可以懂得下降的规律。间气升降失常所致的疾病都是可以进行预防性治疗的。具体方法如下:厥阴风木之气应从司天之右间下降为在泉之左间,如果金气过胜,木气被阻抑,郁而不得下降,就不能进入正常的位置。木气成为郁气,必须等到郁气散去,才能下降到在泉的左间。气应降而不得降被郁阻而成为灾害,其暴烈的程度,和应升不升郁气待时而发作的情况类似,只是应降不得降形成郁气的过程更快。要预防木气郁所引起的疾病,就应当泻其亢胜的金气,针刺手太阴经的井穴"少商"、手阳明经的合穴"曲池"。

少阴君火、少阳相火之气应从司天之右间下降为在泉之左间,如果水气过胜,火气被阻抑,欲降而不得降,不能进入正常的位置。火气就成为郁气,必须等到郁气散去,才能下降到在泉的左间。要预防火郁引起的疾病,应当泻去亢胜的水气,就能解散火郁之气,可以针刺足少阴经的井穴"涌泉"、足太阳经的合穴"委中"。

太阴湿土之气应从司天之右间下降为在泉之左间,如果风木之气过胜,土气被阻抑,欲降而不得降,不能进入正常的位置。土气被阻成为郁气,必须等到郁气散去,才能下降到在泉的左间。要预防土郁引起的疾病,应当泻去亢胜的木气,就能够发散土郁之气,可以针刺足厥阴经的井穴"大敦"、足少阳经的合穴"阳陵泉"。

阳明燥金之气应从司天之右间下降为在泉之左间,如果火气过胜,金气被阻塞抑郁,欲降而不得降,不能进入正常的位置。金气被阻成为郁气,必须等到郁气散去,才能下降到在泉的左间。要预防金气郁所引起的疾病,泻去亢胜的火气就能够发散被郁的金气,可以针刺手厥阴心包经的井穴"中冲"、手少阳经的合穴"天井"。

太阳寒水之气应从司天之右间下降为在泉之左间,如果土气过胜,水气被阻塞抑郁,欲降而不得降,不能进入正常的位置。水气被阻成为郁气,必须等到郁气散去,才能下降到在泉的左间。要预防水郁引起疾病,泻去亢胜的土气,就能够发散被郁的水气,可以针刺足太阴经的井穴"隐白"、足阳明经的合穴"足三里"。

【原文】 帝曰:五运之至,有前后与升降往来,有所承抑之,可得闻乎刺法?岐伯曰:当取其化源也。是故太过取之,不及资之。太过取之,次抑其郁,取其运之化源,令折郁气。不及扶资,以扶运气,以避虚邪也。资取之法令出《密语》。

黄帝问曰:升降之刺,以知其要,愿闻司天未得迁正,使司化之失其常政,即万化之或其皆妄。然与民为病,可得先除,欲济群生,愿闻其说。岐伯稽首再拜曰:悉乎哉问! 言其至理,圣念慈悯,欲济群生。臣乃尽陈斯道,可申洞微。太阳复布,即厥阴不迁正,不迁正气塞于上,当泻足厥阴之所流[1]。厥阴复布,少阴不迁正,不迁正即气塞于上,当刺心包络脉之所流。少阴复布,太阴不迁正,不迁正即气留于上,当刺足太阴之所流。太阴复布,少阳不迁正,不迁正则气塞未通,当刺手少阳之所流。少阳复布,则阳明不迁正,不迁正则气未通上,当刺手太阴之所流。阳明复布,太阳不迁正,不迁正则复塞其气,当刺足少阴之所流。帝曰:迁正不前,以通其要,愿闻不退,欲折其余,无令过失,可得明乎? 岐伯曰:气过有余,复作布正,是名不退位也。使地气不得后化,新司天未可迁正,故复布化令如故也。巳亥之岁,天数有余,故厥阴不退位也,风行于上,木化布天,当刺足厥阴之所入[2]。子午之岁,天数有余,故少阴不退位也,热行于上,火余化布天,当刺手厥阴之所入。丑未之岁,天数有余,故太阴不退位也,湿行于上,雨化布天,当刺足太阴之所入。寅申之岁,天数有余,故少阳不退位也,热行于上,火化布天,当刺手少阳之所入。卯酉之岁,天数有余,故阳明不退位也,金行于上,燥化布天,当刺手太阴之所入。辰戌之年,天数有余,故太阳不退位也,寒行于上凛水化布天,当刺足少阴之所入。故天地气逆,化成民病,以法刺之,预可平疴。

【提要】 本段论述由于上一年岁气有余而不退位,继续发挥主持气化的作用,使当年的司天、在泉之气不能迁居到正位上,因而引起的各种疾病,可以针刺相应的穴位来防治。

【注释】 [1] 所流:流,作"溜",义同。所流,即荥穴。

[2] 所入:就是合穴。

【白话解】 黄帝说:五运的循环有太过有不及,因而气至有先有后,并且与六气的上下升降有承接和阻抑的关系,我想了解这种情况下引起的疾病应该怎样治疗呢?岐伯说:应按照六气生化关系来治疗。气太过的要用泻法,气不足的要用补法。具体地说,泻法就是根据六气升降的次序,抑制亢胜之气,通过调节五运生化之源来制服郁气,使它散解;补法就是扶助五运气化,避免虚邪的侵袭。这种补泻方法,来源于《玄珠密语》一书。黄帝问道:对于六气为间气时升降失常所引起疾病的针刺防治方法,我已经知道了要领。想再听听以下的事情:司天之气不能迁居到正常位置,使它所主持的气化不能进行,致使万物生化失去正常规律,民众也因此生病,请问能否在未病之前预先祛除灾害,来拯救人们呢?希望你讲讲这方面的问题。岐伯再次行礼后说:你问得真全面啊!提出了最深刻的道理,体现了圣人仁慈怜悯之心,为了拯救民众的疾苦,我一定详尽地叙述这些道理,把其中深奥精微的地方都讲解清楚。

上一年司天的太阳寒水继续发挥主持气化的作用,那么当年司天的厥阴风木就不能迁居到正常的位置上。厥阴不能迁居到正常位置,木气就被郁塞于上,应当泻足厥阴经的荥穴"行间"。

上一年司天的厥阴风木继续发挥主持气化的作用,那么当年司天的少阴君火就不能迁居到正常的位置上。少阴不能迁居到正常的位置,火气就被郁塞于上,应当针刺手厥阴心包经的荥穴"劳宫"。

上一年司天的少阴君火继续发挥主持气化的作用,那么当年司天的太阴湿土就不能迁居到正常的位置上。太阴不能迁居到正常的位置,土气就被郁塞于上,应当针刺足太阴经的荥穴"大都"。

上一年司天的太阴湿土继续发挥主持气化的作用,那么当年司天的少阳相火就不能迁居到正常的位置上。少阳不能迁居到正常的位置,火气被闭塞而不通,应当针刺手少阳经的荥穴"液门"。

上一年司天的少阳相火继续发挥主持气化的作用,那么当年司天的阳明燥金就不能迁居到正常的位置上。阳明不能迁居到正常的位置,金气就被阻塞于上,应当针刺手太阴经的荥穴"鱼际"。

上一年司天的阳明燥金继续发挥主持气化的作用,那么当年司天的太阳寒水,就不能迁居到正常的位置上。太阳不能迁居到正常的位置,则水气更加郁塞,应当针刺足少阴经的荥穴"然谷"。黄帝说:因上一年司天之气主持气化,使当年司天之气不能进入正常位置,我已经明白了它的针刺要点。请再告诉我不退位的问题,怎样折服有余之气,使它不会因为太过而造成灾害,您能帮助我弄清这个问题吗?岐伯说:如果上一年司天之气太过而有余,延长了主持气化作用的时间,这就叫不退位。如此必然导致在泉之气也不能退位到右间,而当年的司天之气就不能适时迁居到正位上,上一年之气仍旧发挥作用,情况如下:若巳年、亥年司天的气数有余,厥阴风木之气不按时退位,到了午年、子年风气仍然流行于天,布散着木气的生化作用,应当针刺足厥阴经的合穴"曲泉"。若子年、午年司天的气数有余,少阴君火之气不按时退位,到了丑年、未年热气仍然流行于天,火的余气继续发挥主持气化的作用,应当针刺手厥阴经的合穴"曲泽"。若丑年、未年司天的气数有余,太阴湿土之气不按时退位,到了寅年、申年湿气仍然流行于天,布散着雨气的生化作用,应当针刺足太阴经的合穴"阴陵泉"。若寅年、申年司天的气数有余,少阳相火之气不按时退位,到了卯年、酉年,热气仍然流行于天,布散着火气的生化作用,应当针刺手少阳经的合穴"天井"。若卯年、酉年司天的气数有余,阳明燥金之气不按时退位,到了辰年、戌年,金气仍然流行于天,布散着燥气的生化作用,应当针刺手太阴经的合穴"尺泽"。若辰年、戌年司天的气数有余,太阳寒水之气不按时退位,到了巳年、亥年,寒气仍然流行于天,布散着凛冽水气的生化作用,应当针刺足少阴经的合穴"阴谷"。所以说,司天、在泉之气出现异常变化,就会使人们生病;按上述方法进行针刺,就可以预先平定即将发生的疾病。

【原文】 黄帝问曰:刚柔二干[1],失守其位,使天运之气皆虚乎?与民为病,可得平乎?岐伯曰:深乎哉问!明其奥旨,天地迭移,三年化疫,是谓根之可见,必有逃门。假令甲子,刚柔失守,刚未正,柔孤而有亏,时序不令,即音律非从,如此三年,变大疫也。详其微甚,察其浅深,欲至而可刺,刺之,当先补肾俞,次三日,可刺足太阴之所注。又有下位己卯不至,而甲子孤立者,次三年作土疠,其法补泻,一如甲之同罚也。其刺以毕,又不须夜行及远行,令七日洁,清静斋戒。所有自来肾有久病者,可以寅时面向南,净神不乱,思闭气不息七遍,以引颈咽气顺之,如咽甚硬物,如此七遍后,饵舌下津令无数。假令丙寅,刚柔失守,上刚干失守,下柔不可独主之,中水运非太过,不可执法而定之,布天有余,而失守上正,天地不合,即律吕音异,如此即天运失序,后三年变疫。详其微甚,差有大小,徐至即后三年,至甚即首三年,当先补心俞,次五日,可刺肾之所入。又有下位地甲子,辛巳柔不附刚,亦名失守,即地运皆虚,后三年变水疬,即刺法皆如此矣。其刺如毕,慎其大喜欲情于中,如不忌,即其气复散也,令静七日,心欲实,令少思。假令庚辰,刚柔失守,上位失守,下位无合,乙庚金运,故非相招,布天未退,中运胜来,上下相错,谓之失守,姑洗林钟,商音不应也,如此则天运化易,三年变大疫。详其天数,差有微甚,微即微,三年至,甚即甚,三年至,当先补肝俞,次三日,可刺肺之所行。刺毕,可静神七日,慎勿大怒,怒必真气却散之。又或在下地甲子乙未失守者,即乙柔干,即上庚独治之,亦名失守者,即天运孤主之,三年变疬,名曰金疬,其至待时也,详其地数之等差,亦推其微甚,可知迟速尔。诸位乙庚失守,刺法同,肝欲平,即勿怒。假令壬午,刚柔失守,上壬未迁正,下丁独然,即虽阳年,亏及不同,上下失守,相招其有期,差之微甚,各有其数也,律吕二角,失而不和,同音有日,微甚如见,三年大疫,当刺脾之俞,次三日,可刺肝之所出也。刺毕,静神七日,勿大醉歌乐,其气复散,又勿饱食,勿食生物,欲令脾实,气无滞饱,无久坐,食无太酸,无食一切生物,宜甘宜淡。又或地下甲子,丁酉失守其位,未得中司,即气不当位,下不与壬奉合者,亦名失守,非名合德,故柔不附刚,即地运不合,三年变疬,其刺法一如木疫之法。假令戊申,刚柔失守,戊癸虽火运,阳年不太过也,上失其刚,柔地独主,其气不正,故有邪干,迭移其位,差有浅深,欲至将合,音律先同,如此天运失时,三年之中,火疫至矣,当刺肺之俞。刺毕,静神七日,勿大悲伤也,悲伤即肺动,而真气复散也,人欲实肺者,要在息气也。又或地下甲子,癸亥失守者,即柔失守位也,即上失其刚也,即亦名戊癸不相合德者也,即运与地虚,后三年变疬,即名火疬。是故立地五年,以明失守,以穷法刺,于是疫之与疬,即是上下刚柔之名也,穷归一体也,即刺疫法,只有五法,即总其诸位失守,故只归五行而统之也。

【提要】 本段论述由于运气失常,使司天在泉之气被阻滞之后三年左右,变为疫病之气,根据疫疬之病的性质,分别选用不同的穴位,用针刺补泻方法,加以防治。

【注释】 [1]刚柔二干:干,即天干。其中甲、丙、戊、庚、壬为阳干,乙、丁、己、辛、癸为阴干。阳干气刚,五运表现为太过;阴干气柔,五运表现为不及。所以叫"刚柔二干"。

【白话解】 黄帝问道:五运太过和不及之年,司天在泉之气不能按时退位、迁居正位,会造成司天在泉和中运之气都虚吗?如果给人们造成疾病,可以用什么方法平定呢?岐伯说:问得很深奥啊!让我来阐述一下其中的道理吧。司天、在泉之气逐年更迭迁移,如果运转失常,大约三年左右,就会酿成疫病之气流行,就是说,疫病的发生是有根源可寻的。能够找到疫病发生的根源,就有避免它发生的防治方法。假如甲子年,阳刚的司天之气与阴柔的在泉之气变化失常,司天之气不能按时迁居正位,那么在泉之气就孤独而亏虚。四时气候失去正常的规律,好像音乐中律吕阴阳失调一样,经过三年的错乱,就会有严重的疫气流行。要仔细地审察运气失常的轻重与浅深,在疫气即将发生之前,用针刺的方法来进行预防。甲年为土运太过,土能克水,而脾脏属土、肾脏属水。所以在土疫即将发生时,应先用补法针刺背部的肾俞穴,以固其根本;三天之后,可以再用泻法针刺足太阴脾经的输穴"太白",以泻土气之郁。又如己卯年,己年为土运不及,若在泉之气不能及时迁居正位,那么司天之气就孤立而无配合,三年左右,就会发生土疠。防治土疠的针刺补泻方法,与甲子年司天失守引起土疫流行的方法相同。针刺之后,不可夜行和远行,在七日之内务必保持清静、素食。凡肾脏素有病的人,可在每天清晨寅时,面向南方而立,使精神安静,排除一切杂念,吸气后闭住气息而不立即呼出,仰颈作吞咽动作,连气一起咽下,如同吞咽很硬的东西一样,如此连续七遍,可咽入不少的舌下津液。假如丙寅年,阳刚的司天之气与阴柔的在泉之气变化失常,司天的少阳相火之气不得迁居正位,在泉的厥阴风木之气也不能独主气化。丙虽属阳干,主水运,但因司天为相火,所以水运也不表现为太过,就不能拘执常法来论治。司天之气虽有余,但因不得迁居正位,司天与在泉之气上下不相调和,就如音乐中律吕阴阳失调一样,经过三年左右的错乱,就会有严重的疫气流行。要仔细地审察运气失常的轻重及差异的大小。变异徐缓的,在三年以后发生疾病;变异严重的,在三年之内就会发生疾病。丙年为水运,而发生水疫,水能克火,所以容易伤害心脏,应当先刺背部的心俞穴,来补心气;五天之后,再针刺足少阴经的合穴"阴谷",以泻水邪。又如辛巳年,在泉的少阳相火不能随司天之气而迁居正位,也叫做失守。如此则在泉与中运都虚弱,之后三年,也会发生水疠。其针刺补泻的防治方法,和上述丙寅年司天不得迁居正位形成水疫的方法相同。针刺完毕后,要十分谨慎,切不可过分喜乐而情欲过度,不注意这些禁忌,就会使正气再度耗散。要让病人静养七日,心情要安闲自在,不可过多地思虑。假如庚辰年,阳刚的司天之气与阴柔的在泉之气变化失常,在上的太阳寒水不得迁居正位,下面的在泉之气就失去配合。乙庚年为金运,若刚柔之气不相协调,上一年司天的阳明燥金之气不退位,而本年金运又提前到来,就会使司天在泉之气位置相错,称做失守。如同音乐中"姑洗"(阳律)、"林钟"(阴律)不相应,而使商音失调一样。经过这样的天气与运气变化失常,三年左右,就会发生较大规模的疫气流行。要仔细地审察运气失常的轻重及差异的大小,差异微小的疫气也微小,差异很大的疫气也严重。但不论差异大小,疫气都是三年左右到来。庚年为金运,故引起金疫,金能克木,所以金疫容易伤害肝脏,防治时应当先刺背部的肝俞穴,以补肝木;三天之后,再刺手太阴肺经的经穴"经渠",以泻肺金。针刺完毕,要静神休养七天,一定不要发怒,发怒会使真气耗散。又如乙未年,司天、在泉之气失调而不得迁居正位。乙为阴干,运气到来的较晚,在泉之气不得迁居正位,而司天之气独胜主持气化,这也叫失守。如此三年左右,就会发生疠气,即金疠,它必须等到金运主岁之时,才会发生。要仔细审察在泉之气的差异,根据差异的大小,来判断疠气发生的迟速。凡是上述乙年和庚年,司天在泉刚柔失常引起的疫疠之病,用针刺防治的方法都是相同的。肝脏之气需要保持和平,不要发怒,以防止金气的侵犯。假如壬午年,阳刚的司天之气与阴柔的在泉之气变化失常,壬年的司天之气不能按时迁居正位,丁年的在泉之气孤独而无司天之气相配合。壬为阳干,壬年应木运太过,但其太过的程度也有多有少。虽然司天在泉上下之气失常有差异,但总会有上下相应的日期,差异的多少也是可以计算的。如同角音的律吕失调,总有一天能协调起来一样。只要见到司天在泉之气的差异,不论差异的程度如何,三年左右都会发生大规模的疫气流行。丁、壬年为木运,所以产生木疫,木能克土,所以木疫容易伤害脾脏。应当先刺背部的脾俞穴,以补脾土;三日之后,再刺足厥阴肝经的井穴"大敦",以泻肝木。针刺完毕后,要静神休养七日,不要饮酒和歌乐,以免正气再度耗散。同时还要注意饮食,不能过饱、不要吃生冷之物,以使脾气得到充实。既不要因过饱而使脾气壅滞,也不要因久坐而使脾气受伤,不可过多地吃酸味食品,以免怒气过胜而克伐脾土,不要吃生冷油腻,饮食宜甘淡。又如丁酉年的在泉之气不能按时迁居正位,与中运及司天之气不相应,即在泉之气不在正当的位置上,上下之气不相配合,也叫失守,而不能叫合德。阴柔的在泉之气与阳刚的司天之气不相合,在泉之气与中运之气也不相合,如此之后三年左右,就会发生疠气。针刺防治的方法,与防治木疫的方法相同。假如戊申年,阳刚的司天之气与阴柔的在泉之气变化失常,戊癸年都属火运,戊为阳干,本应运气太过,但因刚柔阴阳失调,故阳年的火运也并不太过。司天之气不能按时迁居正位,在泉之气单独主持气化,所以气候反常,而有邪气干扰侵犯。司天在泉之气更迭变迁,其差异有浅有深,虽然刚柔之气有相合的趋势,如同音乐中律吕阴阳有调合的倾向那样,但必竟已经失调。如此之后三年左右,就会发生火疫。火能克金,所以火疫容易伤害肺脏。应当针刺背部的肺俞穴,以补肺金,抵抗疫气的伤害。针刺完毕后,要静神休养七日,不可过分悲伤,以免耗伤肺气,使正气再次受到损害。要使肺气充实,重要的方法是闭气养神,调节呼吸。又如癸亥年,在泉之气失调,使司天之气失去配合,这也叫戊癸不相合德,即中运与在泉之气两虚。如此三年之后,就会发生疠气,病名叫火疠。以上是用五运之气分立五年,来说明司天在泉刚柔失守的道理,并详尽地介绍了防治疫病的针刺方法。疫与病是根据司天在泉上下刚柔不同而分别命名的。因司天之气不得迁居正位引起的,叫做"疫";因在泉之气失去正常位置引起的,叫做"疠"。虽然有疫与疠两个名称,但其实质却是一个疾病,针刺治疗方法也只有上述五种,对疫与疠同样适用。这些理论与方法,是在总结了各种刚柔失调基础上提出来的,所以都可以用五行规律进行归纳和概括。

【原文】 黄帝曰:余闻五疫之至,皆相染易,无问大小,病状相似,不施救疗,如何可得不相移易者?岐伯曰:不相染者,正气存内,邪不可干,避其毒气,天牝[1]从来,复得其往,气出于脑,即不邪干。气出于脑,即室先想心如日。欲将入于疫室,先想青气自肝而出,左行于东,化作林木。次想白气自肺而出,右行于西,化作戈甲。次想赤气自心而出,南行于上,化作焰明。次想黑气自肾而出,北行于下,化作水。次想黄气自脾而出,存行中央,化作土。五气护身之毕,以想头上如北斗之煌煌,然后可入于疫室。又一法,于春分之日,日未出而吐之。又一法,于雨水日后,三浴以药泄汗。又一法,小金丹方:辰砂二两,水磨雄黄一两,叶子雌黄一两,紫金半两,同入合中,外固了,地一尺筑地实,不用炉,不须药制,用火二十斤煅之也,七日终,候冷七日取,次日出合子,埋药地中七日,取出顺日研之三日,炼白沙蜜为丸,如梧桐子大,每日望东吸日华气一口,冰水下一丸,和气咽之,服十粒,无疫干也。

【提要】 本段提出预防疫疠除针刺以外的其他方法,如药浴、催吐、服药以及精神调摄等。

【注释】 [1] 天牝:指鼻子。

【白话解】 黄帝说:我听说五疫发病都具有传染性,且不论大人小儿,凡感染上这种病,所表现出的症状都相似,除使用针刺法可以防治外,还有什么其他方法能够让人不受传染吗?岐伯说:五疫流行时,有的人并不受传染,那是由于他们有正气充实于体内,致使邪气不能干扰侵犯。同时,他们又知道避免毒气侵袭的方法,邪气从鼻孔吸入,又可以把它从鼻孔排出。只要正气出于脑,就可以不受邪气干扰。其具体方法如下:首先在室内振作精神,默想自己的心中有阳气充实,如同太阳一样光明。将要进入病房时,先默想肝脏有一股青气发出,向左侧运行在东方,化为繁茂的树林,以使肝气充实;其次默想肺脏有一股白气发出,向右侧运行在西方,化为肃杀的金戈铁甲,以使肺气充实;其次默想心脏有一股赤气发出,向南方运行在上部,化为光明耀眼的烈焰,以使心气充实;再次默想肾脏有一股黑气发出,向北方运行在下部,化为凛冽的寒水,以使肾气充实;再次默想脾脏有一股黄气发出,存留在中央,化为生长万物的土地,以使脾气充实。五脏之气充实可以保护身体之后,还要默想头顶上有北斗七星光辉闪耀,使精神更加充沛,然后方可进入病房。

还有一种方法,就是在春分日清晨太阳尚未出来的时候,运用催吐法,使阳气振奋,也可以达到预防的目的。再有一种方法,是在雨水日之后,用药水洗浴三次,使汗液外出以驱除邪气,也有预防的作用。另有一种服用小金丹预防传染的方法,小金丹的药物组成及制作方法如下:辰砂二两、水磨雄黄一两、叶子雌黄一两、紫金半两。把以上四味放入盒子里面,外面封严,在地上挖一个一尺深的坑,并砸坚实,将盒子放入坑内,盖土封实。不用火炉及其他药物,只须用燃料二十斤在此处地上烧煅,七天完成。冷却七天后,取出盒子。第二天,从盒中取出药物,再将药埋入地中,七天后取出。每天研磨,三天后,用炼过的白蜜合药,做成梧桐子大小的药丸。服用方法:每天清晨日出之时,面向东方,用力吸一口自然界的精华之气,然后用冰水送服丸药一粒,连同吸入的气一起咽下去。连续服用十天,疫气便不能侵犯人体了。

【原文】 黄帝问曰:人虚即神游失守位,使鬼神外干,是致夭亡,何以全真?愿闻刺法。岐伯稽首再拜曰:昭乎哉问!谓神移失守,虽在其体,然不致死,或有邪干,故令夭寿。只如厥阴失守,天以虚,人气肝虚,感天重虚[1],即魂游于上,邪干厥大气,身温犹可刺之,刺其足少阳之所过,次刺肝之俞。人病心虚,又遇君相二火司天失守,感而三虚[2],遇火不及,黑尸鬼[3]犯之,令人暴亡,可刺手少阳之所过,复刺心俞。人脾病,又遇太阴司天失守,感而三虚,又遇土不及,青尸鬼邪犯之于人,令人暴亡,可刺足阳明之所过,复刺脾之俞。人肺病,遇阳明司天失守,感而三虚,又遇金不及,有赤尸鬼干人,令人暴亡,可刺手阳明之所过,复刺肺之俞。人肾病,又遇太阳司天失守,感而三虚,又遇水运不及之年,有黄尸鬼干犯人正气,吸人神魂,致暴亡,可刺足太阳之所过,复刺肾俞。

【提要】 本段论述人体五脏之气素虚,又遇相应的运气、气候异常,天地的虚邪侵入人体虚弱的内脏,成为"三虚",产生的各种疾病,及其针刺方法。

【注释】 [1] 重虚:人虚、天虚,两者并至,就叫重虚。

[2] 三虚:人因内伤而虚,运气因不及而虚,复感外来虚邪,就叫三虚。

[3] 黑尸鬼:鬼指疫邪。因疫疠之病致人死亡后,其邪仍能传染他人,所以称之为"尸鬼"。黑,即水。黑尸鬼即水疫之邪。以下的"青"、"赤"、"黄"等亦访此意。

【白话解】 黄帝问道:人体虚弱就会使神气游离散乱,而失去正常的位置,使邪气容易自外侵入,导致早亡。如何才能保全人体的真气呢?请告诉我针刺救治的方法。岐伯再次行礼后回答说:问得真高明啊!所谓神不守舍失去正常的位置,但并没有真的离开形体,所以是不会死亡的。如果再遇到邪气侵犯,便会使人短命而亡。举例如下:厥阴司天不得迁居正位,运气失常成为虚邪,厥阴风木之气与人体的肝脏相应,如果人的肝气素虚,再感受天地间的虚邪,叫做"重虚"。肝虚不能藏魂,神魂浮散于上,又感受天地间的虚邪,就会出现肝气厥逆,骤然昏倒不省人事,手足冰冷。身体如果温暖,可以用针刺法治疗,先刺足少阳经的原穴"丘墟",再刺背部的肝俞穴,以补肝脏之气。假若人体素有心气虚弱,又遇君火或相火司天不得迁居正位成为虚邪,侵犯人体而伤心脏,叫做"三虚"。如果再遇到火运不及的年份,水疫之邪侵犯人体,就会使人突然死亡。可以先针刺手少阳经的原穴"阳池",再刺背部的心俞穴,以补心脏之气。假若人体素有脾气虚弱,又遇太阴湿土司天不得迁居正位成为邪气。脾气本虚,再受虚邪侵犯,使脏气损伤,叫做"三虚"。如果再逢土运不及的年份,木疫之邪侵犯人体,就会使人突然死亡。可以先刺足阳明经的原穴"冲阳",再刺背部的脾俞穴,以补脾脏之气。假若人体素有肺气虚弱,又遇阳明燥金司天不得迁居正位成为邪气。肺气本虚,再感受虚邪,使脏气损伤,叫做"三虚"。如果再遇金气不及的年份,火疫之邪侵犯人体,就会使人突然死亡。可以先刺手阳明经的原穴"合谷",再刺背部的肺俞穴,以补肺脏之气。假若人体素有肾气虚弱,又遇太阳寒水司天不得迁居正位成为邪气。肾气本虚,再感受虚邪,使脏气损伤,叫做"三虚"。如果再遇水运不及的年份,土疫之邪侵犯人体,就会损伤正气,人的神魂像被从体内吸出去一样,而突然死亡。可以先刺足太阳经的原穴"京骨",再刺背部的肾俞穴,以补肾脏之气。

【原文】 黄帝问曰:十二脏之相使,神失位,使神彩之不圆,恐邪干犯,治之可刺,愿闻其要。岐伯稽首再拜曰:悉乎哉,问至理,道真宗,此非圣帝,焉究斯源,是谓气神合道,契符上天。心者,君主之官,神明出焉,可刺手少阴之源。肺者,相傅之官,治节出焉,可刺手太阴之源。肝者,将军之官,谋虑出焉,可刺足厥阴之源。胆者,中正之官,决断出焉,可刺足少阳之源。膻中者,臣使之官,喜乐出焉,可刺心包络所流。脾为谏议之官,知周出焉,可刺脾之源。胃为仓廪之官,五味出焉,可刺胃之源。大肠者,传道之官,变化出焉,可刺大肠之源。小肠者,受盛之官,化物出焉,可刺小肠之源。肾者,作强之官,伎巧出焉,刺其肾之源。三焦者,决渎之官,水道出焉,刺三焦之源。膀胱者,州都之官,精[1]液藏焉,气化则能出矣,刺膀胱之源。凡此十二官者,不得相失也。是故刺法有全神养真之旨,亦法有修真之道,非治疾也,故要修养和神也。道贵常存,补神固根,精气不散,神守不分,然即神守而虽[2]不去,亦能全真,人神不守,非达至真,至真之要,在乎天玄,神守天息,复入本元,命曰归宗。

【提要】 本段论述人体十二脏腑的相互关系,此与《灵兰秘典论》所述相同,但本篇指出了各脏腑生病应该针刺相应各经脉的穴位。

【注释】 [1] 精:灵兰秘典论篇作"津",为妥。

[2] 虽:通"惟"。

【白话解】 黄帝问道:人体内十二个脏腑的功能是密切关连、相互为用的,任一脏腑的功能失调,都会使全身的神气受到影响而不能充实盈满,这样就容易受到邪气的侵犯,可以用针刺的方法治疗吗?我希望知道这些刺法的要领。岐伯再次行礼后回答说:您问得真详尽啊!对于这些最高深、最精确理论中的宗旨,如果不是贤明的圣帝,谁能深究其中的根源呢!这就是所谓的"神与气相合"理论,它与五运六气的规律相吻合。心脏的地位就像最高的一国之君,人的一切精神活动、聪明智慧,都是心里产生的,心有病可以针刺手少阴经的原穴"神门";肺脏就像辅佐君主的宰相,协助心脏治理全身,调节气血营卫,使它们运行正常、协调统一,肺有病可以针刺手太阴经的原穴"太渊";肝脏就像运筹帷幄、决胜千里的将军,人的谋虑就是从肝里产生的,肝有病可以针刺足厥阴经的原穴"太冲";胆的性格刚毅果敢、正直不阿,好像"中正"之官,人对事物判断和行动的决心,都是靠胆形成的,胆有病可以针刺足少阳胆经的原穴"丘墟";膻中,就是心包,它包裹护卫着心脏,就像君主的近臣,能够反映心脏发出的喜乐情绪,膻中有病可以针刺手厥阴心包络的荥穴"劳宫";脾脏就像谏议之官,辅助君主,一切周密的计划,都是从此产生出来的,脾有病可以针刺足太阴脾经的原穴"太白";胃府就像管理粮库的官,饮食物都要经过它的消化,所以说五味精微物质都是从胃里产生的,胃有病可以针刺足阳明胃经的原穴"冲阳";大肠就像传送糟粕的道路,饮食物的消化、吸收、糟粕排泄,是在此最后完成的,大肠有病可以针刺手阳明大肠经的原穴"合谷";小肠接受盛贮从胃中移下来的饮食糜浆,故叫做受盛之官,它可以对饮食物做进一步消化、吸收,分别出清浊两部分,清的下移膀胱,浊的传给大肠,小肠有病可以针刺手太阳小肠经的原穴"腕骨";肾脏能保持人体精力充沛、强壮矫健,所以叫做"作强"之官,人的智慧和技巧,都是从此产生的,肾有病可以针刺足少阴肾经的原穴"太溪";三焦能保持全身水道通畅,所以叫管理水道的官,人体中的水液所以能够正常代谢,就是因为三焦气化在不断地进行,三焦有病可以针刺手少阳三焦经的原穴"阳池";膀胱的位置最低,是水液汇聚的地方,所以叫做管理水库的官,尿液只有通过膀胱的气化作用才能正常地排泄出去,膀胱有病可以针刺足太阳膀胱经的原穴"京骨"。以上十二脏腑虽然各有不同的功能,但互相之间必须协调一致、不得相互背离。如果脏腑功能失调,可以用针刺法进行治疗。针刺法具有保全精神、调养正气的作用,并不是单纯为治病而设。所以,可以用针刺法修养其气、调和精神。养生之道贵在持之以恒,其原则是补养神气,巩固根本,使精气不散失,形与神协调不分离。只有神气守于内,才能保全真气。如果神与形不能紧密联系而分离,就达不到养生的目的。保养真气的道理,就像天空那样广阔和玄妙,人的神气与大自然息息相通,所以,必须要适应自然界的一切变化。能做到这些,人体便与自然溶为一体了,就可以叫做回归本源了。

本病论篇第七十三

【题解】 本,就是根本、本源,在这里有推本求源的意思。由于篇内讨论运气失常是引起人体发生疾病的根本原因,所以篇名叫做"本病论"。

【原文】 黄帝问曰:天元九室[1],余已知之,愿闻气交,何名失守? 岐伯曰:谓其上下升降,迁正退位,各有经论,上下各有不前,故名失守也。是故气交失易位,气交乃变,变易非常,即四时失序,万化不安,变民病也。帝曰:升降不前,愿闻其故,气交有变,何以明知? 岐伯曰:昭乎问哉! 明乎道矣。气交有变,是为天地机,但欲降而不得降者,地窒刑之。又有五运太过,而先天而至者,即交不前,但欲升而不得其升,中运抑之,但欲降而不得其降,中运抑之。于是有升之不前,降之不下者,有降之不下,升而至天者,有升降俱不前,作如此之分别,即气交之变,变之有异,常各各不同,灾有微甚者也。帝曰:愿闻气交遇会胜抑之由,变成民病,轻重何如? 岐伯曰:胜相会,抑伏使然。是故辰戌之岁,木气升之,主逢天柱,胜而不前。又遇庚戌,金运先天,中运胜之,忽然不前。木运升天,金乃抑之,升而不前,即清生风少,肃杀于春,露霜复降,草木乃萎。民病温疫早发,咽嗌乃干,四肢满,肢节皆痛。久而化郁,即大风摧拉,折陨鸣紊。民病卒中偏痹,手足不仁。

是故巳亥之岁,君火升天,主窒天蓬,胜之不前。又厥阴未迁正,则少阴未得升天,水运以至其中者。君火欲升,而中水运抑之,升之不前,即清寒复作,冷生旦暮。民病伏阳,而内生烦热,心神惊悸,寒热间作。日久成郁,即暴热乃至,赤风肿翳,化疫,温疠暖作,赤气彰而化火疫,皆烦而躁渴,渴甚治之以泄之可止。是故子午之岁,太阴升天,主窒天冲,胜之不前。又或遇壬子,木运先天而至者,中木遇抑之也。升天不前,即风埃四起,时举埃昏,雨湿不化。民病风厥涎潮,偏痹不随,胀满。久而伏郁,即黄埃化疫也,民病夭亡,脸肢府黄疸满闭,湿令弗布,雨化乃微。是故丑未之年,少阳升天,主窒天蓬,胜之不前。又或遇太阴未迁正者,即少阳未升天也,水运以至者。升天不前,即寒雾反布,凛冽如冬,水复涸,冰再结,暄暖乍作,冷复布之,寒暄不时。民病伏阳在内,烦热生中,心神惊骇,寒热间争。以成久郁,即暴热乃生,赤风气瞳翳,化成郁疠,乃化作伏热内烦,痹而生厥,甚则血溢。是故寅申之年,阳明升天,主窒天英,胜之不前。又或遇戊申、戊寅,火运先天而至。金欲升天,火运抑之,升之不前,即时雨不降,西风数举,咸卤燥生。民病上热,喘嗽血溢。久而化郁,即白埃翳雾,清生杀气,民病胁满悲伤,寒鼽嚏嗌干,手拆皮肤燥。是故卯酉之年,太阳升天,主窒天芮,胜之不前。又遇阳明未迁正者,即太阳未升天也,土运以至。水欲升天,土运抑之,升之不前,即湿而热蒸,寒生两间。民病注下,食不及化。久而成郁,冷来客热,冰雹卒至。民病厥逆而哕,热生于内,气痹于外,足胫酸疼,反生心悸懊热,暴烦而复厥。黄帝曰:升之不前,余已尽知其旨。愿闻降之不下,可得明乎? 岐伯曰:悉乎哉问! 是之谓天地微旨,可以尽陈斯道,所谓升已必降也。至天三年,次岁必降,降而入地,始为左间也。如此升降往来,命之六纪者矣。是故丑未之岁,厥阴降地,主窒地晶,胜而不前。又或遇少阴未退位,即厥阴未降下,金运以至中。金运承之,降之未下,抑之变郁,木欲降下,金承之,降而不下,苍埃远见,白气承之,风举埃昏,清躁行杀,霜露复下,肃杀布令。久而不降,抑之化都,即作风躁相伏,暄而反清,草木萌动,杀霜乃下,蛰虫未见,惧清伤藏。是故寅申之岁,少阴降地,主窒地玄,胜之不入。又或遇丙申丙寅,水运太过,先天而至。君火欲降,水运承之,降而不下,即彤云才见,黑气反生,暄暖如舒,寒常布雪,凛冽复作,天云惨凄。久而不降,伏之化郁,塞胜复热,赤风化疫,民病面赤心烦,头痛目眩也。赤气彰而温病欲作也。

是故卯酉之岁,太阴降地,主窒地苍,胜之不入。又或少阳未退位者,即太阴未得降也,或木运以至。木运承之,降而不下,即黄云见而青霞彰,郁蒸作而大风,雾翳埃胜,折损乃作。久而不降也,伏之化郁,天埃黄气,地布湿蒸,民病四肢不举,昏眩肢节痛,腹满填臆。是故辰戌之岁,少阳降地,主窒地玄,胜之不入。又或遇水运太过,先天而至也。水运承之,水降不下,即彤云才见,黑气反生,暄暖欲生,冷气卒至,甚即冰雹也。久而不降,伏之化郁,冷气复热,赤风化疫,民病面赤心烦,头痛目眩也,赤气彰而热病欲作也。

是故巳亥之岁,阳明降地,主窒地彤,胜之不入。又或遇太阴未退位,即少阳未得降,即火运以至之。火运承之不下,即天清而肃,赤气乃彰,暄热反作。民皆昏倦,夜卧不安,咽干引饮,懊热内烦,天清朝暮,暄还复作。久而不降,伏之化郁,天清薄寒,远生白气。民病掉眩,手足直而不仁,两胁作痛,满目晄晄。是故子午之年,太阳降地,主窒地阜胜之,降而不入。又或遇土运太过,先天而至。土运承之,降而不入,即天彰黑气,瞑暗凄惨,才施黄埃而布湿,寒化令气,蒸湿复合。久而不降,伏之化郁,民病大厥,四肢重怠,阴萎少力,天布沉阴,蒸湿间作。

【提要】 本段论述在泉的右间之气受到阻窒当升而不能升,司天的右间之气受到阻窒当降而不能降,都使气候失常,而影响万物的生化过程,人们也因而产生相应的疾病。

【注释】 [1]九窒:地之六气欲升天,或天之六气欲入地,而适遇相胜,则被窒抑,共有九种情况,故叫九窒。

【白话解】 黄帝问道:天地间六气被阻滞抑郁,当升不得升,当降不得降,不能迁居正位,不退位等九种情况,我已经知道了。我还想听听有关气交的变化,在什么情况下叫失守呢? 岐伯说:这是关于左右间气上下升降,司天与在泉之气迁正、退位的问题。司天、在泉的迁正与退位,都有一定的规律。如果左右间气当升而不得升、当降而不得降,不能进入正常的位置,就叫做失守。司天、在泉之气不能正常交换更移位置,天地气交就会发生异常变化,六气位置更易失常,四时节令就失去正常的秩序,万物的生化不得正常进行,人们也因此而发生各种疾病。黄帝说:我想听听左右间气升降不能正常进行的原因。如何才能明确地知道气交会发生变化呢? 岐伯说:您问得真高明啊! 真不愧是深明事理的圣人! 气交不断变化是由天地运转固有的规律所决定的。天气欲降而不能降是因为地气阻滞的缘故。在五运太过的年份,主岁之气比正常的季节先到,则气交变化不能正常进行。地气欲升而不能升是因为主岁的中运之气阻滞的缘故;天气欲降而不得降也是由于中运之气阻滞引起的。于是出现了有欲升而不得升的,有欲降而不得降的,或有虽不得下降但却能上升至天的,也有升降都不能进行的等不同的情况。以上这些都是使气交发生变异的内在原因。由于气交变异的情况不同,所以它们所造成的灾害也就有轻重的差别。黄帝说:我想听听关于气交相遇、相会、相胜、相抑的原因,以及这些变化使人们生病的病情轻重是怎样的? 岐伯说:胜气相会就能引起阻滞抑郁,而使气交发生变异。具体例如:辰年、戌年,太阳寒水司天,厥阴风木应从上一年在泉的右间,上升为本年司天的左间。但如果遇到金气过胜,则木气被阻抑而不得上升。又遇到庚戌年,庚年为金运太过,所以金气在节令之前到来,中运的金气过胜,则木气也会受到抑郁,使木气不能前进。欲上升的木气受到金气的抑制而不能上升,如此,即便是在春天,因为温暖的风木之气不足,也会出现清凉肃杀的景象,霜露再次下降,草木因而枯萎。温疫病提前发生,表现为咽喉干燥、四肢肿胀、关节疼痛等症状。风木之气被郁太久就会发作,而出现狂风呼啸、摧毁折断损伤万物。人们易患卒然中风、半身不遂、手足不仁等病证。巳年、亥年,厥阴风木司天,少阴君火应从上一年在泉的右间,上升为本年司天的左间。但如果遇到水气过胜,则火之气被阻抑而不得上升。又遇到厥阴司天之气不能迁居正位,则少阴君火也不能上升到司天的左间,这是因为主岁的水运太过在中间阻抑造成的。少阴君火欲升为司天的左间,受到水寒之气的阻抑而不能上升,就出现清凉寒冷的气候再度到来,尤其是在早晚寒气更甚。人们易患阳气内郁藏伏,烦热内生、心神惊悸、寒热交作等病证。君火之气抑郁太久就会发作,而出现暴热、赤风瞳翳,甚至发生疫病流行,温病与疫病都是因为气候暴热引起的。因为火热之气亢胜,所以火疫流行,出现烦躁、口渴等症状。口渴严重者,用清热泻火的方法治疗,疾病就可以得到控制。子年、午年,少阴君火司天,太阴湿土应从上一年在泉的右间,上升为本年司天的左间。如果遇到木气过胜,则太阴湿土之气被阻抑而不得上升。又遇到壬子年,木运太过,因而风木之气在节令之前到来,中运木气过胜,也会阻抑湿土之气使它不能上升为司天的左间。木气过胜而土气受制,会出现风起尘扬,天昏地暗,湿气不能布散,雨水难以下降。人们易患风厥、痰涎上涌、半身麻痹不遂、胸腹胀满等病证。湿土之气被郁太久就会发作,因而天空中出现黄色尘埃,变成土疫,使人们患病,短命而亡,病人脸及四肢的皮肤发生黄疸,肠胃胀满闭塞不通。湿土之气不能发挥作用,就会雨水减少。丑年、未年,太阴湿土司天,少阳相火应从上一年在泉的右间,上升为本年司天的左间。如果遇到水气过胜,则少阳相火之气被阻抑而不得上升。又遇到太阴湿土之气司天不能迁居正位,也会使少阳相火不能上升到司天的左间,这是因为主岁的水运已经到来,火受水制而被阻抑,不能进入正常的位置。相火受到寒水之气的抑制,因而出现寒冷的雾气布满天空,气候凛冽好像冬天,河水干涸,再次冰冻,偶然出现温热的气候,很快又变为寒气袭人,忽冷忽热,发作不时。人们易患阳气内伏,烦热生于心中,心悸惊骇不安,寒热交作等病证。少阳相火被抑阻日久,成为郁气,郁极而发作,出现暴热的气候,人们易患赤风、气肿、瞳矇,变成疫病。热气藏伏于体内而致心烦、肢体麻痹而厥冷,甚至发生出血等病证。寅年、申年,少阳相火司天,阳明燥金之气应从上一年在泉的右间,上升为本年司天的左间。如果遇火气过胜,则阳明燥金被阻抑而不得上升。又遇到戊申、戊寅年,戊为阳干,火运太过,所以火气在节令之前到来,中运的火气抑制金气使它不能上升为司天的左间。火胜而金气被抑制,就会出现雨水不能按时下降,西风数起,土地干燥而产生咸卤。人们易患上部发热、喘息、咳嗽、出血等病证。金气被抑日久成为郁气,郁极而发作,就会发生白色雾气弥漫,笼罩天空,清冷肃杀之气流行。人们易患两胁胀满、无故悲伤、鼻流清涕、喷嚏、咽喉干燥、手皲裂、皮肤干燥等病证。

　　卯年、酉年,阳明燥金司天,太阳寒水之气应从上一年在泉的右间,上升为本年司天的左间。如果遇到太阴湿土之气过胜,则太阳寒水被阻抑而不得上升。又遇到司天的阳明燥金之气不能迁居正位,也使太阳寒水之气不得上升为司天的左间。又遇土运之年,土运按时到来,水受土制,太阳寒水之气欲升而受到土运的抑制,也不能上升。土气过胜而水气被阻抑,就会出现湿气郁蒸,寒气在间气的位置上出现。人们易患泄泻如注、完谷不化等病证。寒水之气被抑日久成为郁气,郁极而发作,于是寒气又胜过热气,会突然发生冰雹。人们易患厥气上逆而哕,热气生于内、寒气痹阻于外,足胫酸疼,出现心悸、懊恼、烦热、突然烦躁难忍而又发生厥逆等病证。

　　黄帝说:我已经明白了六气被抑而不能上升的道理,希望再听听关于六气不能下降的问题,你能帮我弄明白吗?岐伯说:问得真详细呀。这是天地间极精微的道理,我会把它详尽地讲清楚的。六气上升之后必定要下降,六气中的每一气都是从在泉的右间,到第二年上升为司天的左间,第三年上升到司天的位置;司天之后第四年就必然要下降,降到司天的右间,第五年降到在泉的左间,第六年降到在泉的位置上。如此一升一降,循环一周共需六年,就叫做"六纪"。具体情况如下:丑年、未年,太阳寒水在泉,厥阴风木之气应从上一年司天的右间下降为本年在泉的左间。如果遇到金气过胜,金能克木,则厥阴风木之气被阻抑而不得下降。又遇到上一年司天的少阴君火之气有余而不按时退位,也会使厥阴之气不能下降。又遇到乙庚年,主岁的金运之气到来,抑制风木之气,也会使厥阴之气不能下降到在泉的左间。风木之气被抑日久就成为郁气。厥阴风木之气欲降而受到金气的抑制不能降,就造成青色的尘埃飘腾于天空,清凉的燥气布散于地面,风吹灰尘天地昏暗。清燥肃杀之气主持时令,则霜露再次下降。因为风木之气被金气抑制,所以本应该温暖的季节,反而呈现清冷的气候,草木刚开始

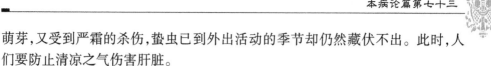

萌芽，又受到严霜的杀伤，蛰虫已到外出活动的季节却仍然藏伏不出。此时，人们要防止清凉之气伤害肝脏。

寅年、申年，厥阴风木在泉，少阴君火之气应从上一年司天的右间下降为本年在泉的左间。如果遇到水气过胜，火受水制，则少阴君火之气被阻抑而不能下降。又遇到丙寅、丙申年，两年均为水运太过，中运寒水之气在节令之前到来，水运阻抑火气，少阴君火欲降而被寒水之气阻抑，所以不能下降到在泉的左间。水气胜而火气被抑制，于是赤色的云气刚出现，黑色之气又发生，温暖的气候刚开始舒布，却又时常有寒气袭来而降雪，再次出现严寒，天空中乌云笼罩，呈现出一派阴凝凄惨的景象。少阴君火被抑过久而成郁气，郁极而发作，于是在寒过胜之后又有热气发生，火热变为疫病之气。人们易患面赤、心烦、头痛、目眩等病证。火气暴发后，温病就要发生了。

卯年、酉年，少阴君火在泉，太阴湿土之气应从上一年司天的右间下降为本年在泉的左间。如果遇到木气过胜，土受木制，则太阴湿土之气被阻抑而不得下降。又遇到上一年司天的少阳相火之气有余，而不退让，则太阴之气就无法下降。又遇到丁壬年，中运木气到来，阻止太阴湿土之气，也使它不能下降到在泉的左间。木气胜而湿土之气被抑制，于是黄色的云气刚出现，而青色的霞光却又明显，湿气郁蒸刚开始，大风却又发生，尘土飞扬，天昏地暗，折断摧毁万物。湿土之气不能下降，郁伏日久就成为郁气，郁极而发作，天上出现黄色的尘埃，地上有湿气熏蒸，人们易患四肢不能举动、头昏、目眩、肢节疼痛、胸腹满胀、噫气等病证。

辰年、戌年，太阴湿土在泉，少阳相火之气应从上一年司天的右间，下降为本年在泉的左间。如果遇到水气过胜，火受水制，则少阳相火之气被阻抑而不能下降。又遇到丙年，水运太过，寒水之气在节令之前到来，中运寒水抑制相火，也使其不能下降到在泉的左间。水气过胜而火气被阻抑，红色的云气刚出现，黑气却又发生，温暖之气将要到来，寒冷之气却猝然而至，甚至发生冰雹。相火之气不能下降，久伏不能布散成为郁气，郁极而发作，所以冷气过后，出现暴热，火热之气变为疫病之气。人们易患面赤、心烦、头痛、目眩等病证。火气过盛，热病就要发生了。

巳年、亥年，少阳相火在泉，阳明燥金之气应从上一年司天的右间，下降为本年在泉的左间。如果遇到火气过胜，金受火制，则阳明燥金之气被阻抑而不能下降。又遇到上一年司天的太阳寒水之气有余而不退位，也使阳明燥金之气不能下降。又逢戊癸年，火运之气到来，中运火气阻止阳明之气使它不能下降到在泉的左间。火气胜而金气受到阻抑，于是在天气应当清冷的季节反而有火气显露，使气候变得温热反常。人们会感到昏沉困倦，夜卧不安，咽干口燥，懊恼烦热。早晚天气虽然清爽，但热气还会发作。阳明燥金之气不得能下降，久伏不散而成郁气，郁极而发作，于是天气清冷而微寒，远处有白气发生。人们易患振颤动摇、头晕目眩、手足强直而麻木不仁、两胁疼痛、双目视物不清等病证。

子年、午年，阳明燥金在泉，太阳寒水之气应从上一年司天的右间下降为本年在泉的左间。如果遇土气过胜，水受土制，则太阳寒水之气被阻抑而不能下降。又遇到甲年，土运太过，土湿之气在时令之前到来，中运土气抑制水气，使寒水之气不能下降到在泉的左间。土气胜水气被阻抑，于是天空布散着黑气，昏暗凄惨。黄色的尘埃弥漫，湿气布散，寒水之气刚发生，湿热之气却又蒸腾。太阳寒水之气日久不得下降，伏而不得散布就成为郁气。人们易患大厥、四肢沉重倦怠、阴痿乏力。天空阴沉，反复出现湿气蒸腾。

【原文】 帝曰：升降不前，晰知其宗，愿闻迁正，可得明乎？岐伯曰：正司中位，是谓迁正位，司天不得其迁正者，即前司天以过交司之日。即遇司天太过有余日也，即仍旧治天数，新司天未得迁正也。厥阴不迁正，即风暄不时，花卉萎瘁，民病淋溲，目系转，转筋喜怒，小便赤。风欲令而寒由不去，温暄不正，春正失时。少阴不迁正，即冷气不退，春冷后寒，暄暖不时。民病寒热，四肢烦痛，腰脊强直。木气虽有余，位不过于君火也。太阴不迁正，即云雨失令，万物枯焦，当生不发。民病手足肢节肿满，大腹水肿，填臆不食，飧泄胁满，四肢不举。雨化欲令，热犹治之，温煦于气，亢而不泽。少阳不迁正，即炎灼弗令，苗莠不荣，酷暑于秋，肃杀晚至，霜露不时。民病痎疟骨热，心悸惊骇，甚时血溢。阳明不迁正，则暑化于前，肃杀于后，草木反荣。民病寒热鼽嚏，皮毛折，爪甲枯焦，甚则喘嗽息高，悲伤不乐。热化乃布，燥化未令，即清劲未行，肺金复病。太阳不迁正，即冬清反寒，易令于春，杀霜在前，寒冰于后，阳光复治，凛冽不作，雾云待时。民病温疠至，喉闭溢干，烦躁而渴，喘息而有音也。寒化待燥，犹治天气，过失序，与民作灾。帝曰：迁正早晚，以命其旨，愿闻退位，可得明哉？岐伯曰：所谓不退者，即天数未终；即天数有余，名曰复布政，故名曰再治天也，即天令如故而不退位也。厥阴不退位，即大风早举，时雨不降，湿令不化，民病温疫，疵废风生，民病皆肢节痛，头目痛，伏热内烦，咽喉干引饮。少阴不退位，即温生春冬，蛰虫早至，草木发生。民病膈热咽干，血溢惊骇，小便赤涩，丹瘤疹疮疡留毒。太阴不退位，而取寒暑不时，埃昏布作，湿令不去，民病四肢少力，食饮不下，泄注淋满，足胫寒；阴萎闭塞，失溺小便数。少阳不退位，即热生于春，暑乃后化，冬温不冻，流水不冰，蛰虫出见，民病少气，寒热更作，便血上热，小腹坚满，小便赤沃，甚则血溢。阳明不退位，即春生清冷，草木晚荣，寒热间作，民病呕吐暴注，食饮不下，大便干燥，四肢不举，目瞑掉眩。

【提要】 本段论述上一年司天之气有余，当退位而不退位，使当年的司天之气不能进入正常位置，即不迁正。这样，也使四季气候紊乱，万物生化失常，人们发生各种疾病。

【白话解】 黄帝说:我已经明白了间气升降不能正常进行的问题,希望再听听什么叫做迁正?你能帮我弄明白吗?岐伯说:六气进到主持天地之气的正中位置,也就是司天的位置,就叫做迁正位。司天而不能迁居到正位,是由于上一年的司天之气有余超过了新旧司天交移的日期。

也就是说,上一年的司天之气不按时退位,依旧发挥着主持气化的作用,就导致新的司天之气不能迁正。如下:

巳年、亥年,如果上一年司天的太阳寒水之气不退位,则本年的厥阴风木之气不能迁正,风木的温暖之气不能按时到来,花卉枯萎。人们易患小便淋沥、目系转、转筋、易发怒、小便赤等病证。风木的温暖之气应主持主令,但因寒气不去,寒暖变化失常,失去了春天正常的气候特点。

子年、午年,如果上一年司天的厥阴风木之气不退位,则本年的少阴君火之气不能迁正,就会出现寒冷之气不退,春天先冷而后寒,温暖之气不能按时到来。人们易患寒热、四肢烦痛、腰背强直等病证。厥阴风木之气虽然有余,但其在位的时间不能超过主气二之气君火当令的时候。

丑年、未年,如果上一年司天的少阴君火之气不退位,则本年的太阴湿土之气不能迁正,就会出现雨水不能按时下降,与时令不相协调,万物焦枯,应当生长发育的也不生长发育。人们易患手足肢节肿满、胸腹胀满、嗳气、饮食减少、飧泄、胁肋胀满、四肢不能举动等病证。湿土之气本应主持时令的气化,但君火不退位而继续发挥作用,因而气候炎热,干旱无雨。

寅年、申年,如果上一年司天的太阴湿土之气不退位,则本年的少阳相火之气不能迁正,就会出现炎热之气不足,火气不能主持时令的气化作用,植物的苗莠不能繁荣。酷暑延迟到秋天才发生,致使秋凉的肃杀之气也向后错,霜露也不能与时令相应地下降。人们易患痎疟、骨热、心悸、惊骇,甚至出血等病证。

卯年、酉年,如果上一年司天的少阳相火不退位,则本年的阳明燥金之气不能迁正,就会出现暑热之气先于时令到来,阳明燥金的肃杀之气晚至,出现虽然到了秋季,草木反而繁荣。人们易患寒热、鼻塞流涕、喷嚏、皮毛不润泽、爪甲枯焦,甚至出现喘息、咳嗽、呼吸急促而粗、悲伤不乐等病证。相火继续主持气化而不退,燥金清凉之气不能发挥作用,清凉肃降之气不能布散,因而使肺脏再次发病。

辰年、戌年,如果上一年司天的阳明燥金之气不退位,则本年的太阳寒水之气不能迁正,就会使冬天寒冷的气候迟延到春天才发生。肃杀的霜露提前下降,但寒冷坚冰的气候却迟迟不能到来。阳光充足,寒冷的凛冽之气不得发作,白色的云雾要到一定的时候才会出现。人们易患温疠、喉闭咽干、烦躁口渴、喘息而有声音等病证。寒水之气必须等到燥金之气退去才能主持气化。燥气过时而不退,四时气候紊乱,而成为引起人们发病的灾害。

黄帝说:关于迁正早晚的问题,你已经讲明白了,我希望再听听关于退位的问题,可以吗?岐伯说:所谓不退位,是指天数未尽,也就是司天之气有余,把这个叫做"复布政",又叫做"再治天"。也就是时令虽然已经过去,但由于司天之气有余,气化作用依然如故,仍由应退位而未退位的司天之气主持。例如:

厥阴风木之气不退位,就会经常刮起大风,雨水不能按时而降。湿土之气不得散布。人们易患温疫、黑斑、肢体偏废等病证。风气过胜引起的疾病,普遍出现肢体关节疼痛、头痛、目痛、热扰于内而心烦、咽喉干燥喜饮水等病证。少阴君火之气不退让,就会有温暖的气候出现在冬季或初春,蛰虫提前出来活动,花草树木也提前萌芽生长,人们易患胸膈热、咽干、出血、惊骇、小便短赤涩痛、丹、瘤、疹、疮疡、留毒等病证。

太阴湿土之气不退位,就会出现寒冷与暑热的气候都不能按时到来,天气阴沉昏暗,尘埃弥漫天空。湿土之气应去而不得去,人们易患四肢无力、饮食不下、泄泻如注、小便淋漓、腹部胀满、足胫寒冷、阴痿、大便闭塞不通、小便失禁或频数等病证。

少阳相火之气不退位,就会在春天出现炎热的气候,暑热之气持续时间长,冬天温暖而不封冻,流水不结冰,蛰虫仍出来活动。人们易患少气、寒热交替发作、便血、上部发热、小腹坚硬胀满、小便赤色而热,甚至出血等病证。

阳明燥金之气不退位,就会在春季发生清凉的气候,花草树木生长繁荣的时间推迟,天气寒热交替。人们易患呕吐、暴骤泄泻如注、饮食不下、大便干燥、四肢不能举动、视物不清、头晕目眩等病证。

【原文】 帝曰:天岁[1]早晚,余以知之,愿闻地数[2],可得闻乎?岐伯曰:地下迁正升天及退位不前之法,即地土产化,万物失时之化也。

帝曰:余闻天地二甲子,十干十二支。上下经纬天地,数有迭移,失守其位,可得昭乎?岐伯曰:失之迭位者,谓虽得岁正,未得正位之司,即四时不节,即生大疫。注《玄珠密语》[3]云:阳年三十年,除六年天刑[4],计有太过二十四年,除此六年,皆作太过之用,今不然之旨。今言迭支迭位,皆可作其不及也。

假令甲子阳年,土运太窒,如癸亥天数有余者,年虽交得甲子,厥阴犹尚治天,地已迁正,阳明在泉,去岁少阳以作右间,即厥明之地阳明,故不相和奉者也。癸己相会,土运太过,虚反受木胜,故非太过也,何以言土运太过,况黄钟不应太窒,木既胜而金还复,金既复而少阴如至,即木胜如火而金复微,如此则甲己失守,后三年化成土疫,晚至丁卯,早至丙寅,土疫至也,大小善恶,推其天地,详乎太一。又只如甲子年,如甲至子而合,应交司而治天,即下己卯未迁正,而戊寅少阳未退位者,亦甲己下有合也,即土运非太过,而木乃乘虚而胜土也,金次又行复胜之,即反邪化也。阴阳天地殊异尔,故其大小善恶,一如天地之法旨也。

假令丙寅阳年太过,如乙丑天数有余者,虽交得丙寅,太阴尚治天也,地已迁正,厥阴司地,去岁太阳以作右间,即天太阴而地厥阴,故地不奉天化也。乙辛相会,水运太虚,反受土胜,故非太过,即太簇之管,太羽不应,土胜而雨化,水复即风,此者丙辛失守其会,后三年化成水疫,晚至己巳,早至戊辰,甚即速,微即徐,水疫至也,大小善恶推其天地数,乃太乙游宫。又只如丙寅年,丙至寅且合,应交司而治天,即辛巳未得迁正,而庚辰太阳未退位者,亦丙辛不合德也,即水运亦小虚而小胜,或有复,后三年化疠,名曰水疠,其状如水疫,治法如前。

假令庚辰阳年太过,如己卯天数有余者,虽交得庚辰年也,阳明犹尚治天,地已迁正,太阴司地,去岁少阴以作右间,即天阳明而地太阴也,故地下奉天也。乙己相会,金运太虚,反受火胜,故非太过也,即姑洗之管,太商不应,火胜热化;水复寒刑,此乙庚失守,其后三年化成金疫也,速至壬午,徐至癸未,金疫至也,大小善恶,推本年天数及太一也。又只如庚辰,如庚至辰,且应交司而治天,即下乙未未得迁正者,即地甲午少阴未退位者,且乙庚不合德也,即下乙未,干失刚,亦金运小虚也,有小胜或无复后,三年化疠,名曰金疠,其状如金疫也,治法如前。

假令壬午阳年太过,如辛巳天数有余者,虽交后壬午年也;厥阴犹尚治天,地已迁正,阳明在泉,去岁丙申少阳以作右间,即天厥阴而地阳明,故地不奉天者也。丁辛相合会,木运太虚,反受金胜,故非太过也,即蕤宾之管,太角不应,金行燥胜,火化热复,甚即速,微即徐,疫至大小善恶,推疫至之年天数及太一。又只如壬至午,且应交司而治之,即下丁酉未得迁正者,即地下丙申少阳未得退位者,见丁壬不合德也,即丁柔干失刚;亦木运小虚也,有小胜小复。后三年化疠,名曰木疠,其状如风疫,法治如前。

假令戊申阳年太过,如丁未天数太过者,虽交得戊申年也,太阴犹尚治天,地已迁正,厥阴在泉,去岁壬戌太阳以退位作右间,即天丁未,地癸亥,故地不奉天化也。丁癸相会,火运太虚,反受水胜,故非太过也,即夷则之管,上太徵不应,此戊癸失守其会,后三年化疫也,速至庚戌,大小善恶,推疫至之年天数及太一。又只如戊申,如戊至申,且应交司而治天,即下癸亥未得迁正者,即地下壬戌太阳未退位者,见戊癸未合德也,即下癸柔干失刚,见火运小虚也,有小胜或无复也,后三年化疠,名曰火疠也,治法如前,治之法可寒之泄之。

【提要】 本段论述司天与在泉之气不相合,运气发生异常变化,而产生金、木、水、火、土五种疫病。人体正气不足,再遇到天地运气失常,就形成三虚而发病。

【注释】 [1] 天岁:司天之意。

[2] 地数:即在泉之意。

[3] 注《玄珠密语》:从此"注"字至"皆可作其不及也"一段,可能是后人注解的文字,传抄误入正文,所以在《玄珠密语》前有一"注"字。

[4] 天刑:是年岁的冲克。

【白话解】 黄帝说:司天之气迁正、退位早晚的问题,我已经知道了,希望再听听在泉之气的变化,可以讲给我听吗? 岐伯说:在泉及其左间、右间三气,每年有一气迁正,一气升天,一气退让,若不能正常前进,就会使大地上的万物生化也不按时令季节进行了。

黄帝说:我听说天地间的运气用甲子来推算,十天干纪运,十二地支纪气,司天与在泉之气上下升降相互配合,而分别主持天地的气化,它们按照一定的规律更迭迁移,但有时也失常而不能守其本位,您可以把这些情况明白地讲一讲吗? 岐伯说:不能按照正常次序迁移位置的,虽然主岁的中运正当其位,但司天之气未能迁正,以致四时节气失常,因而引起疫气大规模流行。《玄珠密语》上说过:阳年甲子有三十年,除去六年天地之气相互克制,而成为运气不及之年外,尚有二十四年,这二十四年都是运气太过之年。若不然的话,那就是因为司天、在泉之气不能按时迁居正位,以至于虽为太过之年,而仍可作为不及来看待。

假若甲子年,甲为阳干,土运太过就可能引起窒塞。如若上一年(癸亥),司天的厥阴风木之气有余,所以虽然在时间上已交到甲子年,但风木之气不退位,仍占据着司天的位置,而本年的地气已经迁正,也就是阳明燥金进入了在泉的位置。这样,就形成了癸年的司天之气不退位,继续在上,而本年的在泉之气已经迁正,出现上厥阴下阳明的局面,因此司天与在泉之气不相协调。本年虽为甲年,但甲己都属土运,甲为阳干、己为阴干,在泉之气属于阴,所以甲年在泉也用己来表示。本年司天与在泉失调的情况,称为上癸而下己。癸己相会,以致土运本应太过,而由于司天与在泉失调,变得虚弱,又受到上年司天厥阴风木之气的克制,土运还哪里谈得上太过呢? 况且土的音律(太宫)不应窒塞,现在木气既然克制土气,木气胜,就会有金气来制约报复它。而金气来报复之时,少阴君火之气又忽然到来,于是木气支持火气,又来制约金气,使金气变得微弱。这样,司天与在泉失守其位,也就是土运之年,运气反常,之后三年变化成为土疫,迟至丁卯年,早则丙寅年,土疫必然会发生。至于疫气流行的大小轻重,那就要根据天地之气失守的程度和北斗七星所指的方向,来推算。又如甲子年,甲年为土运,子年的司天为少阴君火,中运的土运与少阴君火相合,而主持天气。但若本年在泉的阳明燥金未能迁正,上年在泉的少阳相火未能退位。形成甲己年司天与在泉之气不相合;这种情况土运也不算做太过。土运不太过。木气乘虚来侵犯,木气胜,金气又来制约报复它,所以反而成为邪气。司天、在泉失调的程度不同,所引起疫疠之气就有大小、轻重的区别,这是自然界气候变化的规律。

假若丙寅年,丙为阳干,本应水运太过。如若上一年(乙丑),司天的太阴湿土之气有余,所以虽然在时间上已交到丙寅年,但因湿土之气不退位,仍然占据着司天的位置,而本年的地气已经迁正,也就是厥阴风木之气进入了在泉的位置,上一年在泉的太阳寒水,已经退为在泉的右间。这样就形成了乙年的司天之气不退位,继续留在上,而本年的在泉之气已经迁正,出现上太阴下厥阴的局面,因此司天与在泉之气不相协调。本年虽为丙年,但丙辛都属水运,丙为阳干、辛为阴干,在泉之气属阴,所以丙年在泉也用辛来表示。本年司天与在泉失调的情况,称为上乙而下辛。乙辛相会,以致水运本应太过,而由于司天与在泉失调,变得虚弱,又受到上一年司天的太阴湿土之气的克制,水运也就不太过了,如同太簇的律管不能与太羽之音相协调一样。湿土之气过胜,则雨气布散而主持气化,土气胜就会有风木之气制约报复它。气候又变得多风。丙辛年司天与在泉失守,气候反常,之后三年,会变成水疫。迟至己巳年,早至戊辰年,疫气就会发生。司天与在泉失调重的,发作就快,失调轻微的,发作就迟。水疫流行的大小轻重,要根据天地之气失守的程度和北斗七星所指的力向来推算。又如丙寅年,中运的水运与寅年司天的少阳相火相合主持大气,如果本年的在泉厥阴风木不能迁正,上年的在泉太阳寒水未退位,也是司天与在泉之气不相协调,也属于上丙下辛不相合。如此,就会使水运稍虚,而有小的胜气或小的复气发生。之后三年,变成疠气,叫做水疠,其症状及治疗方法均同水疫。

假若庚辰年,庚为阳干,应金运太过。如果上一年(己卯)司天的阳明燥金之气有余,虽然在时间上已交到庚辰年,但因阳明燥金之气不退位,仍占据司天的位置,而本年的地气已经迁正,即太阴湿土之气已经进入到在泉的位置,去年的在泉少阴君火退到了本年在泉的右间。去年(己年)司天的阳明燥金不退位,继续留在上,本年的太阴之气已进入在泉的位置。庚乙年均属金运,庚为阳干、乙为阴干,所以在泉用乙代表。把本年司天与在泉失调,称为上己下乙。乙己相会,因司天与在泉失调,致使本应太过的金运,变得虚弱。金运虚弱,又受到火气的克制,金运就不太过了,宛如姑洗的律管不能与太商之音相协调一样。火气胜则布散热气,主持气化,寒水之气就会制约报复它。乙庚年司天与在泉上下失调,之后三年,就会变为金疫。早至壬午年,迟至癸未年,金疫必会发生。金疫流行的大小轻重,要根据司天、在泉之气失守的程度以及北斗七星所指的方向来推算。又如庚辰年,庚年的金运与辰年的司天太阳寒水之气相合主持天气。但如果本年的在泉之气未得迁正,就是上一年(己卯)在泉的少阴君火未退位,也是乙庚年司天与在泉之气不协调,即在下的在泉阴柔之气不能与司天的阳刚之气相调和,就会使金运稍虚,出现小的胜气,而无复气发生。之后三年,就会变成疠气,名叫金疠。其症状及治疗方法与金疫相同。

假若壬午年,壬为阳干,本应木运太过。如果上一年(辛巳)司天的厥阴风木之气有余,在时间上虽然已交到壬午年,但因厥阴风木之气不退位仍占据司天的位置,而本年的地气已经迁正,即阳明燥金之气已进入在泉的位置,上一年在泉的少阳已退为本年在泉的右间。这样司天仍是辛年的厥阴风木,在泉已是壬年的阳明燥金,上下不相协调。丁壬年都属木运,壬为阳干、丁为阴干,在泉属阴,故在泉之气用丁来表示,即上辛下丁。丁辛相会,致使本应太过的木运变得虚弱。木运虚弱，又受到金气的克制，所以木运就不太过了，如同蕤宾的律管与太角之音不相协调一样。金气太过，燥气偏胜，就会有火气制约报复它，而热气布散。气候反常，变成疫气，运气失常严重的，疫气到来的就迅速，失常轻微的疫气到来的也较徐缓。疫情的大小轻重，要根据天地之气失常的程度以及北斗七星所指的方向来推算。又如壬午年，木运与司天的少阴君火相合共同主持天气。如果本年的在泉阳明燥金之气未能迁正，上一年（辛巳）在泉的少阳相火未退位。丁壬年司天与在泉之气不相协调，即阴柔的在泉之气与阳刚的司天之气不调和，也会使木运稍衰，而出现小的胜气和小的复气。之后三年，变成疬气，叫做木疬。其症状及治疗方法都与木疫相同。

　　假如戊申年，戊为阳年，应火运太过。如果上一年（丁未）司天的太阴湿土之气有余，在时间上虽然已交到戊申年，但湿土之气不退位仍占据司天的位置，本年的地气已经迁正，即厥阴风木之气已经进入在泉的位置，上一年在泉的太阳寒水已退到在泉的右间。就形成了丁未年的司天之气不退位继续留在上，本年的在泉之气在下，司天与在泉不相协调的局面。戊癸年都属火运，戊为阳干、癸为阴干，在泉属阴，所以戊年的在泉之气用癸代表。把这种司天与在泉失调的情况称为上丁而下癸。丁癸相会，致使本应太过的火运变得虚弱。火运虚弱，又受到水气的克制，火运也就不太过了，如同夷则的律管不能与太徵之音相协调一样。戊癸年司天与在泉之气失调，三年之后变为疫气，发作迅速的至庚戌年便会流行。疫情的大小轻重，应根据天地之气失调的程度，及北斗七星所指的方向来推算。又如戊申年，戊年火运与申年司天的少阳相火相合主持天气。如果本年的在泉厥阴风木之气未能迁正，上一年在泉的太阳寒水之气不退位，属于戊癸年司天与在泉不相协调，即在泉的阴柔之气不能与阳刚的司天之气相协调。这样，使本应太过的火运，变得稍衰，出现小的胜气，或不出现复气。之后三年，变成疬气，名叫火疬。治法与火疫相同，可用寒法、泄法治疗。

　　【原文】　黄帝曰：人气不足，天气如虚，人神失守，神光不聚，邪鬼干人，致有夭亡，可得闻乎？岐伯曰：人之五脏，一脏不足，又会天虚，感邪之至也。人忧愁思虑即伤心，又或遇少阴司天，天数不及，太阴作接间至，即谓天虚也，此即人气天气同虚也。又遇惊而夺精，汗出于心，因而三虚，神明失守，心为君主之官，神明出焉，神失守位，即神游上丹田[1]，在帝太一帝君泥丸宫[2]下，神既失守，神光不聚，却遇火不及之岁，有黑尸鬼见之，令人暴亡。人饮食劳倦即伤脾，又或遇太阴司天，天数不及，即少阳作接间至，即谓之虚也，此即人气虚而天气虚也。又遇饮食饱甚，汗出于胃，醉饱行房，汗出于脾，因而三虚，脾神失守，脾为谏议之官，智周出焉，神既失守，神光失位而不聚也，却遇土不及之年，或己年或甲年失守，或太阴天虚，青尸鬼见之，令人卒亡。人久坐湿地，强力入水即伤肾，肾为作强之官，伎巧出焉，因而三虚，肾神失守。神志失位，神光不聚，却遇水不及之年，或辛不会符,或丙年失守,或太阳司天虚,有黄尸鬼至,见之令人暴亡。人或恚怒,气逆上而不下,即伤肝也。又遇厥阴司天,天数不及,即少阴作接间至,是谓天虚也,此谓天虚人虚也。又遇疾走恐惧,汗出于肝,肝为将军之官,谋虑出焉,神位失守,神光不聚,又遇木不及年,或丁年不符,或壬年失守,或厥阴司天虚也,有白尸鬼见之,令人暴亡也。已上五失守者,天虚而人虚也,神游失守其位,即有五尸鬼干人,令人暴亡也,谓之曰尸厥。人犯五神易位,即神光不圆也,非但尸鬼,即一切邪犯者,皆是神失守位故也。此谓得守者生,失守者死,得神者昌,失神者亡。

【提要】 本段论述人体正气不足,再遇到天地运气失常,就形成三虚而发病。五脏都能藏神,生病之后,神能藏守则生,神不藏守就死亡。

【注释】 [1]上丹田:指两眉之间印堂穴处。

[2]帝太一帝君泥丸宫:指脑。

【白话解】 黄帝说:人体的正气不足,遇到天地之气失常,人的精神就不能藏在内脏中,神气散漫,而有邪气乘虚伤害人体,就会暴死,你可以讲讲其中的道理吗? 岐伯说:人身的五脏,只要有一脏虚弱不足,再遇上运气不及,就会感受邪气而加重病情。举例如下:

人如果过度忧愁思虑就会伤害心脏;再遇到少阴君火司天之气不足,于是司天的左间太阴湿土之气就接替司天的位置,这就是所谓的天虚,即人气与天气同虚;在这种情况下,受到惊骇的情绪刺激,就会损伤精气,汗液外出而伤心脏,形成天气、人气、邪气三虚。心脏在人体中犹如一国之君,精神智慧都是从它那里产生出来的,心脏受伤,精神智慧便不能藏守,浮游到印堂穴,即脑下。心神不能藏守,精神便散漫而不振作,抵抗力就下降,再遇到火运不及的年份,就会有水疫之邪产生,侵犯人体就可以引起突然死亡。

人如果饮食失调、劳倦过度,就会伤害脾脏;再遇到太阴湿土司天之气不足,司天的左间少阳相火就接替司天的位置,这就是所谓的天虚,即天气与人气同虚;在这种情况下,遇饮食过饱,汗液外出而伤胃,或酒醉饱食后行房事,使汗液外出伤脾,形成天气、人气、邪气三虚。人精神活动中的"意"藏在脾脏,称为脾神,脾受伤则意不能藏守。脾脏好比谏议之官,处事周密与智谋是从它那里生出来的。脾神不能藏守,意识思考等精神活动也就不能集中,抵抗力下降。再遇到土运不及的年份,或甲年、己年,运气失常,或太阴湿土司天之气虚弱,就会发生木疫之邪,侵犯人体,就可以引起突然死亡。

人如果久坐或居住在潮湿的环境中,或强力劳动后进入冷水中,都会损害肾脏;肾脏的作用强大而有力,人的技术灵巧都是从肾脏产生出来的。人类精神活动中的"志"藏在肾中,叫做肾神。人气、天气、邪气三虚,肾神不能藏守,就会使人的意志薄弱,抵抗力下降。再遇到水运不及的年份,或辛年的司天与在泉之气不相协调,或两年的运气失常,或太阳对司天而虚弱,都会有土疫之邪发生,侵犯人体,就可以引起突然死亡。

人如果忿怒,肝气上逆而不下降,就会伤害肝脏;再遇到厥阴司天之气不足,司天的左间少阴君火之气,就会接替司天的位置,就是所谓的天虚,即人气与天气同虚;再加之奔跑恐惧,汗液外出而伤肝脏。肝脏如同将军,人们的谋虑就是从肝脏产生出来的,精神活动中的"魂"藏在肝之中。肝受伤,魂不能藏守而浮越,抵抗力下降。又遇到木运不及之年,或丁年司天与在泉不相协调,或壬年的运气不正常,或厥阴司天而虚弱,都会有金疫之气产生,侵犯人体,就可以引起突然死亡。

以上五种运气失常的情况,都是因天气虚、加之人气虚,使神气离散不能藏守在本位,才会产生五疫之气侵犯人体,而导致突然死亡,把这种病证,叫做尸厥。如果人的五脏不能藏神,就会使神气亏损,不但疫疠之气可以侵犯,其他一切邪气也都可以乘虚侵犯,这都是因神气不能藏守所引起的。总言之就是,神气能守其位的就可以生,神气不能守其位的就会死亡;神气充沛的身体就健康,神气散失的就会死亡。